医学微生物学

考试要点与试题解析

主　编　徐志凯　尹　文

副主编　吴兴安　张芳琳　吕　欣

编　委（按姓氏笔画排序）

丁天兵　丁淑琴　于　澜

王丽梅　尹　文　白文涛

吕　欣　吴兴安　杨　敬

张芳琳　胡　刚　柏银兰

徐志凯　雷迎峰　黎志东

中华医学电子音像出版社

CHINESE MEDICAL MULTIMEDIA PRESS

北　京

图书在版编目（CIP）数据

医学微生物学考试要点及试题解析 / 徐志凯主编 . -- 北京：中华医学电子音像出版社，2014.10
ISBN 978-7-83005-010-8

Ⅰ . ①医… Ⅱ . ①徐… Ⅲ . ①医学微生物学—医学院校—教学参考资料 Ⅳ . ① R37

中国版本图书馆 CIP 数据核字 (2014) 第 220259 号

网址：www.cma-cmc.com.cn （出版物查询、网上书店）

医学微生物学考试要点与试题解析

主　　编：	徐志凯　尹　文
策划编辑：	李春风　何海青　吴　超
责任编辑：	何海青　吴　超
文字编辑：	冯　洁
责任排版：	高　原
责任印刷：	谷莲云
出 版 人：	史　红
出版发行：	中华医学电子音像出版社
通信地址：	北京市东城区东四西大街 42 号中华医学会 121 室
邮　　编：	100710
E - m a i l：	cma-cmc@cma.org.cn
购书热线：	010-85158550
经　　销：	新华书店
印　　刷：	北京京华虎彩印刷有限公司
开　　本：	889mm×1194mm　1/32
印　　张：	11
字　　数：	310 千字
版　　次：	2014 年 10 月第 1 版　2014 年 10 月第 1 次印刷
定　　价：	28.00 元

内容简介

　　本书供医学本科生学习《医学微生物学》及研究生考试备考复习使用，为使学生更加方便地使用，本书的章节设置与人民卫生出版社的由李凡教授、徐志凯教授主编的第8版《医学微生物学》基本一致，各章内容包括"考试要点"和"典型试题及分析"两大部分。考试要点简明扼要地归纳了每个章节的主要知识点，便于学生复习巩固；典型试题及分析包括名词解释、单选题、多选题和简述题。所有试题均有详细分析和参考答案。在选择题中不仅分析了正确选项，还分析了错误选项，以助学生达到举一反三、触类旁通、类似内容全部掌握的最佳复习效果。

前　言

　　《医学微生物学》是基础医学的一门主干课程。理解、熟悉和掌握该课程的知识理论，将为学好临床医学、口腔医学、预防医学、药学、护理学等专业课和开展医学研究奠定基础。为帮助学生理解和记忆，便于学生参加各类考试，我们根据该门课程的标准要求，并参考国家执业医师考试大纲中对于微生物学相关知识的要求，编写了《医学微生物学考试要点与试题解析》一书。

　　本书的章节安排与现行"十二五"普通高等教育本科国家级规划教材基本一致，共分为37章。各章内容包括内容要点、单选题、多选题和简述题。内容要点简明扼要地归纳了每个章节的主要内容，便于学生复习巩固；每一道单选题、多选题、名词解释和简答题都给出了详细的试题分析及参考答案，不仅分析了正确选项，还分析了错误选项，力求达到举一反三，触类旁通的效果。

　　本书适用于高等医药院校的本科生结业考试、医学研究生入学考试和执业医师考试复习，也适合作为高校教师的参考用书。

　　对于本书的不足之处，恳请广大读者批评指正。

徐志凯　尹　文

2014 年 11 月

目 录

绪　论

考试要点

一、微生物与病原微生物

微生物是存在于自然界的一大群体形微小、结构简单、肉眼直接看不见、必须借助光学显微镜或电子显微镜才能观察到的微小生物。

（一）微生物的种类与分布

微生物在自然界分布极广，以土壤中微生物最多。在人类、动植物体表及与外界相通的呼吸道、消化道等腔道中，亦有大量的微生物存在。微生物可分为三大类。

1. **非细胞型微生物**　最小的一类微生物，即病毒，核酸类型为 DNA 或 RNA，两者不同时存在。无典型的细胞结构和产生能量的酶系统，只能在活细胞内生长增殖。

2. **原核细胞型微生物**　原始核呈环状裸 DNA 团块结构，无核膜、核仁，细胞器不完善。DNA 和 RNA 同时存在。细菌的种类繁多，广义的细菌范畴还包括支原体、衣原体、立克次体、螺旋体和放线菌等。

3. **真核细胞型微生物**　细胞核分化程度高，有核膜和核仁，细胞器完整，真菌属此类。

（二）微生物与人类的关系

绝大多数微生物对人类和动植物是有益的，而且有些是必需的。只有少数微生物引起人类和动植物的病害。在农业方面，微生物可用来发展微生物饲料、微生物肥料、微生物农药、微生物食品、微生物能源等。在工业方面，微生物应用于食品、制药、皮革、纺织、石油、化工、冶金等领域。在环保方面，微生物能够降解塑料等有机物，处理污水和废气。在生命科学中，微生物被作为研究对象或模式生物，有关基因、转录、翻译和基因调控等都是在微生物中发现和证实的。

正常情况下，寄生在人类和动物呼吸道和消化道中的微生物是无害的，有的还能拮抗病原微生物的入侵。肠道中的大肠埃希菌等还能向宿主提供必需的多种维生素和氨基酸等营养物质。只有少数微生物具有致病性，能引起人类和动植物的病害，被称为病原微生物。有些微生物在正常情况下不致病，只是在特定情况下导致疾病，称为机会致病性微生物。

二、微生物学和医学微生物学

微生物学是研究微生物的种类、分布、形态、结构、代谢、生长繁殖、遗传、进化以及与人类、动植物相互关系的一门科学。现代微生物学根据研究的侧重点和层次又形成了许多分支，如微生物分类学、微生物生理学、微生物生态学、微生物遗传学、微生物基因组学等。按研究对象分为细菌学、病毒学、放线菌学、真菌学等。按环境分为土壤微生物学、环境微生物学、水域微生物学、宇宙微生物学等。在应用领域可分为农业微生物学、工业微生物学、医学微生物学、兽医微生物学、食品微生物学、预防微生物学等。

医学微生物学研究与医学相关的致病性微生物的生物学特性、致病性和免疫机制以及特异性诊断和防治措施，以控制和消灭感染性疾病等，达到保障和提高人类健康水平的目的。医学微生物学是基础医学中的一门重要学科，可为学习临床各学科的感染性疾病、传染病、超敏反应性疾病和肿瘤等奠定重要的理论基础。

三、医学微生物学发展简史

医学微生物学发展过程大致可分微生物学经验时期（1650 年以前）、实验微生物学时期（1650—1920 年）和现代微生物学时期（1920 年以后）三个时期。

典型试题及分析

一、单选题

1. 下列微生物中哪种不属于原核细胞型微生物

A. 细菌

B. 支原体

C. 立克次体

D. 衣原体

E. 病毒

【试题分析及参考答案】　本题考点是微生物的分类。病毒是非细胞型微生物，无典型的细胞结构和产生能量的酶系统，只能在活细胞内增殖。细菌属原核细胞型微生物，有拟核，无核膜、核仁，细胞器不完善。广义的细菌范畴还包括支原体、衣原体、立克次体、螺旋体和放线菌等。真菌是真核细胞型微生物，细胞核分化程度高，有核膜和核仁，细胞器完善。备选答案中只有病毒属非细胞型微生物。因此选 E。

2. 下列微生物中哪种属于真核细胞型微生物

A. 真菌

B. 细菌

C. 放线菌

D. 螺旋体

E. 病毒

【试题分析及参考答案】　本题考点是微生物的分类。原核细胞型微生物有细菌、支原体、衣原体、立克次体、放线菌和螺旋体六大类，真核细胞型指的是真菌，非细胞生物型特指病毒。只有真菌属于真核细胞型微生物。因此选 A。

3. 下列微生物除哪一种外，其他均属于原核细胞型微生物

A. 真菌

B. 放线菌

C. 支原体

D. 螺旋体

E. 衣原体

【试题分析及参考答案】　本题考点是微生物的分类。原核细胞型微生物包括细菌、支原体、衣原体、立克次体、放线菌和螺旋体。真菌属于真核细胞型微生物，其他均属于原核细胞型微生物。因此选 A。

4. 能在无生命培养基上生长的微生物是

A. 衣原体

B. 立克次体

C. 支原体

D. 病毒

E. 以上都不是

【试题分析及参考答案】　本题考点是微生物的培养特性。非细胞型微生

物（病毒）和原核细胞型中衣原体和立克次体均需在活细胞中增殖，而支原体、细菌、螺旋体和放线菌以及真菌可以在无生命培养基上生长。因此选 C。

5. 下面哪一种病原体缺少核酸
A. 细菌
B. 病毒
C. 类病毒
D. 朊粒
E. 衣原体

【试题分析及参考答案】　本题考点是三大类微生物的核酸特性。细菌和衣原体同时拥有 DNA 和 RNA；病毒要么含 DNA、要么含 RNA；类病毒是无蛋白质组分的 RNA，通常感染植物；目前只有朊粒被认为是蛋白质，无核酸。因此选 D。

6. 下面哪一种病原体同时拥有 DNA 和 RNA
A. 细菌
B. 病毒
C. 类病毒
D. 朊粒
E. 质粒

【试题分析及参考答案】　本题考点是微生物的核酸特点。细菌、支原体、衣原体、立克次体、放线菌和螺旋体同时含有 DNA 和 RNA，病毒只含 DNA 或 RNA 一种核酸，类病毒为小分子 RNA，朊粒的化学本质为蛋白质，目前没有发现含核酸，质粒为双股环状 DNA。因此选 A。

7. 缺失线粒体的是
A. 丝状真菌
B. 原虫
C. 病毒
D. 酵母菌
E. 绦虫

【试题分析及参考答案】　本题考点是微生物的生物学性状。线粒体是真核细胞中产生能量的细胞器；细菌线粒体进化的不够完善，只有中介体是细胞膜反复折叠形成的结构，其上有很多涉及呼吸作用的酶类，故又称拟线粒体；病毒则没有任何细胞器和产生能量的酶系统。因此选 C。

8. 接种牛痘苗预防天花的第一人是
A. 英国的琴纳
B. 法国的巴斯德
C. 德国的科赫
D. 俄国的伊万诺夫斯基
E. 英国的李斯特尔

【试题分析及参考答案】　本题考点是医学微生物学历史上重要的人物及其贡献。琴纳第一个使用牛痘接种来预防人天花；巴斯德证明了有机物发酵和腐败是微生物作用的结果，并制备了疫苗预防狂犬病；科赫发明了固体培养基、染色方法，发现了结核分枝杆菌和炭疽杆菌，提出了著名的"科赫法则"；伊万诺夫斯基最早证实了病毒的存在；李斯特尔医生第一个将无菌术用于外科手术中。因此选 A。

9. 第一个发现病毒的科学家是
A. Paul Ehrlich
B. Selman Waksman
C. Dmitri Ivanowski
D. Alexander Fleming
E. Antoni Leeuwenhoek

【试题分析及参考答案】　本题考点是医学微生物学历史上重要的人物及其贡献。Paul Ehrlich 发明了第一种化学疗剂（治疗梅毒的洒尔佛散）；Selman Waksman 发现了链霉素；Dmitri

Ivanowski 首次证明烟草花叶病的病原是一种可通过滤器的微生物，并称之为"病毒"；Alexander Fleming 发现了青霉素；Antoni Leeuwenhoek 发明了显微镜并第一次描述了镜下的微生物。因此选 C。

二、多选题

1. 下列属于原核细胞型微生物的是

A. 真菌

B. 螺旋体

C. 病毒

D. 衣原体

E. 支原体

【试题分析及参考答案】　本题考点是微生物的分类。原核细胞型微生物包括细菌、支原体、衣原体、立克次体、放线菌和螺旋体，真菌为真核细胞型生物，病毒为非细胞型微生物。因此选 BDE。

2. 原核细胞型微生物的生物学特点是

A. 无核膜和核仁

B. 细胞器不完善，只有核糖体

C. DNA 和 RNA 同时存在

D. 原始核为环状 DNA

E. 可以人工培养

【试题分析及参考答案】　本题考点是三大类微生物的生物学特性。原核细胞型微生物没有明显的细胞核，无核膜，只有 DNA 相对集中的核区（又称拟核），细胞器不够完善，同时含有 DNA 和 RNA，绝大多数可以人工培养。五个备选答案均是原核细胞型微生物的特点。因此选 ABCDE。

3. 微生物的共同特点是

A. 繁殖迅速

B. 个体微小

C. 结构简单

D. 容易变异

E. 分布广泛

【试题分析及参考答案】　本题考点是三大类微生物的生物学特性。微生物广泛分布于自然界，个体微小，结构简单，体表面积大，物质交换快，因此繁殖迅速，而且容易变异。备选答案均是微生物的特点。因此选 ABCDE。

三、名词解释

1. 微生物（microorganism）

2. 非细胞型微生物（acellular organism）

3. 郭霍法则（koch's postulates）

【参考答案】

1. 微生物（microorganism）　微生物是存在于自然界的一大群体形微小、结构简单、肉眼直接看不见，必须借助光学显微镜或电子显微镜才能观察到的微小生物，具有体积微小、结构简单、种类繁多、繁殖快、易变异、分布广等特点。

2. 非细胞型微生物（acellular organism）是指一类无典型细胞结构的微生物，特指病毒。病毒无产生能量的酶系统，具有独特的增殖周期，只能在活细胞内增殖，故又被称为"超级寄生物"。核酸类型为 DNA 或 RNA，两者不同时存在。

3. 郭霍法则（koch's postulates）　指罗伯特·郭霍在研究炭疽芽胞杆菌后于 1884 年提出的关于致病微生物与疾病因果关系的原则，主要有四条：①病原菌应在同一种疾病中查见，在健康人中不存在；②该病原菌能被分离培养，得到纯种；③纯培养物接种易感动物能产生同样的病症；④自感染动物体内能重新分离得到该病原菌。

四、简答题

1. 简述微生物的分类。

【参考答案】 按微生物大小、结构、组成等可分为三大类：①非细胞型微生物：是最小的一类微生物。无典型的细胞结构，无产生能量的酶系统，只能在活细胞内生长增殖；核酸类型为 DNA 或 RNA，两者不同时存在。病毒属之。②原核细胞型微生物：这类微生物有原始的细胞核，无核膜、核仁；细胞器不完善，只有核糖体；同时含有 DNA 和 RNA。依据 16S rRNA 序列分析，又可分为古生菌和细菌两大类。古生菌不致病；细菌种类繁多，包括细菌、支原体、衣原体、立克次体、螺旋体和放线菌等。

后五类的结构和组成与细菌接近，故从分类学观点可将它们列入广义的细菌范畴。③真核细胞型微生物：细胞核分化程度高，有核膜和核仁，细胞器完整。真菌即属此类。

2. 什么样的传染性疾病可以最终被人类根除？

【参考答案】 这类传染病应具有如下特点：①人是唯一宿主；②病原体型别少，变异小；③有效的疫苗。目前天花已被消灭，WHO 等机构下一步希望根除的传染病包括脊髓灰质炎、MMR（麻疹、流行性腮腺炎和风疹）等。

（丁天兵　徐志凯）

第1章　细菌的形态与结构

考试要点

一、细菌的大小与形态

观察细菌最常用光学显微镜，以微米（μm）为单位。细菌按外形主要有球菌、杆菌和螺形菌三大类。在自然界及人和动物体内，绝大多数细菌黏附在物体表面，以生物被膜的形式存在。

（一）球菌

多数球菌直径在 1 μm 左右，圆球形或近似球形。因分裂平面和分裂后菌体间黏附程度不同，可形成不同的排列方式，如双球菌、链球菌、葡萄球菌、四联球菌及八叠球菌等。除这些典型排列方式外，还有分散的单个菌体存在。

（二）杆菌

杆菌的大小、长短、粗细很不一致。大的杆菌如炭疽芽胞杆菌长 3 ～ 10 μm；中等的如大肠埃希菌长 2 ～ 3 μm，小的如布鲁氏菌长仅 0.6 ～ 1.5 μm。杆菌多呈直杆状，菌体两端大多呈钝圆形；而有的杆菌末端膨大成棒状，称棒状杆菌；有的常呈分枝生长趋势，称分枝杆菌；有的末端常呈分叉状，称为双歧杆菌。

（三）螺形菌

螺形菌的菌体弯曲，只有一个弯曲称为弧菌，如霍乱弧菌；有数个弯曲称为螺菌，如鼠咬热螺菌。有的菌体细长弯曲呈弧形或螺旋形，称为螺杆菌，如幽门螺杆菌。

二、细菌的结构

通常把细胞壁、细胞膜、细胞质和核质等各种细菌都有的结构称为基本结构，而把荚膜、鞭毛、菌毛、芽胞等仅某些细菌有的结构称为特殊结构。

（一）细菌基本结构

1. **细胞壁**　细胞壁位于细菌最外层，包绕在细胞膜的周围，是一种膜状结构，组成较复杂。革兰染色法可将细菌分为革兰阳性（G^+）菌和革兰阴性（G^-）菌两大类。两类细菌细胞壁的共有组分为肽聚糖，但各自有其特殊组分。

（1）肽聚糖：肽聚糖是一类复杂的多聚体，是细胞壁中的主要组分，为原核细胞所特有，又称黏肽。G^+ 菌肽聚糖由聚糖骨架、四肽侧链和五肽交联桥三部分组成，G^- 菌的肽聚糖仅由聚糖骨架和四肽侧链两部分组成。①聚糖骨架由 N-乙酰葡糖胺和 N-乙酰胞壁酸交替间隔排列，经 β-1,4 糖苷键连接而成。各种细菌细胞壁的聚糖骨架均相同；②四肽侧链的组成和联结方式因菌而异，如 G^+ 菌细胞壁的四肽侧链氨基酸依次为丙氨酸、谷氨酸、赖氨酸和丙氨酸，第三位赖氨酸通过 5 个甘氨酸组成的交联桥连接到相邻聚糖骨架四肽侧链末端的丙氨酸上，从而构成坚韧的三维立体结构。在 G^- 菌四肽侧链中，第三位氨基酸是二氨基庚二酸，并直接与相邻四肽侧链末端的丙氨酸连接，没有五肽交联桥，因而只形成二维的单层平面结构，机械强度远不如 G^+ 菌细胞壁。

（2）G^+ 菌细胞壁特殊组分：G^+ 菌细胞壁较厚（20 ～ 80 nm），除肽聚糖外，大多含有大量磷壁酸，约占细胞壁干重的 50%。磷壁酸分为壁磷壁酸和膜磷壁酸两种，是由核糖醇或甘油残基经磷酸二酯键互相连接而成的多聚物。壁磷壁酸一端通过磷脂与肽聚糖上的胞壁酸共价结合，另一端伸出细胞壁游离于外；膜磷壁酸一端与细胞膜外层的糖脂共价结合，另一端穿越肽聚糖层伸出细胞壁表面呈游离状态。

（3）G⁻菌细胞壁特殊组分：G⁻菌细胞壁较薄（10～15 nm），但结构较复杂。除含有一两层肽聚糖外，尚有其特殊组分外膜，约占细胞壁干重的80%。外膜由内向外分别由脂蛋白、脂质双层和脂多糖三部组成。脂蛋白的蛋白部分与肽聚糖相连，脂质成分与脂质双层非共价结合。脂质双层的结构类似细胞膜，镶嵌着多种蛋白质（称外膜蛋白），如孔蛋白等。由脂质双层向细胞外伸出的是脂多糖，由脂质A、核心多糖和特异多糖三部分组成，构成G⁻菌的内毒素。①脂质A为一种糖磷脂，不同种属细菌脂质A骨架基本一致，脂质A是形成内毒素毒性和生物学活性（如发热、白细胞升高、微循环障碍、内毒素休克及播散性血管内凝血等）的主要组分，无种属特异性；②核心多糖位于脂质A外层，由己糖、庚糖、磷酸乙醇胺等组成，有属特异性；③特异多糖即G⁻菌的菌体抗原（O抗原），具有种特异性，因其多糖中单糖种类、位置、排列和空间构型各不相同所致。

（4）细胞壁的功能：维持菌体固有形态，保护细菌，抵抗低渗环境，参与菌体内外物质交换，菌体表面的抗原表位可以诱发机体免疫应答。

（5）细菌细胞壁缺陷型（细菌L型）：指肽聚糖受到各种因素破坏或合成被抑制后，细胞壁受损的细菌在高渗环境下仍可存活者，又称细菌L型。G⁺菌细胞壁缺失后形成原生质体，G⁻菌肽聚糖层受损后尚有外膜保护，称为原生质球。①细菌L型在体内体外、人工诱导或自然情况下均可形成。诱发因素有溶菌酶、青霉素、胆汁、抗体等。细菌形态因缺失细胞壁而呈高度多形性，大小不一，大多成革兰染色阴性。培养困难，需在高渗低琼脂含血清的培养基中生长，生长较原菌缓慢，一般培养2～7 d后在平板上形成荷包蛋样细小菌落，有的长成颗粒状或丝状菌落。液体培养基中呈絮状颗粒，沉于管底。去除诱发因素后，有些L型可回复为原菌。②某些L型有一定的致病性，通常引起慢性、间质性感染，如尿路感染、骨髓炎、心内膜炎等，常在使用作用于细胞壁的抗生素过程中发生。临床上遇到症状明显而常规细菌培养阴性者应考虑细菌L型感染的可能性。

2. 细胞膜　细胞膜位于细胞壁内侧，紧包细胞质，厚约7.5 nm，柔韧致密，富有弹性，占细胞干重的10%～30%。细菌细胞膜结构与真核细胞基本相同，但不含胆固醇。主要功能包括物质转运、参与细胞呼吸、能量代谢、生物合成（如肽聚糖、鞭毛和荚膜等）和细菌分裂。

3. 细胞质　细胞膜包裹的溶胶状物质即细胞质，由水、蛋白质、脂类、核酸及少量糖和无机盐组成。

（1）核糖体：细菌细胞器只有核糖体，由50S和30S两个亚基组成，参与蛋白质合成。链霉素可与30S亚基结合，红霉素与50S亚基结合，均能干扰细菌蛋白质合成，从而杀死细菌。

（2）质粒：是染色体外的遗传物

质，存在于细胞质中，为闭合环状双链DNA，控制着细菌某些特定遗传性状（如菌毛、细菌素、毒素和耐药性等），能独立复制、相互传递。失去质粒的细菌仍能存活。

（3）细胞质颗粒：细菌细胞质中还含有多种颗粒，大多为贮藏的营养物质（如糖原、脂类、磷酸盐等）。营养充足时胞质颗粒较多，养料和能源短缺时颗粒减少甚至消失。异染颗粒常见于白喉棒状杆菌，位于菌体两端，有助于鉴定。

4. 核质　细菌的遗传物质称为核质或拟核，集中于细胞质的某一区域，多在菌体中央，无核膜、核仁和有丝分裂器。细菌核质为单倍体，细胞分裂时可有完全相同的多拷贝。核质由单一闭合环状DNA分子反复回旋盘绕组成松散的网状结构。

（二）细菌的特殊结构

1. 荚膜　某些细菌细胞壁外包裹的一层黏液性多糖或蛋白多聚体，称为荚膜。厚度 < 0.2 μm 者称为微荚膜，如伤寒沙门菌 Vi 抗原及大肠埃希菌 K 抗原等。荚膜对一般碱性染料亲和力低，不易着色，普通染色只能见到菌体周围有未着色的透明圈，如用墨汁负染，则更为清楚，因此荚膜有助于鉴别细菌。荚膜的功能包括：①抗吞噬作用，荚膜具有抗吞噬和抗消化的作用，是病原菌的重要毒力因子；②黏附作用，荚膜可以黏附于组织细胞或无生命物体表面，参与生物被膜的形成，与致病性有关；③抗杀菌物质损伤，保护菌体抵抗溶酶体、补体、抗体和抗菌药物的损伤作用。

2. 鞭毛　许多弧菌、螺菌和杆菌在菌体上附有细长并呈波状弯曲的蛋白质丝状物，称为鞭毛，是细菌的运动器官，少则1根，多者达数百。鞭毛长 5 ～ 20 μm，直径 12 ～ 30 nm。根据鞭毛数量和部位，可将有鞭毛菌分成单毛菌、双毛菌、丛毛菌和周毛菌。鞭毛蛋白具有高度的抗原性，称为鞭毛（H）抗原。有鞭毛菌在液体环境中能自由游动，有些鞭毛还与致病性有关。

3. 菌毛　许多 G^- 菌和少数 G^+ 菌菌体表面存在着一种比鞭毛更多、更直、更细、更短的蛋白质丝状物，称为菌毛。菌毛由菌毛蛋白组成，螺旋状排列成圆柱体。菌毛蛋白具有抗原性，编码基因位于染色体或质粒上。根据功能，菌毛可分为普通菌毛和性菌毛两类。

（1）普通菌毛：长 0.2 ～ 2.0 μm，直径 3 ～ 8 nm。遍布细菌菌体表面，每菌可达数百根，能与宿主细胞表面特异受体结合，是细菌感染的第一步。因此，菌毛与细菌的致病性密切相关。菌毛受体常为糖蛋白或糖脂，与菌毛结合的特异性决定了宿主感染的易感部位。

（2）性菌毛：仅见于少数 G^- 菌，数量少，一个细菌只有 1 ～ 4 根，比普通菌毛长而粗，中空呈管状。性菌毛由质粒（致育因子）编码，故又称 F 菌毛。当 F^+ 菌与 F^- 菌相遇时，F^+ 菌性菌毛与 F^- 菌相应性菌毛受体结合，F^+ 菌体内质粒或染色体 DNA 通过性菌毛进入 F^- 菌体内，这个过程称为接合。细菌毒力、耐药性等性状可借此方式传递。此外，性菌毛也是某些噬菌体吸附于细菌的受体。

4. 芽胞　某些杆菌在一定环境条件下（如营养缺乏、缺氧等），细胞质脱水，在菌体内部形成一个圆形或卵圆形小体，称为芽胞，是细菌的休眠形式。产芽胞细菌都是 G^+ 菌，芽胞杆菌属和梭菌属是主要形成芽胞的细菌。芽胞形成后，细菌即失去繁殖能力。由于机械力、热、pH 值改变等刺激作用，破坏了芽胞壳，如供给水分和营养，芽胞可发芽，形成新的菌体（繁殖体）。

芽胞对热、干燥、辐射、化学消毒剂等理化因素均有强大的抵抗力。芽胞本身不致病，仅当其发芽为繁殖体后才能大量繁殖而致病。被芽胞污染的各种器具、敷料等，一般消毒方法不易将其杀死，需用高压蒸汽灭菌法。因此，芽胞是否被杀死成为判断灭菌效果的指标。

三、细菌形态与结构检查法

（一）显微镜放大法

1. 普通光学显微镜　以可见光为光源，波长平均约 0.5 μm，分辨率为 0.25 μm，放大倍数可达上千倍。一般细菌都大于 0.25 μm，故可用普通光学显微镜进行观察。

2. 电子显微镜　用电子流代替可见光，以电磁圈代替透镜。电子波长极短，约为 0.005 nm，放大倍数可达数十万倍。当前使用的电子显微镜有透射电子显微镜和扫描电子显微镜两类，标本须在真空干燥的状态下检查。标本制备方法有磷钨酸或钼酸铵负染色、投影法、超薄切片以及冰冻蚀刻法等。

3. 其他　暗视野显微镜、相差显微

镜、荧光显微镜和激光共聚焦显微镜等适用于观察不同情况下的细菌形态和结构。

（二）染色法

最常用的染色剂是盐类。其中，碱性染色剂由有色阳离子和无色阴离子组成，酸性染色剂则相反。细菌富含核酸，可与带正电荷的碱性染色剂结合，酸性染色剂不能使细菌着色，但可使背景着色形成反差，故称为负染。

染色法有多种，最常用最重要的分类鉴别染色法是革兰染色法。标本固定后，先用碱性染料结晶紫初染，再加碘液媒染，此时不同细菌均被染成深紫色，然后用 95% 乙醇脱色，有些细菌被脱色，有些不能。最后用复红复染。此法可将细菌分为两大类：不被乙醇脱色仍保留紫色者为 G^+ 菌，被乙醇脱色后复染成红色者为 G^- 菌。革兰染色法在鉴别细菌、选择抗菌药物、研究细菌致病性等方面具有重要意义。细菌染色法中尚有单染色法、抗酸染色法以及荚膜、芽胞、鞭毛、细胞壁、核质等特殊染色法。

革兰染色法原理尚未完全阐明。如今，革兰染色法已逐步被更先进、更科学的细菌遗传学分类鉴定方法（如 DNA 革兰染色阳性 C mol% 测定、DNA 杂交、16S rRNA 序列分析以及多聚酶链反应）等所取代。

典型试题及分析

一、单选题

1. 细菌的测量单位是

A. cm

B. mm

C. μm

D. nm

E. Å

【试题分析及参考答案】　本题考点是细菌的测量单位。观察细菌最常用的仪器是光学显微镜，其大小可以用测微尺在显微镜下进行测量，一般以微米为单位。因此选 C。

2. 下列哪类微生物用电子显微镜才可见

A. 立克次体

B. 螺旋体

C. 支原体

D. 衣原体

E. 以上都不是

【试题分析及参考答案】　本题考点是细菌的大小。病毒个体微小，测量单位是纳米（nm），大型病毒（如牛痘苗病毒）200～300 nm，中型病毒（如流感病毒）约100 nm，小型病毒（如脊髓灰质炎病毒）仅20～30 nm。必须用电子显微镜才能看到的是病毒（非细胞型生物），原核细胞型生物和真核细胞型生物于光学显微镜下均可见。因此选E。

3. G⁻菌细胞壁主要成分是

A. 肽聚糖

B. 海藻糖

C. 脂多糖

D. 黏多糖

E. 脂蛋白

【试题分析及参考答案】　本题考点是G⁻菌细胞壁主要成分。G⁻菌细胞壁均含有以上五种物质，但数量较多的只有脂多糖。因此选C。

4. G⁺菌细胞壁的特殊组分是

A. 肽聚糖

B. 胆固醇

C. 脂多糖

D. 壳多糖

E. 磷壁酸

【试题分析及参考答案】　本题考点是G⁺菌细胞壁的特殊组分。G⁺菌和G⁻菌细胞壁均含肽聚糖，原核细胞的细胞壁均不含胆固醇，脂多糖是G⁻菌外膜的组成之一，壳多糖存在于真菌细胞壁中，只有磷壁酸是G⁺菌细胞壁的特殊成分。

因此选E。

5. G⁺菌和G⁻菌细胞壁的共有组分是

A. 磷壁酸

B. 二氨基庚二酸

C. 肽聚糖

D. 胆固醇

E. 吡啶二羧酸

【试题分析及参考答案】　本题考点是G⁺菌和G⁻菌细胞壁共有的化学组分。磷壁酸是G⁺菌的特有成分，二氨基庚二酸是G⁻菌肽聚糖的组分，胆固醇为真核细胞细胞膜所特有，吡啶二羧酸是细菌芽胞成分之一。因此选C。

6. 青霉素杀菌机制是

A. 抑制核酸复制

B. 抑制菌体蛋白合成

C. 影响细胞壁的合成

D. 影响细胞膜的通透性

E. 干扰细菌的酶系统

【试题分析及参考答案】　本题考点是青霉素的杀菌机制。肽聚糖的四肽侧链和五肽桥交联时需要转肽酶的活性，而青霉素是转肽酶的结构类似物，可竞争抑制转肽酶活性，影响肽聚糖的合成。因此选C。

7. 溶菌酶的作用机制是

A. 干扰细菌蛋白质合成

B. 干扰细菌DNA复制

C. 损害细胞膜

D. 抑制四肽侧链与五肽桥的连接

E. 打断肽聚糖骨架中的β-1, 4糖苷键

【试题分析及参考答案】　本题考点是溶菌酶的作用机制。与青霉素不同，溶菌酶是打开肽聚糖骨架中的β-1, 4糖苷键，而不涉及四肽侧链和五肽桥的交

联。因此选 E。

8. G⁻ 菌对青霉素不敏感的原因是
A. 细胞壁结构中无磷壁酸
B. 细胞壁结构中肽聚糖少
C. 肽聚糖中缺乏五肽桥
D. 外膜具有屏障作用
E. 以上都不是

【试题分析及参考答案】　本题考点是 G⁻ 菌的细胞壁结构。G⁻ 菌的细胞壁虽较薄（10 ～ 15 nm），但结构较复杂，除含有一两层肽聚糖外，还有特殊组分外膜。外膜由内向外分别由脂质 A、脂质双层和脂多糖三部分组成，起到屏障作用，使青霉素难以进入细胞壁。因此选 D。

9. 关于细菌结构，哪一项是错误的
A. 异染颗粒
B. 细胞膜
C. 70S 核糖体
D. 中介体
E. 线粒体

【试题分析及参考答案】　本题考点是细菌结构特点。异染颗粒、细胞膜、70S 核糖体、中介体均为细菌所有，中介体具有类似线粒体的功能，又被称为拟线粒体，但细菌无线粒体。因此选 E。

10. 关于细菌结构，哪一项是错误的
A. 细胞壁都有肽聚糖
B. 有 70S 核糖体
C. 核结构是由 DNA 和核膜构成
D. 一般 L 型细菌无细胞壁
E. 细胞膜具有许多酶类

【试题分析及参考答案】　本题考点是细菌的生物学特点。所有细菌均有细胞壁，细胞壁都含肽聚糖，A 正确；细菌是原核细胞型生物，核糖体为

70S，真核细胞核糖体为 80S，B 正确；细菌的拟核为 DNA，但没有核膜和核仁，故 C 错误；D、E 均为正确的描述。因此选 C。

11. 关于细菌细胞质内含物，哪项是错误的
A. 核糖体
B. 中介体
C. 线粒体
D. 质粒
E. 异染颗粒

【试题分析及参考答案】　本题考点是细胞质内含物。因为细菌是原核细胞型生物，没有线粒体，核糖体、中介体、质粒和异染颗粒均为细胞质内含物。因此选 C。

12. 关于细菌的核，哪项是正确的
A. 都是完整的双倍体
B. 除 DNA 外有大量的组蛋白
C. 可以看到有丝分裂
D. 具有核膜
E. 以上都不对

【试题分析及参考答案】　本题考点是细菌拟核的特点。细菌的遗传物质称为核质或拟核，集中于细胞质的某一区域，多在菌体中央，无核膜、核仁和有丝分裂器。细菌核质为单倍体，细胞分裂时可有完全相同的多拷贝。核质由单一闭合环状 DNA 分子反复回旋盘绕组成松散的网状结构。因此选 E。

13. 细菌内毒素的主要成分是
A. 糖脂蛋白复合物
B. 膜蛋白
C. 脂多糖
D. 双层磷脂
E. 磷壁酸

【试题分析及参考答案】　本题考点是细菌内毒素的主要化学成分。即脂多糖，包括脂质A、核心多糖和特异性多糖。脂多糖不含蛋白成分，膜蛋白与内毒素无关，双层磷脂构成外膜和细胞膜，磷壁酸为 G^+ 菌细胞壁的特殊成分。因此选C。

14. G^- 菌胞壁成分中哪一种与细菌致病性有关
    A. 肽聚糖
    B. 类脂A
    C. O- 特异性多糖
    D. 孔蛋白
    E. 核心多糖

【试题分析及参考答案】　本题考点是 G^- 菌胞壁成分的生物学功能。肽聚糖组成细菌细胞壁，特异性多糖和核心多糖虽然是脂多糖的组成部分，但和致病性无关，孔蛋白为 G^- 菌外膜脂质双层中镶嵌的通道蛋白，也与致病性无关，只有B为细菌内毒素的主要毒性成分。因此选B。

15. 下列细菌结构中哪一个与黏附作用有关
    A. 鞭毛
    B. 芽胞
    C. 荚膜
    D. 菌毛
    E. 中介体

【试题分析及参考答案】　本题考点是细菌特殊结构的生物学功能。鞭毛主运动，芽胞具有强大的对外抵抗力，荚膜主要是保护、抗吞噬，菌毛与黏附有关，中介体与细菌分裂有关，有拟线粒体之称。因此选D。

16. 关于菌毛下列哪项是错误的

　　A. 见于 G^- 菌
　　B. 易黏附于细胞，和致病性有关
　　C. 一种运动器官
　　D. 性菌毛在接合现象中传递遗传物质
　　E. 不能用光学显微镜观察

【试题分析及参考答案】　本题考点是细菌菌毛的生物学功能。菌毛均可见于革兰染色阳性和 G^- 菌，黏附细胞是菌毛的功能，细菌的运动器官是鞭毛，性菌毛在接合中传递遗传物质，普通菌毛通常电镜下才可见。因此选C。

17. 有关 G^+ 菌，哪一项是错误的
　　A. 无蛋白、糖脂质外膜
　　B. 有肽聚糖
　　C. 有磷壁酸
　　D. 耐青霉素
　　E. 具有芽胞的细菌是 G^+ 菌

【试题分析及参考答案】　本题考点是细菌细胞壁结构及其功能，G^+ 菌细胞壁主要由肽聚糖和磷壁酸组成，无外膜，对青霉素等针对细胞壁的抗生素敏感，有芽胞的细菌都是 G^+ 菌（芽胞杆菌属和梭菌属）。因此选D。

18. 关于细菌细胞壁的功能，哪一项是主要的
　　A. 控制渗透压
　　B. 保持一定形状
　　C. 抵卸白细胞吞噬
　　D. 有噬菌体受体
　　E. 以上都不是

【试题分析及参考答案】　本题考点是细菌细胞壁的功能。细胞壁能维持菌体固有形态，保护细菌，抵抗低渗环境，参与菌体内外物质交换及机体免疫应答，其中最主要的是维持形态。因此选B。

二、多选题

1. 以微米为测量单位的有

A. 衣原体

B. 立克次体

C. 支原体

D. 细菌

E. 螺旋体

【试题分析及参考答案】 本题考点是微生物的大小，原核细胞型生物、真核细胞型生物均以微米为单位，病毒以纳米为单位。因此选 ABCDE。

2. 细菌的基本形态是

A. 球形

B. 杆形

C. 螺旋形

D. 葡萄形

E. 链状

【试题分析及参考答案】 本题考点是细菌的形态。细菌基本形态分为球形、杆形、螺形。因此选 ABC。

3. 青霉素的作用机制是

A. 影响休眠状态细菌的生命活动

B. 阻碍细菌细胞壁的合成

C. 抑菌作用

D. 杀菌作用

E. 打破 β-1, 4 糖苷键

【试题分析及参考答案】 本题考点是青霉素杀菌原理。青霉素竞争抑制转肽酶活性，使四肽侧链与五肽桥之间的肽键不能形成，从而影响肽聚糖的合成和机械强度，细菌不能抵抗胞内高渗透压而破裂。β-1, 4 糖苷键是溶菌酶作用的位点。因此选 BD。

4. 以下哪个不是细菌的特殊结构

A. 荚膜

B. 质粒

C. 鞭毛

D. 芽胞

E. 菌毛

【试题分析及参考答案】 本题考点是细菌特殊结构。细菌特殊结构专指荚膜、鞭毛、菌毛和芽胞。因此选 ACDE。

5. 质粒是

A. 染色体外遗传物质

B. 闭合环状 DNA

C. 细菌生命活动所必须的遗传物质

D. 存在于细胞质内的 RNA

E. 可复制，可传递

【试题分析及参考答案】 本题考点是质粒的概念。质粒是细菌染色体以外的遗传物质，双股闭合环状 DNA，可复制、可传递，携带一些细菌特殊的性状基因，但非细菌生命活动所必需。因此选 ABE。

6. 关于芽胞性质正确的叙述是

A. 只有一部分细菌能形成

B. 耐热性强

C. 芽胞含水较少遇热不易凝固

D. 芽胞壳的通透性低

E. 芽胞中糖类浓度增高

【试题分析及参考答案】 本题考点是芽胞的性质。某些细菌（G^+ 菌）在一定环境条件下，细胞质脱水浓缩，在菌体内部形成一个圆形或卵圆形小体，是细菌的休眠形式。芽胞具有多层膜结构，折光性强，壁厚，不易着色，对热力、干燥、辐射、化学消毒剂等理化因素均有强大的抵抗力。主要原因是芽胞含水量少，蛋白质不易受热变性；具有多层致密的厚膜，各种理化因子不易透入；吡啶二羧酸与钙结合能提高芽胞中各种酶的热稳定性。因此选 ABCDE。

7. 细菌细胞壁的功能主要有

A. 维持细菌外形

B. 菌体内外物质交换

C. 保护细菌

D. 呼吸作用

E. 参与细胞分裂

【试题分析及参考答案】　本题考点是细菌细胞壁功能。维持菌体固有形态；保护细菌，抵抗低渗环境；参与菌体内外物质交换；细胞壁上有许多小孔，参与菌体内外的物质交换。呼吸作用主要是与细胞膜上众多的酶类有关；另外，细胞膜内陷、蜷曲成囊状的中介体，参与细胞分裂。因此选 ABC。

8. G$^+$ 菌肽聚糖的组成包括

A. 聚糖骨架

B. 脂质双层

C. 磷壁酸

D. 四肽侧链

E. 五肽桥

【试题分析及参考答案】　本题考点是肽聚糖的组成。N- 乙酰葡糖胺和 N- 乙酰胞壁酸通过 β-1, 4 糖苷键构成骨架，四肽侧链和五肽桥通过肽键耦联，形成强韧的三维网状结构。脂质双层不属于肽聚糖成分，磷壁酸为 G$^+$ 菌细胞壁的特殊成分，也不属于肽聚糖。因此选 ADE。

9. 细菌芽胞的特点有

A. 一般在机体外形成

B. 细菌生活周期中的一种生命形式

C. 细菌的休眠方式

D. 形态、大小、位置有助于鉴定

E. 感染性可保持许多年

【试题分析及参考答案】　本题考点是芽胞的生物学特点：一般在体外形成，是细菌的休眠形式，不是细菌生活周期中的必需过程，有助于细菌鉴定，感染性可维持多年。因此选 ACDE。

三、名词解释

1. 质粒（plasmid）

2. 菌毛（pilus）

3. 芽胞（spore）

4. 鞭毛（flaellum）

5. 荚膜（capsule）

6. 脂多糖（lipopolysaccharide）

7. 异染颗粒（metachromatic granule）

8. 拟核（nucleoid）

9. L 型细菌（bacterium L form）

10. 革兰染色（gram stain）

【参考答案】

1. 质粒（plasmid）　是染色体外的遗传物质，存在于细胞质中。为闭合环状双链 DNA，带有遗传信息，控制细菌某些特定的遗传性状（如菌毛、细菌素、毒素和耐药性等）。质粒能独立自行复制，可以通过性菌毛相互传递。质粒不是细菌生长所必需的结构。

2. 菌毛（pilus）　是许多 G$^-$ 菌和少数 G$^+$ 菌菌体表面存在的一种直、细、短的丝状物，由结构蛋白亚单位菌毛蛋白组成，螺旋状排列成圆柱体。菌毛蛋白具有抗原性。根据功能不同，菌毛可分为普通菌毛和性菌毛两类。普通菌毛是细菌的黏附结构，与细菌的致病性密切相关。性菌毛可以通过接合传递细菌毒力、耐药性等质粒。

3. 芽胞（spore）　某些杆菌在特定环境下（如营养缺乏、缺氧等），细胞质脱水，在菌体内部形成一个圆形或卵圆形、折光性强的小体，是细菌的休眠形式。成熟的芽胞具有多层膜结构，保存着细菌的全部生命必需物质。芽胞壁厚，对各种理化因素均有强大的抵抗力，需用高压蒸汽灭菌法才可以杀死。

4. 鞭毛（flaellum）　许多弧菌、螺菌和杆菌菌体上细长而波状弯曲的丝状物，是细菌的运动器官。鞭毛由鞭毛蛋白组成，具有高度抗原性，称为鞭毛（H）抗原。根据鞭毛数量和部位，可将鞭毛菌分成单毛菌、双毛菌、丛毛菌和周毛菌。鞭毛使细菌的运动有化学趋向性，游向营养物质处而逃离有害物质。有些鞭毛还与致病性有关。

5. 荚膜（capsule）　某些细菌细胞壁外包裹的一层黏液性多糖或蛋白多聚体，称为荚膜。厚度＜0.2 μm 者称为微荚膜，如伤寒沙门菌 Vi 抗原及大肠埃希菌 K 抗原等。荚膜对一般碱性染料亲和力低，不易着色，因此荚膜有助于鉴别细菌。荚膜具有抗吞噬和黏附作用，是细菌致病重要的毒力因子。

6. 脂多糖（lipopolysaccharide）　G^- 菌外膜中最外层的多糖成分，由脂质 A、核心多糖和特异多糖三部分组成，是 G^- 菌的内毒素。脂质 A 为一种糖磷脂，是内毒素毒性的主要组分，无种属特异性。核心多糖位于脂质 A 外层，由己糖、庚糖等组成，具有属特异性。特异多糖在脂多糖最外层，由多个寡聚糖重复单位构成，是 G^- 菌的菌体抗原（O 抗原），具有种特异性。

7. 异染颗粒（metachromatic granule）　细菌细胞质中含有多种颗粒，大多为贮藏的营养物质，包括糖原、淀粉等多糖、脂类、磷酸盐等。其中一种主要成分是 RNA 和多偏磷酸盐，嗜碱性强，用亚甲蓝染色染成深紫色（而非染料的蓝色），故称异染颗粒。异染颗粒常见于白喉棒状杆菌，位于菌体两端，有助于细菌的鉴定。

8. 拟核（nucleoid）　细菌没有成形的细胞核，其染色质 DNA 集中于细胞质的某一区域（多在菌体中央），无核膜、核仁，称拟核。拟核为单倍体，由单一闭合环状 DNA 分子反复回旋盘绕组成松散的网状结构，除 DNA 外，还有少量 RNA 和蛋白质，但无组蛋白和核小体。

9. L 型细菌（bacterium L form）　细菌在溶菌酶、青霉素、胆汁、抗体、补体等作用下，细胞壁的肽聚糖遭到直接破坏或其合成受到抑制，大多数细菌因不能承受胞内高渗透压而破裂、死亡，但有时有些细菌并不死亡而成为细胞壁缺陷的细菌，仍保持一定的生命力，可在高渗环境下存活，因其最早在 Lister 研究院发现，故称 L 型细菌。特点：高度多形性，大小不一，有球形、杆状和丝状等；大多是革兰染色阴性；难培养，需在高渗低琼脂含血清的培养基中生长，一般培养 2～7 d 后形成荷包蛋样细小菌落，也有颗粒状或丝状菌落。去除诱发因素后，有些 L 型细菌可回复为原菌；某些仍有一定的致病力，通常引起慢性间质性感染，如尿路感染、骨髓炎、心内膜炎等。

10. 革兰染色（gram stain）　革兰染色由丹麦细菌学家 Christian Gram 于 1884 年发明。由于细菌细胞壁的结构和组成不同，通过革兰染色可以把细菌分成 G^+ 菌和 G^- 菌两大类。具体方法是：先将标本固定，用结晶紫初染，再加碘液媒染，然后用 95% 乙醇脱色，最后用稀释复红复染。不被乙醇脱色仍保留紫色者为 G^+ 菌，被乙醇脱色后复染成红色者为 G^- 菌。革兰染色在鉴别细菌、选择抗生素、研究细菌致病性等方面有重要意义。

四、简答题

1. 简述革兰染色阳性和 G⁻ 菌细胞壁结构的不同点。

【参考答案】　革兰染色阳性和 G⁻ 菌的细胞壁结构显著不同，导致这两类细菌在染色性、抗原性、致病性及药物敏感性等方面存在很大差异。见表 1-1。

表 1-1　G⁺ 菌与 G⁻ 菌细胞壁结构比较

细胞壁	G⁺ 菌	G⁻ 菌
强度	较坚韧	较疏松
厚度	厚，20～80 nm	薄，10～15 nm
肽聚糖层数	多，可达 50 层	少，1～2 层
肽聚糖含量	多，占细胞壁干重 50%～80%	少，占细胞壁干重 5%～20%
糖类含量	多，约 45%	少，15%～20%
脂类含量	少，1%～4%	多，11%～22%
磷壁酸	有	无
外膜	无	有

2. 简述细菌的特殊结构及其医学意义。

【参考答案】　细菌特殊结构包括荚膜、鞭毛、菌毛和芽胞四种。①荚膜是某些细菌细胞壁外包绕的一层黏液性多糖或多肽，如伤寒沙门菌 Vi 抗原及大肠埃希菌 K 抗原等。荚膜不易着色，普通染色只能见到菌体周围有未着色的透明圈，因此荚膜可以帮助鉴别细菌。另外，荚膜具有抗吞噬和黏附作用，也是细菌致病的重要毒力因子。②鞭毛是许多弧菌、螺菌和杆菌体上附着的细长、弯曲的丝状物，是细菌的运动器官，由鞭毛蛋白组成，具有抗原性，称为鞭毛（H）抗原。根据鞭毛的数量和部位，

可将鞭毛菌分成单毛菌、双毛菌、丛毛菌和周毛菌。依据鞭毛数量、部位和抗原性可鉴定细菌并进行细菌分类。有些鞭毛还与致病性有关，如霍乱弧菌等的鞭毛穿透小肠黏膜表面黏液层，使菌体黏附于肠黏膜上皮细胞。③菌毛是许多 G⁻ 菌和少数 G⁺ 菌菌体表面存在的一种比鞭毛更直、更细、更短的丝状物，由菌毛蛋白组成，螺旋状排列成圆柱体。菌毛蛋白具有抗原性，编码基因位于染色体或质粒上，必须用电子显微镜才能见到。根据功能，菌毛可分为普通菌毛和性菌毛两类。普通菌毛遍布细菌表面，每菌可达数百根，能与宿主细胞表面特异性受体结合，是细菌感染的第一步。因此，与细菌致病性密切相关。性菌毛仅见于少数 G⁻ 菌，数量少，一个菌只有 1～4 根，比普通菌毛长而粗，中空呈管状。性菌毛由质粒编码，通过接合方式将一个细菌的质粒或染色体 DNA 传递给另一个细菌。此外，性菌毛也是某些噬菌体吸附于细菌的受体。④芽胞是某些杆菌在特定环境条件下（如营养缺乏、缺氧等），细胞质脱水，在菌体内部形成一个圆形或卵圆形小体，是细菌的休眠形式。成熟的芽胞具有多层膜结构，保留着细菌全部生命活动必需的物质。一个细菌只形成一个芽胞，一个芽胞在外界条件改善以后可以发芽，变成一个繁殖体。芽胞折光性强，壁厚，不易着色，其大小、形状、位置等随菌种而异，有重要的鉴别价值。另外，芽胞对热、干燥、辐射、化学消毒剂等理化因素均有强大的抵抗力，一般方法不易将其杀死，需用高压蒸汽灭菌法，因此，芽胞是否被杀死是判断灭菌效果的指标。

（丁天兵）

第2章 细菌的生理

考试要点

一、细菌的理化性状

（一）细菌的化学组成

1. 细菌的化学组成 包括水、无机盐、蛋白质、糖类、脂质、核酸。其中水分占细胞总量的 75% ～ 90%。细菌除去水分后，主要为有机物，包括碳、氢、氧、氮、磷、硫等。还有少数无机离子，包括钾、钠、铁、镁、钙、氯等。

2. 原核细胞型微生物的特有化学组成 包括肽聚糖、胞壁酸、磷壁酸、D型氨基酸、二氨基庚二酸、吡啶二羧酸等。

（二）细菌的物理性状

1. 光学性质 细菌为半透明体，细菌悬液呈混浊状态。

2. 表面积 细菌体积微小，相对表面积大，因此细菌的代谢旺盛，繁殖速度迅速。

3. 带电现象 在近中性或弱碱性环境中，细菌均带负电荷。

4. 半透性 细菌的细胞壁和细胞膜都有半透性。

5. 渗透压 细菌具有高渗透压。

二、细菌的营养与生长繁殖

（一）细菌的营养类型

1. 自养菌 以简单的无机物为原料，又分为化能自养菌和光能自养菌。

2. 异养菌 以有机物为原料，包括腐生菌和寄生菌。所有病原菌都是异养菌，大部分为寄生菌。

（二）细菌的营养物质

对细菌进行人工培养时，必须提供其生长所必需的各种成分，一般包括水、碳源、氮源、无机盐和生长因子等。

（三）细菌摄取营养物质的机制

水和水溶性物质可以通过具有半透膜性质的细胞壁和细胞膜进入细菌内，蛋白质、多糖等大分子营养物质需经分解后才能被吸收。营养物质进入菌体的方式如下。

1. 被动扩散 驱动力是浓度梯度，不需要提供能量。包括简单扩散和易化扩散。

2. 主动运输系统 是细菌吸收营养物质的主要方式，特点是营养物质从低浓度向高浓度一侧转运，并需要提供能量。有三种方式：①依赖于周浆间隙结合蛋白的转运系统。②化学渗透驱使转运系统。③基团转移。

（四）影响细菌生长的环境因素

1. 充足的营养物质 生长繁殖必需的原料和足够能量。

2. 合适的酸碱度 多数病原菌最适pH值为中性或弱碱性（pH值 7.2 ～ 7.6）。

3. 适宜的温度 病原菌均为嗜温菌，即 20 ～ 45 ℃。

4. 必要的气体环境 根据对氧需求不同，细菌分为专性需氧菌、微需氧菌、兼性厌氧菌和专性厌氧菌。①专性需氧菌（obligate aerobe），具有完善的呼吸酶系统，需要分子氧作为受氢体以完成需氧呼吸。如结核分枝杆菌。②专性厌氧菌（obligate anaerobe），缺乏完善的酶系统，利用氧以外的其他物质作为受氢体。

如破伤风杆菌。③兼性厌氧菌（facultative anaerobe），在有氧或无氧环境中均能生长，但以有氧时生长较好，大多数病原菌属于此类。④微需氧菌（microaerophilic bacteria），如空肠弯曲菌，宜在低氧压下生长，氧压增高对其有抑制作用。另外，CO_2 对细菌的生长也很重要。

5. 合适的渗透压　一般培养基的盐浓度和渗透压对大多数细菌是安全的。

（五）细菌的生长繁殖

细菌的生长繁殖表现为细菌的组分和数量增加。

1. 细菌个体的生长繁殖　简单的二分裂方式无性繁殖，繁殖速度极快。细菌分裂倍增时间称为代时，一般为 20～30 min，个别菌较慢。

2. 细菌群体生长繁殖规律　细菌繁殖速度极快。但实际上，营养物质消耗，毒性产物积聚及环境 pH 值改变，细菌增殖速度逐渐减慢，死亡数逐渐增加、活菌数逐渐减少。

3. 细菌生长曲线　以培养时间为横坐标，培养物中活菌数的对数为纵坐标，可得出一条生长曲线（growth curve）。根据生长曲线，细菌的群体生长繁殖可分为四期：①迟缓期（lag phase）：细菌代谢活跃，为分裂增殖合成储备充足的酶、能量。②对数期（logarithmic phase）：活菌数以稳定的几何级数增长。③稳定期（stationary phase）：细菌增殖数与死亡数渐趋平衡。④衰亡期（decline phase）：细菌繁殖越来越慢，死亡菌数明显增多。

三、细菌的新陈代谢和能量转换

新陈代谢是指细菌细胞内分解代谢与合成代谢的总和，其显著特点是代谢旺盛和代谢类型的多样化。包括分解代谢和合成代谢。

（一）细菌的能量代谢

病原菌的能量来源于生物氧化，包括：①发酵，以有机物为受氢体，1 分子葡萄糖产生 2 个 ATP；②呼吸作用，以无机物为受氢体，呼吸分两种类型：以分子氧作为受氢体的称为有氧呼吸；以氧化型化合物作为受氢体的称为无氧呼吸。

（二）细菌的代谢产物

1. 分解代谢产物和细菌的生化反应　各种细菌所具有的酶不完全相同，对营养物质的分解能力亦不一致，因此其代谢产物有别。利用生物化学方法来鉴别不同细菌称为细菌的生化反应试验。常见的有：①糖发酵试验，能否发酵，能否产气。② V-P（Voges-Proskauer）试验。③甲基红（methyl red）试验。④枸橼酸盐利用（citrate utilization）试验。⑤吲哚（indole）试验。⑥硫化氢试验。⑦尿素酶试验。

2. 合成代谢产物及其医学上的意义

（1）热原质：即菌体中的脂多糖，注入人或动物体内能引起发热反应，故名热原质。耐高温，高压蒸汽灭菌（121 ℃，20 min）不能使其破坏，250 ℃高温干烤可破坏，蒸馏法效果最好。

（2）毒素与侵袭性酶：①外毒素（exotoxin）多数革兰染色阳性和少数 G^- 菌生长繁殖过程中释放到菌体外的蛋白质；②内毒素（endotoxin），G^- 菌细胞壁的脂多糖，菌体死亡崩解后游离出来。③侵袭性的酶，能损伤机体组织，促使细菌侵袭和扩散，是细菌重要的致病物质。

（3）色素：分水溶性和脂溶性两类，

有助于鉴别细菌。

（4）抗生素：某些微生物代谢过程中产生的一类能抑制或杀死其他微生物或肿瘤细胞的物质，称为抗生素（antibiotic）。大多由放线菌和真菌产生，细菌可产生多黏菌素、杆菌肽等。

（5）细菌素：某些菌株产生的一类具有抗菌作用的蛋白质，它与抗生素不同的是作用范围狭窄，仅对与产生菌有亲缘关系的细菌有杀伤作用，用于细菌的分型和流行病学调查。

（6）维生素：大肠埃希菌合成的 B 族维生素和维生素 K 可被人体吸收利用。

四、细菌的人工培养

（一）培养细菌的方法

常用的培养方法有分离培养和纯培养两种。病原菌的人工培养一般采用 35～37 ℃，培养时间多数为 18～24 h，但有时需根据菌种及培养目的做最佳选择。

（二）培养基

培养基是由人工方法配制而成的、专供微生物生长繁殖使用的混合营养物制品。

1. 按其营养组成和用途分类　基础培养基、增菌培养基、选择培养基、鉴别培养基和厌氧培养基。

2. 按其物理状态分类　固体培养基、液体培养基和半固体培养基。

3. 按其成分分类　合成培养基和天然培养基。

（三）细菌在培养基中的生长情况

1. 在液体培养基中的生长情况　均匀混浊生长；沉淀生长；表面生长——菌膜。

2. 在固体培养基中的生长情况　在固体培养基上进行划线接种，因划线的分散作用，使许多原混杂的细菌在固体

培养基表面散开，称为分离培养。

3. 菌落　细菌在固体培养基上会形成菌落。菌落是单个细菌分裂繁殖成一堆肉眼可见的细菌集团。每一个菌落均为纯种，观察菌落的性状有助于识别和鉴定细菌。

4. 菌落分型　细菌的菌落一般分为三型：①光滑型菌落（smooth colony，S 型菌落）；②粗糙型菌落（rough colony，R 型菌落）；③黏液型菌落（mucoid colony，M 型菌落）。

5. 纯培养　挑取一个菌落，移种到另一培养基中，生长出来的细菌均为纯种，称为纯培养。

6. 细菌在半固体培养基中的生长情况　通过对半固体培养基进行穿刺接种，可以了解细菌的动力情况，有鞭毛的细菌可以沿穿刺线扩散生长。

（四）人工培养细菌的用途

1. 在医学中的应用　①感染性疾病的病原学诊断；②细菌学的研究；③生物制品的制备。

2. 在工农业生产中的应用　可生产抗生素、维生素、氨基酸、酶制剂、有机溶剂、酒和酱油等。

3. 在基因工程中的应用　已成功制备了胰岛素、干扰素和乙型病毒性肝炎疫苗等。

五、细菌的分类

1. 细菌的分类层次　界、门、纲、目、科、属、种。

2. 细菌的命名　采用拉丁双名法，每个菌名由两个拉丁文组成。属名（名词，大写）＋种名（形容词，小写）；中文的命名次序与拉丁文相反，种名在前，属名在后。

典型试题及分析

一、单选题

1. 下列除哪项外，均为细菌生长繁殖的条件

A. 营养物质

B. 酸碱度

C. 温度

D. 气体环境

E. 溶解度

【试题分析及参考答案】 本题考点是环境因素对于细菌生长繁殖的影响。充足的营养物质、适宜的酸碱度、温度、气体环境、渗透压为细菌生长繁殖的条件。因此选 E。

2. 细菌的生长繁殖方式是

A. 有丝分裂

B. 二分裂

C. 孢子生殖

D. 复制

E. 断裂

【试题分析及参考答案】 本题考点是细菌个体生长繁殖的方式。细菌是以二分裂的方式进行无性繁殖。有丝分裂是真核细胞的一种分裂方式，而孢子生殖和断裂生殖为真菌生长繁殖的方式。因此选 B。

3. 大肠埃希菌分裂一代需要的时间是

A. 18 h

B. 20 min

C. 72 h

D. 60 min

E. 20 s

【试题分析及参考答案】 本题考点是细菌生长繁殖的速度。在适宜条件下，多数细菌繁殖速度很快。细菌分裂数量倍增所需要的时间称为代时，大肠埃希菌的代时为 20 min。因此选 B。

4. 半固体培养基中琼脂浓度为

A. 1% ～ 20%

B. 6% ～ 10%

C. 0.3% ～ 0.5%

D. 0.01% ～ 0.1%

E. 1% ～ 5%

【试题分析及参考答案】 本题考点是培养基的配制。根据培养基物理状态的不同分为液体、固体、半固体培养基三大类。在液体培养基中加入 3 ～ 5 g/L 的琼脂粉，即可配制成半固体培养基。因此选 C。

5. 液体培养基的主要用途是

A. 分离单个菌落

B. 鉴别菌种

C. 观察细菌运动能力

D. 增菌

E. 检测细菌毒素

【试题分析及参考答案】 本题考点是培养基的用途。液体培养基可用于大量繁殖细菌，固体培养基常用于细菌的分离和纯化；半固体培养基则用于观察细菌的动力和短期保存细菌。因此选 D。

6. 属于专性需氧菌的是

A. 伤寒沙门菌

B. 结核分枝杆菌

C. 葡萄球菌

D. 链球菌

E. 肺炎链球菌

【试题分析及参考答案】 本题考点是细菌代谢时对分子氧的需要情况。专性需氧菌仅能在有氧环境下生长，结核

分枝杆菌即是专性需氧菌。其他答案为需氧或兼性厌氧菌。因此选 B。

7. 吲哚试验阳性的细菌是因为该菌能分解

A. 葡萄糖

B. 色氨酸

C. 胱氨酸

D. 枸橼酸盐

E. 靛基质

【试题分析及参考答案】 本题考点是细菌的生化试验。有些细菌能分解培养基中的色氨酸生成吲哚，经与试剂中的对二甲基氨基苯甲醛作用，生成玫瑰吲哚而呈红色，此为吲哚试验阳性。因此选 B。

8. 不是细菌合成代谢产物的是

A. 内毒素

B. 外毒素

C. 类毒素

D. 色素

E. 侵袭性酶类

【试题分析及参考答案】 本题考点是细菌合成代谢的产物。细菌在合成代谢中可以合成一些在医学上具有重要意义的代谢产物如热原质、内外毒素、侵袭性酶、色素、抗生素、细菌素、维生素。类毒素是细菌的外毒素经 0.3% ～ 0.4% 甲醛处理后，失去了毒性但仍保持抗原性的生物制品。因此选 C。

9. 在细菌生长过程中，细菌生长最快，生物学性状最典型的是

A. 迟缓期

B. 对数期

C. 减数期

D. 稳定期

E. 衰亡期

【试题分析及参考答案】 本题考点是细菌生长曲线。根据生长曲线，细菌的群体生长繁殖可分为四期：迟缓期、对数期、稳定期、衰亡期，细菌在对数生长期，生长迅速，活菌数以恒定的几何级数增长，细菌的生物学性状在该期也最典型。因此选 B。

10. 下列有鉴别意义的细菌代谢产物是

A. 靛基质

B. 色素

C. H_2S

D. 酸性气体

E. 以上均是

【试题分析及参考答案】 本题考点是代谢产物对于细菌鉴别的意义。不同细菌所具有的酶不完全相同，因而其代谢产物有别，靛基质、色素、H_2S、酸性气体均为细菌代谢中的产物，并可用于细菌的鉴别。因此选 E。

11. 哪种试验不属于细菌的生化反应

A. 糖发酵试验

B. 外斐试验

C. V-P 试验

D. 靛基质生化试验

E. 甲基红试验

【试题分析及参考答案】 本题考点是对细菌生化反应的熟悉。糖发酵试验、V-P 试验、靛基质生化试验、甲基红试验均为细菌生化反应试验，可用于细菌的鉴定。外斐试验属于凝集反应，用于辅助诊断立克次体病。因此选 B。

12. 大肠埃希菌在某种培养基上形成红色菌落，该培养基属于

A. 营养培养基

B. 鉴别培养基

C. 选择培养基

D. 厌氧培养基

E. 增菌培养基

【试题分析及参考答案】 本题考点是培养基的分类。营养培养基是专供微生物生长繁殖使用的混合营养物制品；选择培养基为在培养基中加入某种化学物质，使之抑制某些细菌生长，而有利于另一些细菌生长，从而将后者从混杂的标本中分离出来；厌氧培养基专供厌氧菌的分离、培养和鉴别；增菌培养基为配制的适合某种细菌而不适合其他细菌生长的培养基；鉴别培养基是在培养基中加入特定的作用底物和指示剂，观察细菌在其中生长后对底物的作用如何，从而鉴别细菌。因此选 B。

13. 多数病原菌生长的最适 pH 值是

A. 7.0 ～ 7.5

B. 7.2 ～ 7.6

C. 8.5 ～ 9.0

D. 6.4 ～ 6.6

E. 9.0 ～ 10.0

【试题分析及参考答案】 本题考点是环境因素对于细菌生长的影响。每种细菌都有一个可生长的 pH 值范围，以及最适生长 pH 值。大多数嗜中性细菌生长的 pH 值为 6.0 ～ 8.0，而多数病原菌最适 pH 值为 7.2 ～ 7.6。因此选 B。

14. 细菌的稳定生长期

A. 细胞分裂速率增加

B. 细胞分裂速率降低

C. 群体是在其最旺盛健壮的阶段

D. 群体是在其最少的阶段

E. 生物学性状典型

【试题分析及参考答案】 本题考点是细菌的生长曲线。细菌在稳定期由于培养基中营养物质的消耗及有害代谢物的积聚，细菌繁殖速度渐减，死亡数逐渐增加，细菌形态、染色性和生理性状常有改变。因此选 B。

15. 细菌形态显著改变发生在

A. 迟缓期

B. 对数期

C. 稳定期

D. 衰亡期

E. 以上都不是

【试题分析及参考答案】 本题考点是细菌的生长曲线。细菌在衰亡期繁殖越来越慢，死亡数越来越多，并超过活菌数。该期细菌形态显著改变，难以辨认，生理代谢活动也趋于停滞。因此选 D。

16. 在细菌增殖的迟缓期中，哪项是正确的

A. 细菌在明显分裂

B. 几乎看不到蛋白质的合成

C. RNA 的合成明显增强

D. 菌体的大小没有改变

E. 革兰染色性不稳定

【试题分析及参考答案】 本题考点是细菌的生长曲线。迟缓期是细菌的短暂适应阶段，该期菌体增大，代谢活跃，为细菌的分裂繁殖合成并积累充足的原料，但分裂迟缓，繁殖极少，由于培养基中营养物质消耗及有害代谢产物的积聚，细菌繁殖速度渐减，死亡数逐渐增加。因此选 C。

17. 在初次分离培养时，需要增加 CO_2 气体的细菌是

A. 葡萄球菌

B. 脑膜炎奈瑟菌

C. 羊布鲁氏菌

D. 肠道沙门菌

E. 炭疽芽胞杆菌

【试题分析及参考答案】 本题考点是细菌代谢时对气体的需求情况，大部分细菌在新陈代谢过程中产生的 CO_2 可满足需要。有些细菌如脑膜炎奈瑟菌，布鲁氏菌属中的牛布鲁氏菌，在初次分离时，需人工供给 5% ～ 10% 的 CO_2。因此选 B。

18. 细菌增殖迅速的原因主要在于
A. 营养需求和生长条件简单
B. 细胞膜的通透性强
C. 单位体积的表面积大
D. 所具有酶系统特殊
E. 以上都不是

【试题分析及参考答案】 本题考点是细菌的物理性状。细菌体积微小，相对表面积大，有利于同外界进行物质交换，因此细菌代谢旺盛，繁殖迅速。因此选 C。

19. 下列哪个是专性厌氧菌
A. 志贺菌
B. 脑膜炎奈瑟菌
C. 霍乱弧菌
D. 破伤风梭菌
E. 炭疽芽胞杆菌

【试题分析及参考答案】 本题考点是细菌代谢时对分子氧的需要情况。专性厌氧菌由于缺乏完善的呼吸酶系统，只能在低氧分压或无氧环境中进行发酵，如破伤风梭菌；志贺菌和霍乱弧菌为兼性厌氧菌，脑膜炎奈瑟菌为专性需氧菌，炭疽芽胞杆菌为需氧或兼性厌氧菌。因此选 D。

20. 细菌对糖的分解能力不同主要是因为
A. 营养型不同

B. 酶系统不同
C. 糖的种类不同
D. 氧气存在与否
E. 以上都不对

【试题分析及参考答案】 本题考点是细菌的分解代谢。各种细菌所具有的酶不完全相同，对营养物质的分解能力亦不一致，因而其代谢产物有别。因此选 B。

21. 对人致病的细菌均属于
A. 自养菌
B. 异养菌
C. 专性需氧菌
D. 专性厌氧菌
E. 腐生菌

【试题分析及参考答案】 本题考点是细菌的营养类型。根据细菌所利用的能源和碳源的不同，将细菌分为自养菌和异养菌，自养菌以简单的无机物为原料来合成菌体成分，异养菌必须以多种有机物为原料才能合成菌体成分并获得能量，而所有的病原菌都是异养菌。因此选 B。

22. V-P 试验阳性的细菌是
A. 大肠埃希菌
B. 产气杆菌
C. 伤寒沙门菌
D. 甲型副伤寒沙门菌
E. 乙型副伤寒沙门菌

【试题分析及参考答案】 本题考点是细菌的生化反应。产气杆菌能发酵葡萄糖，并使生成的丙酮酸脱羧生成乙酰甲基甲醇，后者在碱性溶液中被氧化生成二乙酰，再与含胍基化合物反应生成红色化合物，是为 V-P 试验阳性，大肠埃希菌不能生成乙酰甲基甲醇，故 V-P 试验阴性。因此选 B。

23. 缺乏细胞色素和细胞色素氧化酶的细菌是

　　A. 专性需氧菌

　　B. 专性厌氧菌

　　C. 兼性厌氧菌

　　D. 自养菌

　　E. 异养菌

【试题分析及参考答案】　本题考点是细菌代谢时对分子氧的需要情况。专性厌氧菌由于缺乏完善的呼吸酶系统，如细胞色素和细胞色素氧化酶，只能在低氧分压或无氧环境中进行发酵，在有氧时受有毒基团的影响，不能生长繁殖。因此选 B。

24. 检查细菌对糖和蛋白质分解产物的主要意义在于

　　A. 了解细菌生长繁殖的能力

　　B. 了解细菌的致病性强弱

　　C. 帮助鉴别细菌的种类

　　D. 确定细菌抵抗力的强弱

　　E. 了解细菌对营养的需要

【试题分析及参考答案】　本题考点是检查细菌分解代谢产物意义，各种细菌所具有的酶不完全相同，对营养物质的分解能力亦不一致，因而其代谢产物有别，利用生化试验检查细菌的代谢产物即可用于鉴别不同的细菌。因此选 C。

25. 下列细菌在人工营养培养基上繁殖速度最慢的是

　　A. 大肠埃希菌

　　B. 链球菌

　　C. 脑膜炎奈瑟菌

　　D. 结核分枝杆菌

　　E. 变形杆菌

【试题分析及参考答案】　本题考点是细菌生长繁殖的速度，细菌分裂数量

倍增所需的时间称为代时。在适宜条件下，多数细菌繁殖速度很快，但个别细菌繁殖速度较慢，如结核分枝杆菌的代时达 18～20 h。因此选 D。

26. 在流行病学调查中，可用于细菌分型的合成代谢物是

　　A. 热原质

　　B. 酶类

　　C. 毒素

　　D. 色素

　　E. 细菌素

【试题分析及参考答案】　本题考点是细菌合成代谢产物的医学意义。细菌素为某些菌株产生的一种具有抗菌作用的蛋白质，其作用范围狭窄，仅对与产生菌有亲缘关系的细菌有杀伤作用，但可用于细菌分型和流行病学调查。因此选 E。

27. 菌落是指

　　A. 不同种细菌在培养基上生长繁殖而形成肉眼可见的细菌集团

　　B. 细菌在培养基上繁殖而形成肉眼可见的细菌集团

　　C. 一个细菌在培养基上生长繁殖而形成的肉眼可见的细菌集团

　　D. 一个细菌细胞

　　E. 以上都不是

【试题分析及参考答案】　本题考点是细菌在固体培养基上的生长情况。将培养物划线接种于固体培养基表面，经培养后单个细菌可分裂繁殖成一堆肉眼可见的细菌集团，称为菌落。因此选 C。

28. 细菌一般在培养后多长时间达到对数生长期

　　A. 1～4 h

　　B. 4～8 h

　　C. 8～18 h

D. 18 ～ 24 h

E. 24 ～ 36 h

【试题分析及参考答案】 本题考点是细菌生长曲线。细菌在对数生长期，生长迅速，活菌数以恒定的几何级数增长，细菌的生物学性状在该期也最典型，一般细菌对数期在培养后的 8 ～ 18 h。因此选 C。

29. 在碱性环境下生长良好的细菌是

A. 大肠埃希菌

B. 霍乱弧菌

C. 表皮葡萄球菌

D. 肺炎链球菌

E. 白喉棒状杆菌

【试题分析及参考答案】 本题考点是酸碱度对于细菌生长的影响。大多数嗜中性细菌生长的 pH 值为 6.0 ～ 8.0，而多数病原菌最适 pH 值为 7.2 ～ 7.6，个别细菌如霍乱弧菌在 pH 值为 8.4 ～ 9.2 生长最好。因此选 B。

30. 细菌代谢产物中与致病性无关的是

A. 外毒素

B. 内毒素

C. 侵袭性酶

D. 热原质

E. 细菌素

【试题分析及参考答案】 本题考点是细菌合成代谢产物的医学意义。细菌素为某些菌株产生的一种具有抗菌作用的蛋白质，可用于细菌分型和流行病学调查，其余均与细菌的致病性有关。因此选 E。

二、多选题

1. 人工培养细菌可用于

A. 感染性疾病的病原学诊断

B. 细菌学的研究

C. 生物制品的制备

D. 可将噬菌体分型

E. 可作为基因工程的载体并制造基因产物

【试题分析及参考答案】 本题考点是人工培养细菌的用途。人工培养细菌在感染性疾病的病原学诊断、细菌学的研究、生物制品的制备及基因工程中都具有重要的作用，利用噬菌体可以对细菌进行分型。因此选 ABCE。

2. 关于细菌生长代谢中所需无机盐的正确描述为

A. 构成菌体成分

B. 调节菌体内外渗透压

C. 代谢能量的主要来源

D. 促进酶的活性

E. 某些元素与细菌的生长繁殖及致病作用密切相关

【试题分析及参考答案】 本题考点是无机盐在细菌代谢中的作用。细菌需要各种无机盐以提供细菌生长的各种浓度。其功用为：①构成菌体成分；②促进酶的活性；③参与能量的储存和转运；④调节菌体内外渗透压；⑤某些元素与细菌的生长繁殖及致病作用密切相关。碳源是细菌获得能量的主要来源。因此选 ABDE。

3. 细菌在代谢过程中主要分解产物是

A. 酶类

B. 酸类

C. 细菌素

D. 靛基质

E. 气体

【试题分析及参考答案】 本题考点是细菌的生化反应。细菌在分解代谢过程中主要产生酸类、气体和靛基质等，细菌素和酶类为细菌合成代谢产物。因此选 BDE。

4. 细菌的生长繁殖条件是
A. 适宜浓度的营养物质
B. 酸碱度
C. 温度
D. 气体
E. 合适的渗透压

【试题分析及参考答案】　本题考点是影响细菌生长繁殖的环境因素。营养物质和适宜的环境是细菌生长繁殖的必备条件，包括酸碱度、温度、气体、渗透压。因此选 ABCDE。

5. 关于细菌生长的稳定期正确描述为
A. 细菌繁殖数和死亡数几乎相等
B. 细菌代谢速度最快
C. 细菌可形成芽胞
D. 细菌的形态、染色性、生理活性较典型
E. 以上都对

【试题分析及参考答案】　本题考点是细菌的生长曲线。细菌在稳定期繁殖速度逐减，死亡数逐渐增加，细菌形态、染色性和生理性状常有改变。一些细菌的芽胞、外毒素和抗生素等代谢产物大多在稳定期产生。因此选 AC。

6. IMViC 试验有
A. 吲哚试验
B. 甲基红试验
C. 硫化氢试验
D. V-P 试验
E. 柠檬酸盐利用试验

【试题分析及参考答案】　本题考点是细菌的生化反应。吲哚（I）、甲基红（M）、V-P（V）、柠檬酸盐利用（C）四种试验常用于鉴别肠道杆菌，合称 IMViC 试验。因此选 ABDE。

7. 细菌在代谢过程中主要合成产物有
A. 热原质
B. 靛基质
C. 毒素
D. 硫化氢
E. 以上都对

【试题分析及参考答案】　本题考点是细菌的生化反应，细菌合成代谢产物包括热原质、毒素、色素、抗生素、细菌素、维生素，而靛基质和硫化氢为细菌分解代谢产物。因此选 AC。

8. 下列几项中，正确的描述是
A. 病原菌只进行厌氧呼吸
B. 病原菌只进行需氧呼吸
C. 以分子氧为受氢体称需氧呼吸
D. 发酵必须在无氧条件下进行
E. 以有机物为受氢体称为发酵

【试题分析及参考答案】　本题考点是细菌代谢时对分子氧的需要情况。以分子氧为受氢体称需氧呼吸；以有机物为受氢体称为发酵，而发酵必须在无氧条件下进行；大多数病原菌属于兼性厌氧菌，不论在有氧或无氧环境中都能生长。因此选 CDE。

9. 与致病有关的细菌合成代谢产物有
A. 脂多糖
B. 大肠菌素
C. 透明质酸酶
D. 色素
E. 热原质

【试题分析及参考答案】　本题考点是细菌合成代谢产物的医学意义。热原质是细菌合成的一种注入人体或动物体内能引起发热反应的物质，本质为 G^-

菌细胞壁的脂多糖；透明质酸酶为某些细菌产生的侵袭性酶，均与细菌的致病有关，大肠菌素为细菌素，它和色素与致病性无关。因此选 ACE。

10. 不能证明细菌有无鞭毛的方法有

A. 电镜观察

B. 鞭毛染色光镜观察

C. 光镜观察细菌运动

D. 半固体培养基穿刺培养

E. 菌落观察

【试题分析及参考答案】　本题考点是细菌鞭毛的检查方法。电镜观察、鞭毛染色光镜观察、光镜观察细菌运动、半固体培养基穿刺培养均可证明细菌有无鞭毛。因此选 E。

11. 细菌素特点不正确的是

A. 是某些细菌产生的一类蛋白质

B. 具有抗菌作用，可抑制菌体蛋白的合成

C. 可用于细菌分型

D. 仅对近缘关系的细菌有抑制作用

E. 与抗生素相同，抗菌谱宽

【试题分析及参考答案】　本题考点是细菌合成代谢产物细菌素的特点。细菌素是某些菌株产生的一类具有抗菌作用的蛋白质，它与抗生素不同的是作用范围狭窄，仅对与产生菌有亲缘关系的细菌有杀伤作用。细菌素在治疗上的应用价值已不被重视，但可用于细菌分型和流行病学调查。因此选 E。

12. 细菌新陈代谢的特点是

A. 代谢活动十分活跃

B. 代谢类型单一

C. 代谢类型多样化

D. 代谢产物多种多样

E. 代谢活动不活跃

【试题分析及参考答案】　本题考点是细菌新陈代谢的特点。新陈代谢是细菌整个生命活动的中心，显著的特点是代谢活动十分活跃而且代谢类型和产物多样化，繁殖迅速。因此选 ACD。

13. 去除液体中热原质的方法有

A. 加热蒸汽灭菌法

B. 用吸附剂吸附

C. 用石棉滤板去除

D. 蒸馏法

E. 高温干烤法

【试题分析及参考答案】　本题考点是对于热原质特点的掌握。热原质耐高温，高压蒸汽灭菌亦不被破坏，250℃高温干烤才能破坏热原质。用吸附剂和特殊石棉滤板可去除液体中大部分的热原质，蒸馏法效果最好。因此选 BCDE。

14. 专性厌氧菌在有氧环境中不能生长的原因有

A. 缺乏细胞色素和细胞色素氧化酶

B. 缺乏超氧化物歧化酶

C. 缺乏过氧化氢酶

D. 缺乏过氧化物酶

E. 缺乏载铁体

【试题分析及参考答案】　本题考点是专性厌氧菌的特点。专性厌氧菌缺乏完善的呼吸酶系统，因此只能在低氧分压或无氧环境中进行发酵；又由于专性厌氧菌缺乏过氧化氢酶、过氧化物酶、超氧化物歧化酶等氧化还原电势较高的酶类，故在有氧时受到有毒氧基团的影响，不能生长。因此选 ABCD。

15. 细菌的命名法中下列哪项说法正确

A. 细菌命名采用拉丁文双命名法

B. 前一字为属名，后一字为种名

C. 前一字为种名，后一字为属名
D. 中文的命名次序与拉丁文相反
E. 中文的命名次序与拉丁文相同

【试题分析及参考答案】　本题考点是细菌命名法的知识，细菌的命名采用拉丁文双命名法，前一字为属名，用名词，表示细菌的形态或对发现有贡献者；后一字为种名，用形容词，表明细菌的性状特征、寄居部位或所致疾病。中文的命名次序与拉丁文相反，是种名在前，属名在后。因此选 ABD。

三、名词解释

1. 自养菌（autotroph）
2. 异养菌（heterotroph）
3. 新陈代谢（metabolism）
4. 热原质（pyrogen）
5. 外毒素（exotoxin）
6. 内毒素（endotoxin）
7. 分离培养（isolation and culture）
8. 菌落（bacterial colony）
9. 纯培养（axenic cultivation）
10. 生长因子（growth factor）
11. 生长曲线（growth curve）
12. 选择性培养基（selective medium）
13. IMViC 试验（IMViC test）
14. 专性厌氧菌（obligate anaerobe）
15. 代时（generation time）

【参考答案】

1. 自养菌（autotroph）　以简单的无机物为原料，又分为化能自养菌和光能自养菌。

2. 异养菌（heterotroph）　以有机物为原料，包括腐生菌和寄生菌。所有病原菌都是异养菌，大部分为寄生菌。

3. 新陈代谢（metabolism）　是指细菌细胞内分解代谢与合成代谢的总

和，其显著特点是代谢旺盛和代谢类型的多样化。

4. 热原质（pyrogen）　即菌体中的脂多糖，注入人或动物体内能引起发热反应，故名热原质。耐高温，250 ℃高温干烤可破坏，蒸馏法效果最好。

5. 外毒素（exotoxin）　多数革兰染色阳性和少数 G⁻菌生长繁殖过程中释放到菌体外的蛋白质。

6. 内毒素（endotoxin）　G⁻菌细胞壁的脂多糖，菌体死亡崩解后游离出来。

7. 分离培养　在固体培养基上进行划线接种，因划线的分散作用，使许多原混杂的细菌在固体培养基表面散开，称为分离培养。

8. 菌落（bacterial colony）　是单个细菌分裂繁殖成一堆肉眼可见的细菌集团。

9. 纯培养（axenic cultivation）挑取一个菌落，移种到另一培养基中，生长出来的细菌均为纯种，称为纯培养。

10. 生长因子（growth factor）　某些细菌生长所必需的但自身又不能合成，必须由外界供给的物质称为生长因子。他们通常为有机化合物，例如维生素、某些氨基酸、嘌呤、嘧啶等。

11. 生长曲线（growth curve）　将一定量的细菌接种于适宜的液体培养基中，连续定时取样检查活菌数，可发现其生长过程中的规律性。以培养时间为横坐标，培养物中活菌数的对数为纵坐标，可绘制出一条曲线，称为生长曲线。

12. 选择性培养基（selective medium）在培养基中加入某种化学物质，使之抑制某些细菌生长，而有利于另一些细菌生长，从而将后者从混杂的标本中分离出来，这种培养基称为选择性培养基。

例如培养肠道致病菌的 SS 琼脂。

13. IMViC 试验（IMViC test）　吲哚（I）、甲基红（M）、V-P（V）、柠檬酸盐利用（C）四种试验常用于鉴别肠道杆菌，合称 IMViC 试验。

14. 专性厌氧菌（obligate anaerobe）该类细菌缺乏完善的呼吸酶系统，只能在低氧分压或无氧环境中进行发酵。有游离氧存在时，不但不能利用分子氧，反而受毒害，甚至死亡，如破伤风杆菌。

15. 代时（generation time）　细菌一般以简单的二分裂方式进行无性繁殖，细菌分裂数量倍增所需要的时间称为代时。

四、简答题

1. 简述细菌的物理性状。

【参考答案】　细菌的物理性状包括①光学性质：细菌为半透明体，细菌悬液呈混浊状态。②表面积：细菌体积微小，相对表面积大，因此细菌的代谢旺盛，繁殖速度迅速。③带电现象：在近中性或弱碱性环境中，细菌均带负电荷。④半透性：细菌的细胞壁和细胞膜都有半透性。⑤渗透压：细菌具有高渗透压。

2. 简述影响细菌生长的环境因素。

【参考答案】　细菌生长繁殖所需条件如下：①充足的营养物质包括水、碳源、氮源、无机盐类和生长因子等。为生长繁殖提供必需的原料和足够能量。②合适的酸碱度，多数病原菌最适 pH 值为中性或弱碱性（pH 值 7.2～7.6）。③适宜的温度，病原菌均为嗜温菌，即 20～45 ℃。④必要的气体环境，根据对氧需求不同，细菌分为专性需氧菌、微需氧菌、兼性厌氧菌和专性厌氧菌。另外，CO_2 对细菌的生长也很重要。⑤合适的渗透压，一般培养基的盐浓度和渗透压对大多数细菌是安全的。

3. 简述细菌的群体生长繁殖特点。

【参考答案】　细菌群体生长分为四期，各期特点不同：①迟缓期（lag phase），为细菌进入新环境后的短暂适应阶段，该期细菌代谢活跃，为细菌的分裂增殖合成和储备充足的酶、能量。②对数期（logarithmic phase），活菌数以稳定的几何级数增长。此期细菌的形态、染色性、生理活性等都较典型，对外界环境的作用敏感。因此，研究细菌的生物学性状（形态染色、生化反应、药物敏感试验等）应选用该期的细菌。③稳定期（stationary phase），由于培养基中营养物质消耗，有害代谢产物积聚，该期细菌繁殖速度逐渐减低，死亡数逐渐增加，细菌形态、染色和生理性状常有改变。一些细菌的芽胞、外毒素和抗生素等代谢产物大多在稳定期产生。④衰亡期（decline phase），细菌繁殖越来越慢，死亡菌数明显增多，并超过活菌数。该期细菌形态显著改变，出现衰退型或菌体自溶，难以辨认；生理代谢活动也趋于停滞。

4. 简述细菌的常见生化反应试验。

【参考答案】　由于各种细菌所具有的酶不完全相同，对营养物质的分解能力亦不一致，因此其代谢产物有别。根据此特点，利用生物化学方法来鉴别不同细菌称为细菌的生化反应试验。实验室常用的生化试验有：①糖发酵试验；②V-P（Voges-Proskauer）试验；③甲基红（methyl red）试验；④枸橼酸盐利用（citrate utilization）试验；⑤吲哚（indole）试验；⑥硫化氢试验；⑦尿素酶试验等。其中吲哚（I）、甲基红（M）、V-P（V）、柠檬酸盐利用（C）四种试验常用于鉴别肠道杆菌，合称 IMViC 试验。如大肠埃希菌对这这四种试验的结果是"＋＋－－"，产气杆菌则为"－－＋＋"。

5. 简述人工培养细菌的意义。

【参考答案】

（1）在医学中的应用：细菌培养对疾病的诊断、预防、治疗和科学研究等多方面都具有重要的作用。①感染性疾病的病原学诊断：明确感染性疾病的病原菌必须取患者有关标本进行细菌分离培养、鉴定和药物敏感试验，其结果可指导临床用药。②细菌学研究：有关细菌的生理、遗传变异、致病性、耐药性等研究都离不开细菌的培养和菌种的保存等。③生物制品的制备：供防治用的疫苗、类毒素、抗毒素、免疫血清及供诊断用的菌液、抗血清等均来自培养的细菌或其代谢产物。

（2）在工农业生产中的应用：细菌在培养过程产生多种代谢产物，在工农业生产中有广泛的用途。经过加工处理，可制成抗生素、维生素、氨基酸、有机溶剂、酒、酱油、味精等产品。细菌培养物还可用于处理废水和垃圾、制造菌肥和农药，以及生产酶制剂等。

（3）在基因工程中的应用：将带有外源性基因的重组 DNA 转化给受体菌，使其在菌体内获得表达，现在用此方法已成功制备出胰岛素和干扰素等生物制剂。

6. 简述细菌在培养基中的生长现象。

【参考答案】

（1）在液体培养基中的生长情况：大多数细菌在液体培养基中生长繁殖后呈现均匀混浊状态；少数链状细菌则呈沉淀生长；枯草芽胞杆菌、结核分枝杆菌等专性厌氧菌呈表面生长，常形成菌膜。

（2）在固体培养基中的生长情况：在固体培养基上细菌生长繁殖形成肉眼可见的细菌集团即菌落。人们可根据菌落的特点分为三型：①光滑型菌落；②粗糙型菌落；③黏液型菌落。

（3）在半固体培养基中的生长情况：半固体培养基黏度较低，有鞭毛的细菌在其中仍可自由游动，沿穿刺线呈羽毛状或云雾状混浊生长。无鞭毛细菌只能沿穿刺线呈明显的线状生长。

7. 简述细菌的分类。

【参考答案】 根据细菌对氧的需要不同，主要分为四类：①专性需氧菌，具有完善的呼吸酶系统，需要分子氧作为受氢体以完成需氧呼吸。如结核分枝杆菌。②专性厌氧菌，缺乏完善的酶系统，利用氧以外的其他物质作为受氢体。如破伤风杆菌。③兼性厌氧菌，在有氧或无氧环境中均能生长，但以有氧时生长较好，大多数病原菌属此类。④微需氧菌，如空肠弯曲菌，宜在低氧压下生长，氧压增高对其有抑制作用。

8. 简述专性厌氧菌只能发酵的原因。

【参考答案】 专性厌氧菌只能在低氧分压或无氧环境中进行发酵。有游离氧存在时，不但不能利用分子氧，还将受其毒害，甚至死亡。其原因是：①厌氧菌缺乏细胞色素与细胞色素氧化酶，因此不能氧化那些氧化还原电势较高的氧化型物质。②厌氧菌缺乏过氧化氢酶、过氧化物酶和超氧化物歧化酶（superoxide dismutase），不能清除有氧环境下所产生的超氧离子（O^{2-}）和过氧化氢（H_2O_2），因而难以存活。③有氧条件下，细菌某些酶的—SH 基被氧化为 S—S 基（如琥珀酸脱氢酶等），从而酶失去活性，使细菌生长受到抑制。总之，厌氧菌的厌氧原因可有多种因素与机制。

9. 简述细菌合成代谢产物及临床意义。

【参考答案】 细菌通过新陈代谢不断合成菌体成分，如多糖、蛋白质、脂肪、核酸、细胞壁及各种辅酶等。此外，细菌还能合成很多在医学上具有重要意义的代谢产物。①热原质：热原质即菌体中的脂多糖，大多是 G^- 菌产生的。注入人或动物体内能引起发热反应，故名热原质。热原质耐高热，高压蒸汽灭菌（121 ℃，20 min）不能使其破坏。用吸附剂和特殊石棉滤板可去除液体中大部分热原质，蒸馏法效果最好。因此，在制备和使用注射药品过程中应严格遵守无菌操作，防止细菌污染。②毒素与侵袭性酶：细菌产生外毒素和内毒素两类毒素，在细菌致病作用中甚为重要。外毒素是多数 G^+ 菌及少数 G^- 菌在生长繁殖过程中释放至菌体外的蛋白质。内毒素，即 G^- 细胞壁的脂多糖，当菌体死亡崩解后游离出来。外毒素毒性强于内毒素。某些细菌可产生具有侵袭性的酶，能损伤机体组织，促进细菌的侵袭、扩散，是细菌重要的致病因素，如链球菌的透明质酸酶等。③色素：有些细菌能产生色素，对细菌的鉴别有一定意义。细菌色素有两类：水溶性色素，能弥散至培养基或周围组织，如绿脓杆菌产生的绿脓色素使培养基或脓液呈绿色。脂溶性色素，不溶于水，仅保持在菌落内使之呈色而培养基颜色不变，如金黄色葡萄球菌色素。④抗生素：某些微生物代谢过程中可产生一种能抑制或杀死其他微生物或癌细胞的物质，称抗生素。抗生素多由放线菌和真菌产生，细菌仅产生少数几种，如多黏菌素、杆菌肽等。⑤细菌素：某些细菌能产生一种仅作用于有亲缘关系的细菌的抗菌物质，称细菌素。细菌素为蛋白类物质，抗菌范围很窄，无治疗意义，但可用于细菌分型和流行病学调查。⑥维生素：细菌能合成某些维生素除供自身需要外，还能分泌至周围环境中。例如人体肠道内的大肠埃希菌，合成的 B 族维生素和维生素 K 可被人体吸收利用。

10. 简述细菌生长所需的营养物质及其主要作用。

【参考答案】 细菌进行人工培养必须提供以下营养物质：①水，细菌所需营养物质必须先溶于水，营养的吸收与代谢均需有水才能进行。②碳源，各种无机或有机的含碳化合物都能被细菌吸收利用，作为合成菌体组分，同时也作为细菌代谢的主要能量来源。致病性细菌主要从糖类中获得碳。③氮源，多数病原菌是利用有机氮化物如氨基酸、蛋白胨作为氮源。少数细菌（如固氮菌）能以空气中的游离氮或无机氮如硝酸盐、铵盐等为氮源，主要用于合成菌体组分。④无机盐，细菌需要各种无机盐以提供细菌生长的各种元素。各类无机盐的作用包括构成菌体成分；调节菌体内外渗透压；促进酶的活性或作为某些辅酶组分；参与能量的储存和转运；某些元素与细菌的生长繁殖及致病作用密切相关。⑤生长因子，某些细菌生长所必需的但自身又不能合成，必须由外界供给的物质称为生长因子。他们通常为有机化合物，例如维生素、某些氨基酸、嘌呤、嘧啶等。

（丁天兵）

第3章　消毒灭菌与病原微生物实验室生物安全

考试要点

一、消毒灭菌的常用术语

1. 灭菌（sterilization）　杀灭物体上所有微生物的方法，包括杀灭细菌芽胞、病毒和真菌在内的全部病原微生物和非病原微生物。

2. 消毒（disinfection）　杀死物体上或环境中的病原微生物、并不一定能杀死细菌的芽胞或非病原微生物的方法。

3. 防腐（antisepsis）　防止或抑制皮肤表面细菌生长繁殖的方法，细菌一般不死亡。

4. 清洁（cleaning）　通过除去尘埃和一切污秽以减少微生物数量的过程。

5. 无菌（asepsis）　意为不存在活菌的意思，多是灭菌的结果。防止细菌进入人体或其他物品的操作技术，称为无菌操作，空气过滤、紫外线照射和器械灭菌等可达到无菌的目的。

二、消毒灭菌的方法

（一）物理消毒灭菌法

1. 热力灭菌法

（1）干热灭菌法：杀菌作用是通过脱水、干燥和大分子变性。包括：①焚烧，一种彻底的灭菌方法，适用于病理性废弃物品或动物尸体等。②烧灼，适用于微生物学实验室的接种环、试管口等。③干烤，适用于高温下不变性、不损坏、不蒸发的物品。④红外线，以 $1 \sim 10 \, \mu m$ 波长的热效应最强，多用于医疗器械的灭菌。

（2）湿热灭菌法：湿热的蒸汽有潜热效应存在，可迅速提高被灭菌物体的温度，比干热灭菌法效果好。包括：①巴氏消毒法（pasteurization），用较低温度杀灭液体中的病原菌或特定微生物、以保持物品中所需要的不耐热成分不被破坏的消毒方法。②煮沸法，水中加入 2% 碳酸氢钠，既可提高沸点达 105 ℃，促进细胞芽胞的杀灭，又可防止金属器皿生锈。③流动蒸汽消毒法，又称常压蒸汽消毒法，是利用 1 个大气压下 100 ℃的水蒸气进行消毒。

（3）间歇蒸汽灭菌法（fractional sterilization）：利用反复多次的流动蒸汽间歇加热以达到灭菌的目的。

（4）高压蒸汽灭菌法（sterilization by pressured steam）：在103.4 kPa（1.05 kg/cm²）蒸汽压下，温度达到 121.3 ℃，维持 15 ~ 20 min，可杀灭包括细菌芽胞在内的所有微生物。是一种灭菌效果最好的方法。同一温度下，湿热灭菌比干热灭菌效果好的原因：①湿热中的细菌菌体蛋白较易凝固变性；②湿热的穿透力比干热大；③湿热的蒸汽有潜热效应存在，可迅速提高被灭菌物体的温度。

2. 辐射杀菌法

（1）紫外线：以 265 ~ 266 nm 杀菌作用最强，主要作用于 DNA，使一条 DNA 链上两个相邻的胸腺嘧啶以共价键结合，形成二聚体，干扰 DNA 的复制与转录，导致细菌的变异或死亡。

紫外线穿透力弱，一般用于空气消毒或不耐热物品的表面消毒。

（2）电离辐射：常用于大量的一次性医用塑料制品的消毒，也可用于食品、药品和生物制品的消毒灭菌。

（3）微波（microwave）：主要依靠热效应发挥作用，但必须在有一定含水量的条件下才能发挥作用。

3. 滤过除菌法　滤过除菌法（fittration）是用物理阻留的方法除去液体或空气中的细菌、真菌，以达到无菌的目的，但不能除去病毒和支原体。

4. 干燥与低温抑菌法　干燥法常用于保存食物，冷冻真空干燥法（lyophilizaion）是目前保存菌种的最好方法。

（二）化学消毒灭菌法

化学消毒灭菌法原理：①促进菌体蛋白质变性或凝固；②干扰细菌的酶系统和代谢；③损伤细菌的细胞膜而影响细菌的化学组成、物理结构和生理活动。化学消毒剂按其杀菌能力可分为三大类。

1. 高效消毒剂　可杀灭包括细菌芽胞在内的所有微生物。包括：①含氯消毒剂，我国常用的有次氯酸钠、二氯异氰酸尿酸钠和漂白粉等。②过氧化物消毒剂，常用的有过氧化氢、过氧乙酸和二氧化氯等，其中二氧化氯是当前新型的完全无毒、广谱高效的空气消毒净化剂。③醛类消毒剂，常用的有戊二醛和甲醛。④环氧乙烷，多为气体消毒剂。

2. 中效消毒剂　不能杀灭细菌芽胞，但能杀灭细菌繁殖体（包括结核分枝杆菌）、真菌和大多数病毒。包括：①含碘消毒剂，常用为碘酊和碘伏。杀菌作用主要依靠其沉淀蛋白和强大的氧化能力。②醇类消毒剂，以乙醇或异丙醇最为常用。杀菌机制在于去除细菌包膜中

的脂类，使菌体蛋白变性。

3. 低效消毒剂　可杀灭多数细菌繁殖体，但不能杀灭细菌芽胞、结核分枝杆菌及某些抵抗力较强的真菌和病毒。包括：①季铵盐类消毒剂，属于阳离子表面活性剂，最常用的是苯扎溴铵。②氯己定，不宜与阴离子表面活性剂合用。③高锰酸钾，用于皮肤、黏膜冲洗、浸泡消毒以及食具、蔬菜、水果的消毒。

（三）消毒灭菌的应用

1. 医疗器械物品的消毒灭菌　①高危器械物品：使用时需进入无菌组织的物品。所有这些物品都应该灭菌。②中危器械物品：使用时不进入无菌组织但接触黏膜的器械。采用消毒即可。③低危器械物品：只接触未损伤皮肤但不进入无菌组织和不接触黏膜的物品。一般用后清洗、消毒即可。④快速周转的医疗器械：瞬时灭菌、微波灭菌、高效消毒剂快速处理、中低效消毒剂与低热协同。

2. 室内空气消毒灭菌　①物理消毒法：紫外线照射（最常用）和滤过除菌。②化学消毒法：化学消毒剂喷雾和熏蒸。

3. 手和皮肤的消毒　用肥皂和流动水经常并正确洗手；病原微生物污染时应用消毒剂消毒。

4. 黏膜的消毒　常用 3% 过氧化氢 0.1% ～ 0.5% 氯己定或 1 g/L 高锰酸钾。

5. 患者排泄物与分泌物的消毒灭菌　一般用含 50 g/L 有效氯的次氯酸钠、漂白粉等作用 1 h。

6. 患者污染物品的消毒　日常生活小用具可煮沸 15 ～ 30 min，也可用 0.5% 过氧乙酸浸泡 30 min。

7. 饮用水的消毒　自来水用氯气，少量的饮用水可用漂白粉消毒。

8. 环境的消毒　患者居住过的房间可用 0.2% ～ 0.5% 过氧乙酸喷洒。

（四）影响消毒灭菌效果的因素

影响因素包括：①微生物的种类；②微生物的物理状态；③微生物的数量；④消毒剂性质、浓度与作用时间；⑤温度；⑥酸碱度；⑦有机物。

（五）病原微生物实验室生物安全

1. 病原微生物的分类　根据传染性、感染后对个体或群体的危害程度，将病原微生物分为四类，其中第一类、第二类统称为高致病性病原微生物。①第一类：引起非常严重疾病的微生物，以及我国尚未发现或者已经宣布消灭的微生物。②第二类：引起严重疾病，比较容易在生物间传播的微生物。③第三类：不构成严重危害，传播风险有限，具备有效治疗和预防措施的微生物。④第四类：通常不会引起疾病的微生物。

2. 病原微生物实验室的分级　根据实验室对病原微生物的生物安全防护水平及实验室生物安全国家标准，实验室分为四级。一、二级实验室不得从事高致病性病原微生物实验活动。三、四级实验室从事高致病性病原微生物实验活动。①一级：对人体、动植物或环境危害较低，不具有对健康成人、动植物致病的致病因子。②二级：对人体、动植物或环境具有中等危害或具有潜在危险的致病因子，对健康成人、动植物和环境不会造成严重危害，具有有效的预防和治疗措施。③三级：对人体、动植物或环境具有高度危险性，主要通过气溶胶使人类传染上严重的甚至是致命的疾病，或对动植物和环境具有高度危害的致病因子。通常有预防治疗措施。④四级：对人体、动植物或环境具有高度危险性，通过气溶胶途径传播或传播途径不明或未知的危险致病因子。没有预防治疗措施。

典型试题及分析

一、单选题

1. 杀灭包括芽胞在内的微生物的方法称为

A. 消毒

B. 无菌

C. 防腐

D. 灭菌

E. 清洁

【试题分析及参考答案】　本题考点是消毒灭菌常用术语的知识。消毒是杀死物体上或环境中的病原微生物、并不一定能杀死细菌的芽胞或非病原微生物的方法；无菌意为不存在活菌的意思，多是灭菌的结果；防腐是防止或抑制皮肤表面细菌生长繁殖的方法；灭菌是杀灭物体上所有微生物的方法，包括杀灭细菌芽胞、病毒和霉菌在内的全部病原微生物和非病原微生物；清洁是通过除去尘埃和一切污秽以减少微生物数量的过程。因此选 D。

2. 高压蒸汽灭菌法通常在 103.4 kPa（1.05 kg/cm^2）的压力下维持时间为

A. 1 ～ 5 min

B. 6 ～ 10 min

C. 15 ～ 20 min

D. 25 ～ 30 min

E. 55 ～ 60 min

【试题分析及参考答案】　本题考

点是高压蒸汽灭菌法。高压蒸汽灭菌法是一种灭菌效果最好的方法，在 103.4 kPa（1.05 kg/cm^2）蒸汽压下，温度达到 121.3 ℃，维持 15 ～ 20 min，可杀灭包括细菌芽胞在内的所有微生物。因此选 C。

3. 具有杀菌作用的紫外线波长是
　A. 50 ～ 90 nm
　B. 100 ～ 140 nm
　C. 150 ～ 190 nm
　D. 240 ～ 300 nm
　E. 400 ～ 490 nm

【试题分析及参考答案】　本题考点是紫外线杀菌。波长 240 ～ 300 nm 的紫外线具有杀菌作用，其中以 265 ～ 266 nm 最强，这与 DNA 的吸收光谱范围一致。紫外线主要作用于 DNA，使一条 DNA 链上两个相邻的胸腺嘧啶以共价键结合，形成二聚体，干扰 DNA 的复制与转录，导致细菌的变异或死亡。因此选 D。

4. 滤过除菌常用的滤板孔径是
　A. 0.22 ～ 0.45 μm
　B. 0.50 ～ 0.75 μm
　C. 0.80 ～ 0.95 μm
　D. 1 ～ 5 μm
　E. 5 ～ 10 μm

【试题分析及参考答案】　本题考点是滤过除菌法。滤过除菌法是用物理阻留的方法除去液体或空气中的细菌、真菌，以达到无菌的目的，但不能除去病毒和支原体。用于除菌的滤膜孔径在 0.45 μm 以下，最小为 0.1 μm，常用孔径为 0.22 ～ 0.45 μm。因此选 A。

5. 手术间的消毒宜采用
　A. 高压蒸汽灭菌
　B. 干烤
　C. 滤过除菌

　D. 紫外线
　E. 煮沸消毒

【试题分析及参考答案】　本题考点是紫外线消毒灭菌的应用。手术间空气消毒最常用的方法为紫外线消毒，紫外线穿透力较弱，可被普通玻璃、纸张、尘埃、水蒸气等阻挡，故一般用于手术室、传染病房、无菌实验室的空气消毒或用于不耐热物品的表面消毒。因此选 D。

6. 动物免疫血清的除菌宜采用
　A. 高压蒸汽灭菌
　B. 干烤
　C. 滤过除菌
　D. 紫外线
　E. 煮沸消毒

【试题分析及参考答案】　本题考点是滤过除菌法的原理与应用。动物免疫血清不耐热，因此不能用高温消毒，滤菌器含有微细小孔，只允许液体通过，而大于孔径的细菌、真菌等颗粒不能通过，因此，可用于一些不耐高温的血清、毒素、抗生素的除菌。因此选 C。

7. 手术用金属器械宜采用
　A. 高压蒸汽灭菌
　B. 干烤
　C. 滤过除菌
　D. 紫外线
　E. 煮沸消毒

【试题分析及参考答案】　本题考点是手术器械的消毒灭菌方法。手术用金属器械属于高危器械物品，在使用时需进入无菌组织，因此必须灭菌，最好应用灭菌效果最好的高压蒸汽灭菌法灭菌。因此选 A。

8. 玻璃器皿灭菌常采用
　A. 流动蒸汽消毒法

B. 干烤

C. 滤过除菌

D. 紫外线

E. 煮沸消毒

【试题分析及参考答案】 本题考点是干烤法消毒灭菌的应用。干烤一般加热至 171 ℃ 经 1 h 或 160 ℃ 2 h 或 121 ℃ 16 h。适用于高温下不变质、不损坏、不蒸发的物品，例如玻璃器皿、瓷器、玻璃注射器等的灭菌，其余方法均不适于玻璃器皿的灭菌。因此选 B。

9. 饮用水消毒常用

A. 高压蒸汽灭菌

B. 干烤

C. 滤过除菌

D. 紫外线

E. 煮沸消毒

【试题分析及参考答案】 本题考点是煮沸消毒灭菌的应用。在 101.32 kPa （1 个大气压）下，水的煮沸温度为 100 ℃，一般细菌的繁殖体 5 min 能被杀死，细菌芽胞需要煮沸 1 ～ 2 h 才被杀灭。此法常用于消毒食具、饮用水、刀剪、注射器等。因此选 E。

10. 湿热灭菌法中效果最好的是

A. 高压蒸汽灭菌法

B. 流通蒸汽法

C. 间歇灭菌法

D. 巴氏消毒法

E. 煮沸法

【试题分析及参考答案】 本题考点是湿热灭菌法的知识。高压蒸汽灭菌是在 103.4 kPa（1.05 kg/cm²）蒸汽压下，温度达到 121.3 ℃，维持 15 ～ 20 min，可杀灭包括细菌芽胞在内的所有微生物，是灭菌效果最好的湿热灭菌法。因此选 A。

11. 乙醇消毒最适宜的浓度为

A. 20%

B. 25%

C. 50%

D. 75%

E. 90%

【试题分析及参考答案】 本题考点是醇类消毒剂。绝大多数消毒剂在高浓度时杀菌作用强大，但醇类例外，70% ～ 75% 乙醇的消毒效果最好，因为高浓度的醇类使细菌体蛋白迅速脱水凝固，影响了醇类继续向内部渗入，降低了杀菌效果。因此选 D。

12. 下列何种不是湿热灭菌法

A. 巴氏消毒法

B. 滤过除菌法

C. 煮沸法

D. 高压蒸汽灭菌法

E. 间歇蒸汽灭菌法

【试题分析及参考答案】 本题考点是湿热灭菌法。湿热灭菌法包括巴氏消毒法、煮沸法、流动蒸汽消毒法、间歇蒸汽灭菌法、高压蒸汽灭菌法，滤过除菌法为物理阻留除菌，不属于湿热灭菌法。因此选 B。

13. 下列关于电离辐射的叙述，不正确的是

A. 可破坏细菌的细胞膜

B. 能产生大量的热量

C. 可干扰微生物 DNA 的复制

D. 具有较高的能量

E. 可破坏微生物的酶系统

【试题分析及参考答案】 本题考点是电离辐射灭菌的原理。电离辐射主要包括 β 和 γ 射线，具有较高的能量，其机制是干扰 DNA 的合成、破坏细胞

膜、引起酶系统紊乱及水分子经辐射后产生游离基和新分子等，并不是靠热效应发挥作用。因此选 B。

14. 紫外线杀菌的主要机制是
A. 破坏细胞壁肽聚糖合成
B. 使菌体蛋白质变性
C. 影响细胞膜的通透性
D. 改变 DNA 分子构型
E. 与细菌核蛋白体结合

【试题分析及参考答案】 本题考点是紫外线杀菌原理。紫外线主要作用于 DNA，使一条 DNA 链上两个相邻的胸腺嘧啶以共价键结合，形成二聚体。干扰 DNA 的复制与转录，导致细菌的变异或死亡。因此选 D。

15. 关于紫外线，说法错误的是
A. 其杀菌作用与波长有关
B. 可损坏细菌的 DNA 构型
C. 265 ～ 266 nm 杀菌作用最强
D. 其穿透力弱，故对人体无损害
E. 紫外线适用空气和物体表面的消毒

【试题分析及参考答案】 本题考点是紫外线杀菌法的知识。杀菌波长的紫外线对人体皮肤、眼睛有损伤作用，使用时应注意防护，其余说法均为紫外线杀菌的特点。因此选 D。

16. 杀灭芽胞最可靠的方法是
A. 高压蒸汽灭菌法
B. 流通蒸汽灭菌法
C. 煮沸 10 min
D. 干烤法
E. 煮沸 5 min

【试题分析及参考答案】 本题考点是消毒灭菌的应用。高压蒸汽灭菌法是一种灭菌效果最好的方法，在 103.4 kPa

（1.05 kg/cm^2）蒸汽压下，温度达到 121.3 ℃，维持 15 ～ 20 min，可杀灭包括细菌芽胞在内的所有微生物。因此选 A。

17. 果汁、牛奶常用的灭菌方法为
A. 巴氏消毒
B. 干热灭菌
C. 间歇灭菌
D. 高压蒸汽灭菌
E. 流动蒸汽消毒

【试题分析及参考答案】 本题考点是消毒灭菌的应用。巴氏消毒法是用较低温度杀死液体中的病原菌或特定微生物、以保持物品中不耐热成分不被破坏的消毒方法，用于消毒果汁、牛奶、酒类。因此选 A。

18. 紫外线辐射主要作用于微生物的
A. 糖类
B. 酶类
C. 核酸
D. 细胞壁
E. 细胞膜

【试题分析及参考答案】 本题考点是紫外线杀菌原理。紫外线主要作用于 DNA，使一条 DNA 链上两个相邻的胸腺嘧啶以共价键结合，形成二聚体。干扰 DNA 的复制与转录，导致细菌的变异或死亡。因此选 C。

19. 一本书的封面被细菌污染用哪种方法处理最好
A. 干烤
B. 高压蒸汽
C. 流通蒸汽
D. 3% 石碳酸液
E. 紫外线

【试题分析及参考答案】 本题考点是紫外线杀菌法的知识。紫外线穿透力较弱，可被普通玻璃、纸张、尘埃、水蒸气等阻挡，故一般用于手术室、无菌实验室的空气消毒或用于不耐热物品的表面消毒。因此选 E。

20. 下述不可能杀灭细菌芽胞的方法是

A. 煮沸法

B. 巴氏消毒法

C. 间歇灭菌法

D. 干热灭菌法

E. 高压蒸汽灭菌法

【试题分析及参考答案】　本题考点是消毒灭菌方法的知识。巴氏消毒法是用较低温度杀灭液体中的病原菌或特定微生物、以保持物品中不耐热成分不被破坏的消毒方法，该方法不能杀灭芽胞，而其余方法则可。因此选 B。

21. 常用于空气或物体表面消毒的是

A. 高压蒸汽灭菌法

B. 紫外线照射法

C. 滤过除菌法

D. 巴氏消毒法

E. 干烤法

【试题分析及参考答案】　本题考点是消毒灭菌的应用。手术间空气消毒最常用的是紫外线消毒，紫外线穿透力较弱，可被普通玻璃、纸张、尘埃、水蒸气等阻挡，故一般用于手术室、传染病房、无菌实验室的空气消毒或用于不耐热物品的表面消毒。因此选 B。

22. 常用于基础培养基灭菌

A. 高压蒸汽灭菌法

B. 紫外线照射法

C. 滤过除菌法

D. 巴氏消毒法

E. 干烤法

【试题分析及参考答案】　本题考点是消毒灭菌的应用。高压蒸汽灭菌法是一种灭菌效果最好的方法，在 103.4 kPa（1.05 kg/cm^2）蒸汽压下，温度达到 121.3 ℃，维持 15 ～ 20 min，可杀灭包括细菌芽胞在内的所有微生物，常用于一般培养基、生理盐水、手术敷料等耐高温、耐湿物品的灭菌。因此选 A。

23. 将牛奶加热至 62 ℃作用 30 min 的目的是

A. 使牛奶中的蛋白质变性，易于吸收

B. 杀灭牛奶中的所有微生物

C. 使牛奶不含活菌

D. 杀死牛奶中的病原菌

E. 防止或抑制微生物在牛奶中生长和繁殖

【试题分析及参考答案】　本题考点是巴氏消毒法的应用。巴氏消毒法是用较低温度杀灭液体中的病原菌或特定微生物、以保持物品中不耐热成分不被破坏的消毒方法，牛奶加热至 62 ℃作用 30 min 的情况下，既可保证营养物质不被破坏，又达到杀灭病原菌的目的。因此选 D。

24. 在细菌的结构中与消毒灭菌有密切关系的结构是

A. 荚膜

B. 鞭毛

C. 芽胞

D. 细胞壁

E. 菌毛

【试题分析及参考答案】　本题考点是消毒灭菌的评判标准。细菌的芽胞对热力、干燥、辐射、化学消毒剂等理化因素均有强大的抵抗力，因此当进行消毒灭菌时，以芽胞是否被杀死作为判断灭菌效果的指标。因此选 C。

25. 外科敷料通常在下列哪项条件下进行灭菌

A. 61.1～62.8 ℃维持 30 min

B. 100 ℃维持 30 min

C. 100 ℃，半小时后置 37 ℃过夜，连续 3 d

D. 121.3 ℃维持 30 min

E. 160～180 ℃维持 2 h

【试题分析及参考答案】 本题考点是消毒灭菌的应用。间歇蒸汽灭菌法是利用反复多次的流动蒸汽间歇加热，而使芽胞发育成繁殖体，再进一步杀灭，如此连续三次以上，可达到灭菌的效果。A、B、D 选项条件均不能有效杀死芽胞，而 E 选项不适于不耐高温的外科敷料的灭菌。因此选 C。

26. 消毒的正确概念是

A. 杀灭物体中所有细菌的方法

B. 杀灭物体中所有微生物的方法

C. 杀灭物体中病原微生物的方法

D. 防止和抑制物体中微生物生长的方法

E. 以上都不是

【试题分析及参考答案】 本题考点是消毒概念的掌握。消毒是杀死物体上或环境中的病原微生物、并不一定能杀死细菌的芽胞或非病原微生物的方法。因此选 C。

27. 体温计最常用的消毒方法是

A. 煮沸消毒

B. 巴氏消毒

C. 95% 乙醇浸泡

D. 75% 乙醇浸泡

E. 高压蒸汽灭菌法

【试题分析及参考答案】 本题考点是消毒灭菌的应用。乙醇为最常用的醇类消毒剂，可迅速杀死细菌繁殖体，乙醇浓度为 70%～75% 时杀菌力最强，一般多用于医疗护理器材、皮肤的消毒和浸泡体温计。因此选 D。

28. 杀灭物体上致病菌的方法为

A. 消毒

B. 灭菌

C. 无菌

D. 防腐

E. 以上均不是

【试题分析及参考答案】 本题考点是消毒灭菌常用术语的知识。消毒是杀死物体上或环境中的病原微生物、并不一定能杀死细菌的芽胞或非病原微生物的方法；无菌意为不存在活菌的意思，多是灭菌的结果；防腐是防止或抑制皮肤表面细菌生长繁殖的方法；灭菌是杀灭物体上所有微生物的方法，包括杀灭细菌芽胞、病毒和真菌在内的全部病原微生物和非病原微生物。因此选 A。

二、多选题

1. 下列哪些是我们常用的消毒剂

A. 70%～75% 乙醇溶液

B. 2% 碘酊

C. 0.4%～1.6% 新洁尔灭

D. 0.2%～1% 过氧乙酸

E. 3%～25% 双氧水

【试题分析及参考答案】 本题考点是常用消毒剂的知识。选项所列均为常用的消毒剂及所需浓度，这些消毒剂常用于皮肤、黏膜及物品表面的消毒。因此选 ABCDE。

2. 下列哪几种微生物可通过普通滤菌器

A. 真菌

B. 支原体

C. L 型细菌

D. 螺旋体

E. 病毒

【试题分析及参考答案】 本题考点是滤过除菌法的知识。滤过除菌法是用物理阻留的方法除去液体活空气中的细菌、真菌，以达到无菌的目的，但不能除去病毒、支原体和 L 型细菌。用于除菌的滤膜孔径在 0.45 μm 以下，最小为 0.1 μm。因此选 BCE。

3. 湿热灭菌较干热灭菌效果好的原因是

A. 水分多蛋白质容易凝固

B. 湿热穿透力强

C. 放出潜热

D. 温度高

E. 以上均正确

【试题分析及参考答案】 本题考点是热力灭菌法的知识。热力灭菌法可分为干热灭菌和湿热灭菌两大类，在同一温度下，湿热灭菌比干热灭菌方法效果好，其原因是：①湿热中细菌菌体蛋白较易凝固变性；②湿热穿透力比干热大；③湿热的蒸汽有潜热效应。湿热温度并不比干热温度高。因此选 ABC。

4. 湿热灭菌法有

A. 巴氏消毒法

B. 焚烧

C. 电离辐射

D. 高压蒸汽灭菌法

E. 流动蒸汽灭菌法

【试题分析及参考答案】 本题考点是湿热灭菌法的分类。湿热灭菌法包括巴氏消毒法、煮沸法、流动蒸汽消毒法、间歇蒸汽消毒法、高压蒸汽灭菌法，

焚烧属于干热灭菌法，电离辐射属于辐射杀菌法。因此选 ADE。

5. 干热灭菌法有

A. 辐射杀菌法

B. 烧灼

C. 焚烧

D. 红外线

E. 干烤

【试题分析及参考答案】 本题考点是干热灭菌法的原理与分类。干热的作用是通过脱水、干燥和大分子变性。一般细菌繁殖体在干燥状态下，$80 \sim 100\ ℃$ 经 1 h 可被杀死，芽胞则需要更高温度才死亡，干热灭菌法包括焚烧、烧灼、干烤、红外线。因此选 BCDE。

6. 物理灭菌法中可获灭菌效果的有

A. 巴氏消毒法

B. 干燥法

C. 高压蒸汽灭菌法

D. 干热灭菌法

E. 间歇蒸汽灭菌法

【试题分析及参考答案】 本题考点是消毒灭菌的分类与消毒效果。灭菌效果的指标为对芽胞的杀灭能力，高压蒸汽灭菌法、干热灭菌法、间歇蒸汽灭菌法均可杀灭芽胞；巴氏消毒法只能杀灭液体中的病原菌或特定微生物；细菌芽胞的抵抗力很强，在干燥的环境下仍可生活很多年。因此选 CDE。

7. 下列消毒灭菌措施哪些是正确的

A. 含糖培养基可用间歇灭菌法

B. 饮用水可用氯气、漂白粉消毒

C. 宜用 95% 纯乙醇消毒皮肤

D. 肝炎病毒污染器材宜用戊二醛消毒

E. 患者排泄物可用漂白粉消毒

【试题分析及参考答案】 本题考

点是不同消毒灭菌法的区别应用。乙醇浓度为 70%～75% 时杀菌力最强，故 C 项不正确，其余均为正确的消毒灭菌措施。因此选 ABDE。

8. 用于皮肤消毒的有

A. 2.5% 碘酒

B. 20% 漂白粉

C. 生石灰

D. 75% 乙醇

E. 2% 戊二醛

【试题分析及参考答案】　本题考点是不同化学消毒剂的区别应用。2.5% 碘酒、75% 乙醇常用于皮肤的消毒，20% 漂白粉用于处理患者的排泄物，生石灰用于厕所、阴沟的消毒；2% 戊二醛常用于医疗器械的消毒，但对皮肤、黏膜有刺激作用。因此选 AD。

9. 化学消毒剂的杀菌机制是

A. 促进菌体蛋白变性

B. 干扰细菌酶系统和代谢

C. 损伤菌细胞膜

D. 促进菌体蛋白凝固

E. 以上均不是

【试题分析及参考答案】　本题考点是化学消毒剂的杀菌机制。化学消毒剂的杀菌机制包括：促进菌体蛋白质变性或凝固；干扰细菌的酶系统和代谢；损伤细菌的细胞膜而影响细菌的化学组成、物理结构和生理活动，从而发挥防腐、消毒甚至灭菌的作用。因此选 ABCD。

10. 影响化学消毒剂消毒效果的因素是

A. 消毒剂的性质、浓度与作用时间

B. 微生物的种类与数量

C. 消毒时的湿度

D. 消毒时的温度

E. 消毒时的酸碱度

【试题分析及参考答案】　本题考点是化学消毒剂消毒效果的影响因素。有许多共同因素可影响消毒灭菌的效果，包括：微生物的种类与数量、消毒剂的性质、浓度与作用时间、微生物的物理状态、消毒时的温度、消毒时的酸碱度、有机物的影响等，消毒时的湿度并不影响消毒剂的消毒效果。因此选 ABDE。

11. 关于病原微生物实验室生物安全，下列哪项不正确

A. 第一类、第二类病原微生物统称为高致病性病原微生物

B. 一、二级实验室可以从事高致病性病原微生物实验活动

C. 三、四级实验室可以从事高致病性病原微生物实验活动

D. 所有实验室均可从事高致病性病原微生物实验活动

E. 以上均正确

【试题分析及参考答案】　本题考点是病原微生物及其实验室的分类等级。根据病原微生物的传染性、感染后对个体或者群体的危害程度，病原微生物可分为四类，其中第一类、第二类病原微生物统称为高致病性病原微生物；根据实验室对病原微生物的生物安全防护水平级实验室生物安全国家标准，实验室分为四级，其中三、四级实验室可以从事高致病性病原微生物实验活动。因此选 AC。

三、名词解释

1. 消毒（disinfection）

2. 灭菌（sterilization）

3. 防腐（antisepsis）

4. 抑菌（bacteriostasis）

5. 无菌（asepsis）

6. 清洁（cleaning）

7. 巴氏消毒法（pasteurization）

8. 间歇蒸汽灭菌法（fractional sterilization）

9. 滤过除菌法（filtration）

10. 冷冻真空干燥法（lyophilization）

【参考答案】

1. 消毒（disinfection）　杀死物体上或环境中的病原微生物、并不一定能杀死细菌芽胞或非病原微生物的方法。

2. 灭菌（sterilization）　杀灭物体上所有微生物的方法，包括杀灭细菌芽胞、病毒和真菌在内的全部病原微生物和非病原微生物。

3. 防腐（antisepsis）　防止或抑制皮肤表面细菌生长繁殖的方法。

4. 抑菌（bacteriostasis）　抑制体内或体外细菌的生长繁殖。

5. 无菌（asepsis）　意为不存在活菌的意思，多是灭菌的结果。防止细菌进入人体或其他物品的操作技术，称为无菌操作，空气过滤、紫外线照射和器械灭菌等可达到无菌的目的。

6. 清洁（cleaning）　通过除去尘埃和一切污秽以减少微生物数量的过程。

7. 巴氏消毒法（pasteurization）　法国学者巴斯德创立而得名。主要以较低温度杀灭病原菌或特定微生物，而使物品中不耐热成分不被破坏。巴氏消毒法有两种：一种是加热至 61.1 ～ 62.8 ℃ 30 min；另一种是 71.7 ℃，加热 15 ～ 30 s。

8. 间歇蒸汽灭菌法（fractional sterilization）　利用反复多次的流动蒸汽间歇加热达到灭菌的目的。适用于一些不耐高热的含糖、牛奶等的培养基。

9. 滤过除菌法（filtration）　用物理阻留的方法除去液体或空气中的细菌、真菌，以达到无菌目的，但不能除去病毒和支原体。

10. 冷冻真空干燥法（lyophilization）低温可使细菌的新陈代谢减慢，故常用作保存细菌菌种，为避免解冻时对细菌的损伤，可在低温状态下真空抽去水分，此方法称为冷冻真空干燥法。

四、简答题

1. 简述化学消毒剂的杀菌机制。

【参考答案】　消毒剂杀菌原理一般有以下三方面：①使菌体蛋白质变性或凝固，例如醇类、醛类、酸碱类以及高浓度的重金属盐和酚类。②干扰细菌的酶代谢系统，例如低浓度重金属盐、氧化剂与细菌细胞质中某些酶的 -SH 基结合，使酶活性丧失。③损伤细菌细胞膜而影响细菌的化学组成、物理结构和生理活动，从而发挥防腐、消毒甚至灭菌的作用，例如表面活性剂、脂溶剂、低浓度酚类。

2. 简述影响化学消毒剂灭菌效果的因素。

【参考答案】　消毒灭菌效果受微生物种类、消毒剂及环境等多种因素影响。①消毒剂的性质、浓度与作用时间：同一种消毒剂的浓度愈高，作用时间愈长，杀菌效果愈好。但乙醇以 70% 左右的消毒效果最好。其原因是更高浓度的乙醇使菌体表面蛋白迅速脱水凝固，影响乙醇渗入菌体内。②细菌种类、数量、物理状态：同一消毒剂对不同细菌的杀菌效果不一样，是因为不同细菌对消毒剂抵抗力不同；细菌的最初数量越大，所需消毒的时间就越长；细菌的幼龄菌对消毒剂比较敏感，在营养缺陷下生长的微生物具有更强的抵抗力。③有机物及其他因素：细菌常混合在血清、脓、痰、排泄物中，这些物质中的有机物可阻碍消毒剂与细菌的接触，并消耗药品，因而减弱消毒效果。④消毒剂在消毒灭菌过程中的温度、酸碱度等因素，都对消毒灭菌的效果有一定影响。

3. 简述干热灭菌法。

【参考答案】　干热的杀菌作用是通过脱水、干燥和大分子变性来灭菌的。常用焚烧、烧灼、干烤和红外线等方法。①焚烧与烧灼：焚烧仅用于废弃的被病原微生物污染的物品、垃圾、人及动物尸体等。烧灼用于微生物实验室的接种环、金属器械、试管口、瓶口等的灭菌。②干烤：使用干烤箱灭菌，一般需加热至 $160 \sim 170\ ℃$ 经 2 h，可达到灭菌的目的。适用于玻璃器皿、瓷器、金属物品等的灭菌。③红外线以 $1 \sim 10\ \mu m$ 波长的热效应最高。但热效应只能在照射到的表面产生，多用于医疗器械的灭菌。

4. 简述湿热消毒灭菌法。

【参考答案】　湿热的蒸汽有潜热效应存在，可迅速提高被灭菌物体的温度，比干热灭菌方法效果好。包括：①巴氏消毒法，法国学者巴斯德创立而得名。主要以较低温度杀灭病原菌或特定微生物，而使物品中不耐热成分不被破坏。此法有两种，一种是加热 $61.1 \sim 62.8\ ℃$ 30 min；另一种是加热 $71.7\ ℃$ $15 \sim 30\ s$。现在人们多用后者对牛奶进行消毒。②煮沸法，煮沸 $100\ ℃$ $5 \sim 10$ min，可杀死细菌繁殖体。芽胞则需要煮沸 $1 \sim 2$ h。常用于注射器、食具与饮用水的消毒。③流通蒸气法，用蒸锅或普通蒸笼，加热 $100\ ℃$ $15 \sim 30$ min，可

杀灭细菌的繁殖体。④间歇蒸汽灭菌法，利用反复多次的流动蒸汽间歇加热以达到灭菌的目的。将经流动蒸汽法消毒后的物品放入 $37\ ℃$ 孵箱培养，使芽胞发育成繁殖体，次日再蒸一次，如此连续三次以上，可达灭菌效果，常用于不耐高温的物品，如糖类、血清和鸡蛋培养基等的灭菌。⑤高压蒸汽灭菌法，是一种迅速而有效的灭菌方法。使用高压蒸汽灭菌器，利用加热产生蒸汽，随着蒸汽压力不断增加，温度随之升高，通常压力在 103.4 kPa 时，器内温度可达 $121.3\ ℃$，维持 $15 \sim 20$ min，可杀灭包括芽胞在内的所有微生物。此法常用于一般培养基、生理盐水、手术器械及敷料等耐湿和耐高温物品的灭菌。

5. 简述紫外线的杀菌原理。

【参考答案】　紫外线 $240 \sim 300$ nm 时，具有杀菌作用，其中以 $265 \sim 266$ nm 波长的紫外线杀菌力最强。紫外线的杀菌原理主要是，细菌 DNA 吸收紫外线后，一条链上相邻的两个嘧啶通过共价键结合形成二聚体，干扰 DNA 的复制和转录，导致细菌死亡或变异。紫红外线穿透力弱，可被普通玻璃、纸张、水蒸气等阻挡，因此，紫外线只适用于物体表面及空气的消毒。例如手术室、婴儿室、传染病房、无菌制剂室、微生物接种室的空气消毒。

6. 简述在温度与作用时间一样的情况下，湿热灭菌法比干热灭菌法好的原因。

【参考答案】　在同一温度下，湿热的杀菌效力比干热大，其原因有三：一是湿热中细菌菌体吸收水分，蛋白质较易凝固，因蛋白质含水量增加，所需凝固温度降低；二是湿热的穿透力比干

热大；三是湿热的蒸汽有潜热存在，每克水在 100 ℃时，由气态变为液态时可放出 2.26 kJ（千焦）的热量。这种潜热，能迅速提高被灭菌物体的温度，从而增加灭菌效力。

（胡　刚）

第4章 噬菌体

考试要点

噬菌体（bacteriophage）是感染细菌、真菌、放线菌或螺旋体等微生物的病毒。具有病毒的基本特性：个体微小，可以通过滤菌器；没有完整的细胞结构，主要由蛋白质构成的衣壳和包含于其中的核酸组成；只能在活的微生物细胞内复制，是一种专性细胞内寄生的微生物，且具有严格的宿主细胞特异性。

一、噬菌体的生物学性状

1. 形态与结构 ①形态：蝌蚪形、微球形和细杆形，多呈蝌蚪形；②结构：由头部和尾部两部分组成。

2. 化学组成 主要由核酸和蛋白质组成。核酸类型为DNA或RNA，是噬菌体的遗传物质；蛋白质构成噬菌体的头部衣壳和尾部，起保护核酸的作用，并决定其外形和表面特征。

3. 抗原性 噬菌体具有抗原性，可刺激机体产生特异性抗体。

4. 抵抗力 噬菌体对理化因素的抵抗力比一般细菌的繁殖体强，但对紫外线、X线敏感。

二、毒性噬菌体

1. 毒性噬菌体（virulent phage） 能在宿主菌细胞内复制增殖，产生许多子代噬菌体，并最终裂解细菌的噬菌体。

2. 毒性噬菌体的复制周期 毒性噬菌体在宿主菌内的复制周期（溶菌周期）包括：吸附、穿入、生物合成、成熟与释放四个阶段。

三、温和噬菌体

1. 温和噬菌体（temperate phage）**或溶原性噬菌体**（lysogenic phage）噬菌体感染细菌后，将其基因组整合到宿主菌染色体中，不产生子代噬菌体，也不引起细菌裂解，但噬菌体DNA随细菌基因组的复制而复制，并随细菌的分裂而分配至子代细菌的基因组中。

2. 前噬菌体（prophage） 整合在细菌染色体上的噬菌体基因组。

3. 溶原性细菌（lysogenic bacterium）带有前噬菌体的细菌。

4. 溶原性（lysogeny） 前噬菌体偶尔可自发地或在某些理化和生物因素的诱导下脱离宿主菌染色体而进入溶菌周期，产生成熟噬菌体，导致细菌裂解，温和噬菌体具有的这种产生成熟子代噬菌体颗粒和裂解宿主菌的潜在能力，称为溶原性。

5. 溶原性转换（lysogenic conversion）某些前噬菌体可导致细菌基因型和性状发生改变，称为溶原性转换。

6. 温和噬菌体的存在状态 ①游离的具有感染性的噬菌体颗粒；②宿主菌细胞质内类似质粒形式的噬菌体核酸；③前噬菌体。

7. 温和噬菌体的生活周期 温和噬菌体具有溶原性周期和溶菌性周期。

典型试题及分析

一、单选题

1. 噬菌体的遗传物质是
A. DNA 和 RNA
B. DNA 或 RNA
C. DNA
D. RNA
E. 以上都不是

【试题分析及参考答案】　本题考点是噬菌体的核酸类型。噬菌体是感染细菌、真菌、放射菌或螺旋菌等微生物的细菌病毒的总称，噬菌体的核酸类型为 DNA 或 RNA，因此选 B。

2. 下列哪种细胞不能感染噬菌体
A. 真菌细胞
B. 螺旋体细胞
C. 细菌细胞
D. 单核细胞
E. 放线菌细胞

【试题分析及参考答案】　本题考点是噬菌体的基本概念。噬菌体是感染细菌、真菌、放线菌或螺旋体等微生物的病毒。因此选 D。

3. 下列哪项对噬菌体的描述不正确
A. 个体微小
B. 由衣壳和核酸组成
C. 具备细胞结构
D. 复制方式增殖
E. 专性细胞内寄生

【试题分析及参考答案】　本题考点是噬菌体的基本特性。噬菌体具有病毒的基本特性：个体微小，可以通过滤菌器；没有完整的细胞结构，主要由蛋白质构成的衣壳和包含于其中的核酸组成；只能在活的微生物细胞内复制，是一种专性细胞内寄生的微生物。因此选 C。

4. 毒性噬菌体的溶菌周期不包括
A. 整合于宿主菌染色体上
B. 裂解宿主菌
C. 吸附和穿入宿主菌
D. 装配完整成熟的噬菌体
E. 进行噬菌体的生物合成

【试题分析及参考答案】　本题考点是毒性噬菌体复制周期的相关知识。毒性噬菌体在宿主菌内的复制周期（溶菌周期）包括吸附、穿入、生物合成、成熟与释放四个阶段，不能整合于宿主菌染色体上。因此选 A。

5. 噬菌体可用于细菌的鉴定和分型的原因是
A. 具有严格的细胞内寄生性
B. 能使细菌成为溶原状态
C. 寄生作用具有种、型特异性
D. 可以裂解细菌
E. 可诱导细菌突变

【试题分析及参考答案】　本题考点是噬菌体的基本特性。噬菌体是一种专性细胞内寄生的微生物，具有严格的宿主细胞特异性，只能寄居在易感宿主菌体内并裂解细菌，因此流行病学可利用噬菌体进行细菌的鉴定和分型。因此选 C。

6. 前噬菌体是指
A. 温和噬菌体基因组
B. 游离的具有感染性的噬菌体颗粒
C. 温和噬菌体
D. 宿主菌细胞质内类似质粒形式的噬菌体核酸
E. 整合于宿主染色体中的噬菌体基因组

【试题分析及参考答案】 本题考点是前噬菌体的概念。前噬菌体是指整合在细菌染色体上的噬菌体基因组。因此选 E。

7. 溶原性细菌是指
A. 带有溶原性噬菌体的细菌
B. 带有前噬菌体的细菌
C. 带有毒性噬菌体的细菌
D. 带有 R 因子的细菌
E. 带有 F 因子的细菌

【试题分析及参考答案】 本题考点是溶原性细菌的概念。溶原性细菌是带有前噬菌体的细菌。因此选 B。

8. 只有溶菌性周期没有溶原性周期的噬菌体为
A. 前噬菌体
B. 毒性噬菌体
C. 温和噬菌体
D. DNA 噬菌体
E. 溶原性噬菌体

【试题分析及参考答案】 本题考点是噬菌体的生活周期。毒性噬菌体仅具有溶菌性周期，而温和噬菌体具有溶原性周期和溶菌性周期。因此选 B。

二、多选题

1. 下列关于噬菌体的描述，正确的是
A. 具有抗原性，可刺激机体产生特异性抗体
B. 是可以感染某些微生物的病毒
C. 是一种专性细胞内寄生的微生物
D. 噬菌体基因可整合到宿主菌基因上
E. 含有 DNA 和 RNA 两种核酸

【试题分析及参考答案】 本题考点是噬菌体的基本特性和温和噬菌体的相关知识。噬菌体是感染细菌、真菌、放线菌或螺旋体等微生物的病毒，是一种专性细胞内寄生的微生物。其核酸类型为 DNA 或 RNA。噬菌体具有抗原性，可刺激机体产生特异性抗体。温和噬菌体则是噬菌体感染细菌后，将其基因组整合到宿主菌染色体中，不产生子代噬菌体，也不引起细菌裂解，但噬菌体 DNA 随细菌基因组的复制而复制，并随细菌的分裂而分配至子代细菌的基因组中。因此选 ABCD。

2. 噬菌体能感染下列哪些微生物
A. 细菌
B. 真菌
C. 螺旋体
D. 病毒
E. 放线菌

【试题分析及参考答案】 本题考点是噬菌体的基本概念。噬菌体是感染细菌、真菌、放线菌或螺旋体等微生物的病毒。因此选 ABCE。

3. 关于溶原性细菌，下列哪项是正确的
A. 带有前噬菌体
B. 溶原状态可在某些条件下自发地终止
C. 可发生溶原性转换
D. 只有溶原性周期
E. 具有抵抗同种或有亲缘关系的噬菌体重复感染的能力

【试题分析及参考答案】 本题考点是关于溶原性细菌和温和噬菌体的知识。溶原性细菌是指带有前噬菌体的细菌。前噬菌体偶尔可自发地或在某些理化和生物因素的诱导下脱离宿主菌染色体而进入溶菌周期，产生成熟噬菌体，导致细菌裂解，因此温和噬菌体具有溶原性周期和溶菌性周期。某些前噬菌体

可导致细菌基因型和性状发生改变，产生溶原性转换。溶原性细菌具有抵抗同种或有亲缘关系的噬菌体重复感染的能力，使宿主菌处在一种噬菌体免疫状态。因此选 ABCE。

4. 关于噬菌体抵抗力的叙述，正确的是

A. 70 ℃ 30 min 可以使它失活

B. 耐低温

C. 对紫外线、X 线敏感

D. 能抵抗乙醚、氯仿和乙醇

E. 对理化因素的抵抗力比一般细菌的繁殖体强

【试题分析及参考答案】　本题考点是噬菌体抵抗力的知识。噬菌体对理化因素的抵抗力比一般细菌的繁殖体强，加热 70 ℃ 30 min 仍不失活，也能耐受低温，但对紫外线、X 线敏感。大多噬菌体能抵抗乙醚、氯仿和乙醇。因此选 BCDE。

5. 噬菌体的复制周期包括

A. 吸附

B. 穿入

C. 生物合成

D. 成熟与释放

E. 细菌溶解

【试题分析及参考答案】　本题考点是毒性噬菌体的复制周期（溶菌周期）。毒性噬菌体在宿主菌内的复制周期包括吸附、穿入、生物合成、成熟与释放四个阶段。因此选 ABCD。

三、名词解释

1. 噬菌体（bacteriophage）

2. 毒性噬菌体（virulent phage）

3. 温和噬菌体或溶原性噬菌体（temperate phage）

4. 前噬菌体（prophage）

5. 溶原性细菌（lysogenic bacterium）

6. 溶原性（lysogeny）

7. 溶原性转换（lysogenic conversion）

【参考答案】

1. 噬菌体（bacteriophage）　是感染细菌、真菌、放线菌或螺旋体等微生物的病毒。具有病毒的基本特性，如个体微小，可以通过滤菌器；没有完整的细胞结构，主要由蛋白质构成的衣壳和包含于其中的核酸组成；只能在活的微生物细胞内复制，是一种专性细胞内寄生的微生物，且具有严格的宿主细胞特异性。

2. 毒性噬菌体（virulent phage）　指能在宿主菌细胞内复制增殖，产生许多子代噬菌体，并最终裂解细菌的噬菌体。

3. 温和噬菌体或溶原性噬菌体（temperate phage）　指噬菌体感染细菌后，将其基因组整合到宿主菌染色体中，不产生子代噬菌体，也不引起细菌裂解，但噬菌体 DNA 随细菌基因组的复制而复制，并随细菌的分裂而分配至子代细菌的基因组中。

4. 前噬菌体（prophage）　是指整合在细菌染色体上的噬菌体基因组。

5. 溶原性细菌（lysogenic bacterium）指带有前噬菌体基因组的细菌。

6. 溶原性（lysogeny）　前噬菌体偶尔可自发地或在某些理化和生物因素的诱导下脱离宿主菌染色体而进入溶菌周期，产生成熟噬菌体，导致细菌裂解，温和噬菌体具有的这种产生成熟子代噬菌体颗粒和裂解宿主菌的潜在能力，称为溶原性。

7. 溶原性转换（lysogenic conversion）

某些前噬菌体可导致细菌基因型和性状发生改变，称为溶原性转换。

四、简答题

1. 简述噬菌体的生物学特性。

【参考答案】 ①形态结构：多数噬菌体呈蝌蚪形，由头部和尾部组成。头部由蛋白质外壳和核酸构成，尾部是由蛋白质构成的中空管状结构。核酸类型为 DNA 或 RNA，是噬菌体的遗传物质；蛋白质外壳起保护核酸的作用，并决定其外形和表面特征。②抗原性：噬菌体具有抗原性，可刺激机体产生特异性抗体，该抗体可抑制相应噬菌体侵袭宿主菌，但对已吸附或进入宿主菌的噬菌体不起作用。③抵抗力：噬菌体对理化因素的抵抗力比一般细菌的繁殖体强，但对紫外线、X 线敏感。

2. 简述毒性噬菌体的复制周期。

【参考答案】 毒性噬菌体的复制周期如下：①吸附，是噬菌体表面蛋白与其宿主菌表面受体发生特异性结合的过程，其特异性取决于两者分子间的结构互补性。不同噬菌体的吸附方式不同，细杆形噬菌体以其末端吸附，蝌蚪形噬菌体通过尾丝或尾刺吸附。②穿入，有尾噬菌体吸附于宿主菌后，借助尾部含有的溶菌酶类物质，将宿主菌细胞壁溶一小孔，然后通过尾鞘收缩，将头部核酸经尾髓注入菌体内，而蛋白质衣壳则留在细胞外；无尾噬菌体与细杆形噬菌体则以脱壳的方式使核酸进入宿主菌内。③生物合成，噬菌体核酸进入细菌细胞后，一方面通过其基因转录成 mRNA，再由此翻译成各种与噬菌体生物合成有关的酶、调节蛋白及结构蛋白；另一方面，以噬菌体的核酸为模板，大量复制子代噬菌体的核酸。④成熟与释放，当噬菌体的核酸和结构蛋白分别合成以后，在细胞质内装配成完整成熟的噬菌体。当子代噬菌体在细菌细胞内增殖到一定数目时，裂解宿主菌细胞，释放出大量成熟的子代噬菌体。某些丝状噬菌体是以出芽的方式逐个释放子代噬菌体。

3. 简述噬菌体的概念及类型。

【参考答案】噬菌体是感染细菌、真菌、放线菌或螺旋体等微生物的病毒。它具有病毒的基本特性，如个体微小，可以通过滤菌器；没有完整的细胞结构，主要由蛋白质构成的衣壳和包含于其中的核酸组成；只能在活的微生物细胞内复制，是一种专性细胞内寄生的微生物，且具有严格的宿主细胞特异性。

根据噬菌体与宿主菌的相互关系，噬菌体可分为两种类型：①毒性噬菌体，是一种能在宿主菌细胞内复制增殖，产生许多子代噬菌体，并最终裂解细菌的噬菌体。②温和噬菌体，是将其基因组整合到宿主菌染色体中，不产生子代噬菌体，也不引起细菌裂解，但噬菌体 DNA 随细菌基因组的复制而复制，并随细菌的分裂而分配至子代细菌的基因组中。

（张芳琳）

第5章 细菌的遗传与变异

考试要点

一、细菌的遗传物质

（一）细菌的染色体

1. 细菌染色体（bacterial chromosome）是由一条环状 dsDNA 分子组成，相对聚集在一起，形成一个较为致密的区域，称为类核（nucleoid）。

2. **细菌染色体的特征** ①相对较小。②功能上相关的几个基因组成操纵子结构，转录一条 mRNA 链，然后分别合成各自的蛋白。③基因是连续的，结构基因中无内含子。④非编码 DNA 比真核细胞基因组少得多。⑤大多基因不会重叠。⑥结构基因多为单拷贝。⑦在 DNA 分子中具有各种功能的识别区域，这些区域往往具有特殊的顺序。

（二）质粒

1. **质粒（plasmid）** 是细菌染色体以外的遗传物质，是存在于细胞质中的环状闭合 dsDNA。

2. **质粒的主要特征** ①质粒具有自我复制的能力，与染色体同步复制的质粒称为紧密型质粒（stringent plasmid），与染色体复制不相关的质粒称为松弛型质粒（relaxed plasmid）。②质粒能编码某些特定性状，如致育性、耐药性、致病性等。③质粒并非是细菌生命活动不可缺少的遗传物质，可自行丢失或经人工处理消除。④质粒可通过接合、转化或转导等方式在细菌间转移。⑤质粒具有不相容性与相容性：两种结构相似、密切相关的质粒不能稳定地共存于一个宿主菌的现象称为不相容性

（incompatibility）。反之，不同类质粒具有相容性。

3. **根据质粒编码的生物学性状可将质粒分为** ①致育质粒或 F 质粒（fertility plasmid），具有接合功能。②耐药性质粒，分为接合性耐药质粒，又称 R 质粒（resistance plasmid）和非接合性耐药质粒，又称小质粒。③毒力质粒或 Vi 质粒（virulence plasmid），编码相关的毒力因子。④细菌素质粒，编码各类细菌素。⑤代谢质粒，编码与代谢相关的酶类。

（三）转座子

1. **转座因子（transposable element）** 是细菌基因组中能改变自身位置的一段 DNA 序列，其转座作用主要依赖自身合成的特异性转座酶（transposase）。

2. **转座因子分类** ①插入序列（insertion sequence，IS）：是最简单的转座因子，两端有反向重复序列，是重组酶的识别位点，中心序列能编码转座酶及与转录有关的调节蛋白，IS 可独立存在，也可成为转座子的一部分。②转座子（transposon，Tn）：结构比较复杂，除两端的 IS 外还带有其他基因，如与转座无关的耐药基因、毒力基因等。

（四）整合子

整合子（integron，In）是一种运动性的 DNA 分子，具有独特结构，可捕获和整合外源性基因，使之转变成为功能性基因的表达单位。它通过转座子或接合性质粒，使多种耐药基因在细菌中进行水平传播。整合子定位于染色体和

质粒或转座子上，由两端的保守末端和中间的可变区构成，可变区含有一个或多个基因盒。整合子含有 3 个功能元件：整合酶基因、重组位点和启动子，均位于整合子 5'保守末端。

（五）噬菌体基因组

噬菌体可分为毒性噬菌体和温和噬菌体。毒性噬菌体在细菌内增殖后引起细菌裂解，释放子代噬菌体的过程，称为溶菌周期。温和噬菌体感染细菌后不增殖，而是将其基因组整合到细菌基因组中，随细菌染色体的复制而复制，并随细菌的分裂而传代，不产生子代噬菌体，也不裂解细菌，这种状态称为溶原状态。这种整合在细菌染色体上的噬菌体基因称前噬菌体（prophage）。带有前噬菌体基因组的细菌称溶原性细菌（1ysogenic bacterium）。

二、细菌基因表达的调节

操纵子是细菌有效的基因表达调节系统，即细菌的许多相关基因串联排列在染色体的特定部位，其上游有启动子（promotor）和操纵基因（operator gene）序列，共同构成一个转录单位。在操纵子上游还有一个调节基因，编码的蛋白能够调节操纵子的活动。

（一）抑制基因转录

1. 阻遏蛋白（repressor）　具有抑制基因转录的作用；当与诱导物结合时，可以去除阻遏蛋白的抑制作用。

2. 辅阻遏物（corepressor）　是一种小分子物质，与阻遏蛋白结合形成一种活性阻遏物，与操纵子基因结合，抑制基因转录。

（二）促进基因转录

在大肠埃希菌中，还有一类调节转录活性的转录因子，称为分解物基因激活蛋白（catabolite gene-activator protein，CAP），当与 cAMP 结合形成 CAP-cAMP 复合物后，能与启动子区域的 DNA 序列结合，从而增强 RNA 聚合酶与启动子结合，明显提高基因的转录和翻译。

三、基因的转移和重组

细菌间基因的转移与重组是发生遗传变异的重要原因之一。重组有两种方式：同源重组和非同源重组。重组使受体菌获得供体菌的某些性状。根据 DNA 片段的来源及交换方式等不同，可以将基因转移和重组分为转化、接合、转导和溶原性转换等。

（一）转化

1. 转化（transformation）　是供体菌裂解释放的游离 DNA 片段被受体菌直接摄取，使受体菌获得新的性状。转化现象是在 1928 年由 Griffith 研究肺炎链球菌时首先发现的。Avery 在 1944 年用活的 II R 型肺炎链球菌加上提取的 III S 型肺炎链球菌 DNA 片段注射小鼠，使 II 型肺炎链球菌转化为 III 型肺炎链球菌，从而证明引起转化的物质是 DNA。

2. 转化可受以下因素影响　①供、受体菌的基因型：两菌的亲缘关系愈近，其基因型愈相似，转化率愈高。②受体菌的生理状态：受体菌必须处在感受态（competence）的生理状态下才能摄入转化因子，不同细菌感受态出现的时间不同，持续时间也不同，细菌的感受态也可人工诱导。③环境因素：Ca^{2+}、Mg^{2+}、cAMP 等可维持 DNA 的稳定性、促进转化作用。

（二）接合

1. 接合（conjugation）　是细菌通过性菌毛相互连接沟通，将遗传物质从供体菌转移给受体菌的方式。能通过接合方式转移的质粒称为接合性质粒，主要包括 F 质粒、R 质粒等。

2. F 质粒的接合　当雄性菌（F^+ 菌）借助性菌毛与雌性菌（F^- 菌）表面受体接合时，性菌毛使两菌间形成通道。F^+ 菌的 F 质粒的一条 DNA 链断开并通过性菌毛通道进入 F^- 菌内，两菌内的单链 DNA 以滚环方式进行复制，各自形成新的双链质粒 DNA，使原来 F^- 菌长出性菌毛而成为 F^+ 菌。整合 F 质粒的细菌能通过性菌毛高频率转移染色体上的基因片段到另一个 F^- 菌，故称为高频重组株（high frequency recombinant，Hfr）。从染色体上脱落的 F 质粒有可能会携带相邻的染色体 DNA 片段，这种质粒称为 F′ 质粒，获得 F′ 质粒的细菌称 F′ 菌。F^+、Hfr 和 F′ 菌都有性菌毛，都可通过接合方式进行基因的转移。

3. R 质粒的接合　R 质粒（resistance plasmid）即接合性耐药质粒，由耐药传递因子（resistance transfer factor，RTF）和耐药决定子（resistance deteminant，r-det）两部分组成，这两部分可以单独存在，也可结合在一起，但单独存在时无接合传递 R 质粒的功能。RTF 可编码性菌毛，决定质粒的复制、结合及转移，r-det 则决定菌株的耐药性，可带有几个不同耐药基因的转座子，从而产生多重耐药性。非接合性耐药质粒只有耐药决定因子，通过转化或转导方式进入受体菌。

（三）转导

转导（transduction）是由噬菌体介导，将供体菌的 DNA 片段转入到受体菌内，从而使受体菌获得供体菌的部分遗传性状。转导可分为以下两种：

1. 普遍性转导（general transduction）毒性噬菌体和温和噬菌体都能介导普遍性转导。在噬菌体成熟装配过程中，由于装配错误，误将宿主（供体菌）染色体片段或质粒装入噬菌体内，产生一个转导噬菌体（transducing phage）。当它感染其他细菌时，便将供体菌的遗传物质转移给受体菌。由于错误装配的细菌 DNA 片段是随机的，供体菌内任何基因片段都有可能被误装入噬菌体内，故称为普遍性转导。普遍性转导产生两种结果：①完全转导，供体菌的 DNA 片段能整合在受体菌染色体中，并随染色体的复制而传给子代，使受体菌及子代菌均表现出供体菌的某些性状。②流产转导，供体菌的 DNA 片段转导至受体菌内仍呈游离状态，不能与受体菌染色体整合，不能自身复制，也不能传代，故称流产转导（abortive transduction）。

2. 局限性转导（restricted transduction）由温和噬菌体介导，是前噬菌体从宿主染色体上脱离时发生偏差，将前噬菌体两侧的宿主染色体基因转移到受体菌，使受体菌的遗传性状发生改变的过程。由于被转导的基因只限于前噬菌体两侧的供体菌基因，故称局限性转导。

（四）溶原性转换和原生质体融合

1. 溶原性转换（1ysogenic conversion）温和噬菌体的 DNA 整合到细菌的染色体上，使细菌获得新的遗传性状称溶原性转换。溶原性转换可使某些细菌发生毒力变异。如 β 棒状杆菌噬菌体感染白喉棒状杆菌后，由于噬菌体携带编码白喉外毒素的结构基因 tox，可使无毒的白喉棒状杆菌获得产生白喉外毒素的能力。

2. 原生质体融合（protoplast fusion）是两种不同细菌经溶菌酶或青霉素等处

理，失去细胞壁成为原生质体后进行彼此融合的过程。融合的双倍体细胞可以短期生存，在此期间染色体之间可发生基因的交换和重组，从而获得具有多种不同表型的重组融合体。

四、基因突变

基因突变是指DNA碱基对的置换、插入或缺失所致的基因结构变化，可分为点突变和染色体畸变。突变可以是自发的，亦可通过理化因子诱导突变。基因突变是生物变异的主要原因，是生物进化的主要因素。

（一）基因突变规律

1. 自发突变与诱发突变　突变可以自然发生，即自发突变，可用实验方法检出。1943 年，Luria 与 Delbruck 用彷徨试验（fluctuation test）首次检出自发突变型菌株，证明了突变是自发的、随机的，突变是在接触噬菌体之前已经发生的，噬菌体对突变仅起筛选作用，而不是诱导作用。人工诱导产生的突变为诱发突变，诱发突变可提高细菌的突变率。许多理化因子都具有诱变活性。检测细菌诱变因子的诱变试验可作为检测环境因子对人类致癌作用的筛选方法。

2. 突变率　是指细菌生长时发生突变的频率。自发突变率为细菌每分裂 $10^6 \sim 10^9$ 次发生一次；诱发突变率比自发突变率高 10 ～ 1000 倍。

3. 突变与选择　突变是随机的，不定向的，外界因素不能决定细菌性状如何改变，但外界因素可起选择作用，将能适应环境的突变株筛选出来。为筛选耐药菌株，1952 年，Lederberg 等设计了影印培养（replica plating），再次证实了突变是自发的、随机的。突变是细菌在接触抗生素之前已经发生的，抗生

素仅起筛选突变株的作用，且突变发生越早，产生抗性的突变株就越多。

4. 回复突变与抑制突变　有时突变株可经过再次突变恢复为野生型的性状，这种第二次突变称为回复突变（reverse mutation）。一般第二次突变并没有改变正向突变的 DNA 序列，而是一种抑制基因突变，抑制了第一次突变所致的性状改变。这种抑制基因突变若发生在同一基因内的不同部位，称为基因内抑制（intragenic suppression），若发生在不同的基因，则称为基因间抑制（extragenic suppression）。回复突变往往不是基因型恢复，而是表型的恢复。

（二）突变型细菌及其分离

1. 抗性突变型　包括噬菌体抗性突变和耐药性突变。可用影印试验筛选耐药突变株。

2. 营养缺陷突变型　细菌由原来能合成某种营养物质突变为不能合成该物质的营养缺陷型。缺陷型细菌必须依靠外界提供该物质才能生长，可用含该物质的选择培养基筛选。

3. 条件致死性突变型　突变的细菌在某种特定条件下不能存活，而在另一适当条件下仍可正常生长，常见的是温度敏感突变株（temperature sensitive mutant, ts 株）。

4. 发酵阴性突变型　突变后失去发酵某种糖的能力，主要是突变造成某种酶的缺陷。

五、细菌遗传变异在医学上的实际意义

1. 影响细菌学诊断　进行细菌学检查时不仅要熟悉细菌的典型特性，还应注意细菌的变异现象。多数细菌变异后，其表型改变很大以致难以识别，但其基

因型的改变不会很大，因此可用分子杂交等方法测定细菌特异性 DNA 片段，以协助诊断。

2. 预防耐药菌株的扩散 为提高抗菌药物的疗效，防止耐药菌株的扩散，用药前需做抗菌药物敏感试验，不能滥用抗生素，防止或减少耐药菌株的出现。

3. 制备菌苗 利用变异原理制备的减毒株已在疾病的预防方面收到良好的效果。如卡介苗等。

4. 检测致癌物 细菌突变的诱因往往是化学物质，这种致变物质一般均有致癌的可能性。Ames 试验就是根据细菌的致突变试验检测致癌物质的原理设计的。

5. 基因工程方面的应用 目前许多不易从天然生物体内大量获取的生物活性物质，如胰岛素、白介素、干扰素等都可在细菌中表达后供人类使用。基因工程疫苗的研制也取得了一定的进展，对疾病的特异性防治起了积极的推动作用。

典型试题及分析

一、单选题

1. 细菌的遗传物质包括
A. 染色体、核糖体、质粒
B. 染色体、质粒、前噬菌体
C. 染色体、前噬菌体、中介体
D. 染色体、中介体、质粒
E. 染色体、中介体、极体

【试题分析及参考答案】 本题考点是细菌的综合知识。细菌的遗传物质包括染色体、质粒和整合于细菌基因组中的前噬菌体，而核糖体是细菌合成蛋白质的场所，中介体是细菌部分细胞膜内陷、折叠、卷曲形成的囊状物，极体是位于菌体两端的异染颗粒。因此选 B。

2. 有关质粒的叙述不正确的是
A. 质粒是细菌染色体外的遗传物质
B. 质粒是环状闭合的 dsDNA
C. 可自行丢失或经人工处理消除
D. 具有自主复制的能力
E. 质粒是细菌不可缺少的结构

【试题分析及参考答案】 本题考点是质粒的相关知识。质粒是细菌染色体以外的遗传物质，是存在于细胞质中的环状闭合 dsDNA，质粒具有自我复制的能力，它并非是细菌生命活动不可缺少的遗传物质，可自行丢失或经人工处理消除。因此选 E。

3. 编码菌毛的质粒是
A. R 质粒
B. Vi 质粒
C. Col 质粒
D. 代谢质粒
E. F 质粒

【试题分析及参考答案】 本题考点是 F 质粒的知识。F 质粒或致育质粒具有结合功能，能编码性菌毛。而 R 质粒为耐药性质粒，Vi 质粒为编码相关毒力因子的毒力质粒，Col 质粒为编码各类细菌素的细菌素质粒，代谢质粒则编码与代谢相关的酶类。因此选 E。

4. 编码耐药性的质粒是
A. R 质粒
B. Vi 质粒
C. Col 质粒
D. 代谢质粒
E. F 质粒

【试题分析及参考答案】 本题考点是耐药性质粒的知识。耐药性质粒又称R质粒，与细菌的耐药性相关。因此选A。

5. 质粒在细菌间的转移方式主要是

A. 转化

B. 接合

C. 转导

D. 突变

E. 溶原性转换

【试题分析及参考答案】 本题考点是细菌间基因转移与重组的知识。细菌间基因转移和重组可分为转化、接合、转导和溶原性转换等。其中接合是细菌通过性菌毛相互连接沟通，将遗传物质从供体菌转移给受体菌的方式，是质粒在细菌间转移的主要方式，能通过接合方式转移的质粒称为接合性质粒，主要包括F质粒、R质粒等。因此选B。

6. 下列哪项不是细菌基因转移的方式

A. 转化

B. 接合

C. 转导

D. 整合

E. 原生质体融合

【试题分析及参考答案】 本题考点是细菌间基因转移与重组的知识。细菌间基因转移和重组可分为转化、接合、转导、溶原性转换和原生质体融合等。因此选D。

7. 受体菌直接摄取供体菌裂解释放的游离DNA片段，而获得新性状的过程是

A. 转化

B. 接合

C. 转导

D. 溶原性转换

E. 原生质体融合

【试题分析及参考答案】 本题考点是转化的概念。转化是供体菌裂解释放游离的DNA片段被受体菌直接摄取，使受体菌获得新的性状。因此选A。

8. 转化过程中受体菌摄取供体菌DNA的方式是

A. 胞饮

B. 通过噬菌体

C. 直接摄取

D. 通过性菌毛

E. 细胞融合

【试题分析及参考答案】 本题考点是转化的概念。转化是供体菌裂解释放游离的DNA片段被受体菌直接摄取，使受体菌获得新的性状。因此选C。

9. 染色体上整合有F质粒的细菌称为

A. F^+ 菌

B. F' 菌

C. Hfr（高频重组株）

D. F^- 菌

E. 雄性菌

【试题分析及参考答案】 本题考点是高频重组株的概念。F质粒有少数能整合到染色体DNA上，并随染色体一起复制。整合F质粒的细菌能通过性菌毛高频率转移染色体上的基因片段给另一个 F^- 菌，称为高频重组株（Hfr）。因此选C。

10. 下列关于耐药性质粒的描述错误的是

A. 由耐药传递因子（RTF）和耐药决定子（r-det）组成

B. RTF和F质粒的功能相似，编码细菌性菌毛

C. r-det可编码细菌多重耐药性

D. R 质粒的转移是造成细菌间耐药性传播的主要原因

E. 细菌耐药性的产生是由于 R 质粒基因突变所致

【试题分析及参考答案】 本题考点是耐药性质粒的相关知识。由于耐药性质粒的致育性，它能在相同或不同种属间转移，从而导致耐药菌大量增加，而不是由于 R 质粒基因突变造成的。因此选 E。

11. R 质粒中决定质粒复制、接合与转移的基因是

A. F 质粒

B. Hfr

C. 耐药决定子

D. 耐药传递子

E. 转座因子

【试题分析及参考答案】 本题考点是 R 质粒的相关知识。R 质粒由耐药传递因子（RTF）和耐药决定子（r-det）两部分组成，RTF 可编码性菌毛，决定质粒的复制、结合及转移，r-det 则决定菌株的耐药性。因此选 D。

12. 下列哪种细菌不能编码性菌毛

A. F^+ 菌

B. F′ 菌

C. Hfr（高频重组株）

D. F^- 菌

E. 雄性菌

【试题分析及参考答案】 本题考点是 F 质粒接合的相关知识。由于 F^+（雄性菌）、Hfr 和 F′ 菌都有性菌毛，都可通过接合方式进行基因的转移。因此选 D。

13. 由噬菌体介导，将供体菌的 DNA 片段转移到受体菌，使受体菌获得新的遗传性状称为

A. 转化

B. 接合

C. 转导

D. 溶原性转换

E. 原生质体融合

【试题分析及参考答案】 本题考点是转导的基本概念。转导是由噬菌体介导，将供体菌的 DNA 片段转入到受体菌内，从而使受体菌获得供体菌的部分遗传性状。因此选 C。

14. 普遍转导转移的基因主要是

A. 染色体上特定基因

B. 染色体上任何一段基因

C. 噬菌体的基因

D. F 质粒上的基因

E. R 质粒上的基因

【试题分析及参考答案】 本题考点是普遍性转导的相关知识。普遍性转导由于错误装配细菌 DNA 片段的状况是随机的，因此供体菌内任何基因片段都有可能被误装入噬菌体内。因此选 B。

15. 局限性转导转移的基因是

A. 染色体上特定基因

B. 染色体上任何一段基因

C. 噬菌体的基因

D. F 质粒上的基因

E. R 质粒上的基因

【试题分析及参考答案】 本题考点是局限性转导的相关知识。局限性转导是由温和噬菌体介导，是前噬菌体从宿主菌染色体上脱离时发生偏差，将前噬菌体两侧的宿主染色体基因转移到受体菌，使受体菌的遗传性状发生改变的过程。被转导的基因只限于前噬菌体两侧的供体菌基因。因此选 A。

16. 流产转导是指噬菌体所携带的

外源性 DNA 进入受体菌后

  A. 被降解

  B. 不能增殖

  C. 与染色体重组后不能表达

  D. 游离存在, 不能与染色体整合

  E. 自行复制

【试题分析及参考答案】　本题考点是流产转导的概念。流产转导是供体菌的 DNA 片段转导至受体菌内仍呈游离状态, 不能与受体菌染色体整合, 不能自行复制, 也不能传代。因此选 D。

17. 溶原性转换能使宿主菌发生

  A. 形态变异

  B. 菌落变异

  C. 毒力变异

  D. 酶的变异

  E. 鞭毛变异

【试题分析及参考答案】　本题考点是溶原性转换的相关知识。溶原性转换是温和噬菌体的 DNA 整合到细菌的染色体上, 使细菌获得新的遗传性状。溶原性转换可使某些细菌发生毒力变异。因此选 C。

18. 白喉棒状杆菌是通过何种方式获得产生外毒素的能力

  A. 转化

  B. 接合

  C. 转导

  D. 溶原性转换

  E. 原生质体融合

【试题分析及参考答案】　本题考点是溶原性转换的相关知识。溶原性转换是温和噬菌体的 DNA 整合到细菌的染色体上, 使细菌获得新的遗传性状。溶原性转换可使某些细菌发生毒力变异, 如白喉棒状杆菌的白喉毒素。因此选 D。

19. 转导与溶原性转换的共同点是

  A. 转移的遗传物质为供体菌的 DNA

  B. 以噬菌体为载体

  C. 有关的噬菌体均为缺陷型

  D. 可由雌性菌变为雄性菌

  E. 以上都是

【试题分析及参考答案】　本题考点是转导与溶原性转换的知识。转导是由噬菌体介导, 将供体菌的 DNA 片段转入到受体菌内, 从而使受体菌获得供体菌的部分遗传性状。溶原性转换是温和噬菌体的 DNA 整合到细菌的染色体上, 使细菌获得新的遗传性状。因此选 B。

20. 下列关于原生质体融合描述错误的是

  A. 融合前两种细菌必须经溶菌酶或青霉素处理去除细胞壁

  B. 聚乙二醇可以促进原生质体融合

  C. 可获得多种不同表型的重组融合体

  D. 融合的双倍体细胞寿命长

  E. 以上都不是

【试题分析及参考答案】　本题考点是原生质体融合的知识。原生质体融合是将两种不同细菌经溶菌酶或青霉素等处理, 失去细胞壁成为原生质体后进行彼此融合的过程。聚乙二醇可以促进两种原生质体间的融合。融合的双倍体细胞可以短期生存, 在此期间染色体之间可发生基因的交换和重组, 从而获得具有多种不同表型的重组融合体。因此选 D。

21. 下列基因转移方式中需供体菌与受体菌接触的是

  A. 转化、接合

  B. 接合、转导

  C. 转导

D. 溶原性转换、原生质体融合

E. 接合、原生质体融合

【试题分析及参考答案】　　本题考点是细菌基因转移和重组的综合知识。接合是细菌通过性菌毛相互连接沟通，将遗传物质从供体菌转移给受体菌的方式。原生质体融合是将两种不同细菌经溶菌酶或青霉素等处理，失去细胞壁成为原生质体后进行彼此融合的过程。两种方式均需供体菌与受体菌接触。因此选 E。

22. S-R 变异是

A. 失去鞭毛的变异

B. 失去毒力的变异

C. 失去荚膜的变异

D. 失去耐药性的变异

E. 失去芽胞的变异

【试题分析及参考答案】　　本题考点是细菌变异的知识。S 型菌为有荚膜的光滑型菌落，R 型菌是无荚膜的粗糙型菌落。由光滑型转变成粗糙型称为S-R 变异。因此选 C。

23. 卡介苗（BCG）是

A. 形态变异

B. 菌落变异

C. 毒力变异

D. 耐药性变异

E. 鞭毛变异

【试题分析及参考答案】　　本题考点是细菌遗传变异的相关知识。BCG 是一株毒力减弱但仍保持免疫原性的变异株。因此选 C。

24. 细菌耐药性形成的主要方式是

A. 转化

B. 接合

C. 转导

D. 溶原性转换

E. 原生质体融合

【试题分析及参考答案】　　本题考点是细菌耐药性的相关知识。耐药性质粒分为接合性耐药质粒和非接合性耐药质粒，前者通过接合的方式进行基因的传递，后者可通过转导等方式传递，前者是耐药形成的主要方式。因此选 B。

25. 突变的随机性是通过下列哪组实验证实的

A. 彷徨实验和 Ames 实验

B. 影印培养和彷徨实验

C. 影印培养和 Ames 实验

D. 影印培养和外斐实验

E. 彷徨实验和外斐实验

【试题分析及参考答案】　　本题考点是基因突变的相关知识。1943 年，Luria 与 Delbruck 用彷徨试验首次检出自发突变型菌株，证明了突变是自发的、随机的，突变是在接触噬菌体之前已经发生，噬菌体对突变仅起筛选作用，而不是诱导作用。1952 年，Lederberg 等设计了影印试验，再次证实了突变是自发的、随机的，突变是细菌在接触抗生素之前已经发生的，抗生素仅起筛选突变株的作用，且突变发生越早，产生抗性的突变株就越多。而外斐实验是用于辅助诊断立克次体病的交叉凝集实验，Ames 实验则是用于检测致癌物的实验。因此选 B。

二、多选题

1. 关于质粒的正确描述是

A. 是细菌染色体以外的遗传物质

B. 是环状闭合的双链 DNA

C. 具有自主复制能力

D. 所携带的遗传信息能赋予宿主

菌某些生物学性状

E. 可作为基因工程的载体

【试题分析及参考答案】 本题考点是质粒的知识。质粒是细菌染色体以外的遗传物质，是存在于细胞质中的环状闭合 dsDNA，质粒具有自我复制的能力，能编码某些特定性状，可以作为基因工程载体。因此选 ABCDE。

2. 可产生性菌毛并通过接合方式进行基因转移的细菌有

A. F⁺ 菌

B. F⁻ 菌

C. F′ 菌

D. Hfr

E. 有接合性 R 质粒的细菌

【试题分析及参考答案】 本题考点是 F 质粒接合的相关知识。由于 F⁺、Hfr 和 F′ 菌都有性菌毛，都可通过接合方式进行基因的转移。而耐药性质粒（R 质粒）中的 RTF 亦可编码性菌毛，决定质粒的复制、结合及转移。因此选 ACDE。

3. 细菌基因转移与重组的方式有

A. 转化

B. 接合

C. 转导

D. 溶原性转换

E. 原生质体融合

【试题分析及参考答案】 本题考点是细菌间基因转移与重组的知识。细菌间基因转移和重组可分为转化、接合、转导、溶原性转换和原生质体融合等。因此选 ABCDE。

4. 医学上重要的质粒有

A. F 质粒

B. R 质粒

C. Col 质粒

D. Vi 质粒

E. 代谢质粒

【试题分析及参考答案】 本题考点是质粒的相关知识。医学上重要的质粒有致育质粒（F 质粒）、耐药性质粒（R 质粒）、毒力质粒（Vi 质粒）、细菌素质粒（如 Col 质粒）以及代谢质粒等。因此选 ABCDE。

5. 细菌遗传变异的物质基础是

A. 染色体

B. 质粒

C. 前噬菌体

D. 转座因子

E. 核糖体

【试题分析及参考答案】 本题考点是细菌的综合知识。细菌的遗传物质包括染色体、质粒、转座因子、整合子和整合于细菌基因组中的前噬菌体，而核糖体是细菌合成蛋白质的场所。因此选 ABCD。

6. 关于转座因子，下述正确的是

A. 是细菌基因组中能改变自身位置的 DNA 序列

B. 可在染色体内部和之间或质粒之间，甚至染色体与质粒之间进行转移

C. 转座作用依赖自身合成的特异性转座酶

D. 分为插入序列和转座子两类

E. 转座因子的转移可引起细菌基因突变或基因转移

【试题分析及参考答案】 本题考点是转座因子的相关知识。转座因子是细菌基因组中能改变自身位置的一段 DNA 序列，这种转座作用可以发生在同一染色体上，也可发生在染色体之间或质粒之间，甚至在染色体和质粒之间，

转座作用主要依赖自身合成的特异性转座酶。转座行为往往造成基因的转移和染色体的突变。转座因子可分为插入序列和转座子。因此选 ABCDE。

三、名词解释

1. 质粒（plasmid）
2. 接合性耐药质粒（resistance plasmid）
3. 转座因子（transposable element）
4. 转座子［transposon（Tn）］
5. 插入序列（insertion sequence）
6. 转化（transformation）
7. 接合（conjugation）
8. 高频重组株（high frequency recombinant）
9. 转导（transduction）
10. 普遍性转导（general transduction）
11. 局限性转导（restricted transduction）
12. 完全转导（complete transduction）
13. 流产转导（abortive transduction）
13. 原生质体融合（protoplast fusion）
14. 突变（mutation）

【参考答案】

1. 质粒（plasmid）　是细菌染色体外的遗传物质，为双股环状 DNA。质粒具有自我复制的能力，能编码某些特定性状，质粒并非是细菌生命活动不可缺少的遗传物质，可自行丢失或经人工处理消除，可通过接合、转化或转导等方式在细菌间转移。

2. 接合性耐药质粒（resistance plasmid）　由耐药传递因子（RTF）和耐药决定子（r-det）两部分组成。这两部分可以单独存在，也可结合在一起，但单独存在时无接合传递 R 质粒的功能。RTF 可编码性菌毛，决定质粒的复制、结合及转移，r-det 则决定菌株的耐药性，可带有几个不同耐药基因的转座子，从而产生多重耐药性。

3. 转座因子（transposable element）是细菌基因组中能改变自身位置的一段 DNA 序列，这种转座作用可以发生在同一染色体上，也可发生在染色体之间或质粒之间，甚至在染色体和质粒之间，转座作用主要依赖自身合成的特异性转座酶。转座因子可分为插入序列和转座子两类。

4. 转座子［transposon（Tn）］　是一种转座因子，结构比较复杂，除两端的 IS 外还带有其他基因，如与转座无关的耐药基因、毒力基因等，这些基因可随 Tn 的转座而发生转移重组，从而使插入处基因的完整性受到破坏，造成大的染色体突变。

5. 插入序列（insertion sequence）是最简单的转座因子，两端有反向重复序列，是重组酶的识别位点，中心序列能编码转座酶及与转录有关的调节蛋白，IS 可独立存在，也可成为转座子的一部分。

6. 转化（transformation）　是供体菌裂解释放游离的 DNA 片段被受体菌直接摄取，使受体菌获得新的性状。

7. 接合（conjugation）　是细菌通过性菌毛相互连接沟通，将遗传物质从供体菌转移给受体菌的方式。

8. 高频重组株（high frequency recombinant）　受体菌获得的 F 质粒有时可以整合到染色体 DNA 上，并随染色体一起复制。整合 F 质粒的细菌能通过性菌毛高频率转移染色体上的基因片段给另一个 F 菌，故称为高频重组株（high frequency recombinant，Hfr）。

9. 转导（transduction）　是由噬菌

体介导，将供体菌的 DNA 片段转入到受体菌内，从而使受体菌获得供体菌的部分遗传性状。

10. 普遍性转导（general transduction）是在噬菌体成熟装配过程中，由于装配错误，误将宿主（供体菌）染色体片段或质粒装入噬菌体内，产生一个转导噬菌体。当它感染其他细菌时，便将供体菌的遗传物质转移给受体菌。由于错误装配细菌 DNA 片段的状况是随机的，供体菌内任何基因片段都有可能被误装入噬菌体内，因此称为普遍性转导。毒性噬菌体和温和噬菌体都能介导普遍性转导。

11. 局限性转导（restricted transduction）是由温和噬菌体介导，是前噬菌体从宿主菌染色体上脱离时发生偏差，将前噬菌体两侧的宿主染色体基因转移到受体菌，使受体菌的遗传性状发生改变的过程。由于被转导的基因只限于前噬菌体两侧的供体菌基因，故称局限性转导。

12. 完全转导（complete transduction）是供体菌的 DNA 片段能整合在受体菌染色体中，并随染色体的复制而传给子代，使受体菌及子代菌均表现出供体菌的某些性状。

13. 流产转导（abortive transduction）是指供体菌的 DNA 片段转导至受体菌内仍呈游离状态，不能与受体菌染色体整合，不能自身复制，也不能传代的现象。

14. 原生质体融合（protoplast fusion）是将两种不同细菌经溶菌酶或青霉素等处理，失去细胞壁成为原生质体后进行彼此融合的过程。融合的双倍体细胞可以短期生存，在此期间染色体之间可发生基因的交换和重组，从而获得具有多种不同表型的重组融合体。

15. 突变（mutation） 是指 DNA 碱基对的置换、插入或缺失所致的基因结构的变化，可分为点突变和染色体畸变。突变是基因型的遗传性改变，可以是自发的，亦可通过理化因子诱导突变。基因突变是生物变异的主要原因，是生物进化的主要因素。

四、简答题

1. 简述质粒的概念及其主要特性。

【参考答案】 质粒（plasmid）是细菌染色体以外的遗传物质，是存在于细胞质中的环状闭合 dsDNA。质粒的主要特性如下：①质粒具有自我复制的能力，与染色体同步复制的质粒称为紧密型质粒，与染色体复制不相关的质粒称为松弛型质粒。②质粒能编码某些特定性状，如致育性、耐药性、致病性等。③质粒并非是细菌生命活动不可缺少的遗传物质，可自行丢失或经人工处理消除。④质粒可通过接合、转化或转导等方式在细菌间转移。⑤质粒具有不相容性与相容性，两种结构相似、密切相关的质粒不能稳定地共存于一个宿主菌的现象称为不相容性；反之，不同类质粒具有相容性。

2. 简述细菌基因转移与重组的主要方式。

【参考答案】 细菌从外源取得 DNA，并与自身染色体 DNA 进行重组，引起细菌原有基因组的改变，导致细菌遗传性状的改变，称基因的转移与重组。基因转移与重组的 4 种方式是：①转化，指供体菌裂解释放游离的 DNA 片段被受体菌直接摄取，使受体菌获得新的性状。②接合，是细菌通过性菌毛相互连接沟通,将遗传物质从供体菌转移给受体菌的方式。③转导,指由噬菌体介导,将供体菌的DNA片段转入到受体菌内,从而使受体菌获得供体菌的部分遗传性状。④溶原性转换,指温和噬菌体的DNA整合到细菌的染色体上,使细菌获得新的遗传性状。溶原性转换可使某些细菌发生毒力变异。⑤原生质体融合,是将两种不同细菌经溶菌酶或青霉素等处理,失去细胞壁成为原生质体后进行彼此融合的过程。融合的双倍体细胞可以短期生存,在此期间染色体之间可发生基因的交换和重组,从而获得具有多种不同表型的重组融合体。

3. 简述普遍性转导和局限性转导的主要区别。

【参考答案】 转导是由噬菌体介导,将供体菌的DNA片段转入到受体菌内,从而使受体菌获得供体菌的部分遗传性状。转导可分为普遍性转导和局限性转导。①普遍性转导:毒性噬菌体和温和噬菌体都能介导普遍性转导。是在噬菌体成熟装配过程中,由于装配错误,误将宿主(供体菌)染色体片段或质粒装入噬菌体内,产生一个转导噬菌体。当它感染其他细菌时,便将供体菌的遗传物质转移给受体菌。由于错误装配的细菌DNA片段是随机的,供体菌内任何基因片段都有可能被误装入噬菌体内,因此称为普遍性转导。②局限性转导:是由温和噬菌体介导,前噬菌体从宿主菌染色体上脱离时发生偏差,将前噬菌体两侧的宿主染色体基因转移到受体菌,使受体菌的遗传性状发生改变的过程。由于被转导的基因只限于前噬菌体两侧的供体菌基因,故称局限性转导。

4. 试比较 F+ 菌、F- 菌、Hfr 和 F' 菌的区别。

【参考答案】 ①F+ 菌:带有F质粒具有性菌毛的细菌,该种菌可通过性菌毛将遗传物质传递给 F- 菌。②F- 菌:不带F质粒无性菌毛的细菌。③Hfr:即高频重组株,是指受体菌获得的F质粒有时能整合到染色体DNA上,并随染色体一起复制。整合F质粒的细菌能通过性菌毛高频率转移染色体上的基因片段给另一个 F- 菌,故称为高频重组株(Hfr)。④F' 菌:指从染色体上脱落的F质粒有可能会携带相邻的染色体DNA片段,这种质粒称为F' 质粒,获得F' 质粒的细菌称F' 菌。⑤F+、Hfr 和 F' 菌都有性菌毛,都可通过接合方式进行基因的转移。

(张芳琳)

第6章 细菌的耐药性

考试要点

一、抗菌药物的种类及其作用机制

抗菌药物指具有杀菌和抑菌活性、用于预防和治疗细菌性感染的药物，包括抗生素和化学合成的药物。抗生素指对特异微生物有杀灭和抑制作用的微生物产物，分子量较低，低浓度时就能发挥其生物活性，有天然和人工半合成两类。

（一）抗菌药物的种类

抗菌药物的分类方法很多，可按化学结构和性质分类，也可按产生的微生物分类。

1. 按抗菌药物化学结构和性质分类

（1）β-内酰胺类：化学结构中都含有β-内酰胺环，包括青霉素类（如青霉素G、苯氧青霉素、甲氧西林、苯唑青霉素和氨苄西林、阿莫西林、替卡西林等广谱青霉素）、头孢菌素类、头霉素（如头孢西丁）、单环β-内酰胺类（如氨曲南、卡卢莫南）与β-内酰胺酶抑制剂（如克青霉烷砜、拉维酸）等。

（2）大环内酯类：包括红霉素、螺旋霉素、罗红霉素、阿奇霉素等。

（3）氨基糖苷类：包括链霉素、庆大霉素、卡那霉素、妥布霉素等。

（4）四环素类：包括四环素、强力霉素、二甲胺四环素等。

（5）氯霉素类：包括氯霉素、甲砜霉素。

（6）化学合成的抗菌药物：主要有磺胺类（如磺胺嘧啶、磺胺甲噁唑、甲氧苄胺嘧啶等）和喹诺酮类（如诺氟沙星、环丙沙星、氧氟沙星、依诺沙星、培氟沙星、洛美沙星等）。

（7）其他：抗结核药物如利福平、异烟肼、乙胺丁醇、吡嗪酰胺等。多肽类抗生素包括多黏菌素类、万古霉素、杆菌肽、林可霉素和克林霉素等。

2. 按生物来源分类

（1）细菌产生的抗生素：如多黏菌素和杆菌肽。

（2）真菌产生的抗生素：如青霉素及头孢菌素。

（3）放线菌产生的抗生素：是生产抗生素的主要来源，常见的包括链霉素、卡那霉素、四环素、红霉素、两性霉素B等。

（二）抗菌药物的作用机制

抗菌药物可通过影响细菌细胞壁合成、影响细胞膜功能、影响细菌蛋白质合成及影响核酸合成等多种机制发挥作用。根据作用靶位，将抗菌药物作用机制分为四类（表6-1）。

1. 干扰细菌细胞壁的合成 细菌细胞壁的组成虽有不同，但主要组分均有肽聚糖。β-内酰胺类抗生素主要抑制肽聚糖合成所需的转肽酶反应，阻止肽聚糖链的交叉连接，无法形成坚韧的细胞壁。β-内酰胺抗生素通过与细胞膜上的青霉素结合蛋白共价结合而发挥抑制转肽酶的活性。

2. 损伤细胞膜功能的两种机制

（1）某些抗生素分子（如多黏菌素类）呈两极性，亲水端与细胞膜蛋白质

表6-1　抗菌药物的主要作用机制

作用机制	药物种类
干扰细胞壁合成	β-内酰胺类；万古霉素；杆菌肽环丝氨酸
损伤细胞膜功能	多黏菌素类；两性霉素B；制霉菌素；酮康唑
影响细胞蛋白质合成	氯霉素；四环素类；红霉素；林可霉素类；氨基糖苷类
抑制核酸合成	磺胺药；甲氧苄胺嘧啶；利福平；喹诺酮类

部分结合，亲脂端与细胞膜内磷脂相结合，导致细菌胞膜破裂，细菌死亡。

（2）两性霉素B和制霉菌素能与真菌细胞膜上的固醇类结合，酮康唑抑制真菌细胞膜中固醇类的生物合成，均导致细胞膜通透性增加。此类抗真菌药物对细菌无效，因为细菌细胞膜没有胆固醇。

3. **影响蛋白质的合成**　氨基糖苷类及四环素类主要作用于细菌核糖体的30S亚单位，氯霉素、红霉素和林可霉素类则主要作用于50S亚单位，导致细菌蛋白质合成受阻。

4. **抑制核酸合成**　利福平与依赖DNA的RNA多聚酶结合，抑制mRNA的转录。喹诺酮类药物作用于细菌DNA旋转酶（DNA gyrase）而抑制细菌繁殖。磺胺类药物是对氨基苯甲酸结构相似物，二者竞争二氢叶酸合成酶，使二氢叶酸合成减少，影响核酸的合成，抑制细菌繁殖。

二、细菌的耐药机制

耐药性是指细菌对某种抗菌药物（抗生素或消毒剂）的相对抵抗性。耐药程度用某种药物对细菌的最小抑菌浓度（minimun inhibitory concentration，MIC）表示。临床上有效药物治疗剂量在血清中浓度大于最小抑菌浓度称为敏感，反之称为耐药。细菌耐药性普遍存在，产生原因包括内因和外因：内因指遗传因素，外因包括滥用抗生素、饲料中滥加抗生素和消毒剂的不合理应用等。

（一）细菌耐药的遗传机制

1. **固有耐药性**　指细菌对某些抗菌药物天然不敏感。固有耐药性的耐药基因来自亲代染色体，具有种属特异性。如多数革兰染色阴性杆菌耐万古霉素和甲氧西林等。固有耐药性始终如一并可预测。

2. **获得耐药性**　指细菌DNA改变致其获得耐药性。耐药基因来源于基因突变或获得新基因，作用方式为接合、转导或转化，既可发生于染色体DNA、质粒、转座子等结构基因，也可发生于某些调节基因。正常情况下，原先对药物敏感的细菌群体中出现了对抗菌药物耐药的个体，这是获得耐药性与固有耐药性的重要区别。影响获得耐药性发生率的因素有三个：药物的剂量、细菌耐药的自发突变率和耐药基因的转移。

（1）染色体突变：所有细菌群体都会发生自发的随机突变，只是频率很低，其中有些突变可赋予细菌耐药性。

（2）可传递的耐药性：耐药基因能在质粒、转座子和整合子等可移动的遗传元件介导下进行转移并传播。

（二）细菌耐药的生化机制

1. **钝化酶的产生**　钝化酶指耐药菌株产生的具有破坏或灭活抗菌药物活性的某种酶，通过水解或修饰作用破坏抗生素结构使其失去活性。重要的钝化酶有以下几种：

（1）β-内酰胺酶：对青霉素类和头孢菌素类耐药的菌株可产生 β-内酰胺酶，该酶能特异地打开药物分子中的 β-内酰胺环。β-内酰胺酶可由细菌染色体或质粒编码。

（2）氨基糖苷类钝化酶：细菌能产生 30 多种氨基糖苷类钝化酶，均由质粒介导。这些酶通过羟基磷酸化、氨基乙酰化或羧基腺苷酰化等作用，使药物分子结构改变，失去抗菌作用。氨基糖苷类抗生素结构相似，故常出现明显的交叉耐药现象。

（3）氯霉素乙酰转移酶：此酶由质粒编码，可使氯霉素乙酰化而失去抗菌活性。

2. 药物作用靶位的改变 细菌能改变抗生素作用靶点的蛋白质结构和数量，致其与抗生素结合的有效部位发生改变，影响药物的结合，即抗生素失去作用靶点和（或）亲和力降低，但细菌生理功能正常。如青霉素结合蛋白的改变导致对 β-内酰胺类抗生素耐药。

3. 抗菌药物的渗透障碍 抗生素必须到达作用靶位后才能发挥抗菌效能。细菌细胞壁障碍和（或）外膜通透性的改变将严重影响抗菌效能。如细菌生物被膜是细菌为适应环境而形成的，可保护细菌逃逸抗菌药物的杀伤作用。铜绿假单胞菌对抗生素的通透性要比其他 G^- 菌差，这是该菌对多种抗生素固有耐药的主要原因之一。

4. 主动外排机制 已发现数十种细菌外膜上有特殊的药物主动外排系统，可使菌体内的药物浓度不足，难以发挥抗菌作用而导致耐药。主动外排耐药机制与细菌的多重耐药性有关。

5. 其他 细菌可通过改变自身代谢状态逃避抗菌药物的作用，如呈休眠状态的细菌，或营养缺陷细菌都可出现对多种抗生素耐药。细菌也可以通过增加产生代谢拮抗剂来抑制抗生素，如耐药金黄色葡萄球菌通过增加对氨基苯甲酸的产量从而耐受磺胺类药物的作用。

三、细菌耐药性的防治

1. 合理使用抗菌药物 教育相关人员规范化用药，给患者用药前应尽可能进行病原学检测并进行药敏试验。用药疗程应尽量短，一种抗菌药物可以控制的感染不应采用多种药物联合。严格掌握抗菌药物的局部应用、预防应用和联合应用，避免滥用。

2. 严格执行消毒隔离制度 耐药菌感染的患者应隔离，防止交叉感染。医务人员应定期检查带菌情况以免院内感染传播。

3. 加强药政管理 ①建立细菌耐药监测网；②抗菌药物凭处方供应；③农牧业应尽量避免使用临床用抗菌药物；④细菌耐药性一旦产生后停用有关药物。

4. 研制新的抗菌药物 根据细菌耐药的机制及其与抗菌药物结构的关系，寻找和研制新型抗菌药物；针对耐药菌产生的钝化酶，寻找有效的酶抑制剂。

5. 破坏耐药基因 破坏耐药基因可使细菌恢复对抗菌药物的敏感性。

典型试题及分析

一、单选题

1. 以下哪种情况属于耐药

A. 药物对细菌的治疗浓度小于其最小抑菌浓度

B. 药物对细菌的治疗浓度大于其最小抑菌浓度

C. 药物对细菌的治疗浓度等于其最小抑菌浓度

D. 药物对细菌的治疗浓度小于其最大抑菌浓度

E. 药物对细菌的治疗浓度大于其最大抑菌浓度

【试题分析及参考答案】　本题考点是耐药的定义：药物治疗浓度大于最小抑菌浓度称为耐药。因此选 B。

2. 抗菌药物对细菌起作用的首要条件是

A. 细菌携带耐药基因

B. 细菌具有抗菌药物作用的靶点

C. 抗菌药物进入细菌

D. 抗菌药物和细菌接触

E. 抗菌药物在细菌内分解

【试题分析及参考答案】　本题考点是抗菌药物对细菌起作用的首要条件。抗菌药物对细菌起作用的首要条件是细菌必须具有抗菌药物作用的靶点，因此选 B。

3. 关于 β-内酰胺酶，不正确的是

A. 青霉素和头孢菌素类耐药的菌株可产生

B. G^+ 菌的 β-内酰胺酶位于胞外

C. 可分为四类

D. 只能由细菌染色体编码

E. 最早于 20 世纪 40 年代发现

【试题分析及参考答案】　本题考点是 β-内酰胺酶的特点：对青霉素类和头孢菌素类耐药的菌株可产生 β-内酰胺酶，β-内酰胺酶可由细菌染色体或质粒编码。因此选 D。

4. 细菌对喹诺酮类药物耐药的原理是

A. 细菌的二氢叶酸合成酶结构改变

B. 细菌核糖体结构改变

C. 细菌的 RNA 聚合酶活性改变

D. 细菌的 DNA 旋转酶结构改变

E. 细菌的 β-内酰胺酶活性改变

【试题分析及参考答案】　本题考点是喹诺酮类药物的杀菌原理。喹诺酮类药物通过作用于细菌 DNA 旋转酶，使细菌核酸合成受抑制而杀菌。因此选 D。

5. 关于细菌耐药机制，下列叙述错误的是

A. R 质粒是携带耐药基因的质粒

B. 质粒编码的耐药通常是多重耐药

C. 染色体突变可导致耐药

D. 转座子可携带耐药基因

E. 肠道杆菌的耐药基因大多通过转化转移

【试题分析及参考答案】　本题考点是细菌耐药机制。R 质粒可携带耐药基因，质粒、转座子等都可以携带一种或多种耐药基因，肠道杆菌的耐药基因一般通过接合转移。因此选 E。

二、多选题

1. 为防止耐药菌株的产生，恰当的治疗原则包括

A. 用药前做药敏实验

B. 可交替使用抗菌药物

C. 必要时可联合用药

D. 给予适当剂量的药物

E. 尽量使用广谱抗菌药物

【试题分析及参考答案】 本题考点是避免耐药性产生的原则，包括规范化用药，用药前应尽可能进行病原学检测和药敏试验；用药疗程应尽量短，一种抗菌药物可以控制的感染不应采用多种药物联合。因此选 ABCD。

2. 关于 R 质粒的叙述正确的是

A. R 质粒是染色体以外的基因

B. 具有自我复制的能力

C. 存在于细菌拟核中

D. R 质粒通过转导方式传播

E. R 质粒介导的耐药和基因突变介导的耐药显著不同

【试题分析及参考答案】 本题考点是R质粒的特点：R质粒是染色体之外的基因，具有自我复制能力，多通过性菌毛接合传播，与基因突变介导的耐药（通常属固有耐药性）显著不同。因此选 ABE。

3. 细菌基因突变导致的耐药性特点是

A. 回复突变后具有耐药性

B. 可发生回复突变

C. 可遗传

D. 耐药基因突变时常发生

E. 基因突变和抗生素使用无关

【试题分析及参考答案】 本题考点是基因突变导致耐药性的特点：这类突变时常发生，可发生回复突变，回复突变后可恢复对抗菌药物的敏感性，可遗传，而且这些基因突变和抗生素使用无关。因此选 BCDE。

4. 氨基糖苷类钝化酶导致耐药性的机制是

A. 耐药菌株产生磷酸转移酶

B. 耐药菌株产生腺苷转移酶

C. 耐药菌株产生乙酰转移酶

D. 耐药菌株产生甲基化酶

E. 耐药菌株产生 β-内酰胺酶

【试题分析及参考答案】 本题考点是氨基糖苷类钝化酶导致耐药性的机制。这些氨基糖苷类钝化酶均由质粒介导，通过羟基磷酸化、氨基乙酰化或羧基腺苷酰化等作用，使药物分子结构改变，失去抗菌作用。因此选 ABC。

5. 耐药菌株对抗菌药物不敏感，是因为

A. 产生钝化酶

B. 细菌改变了细胞壁通透性

C. 耐药菌株的出现和抗生素无关

D. 改变了药物作用靶点

E. 主动将药物排出菌体

【试题分析及参考答案】 本题考点是耐药菌株产生的机制，包括钝化酶的产生、药物作用靶位的改变、抗菌药物的渗透障碍、主动外排机制等，有些耐药菌株天然耐药（与抗生素无关）。因此选 ABCDE。

三、名词解释

1. 耐药性（drug resistance）

2. 固有耐药性（intrinsic resistance）

3. 获得耐药性（acquired resistance）

【参考答案】

1. 耐药性（drug resistance） 指细菌对某种抗菌药物的相对抵抗性，耐药程度可用某种药物对细菌的 MIC 表示。细菌的耐药性普遍存在，原因主要有两类：一类指遗传因素，第二类包括滥用抗生素等。

2. 固有耐药性（intrinsic resistance）指细菌对某些抗菌药物的天然不敏感。

固有耐药性的耐药基因来自亲代染色体，具有种属特异性。如多数革兰染色阴性杆菌耐万古霉素和甲氧西林等。固有耐药性始终如一并可预测。

3. 获得耐药性（acquired resistance）指细菌 DNA 改变致其获得耐药性。耐药基因来源于基因突变或获得新基因，作用方式为接合、转导或转化，既可发生于染色体 DNA、质粒、转座子等结构基因，也可发生于某些调节基因。影响获得耐药性发生率的因素有药物的剂量、细菌耐药的自发突变率和耐药基因的转移。

四、简答题

1. 举例说明细菌耐药性的产生机制。

【参考答案】　细菌对于药物产生耐药的机制包括：

（1）钝化酶的产生：钝化酶指耐药菌株产生的具有破坏或灭活抗菌药物活性的某种酶，通过水解或修饰作用破坏抗生素结构使其失去活性。重要的钝化酶有以下几种：①β-内酰胺酶，β-内酰胺酶能特异地打开青霉素和头孢菌素类药物分子中的 β-内酰胺环。β-内酰胺酶可由细菌染色体或质粒编码。②氨基糖苷类钝化酶，细菌能产生多种氨基糖苷类钝化酶，均由质粒介导。这些酶通过羟基磷酸化、氨基乙酰化或羧基腺苷酰化等作用，使药物分子结构改变，失去抗菌作用。③氯霉素乙酰转移酶，此酶由质粒编码，可使氯霉素乙酰化而失去抗菌活性。

（2）药物作用靶位的改变：细菌能改变抗生素作用靶点的蛋白质结构和数量，致其与抗生素结合的有效部位发生改变，影响药物的结合，即抗生素失去作用靶点和（或）亲和力降低，但细菌

生理功能正常。如青霉素结合蛋白的改变导致对 β-内酰胺类抗生素耐药。

（3）抗菌药物的渗透障碍：抗生素必须到达作用靶位后才能发挥抗菌效能。细菌细胞壁障碍和（或）外膜通透性的改变将严重影响抗菌效能。如细菌生物被膜是细菌为适应环境而形成的，可保护细菌逃逸抗菌药物的杀伤作用。

（4）主动外排机制：已发现数十种细菌外膜上有特殊的药物主动外排系统，可使菌体内的药物浓度不足。主动外排耐药机制与细菌的多重耐药性有关。

（5）其他：细菌可通过改变自身代谢状态逃避抗菌药物的作用，如呈休眠状态的细菌，或营养缺陷细菌都可出现对多种抗生素耐药。细菌也可以通过增加产生代谢拮抗剂来抑制抗生素，如耐药金黄色葡萄球菌通过增加对氨基苯甲酸的产量从而耐受磺胺类药物的作用。

2. 简述避免细菌耐药性产生需要采取的措施。

【参考答案】　避免细菌耐药性产生需要采取的措施包括：

（1）合理使用抗菌药物：教育相关人员规范化用药，给患者用药前应尽可能进行病原学检测并进行药敏试验。用药疗程应尽量短，一种抗菌药物可以控制的感染不应采用多种药物联合。严格掌握抗菌药物的局部应用、预防应用和联合应用，避免滥用。

（2）严格执行消毒隔离制度：耐药菌感染的患者应隔离，防止交叉感染。医务人员应定期检查带菌情况以免院内感染传播。

（3）加强药政管理：①建立细菌耐药监测网；②抗菌药物凭处方供应；③农牧业应尽量避免使用临床用抗菌药

物；④细菌耐药性一旦产生后停用有关药物。

（4）研制新的抗菌药物：根据细菌耐药的机制及其与抗菌药物结构的关系，寻找和研制新型抗菌药物；针对耐药菌产生的钝化酶，寻找有效的酶抑制剂。

（5）破坏耐药基因：破坏耐药基因可使细菌恢复对抗菌药物的敏感性。

（丁天兵）

第7章　细菌的感染与免疫

考试要点

一、正常菌群与机会致病菌

（一）正常菌群

在正常人体表和同外界相通的口腔、鼻咽腔、肠道、泌尿生殖道等腔道黏膜都寄居着不同种类和数量的微生物，当机体免疫功能正常时，这些微生物与宿主之间以及微生物之间保持相对的平衡状态，是对宿主有益无害的生理性菌群，通称正常菌群（normal flora）。正常菌群对宿主有以下的生理学作用：

1. **生物拮抗作用**　寄居的正常菌群可以发挥生物屏障作用，对抗致病菌的侵入。这种拮抗作用的机制主要是：①正常菌群通过其配体与相应上皮细胞表面受体结合而黏附，发挥屏障和占位性保护作用。②产生有害代谢物，对其他细菌进行抑制和杀伤。③正常菌群通过营养争夺，大量繁殖而处于优势地位。

2. **营养作用**　正常菌群参与物质代谢、营养物质转化和合成。如肠道内脆弱类杆菌和大肠埃希菌能产生维生素K和维生素B等供宿主利用。

3. **免疫作用**　正常菌群作为抗原既能促进宿主免疫器官的发育，又能刺激免疫系统发生免疫应答，产生的免疫物质对具有交叉抗原组分的致病菌有一定程度的抑制或杀灭作用。

4. **抗衰老作用**　双歧杆菌、乳杆菌等许多细菌能产生超氧化物歧化酶（SOD）等抗氧化损伤的生物酶，保护组织细胞免受活性氧的损伤，具有抗衰老作用。

5. **抗肿瘤作用**　双歧杆菌和乳酸杆菌可将肠道产生的某些前致癌物或致癌物质转化为非致癌物质排出体外，并通过激活巨噬细胞等发挥非特异免疫作用而抑制肿瘤。

（二）条件（机会）致病菌

当正常菌群与宿主间的生态平衡失调时，原来在正常时不致病的正常菌群就成了可致病的细菌，称之为条件致病菌或机会致病菌。常见的情况有：①定位转移，是指正常菌群的寄居部位发生改变而发生的微生态失调。②宿主免疫功能下降，导致一些正常菌群在原寄居部位能穿透黏膜等屏障，引起局部组织或全身性感染，甚至可因败血症而死亡。③菌群失调（dysbacteriosis），是宿主某部位正常菌群中各菌种间的比例发生较大幅度变化而产生的病症称为菌群失调症。菌群失调时，往往可发生二重感染或重叠感染（superinfection）。

（三）微生态平衡与失调

正常微生物群与宿主之间相互依赖与相互制约的状态，还受到外部环境的影响。当微生物群、宿主与外部环境处于动态平衡时，称为微生态平衡（microeubiosis）。当正常微生物群之间及正常微生物群与宿主之间的微生态平衡，在外界环境影响下，由生理性组合转变为病理性组合的状态时，称为微生态失调（microdysbiosis）。

二、细菌的致病作用

致病性细菌能对宿主感染致病的能

力称为致病性（pathogenicity）。能引起宿主感染的细菌称为病原菌或致病菌（pathogen，pathogenic bacterium）。

毒力（virulence）是指细菌致病性的强弱程度。通常用半数致死量（median lethal dose，LD_{50}）或半数感染量（median infective dose，ID_{50}）作为测定毒力的指标，即在一定条件下能引起50%的实验动物死亡或50%的组织培养细胞发生感染的细菌数量或毒素剂量。构成细菌毒力的物质基础是侵袭力和毒素。侵袭力包括黏附素、荚膜、侵入性物质和细菌生物被膜等，主要涉及菌体的表面结构和释放的侵袭蛋白和酶类。毒素主要包括内毒素和外毒素。

在病原菌的基因组内存在着一组与毒力相关的DNA序列，称为致病岛（pathogenicity island，PAI）。其表达产物包括黏附素、侵袭素、毒素等。

（一）细菌的毒力

1. 侵袭力 致病菌能突破宿主皮肤、黏膜生理屏障，进入机体并在体内定植、繁殖扩散的能力称为侵袭力（invasiveness）。细菌的侵袭力包括黏附素、荚膜、侵袭素、侵袭性酶类和细菌生物被膜等。

（1）黏附素（adhesin）：黏附素是一类细菌表面与黏附相关的蛋白质，黏附是细菌感染致病的第一步。

（2）荚膜：荚膜具有抗宿主吞噬细胞和抵抗体液中杀菌物质的作用，使致病菌能在宿主体内大量繁殖和扩散。

（3）侵袭性物质：包括侵袭素和侵袭性酶类。侵袭素能介导细菌侵入邻近的上皮细胞，主要侵入到黏膜上皮细胞内；侵袭性酶类有利于病原菌向周围组织扩散并具有抗吞噬作用。

（4）细菌生物被膜（bacterial biofilm）：是细菌附着在有生命或无生命的材料表面后，由细菌及其所分泌的胞外多聚物（主要是胞外多糖）共同组成的呈膜状的细菌群体（community）。细菌生物被膜是细菌在生长过程中为了适应生存环境而形成的一种保护性生存方式。组成细菌生物被膜的细菌可以是一种或多种。由生物被膜菌所分泌的胞外多聚物形成的屏障，不仅利于细菌附着在某些支持物表面，而且阻挡了抗生素的渗入和机体免疫系统的杀伤作用。此外，生物被膜内的细菌彼此间还容易发生信号传递、耐药基因和毒力基因的捕获及转移。

2. 毒素 细菌毒素按其来源、性质和作用特点的不同分为外毒素和内毒素。

（1）外毒素（exotoxin）：主要是由 G^+ 菌和部分 G^- 菌在细胞内合成并分泌到菌体外的毒性蛋白质。多数外毒素为A-B型分子结构，A亚单位是活性部分，决定其毒性效应；B亚单位无毒，但能与宿主靶细胞表面的特异性受体结合，介导A亚单位进入靶细胞。主要特性包括：化学性质为蛋白质；毒性作用强，对组织器官有高度选择性；一般不耐热；抗原性强，可形成类毒素，即采用0.4%甲醛溶液脱去外毒素毒性而保留其免疫原性的生物制品。类毒素注入机体后，可刺激机体产生具有中和外毒素作用的抗毒素抗体。

根据外毒素对宿主细胞的亲和性及作用靶点，又可分为：①神经毒素（neurotoxin），主要作用于神经组织，引起神经传导功能紊乱，毒性强，致死率高。如破伤风痉挛毒素和肉毒毒素。②细胞毒素（cytotoxin），能直接损伤宿主细胞，包括抑制蛋白质合成，破坏细胞膜等，如白喉毒素等。③肠毒素（enterotoxin），指作用于肠上皮细胞，引起肠道功能紊乱的毒素，如霍乱肠毒素、志贺毒素等。

（2）内毒素（endotoxin）：是 G⁻ 菌细胞壁的结构组分脂多糖（LPS），在细菌死亡裂解后释放出来，由 O 特异性多糖、非特异核心多糖和脂质 A 三部分组成，是 G⁻ 菌主要毒力因子。主要特性包括：来自 G⁻ 菌细胞壁；化学性质为 LPS；理化性质稳定；毒性作用相对较弱，且对组织无选择性；抗原性弱，不形成类毒素。

内毒素的主要生物学作用有：①发热反应，其机制是内毒素作用于巨噬细胞等，使之产生内源性致热原（IL-1、IL-6、TNF-α），引起发热等反应。②白细胞反应，先下降，然后内毒素诱生中性粒细胞释放因子，刺激骨髓释放中性粒细胞入血，使数量显著增加。③内毒素血症与内毒素休克，内毒素作用于巨噬细胞、中性粒细胞、内皮细胞、血小板、补体系统、凝血系统等，并诱导释放大量组胺、5-羟色胺、前列腺素、激肽、TNF-α、IL-1、IL-6、IL-8 等生物活性物质，使小血管收缩与舒张功能紊乱而造成微循环障碍，最后导致弥漫性血管内凝血（disseminated intravascular coagulation，DIC），严重时可导致以微循环衰竭和低血压为特征的内毒素休克甚至死亡。

（二）细菌入侵的数量

感染的发生，除致病菌必须具有一定的毒力外，还需有足够的数量，所需细菌数量的多少，一方面与致病菌的毒力强弱有关，另一方面还取决于宿主免疫力的高低。毒力愈强，引起感染所需

的菌量愈少，反之则菌量愈大。

（三）细菌入侵的途径

有了一定的毒力物质和足够数量的致病菌，还需经一定的途径进入体内合适的部位定居繁殖，才能造成感染。如果侵入易感机体的途径不对，则不能引起感染。

四、宿主的免疫防御机制

机体的抗感染免疫包括了非特异性免疫和特异性免疫两大类，两者协同杀灭致病菌。

（一）非特异性免疫

1. 屏障结构

（1）皮肤与黏膜：包括阻挡和排除作用、分泌多种杀菌物质和正常菌群的拮抗作用。

（2）血脑屏障：阻挡病原体及其毒性产物从血流进入脑组织或脑脊液。

（3）胎盘屏障：防止母体内的病原微生物进入胎儿体内。

2. 吞噬细胞

（1）吞噬和杀菌过程：包括趋化、黏附、吞入、杀灭与消化。

（2）吞噬作用的后果：①完全吞噬：病原体被杀灭和消化，未消化的残渣被排出胞外。②不完全吞噬：胞内寄生菌在免疫力低下的机体中，只被吞噬却不被杀死。③组织损伤：吞噬细胞在吞噬过程中，由溶酶体释放的多种蛋白水解酶也能破坏邻近的正常组织细胞，造成组织损伤和炎症反应。

3. 体液因素

（1）补体（complement）：发挥趋化、调理、溶菌、溶细胞等防御作用。

（2）溶菌酶（lysozyme）：作用于 G⁺ 菌的胞壁肽聚糖，使之裂解而溶菌。

（3）防御素（defensin）：破坏细

菌细胞膜的完整性，使细菌溶解死亡。

（二）特异性免疫

1. 体液免疫 效应分子是抗体，效应作用表现在以下几方面：抑制病原体黏附、调理吞噬作用、中和细菌外毒素、抗体和补体的联合溶菌作用和抗体依赖性细胞介导的细胞毒作用（antibody-dependent cell-mediated cytotoxicity，ADCC）。

2. 细胞免疫 细胞免疫的效应细胞包括细胞毒性 T 细胞（CTL）和 CD_4^+ Th1 细胞，在抗感染免疫中，尤其是抗细胞内寄生菌、病毒和真菌感染，特异性细胞免疫反应起重要作用。

3. 黏膜免疫 产生具有局部免疫作用的保护性免疫分子，即分泌型 IgA（sIgA）。

（三）抗细菌感染免疫的特点

根据致病菌与宿主细胞的关系，可分为胞外菌和胞内菌两类。胞外菌是指可以在宿主细胞外的组织间隙、血液、淋巴液、组织液等体液中生长繁殖的细菌，它们在体外可以在没有活细胞的人工培养基中生长。胞内菌又分两种，即兼性胞内菌和专性胞内菌。兼性胞内菌是指在宿主体内，主要寄居在细胞内生长繁殖，也可在体外无活细胞的适宜环境中生存和繁殖。专性胞内菌则不论在宿主体内或体外，都只能在活细胞内生长繁殖。

1. 抗胞外菌感染的免疫 大多致病菌属胞外菌，抗胞外菌感染的主要特点是以体液免疫为主。

（1）吞噬细胞的吞噬作用。

（2）抗体和补体的作用：包括阻止细菌黏附、调理吞噬作用、激活补体溶菌和中和细菌外毒素。

（3）细胞免疫的作用：CD_4^+ Th2 辅助 B 细胞产生抗体，并产生多种细胞因

子，促进巨噬细胞吞噬杀菌。

2. 抗胞内菌感染的免疫 抗胞内菌感染主要依靠以 T 细胞为主的细胞免疫。

（1）吞噬细胞：胞内菌主要被单核巨噬细胞吞噬。活化的单核 - 巨噬细胞产生活性氧中介物（ROI）、活性氮中介物（RNI）的能力增强，使之能有效杀伤多种胞内菌。

（2）细胞免疫：抗胞内菌感染的免疫主要是通过 Th1 细胞和细胞毒性 T 细胞（CTL）来完成。CTL 抗胞内菌感染的作用机制：①通过毒性分子包括穿孔素、颗粒酶的介导发挥细胞毒性作用，破坏靶细胞，使病菌释放出来，再由抗体等调理后被巨噬细胞吞噬消灭。②颗粒酶对胞内菌的直接杀灭作用。③分泌 Th1 型细胞因子，如 IFN-γ 等，活化巨噬细胞，增强其杀伤能力。

（3）局部黏膜免疫：sIgA 局部免疫作用主要是干扰细菌对宿主黏膜上皮细胞的黏附和定植，使之不能侵入细胞内。

四、感染的发生与发展

来源于宿主体外的细菌感染称为外源性感染。来自患者自身体内或体表的细菌所引起的感染称为内源性感染。

（一）感染的来源与传播

1. 外源性感染 传染源为患者、带菌者、病畜及带菌动物，传播途径为呼吸道、消化道、皮肤创伤、经节肢动物媒介、性传播及多途径感染。

2. 内源性感染 致病菌主要来自于体内的正常菌群，少数是以潜伏状态存在于体内的致病菌。

（二）感染的类型

1. 隐性感染 又称亚临床感染（subclinical infection）。指当机体的抗感染免疫力较强或侵入的病菌数量不

多、毒力较弱，感染后对机体损害较轻，不出现或出现不明显的临床症状。

2. 显性感染 当机体抗感染的免疫力较弱或侵入的致病菌数量较多、毒力较强，以致机体的组织细胞受到不同程度的损害，生理功能发生改变，并出现一系列的临床症状和体征。

（1）按病情缓急不同分为：①急性感染（acute infection），发作突然，病程较短，一般数日至数周。痊愈后，致病菌从宿主体内消失。②慢性感染（chronic infection），病程缓慢，常持续数月至数年。

（2）按感染部位不同分为：①局部感染（local infection），致病菌侵入机体后，局限在一定部位生长繁殖引起病变。②全身感染（generalized infection），致病菌或其毒性代谢产物向全身散播引起全身性症状的一种感染类型。临床上常见的有以下几种情况：

毒血症（toxemia）：致病菌侵入宿主体内后，只在机体局部生长繁殖，病菌不进入血循环，但产生的外毒素入血。外毒素经血到达易感组织和细胞，引起特殊的毒性症状。

内毒素血症（endotoxemia）：G^-菌在宿主体内感染使血液中出现内毒素引起的症状。

菌血症（bacteremia）：致病菌由局部侵入血流，但未在血流中生长繁殖，只是经血循环到达体内适宜部位后再进行繁殖而致病。

败血症（septicemia）：致病菌侵入血流后，在其中大量生长繁殖，产生毒性代谢产物所引起的全身性中毒症状。

脓毒血症（pyemia）：化脓性致病菌侵入血流后，在其中大量繁殖，并通过血流扩散到宿主体内其他组织或器官，产生新的化脓性病灶。

3. 带菌状态 在显性或隐性感染后，致病菌并未立即消失，而是在患者体内继续留存一定时间，与机体免疫力处于相对平衡状态，称为带菌状态，该宿主称为带菌者（carrier）。

五、医院感染

医院感染（hospital infection）又称医院内感染（nosocomial infection）或医院获得性感染（hospital acquired infection），主要是指患者在住院期间发生的感染和在医院内获得而在出院后发生的感染，或患者入院时已经发生的直接与前次住院有关的感染。医院工作人员在医院内获得的感染也属医院感染。

（一）医院感染的基本特点

1. 基本特点 感染发生的地点必须在医院内；感染来源以内源性为主，外源性感染少见；感染的对象是在医院内活动的人群，但主要为住院患者；分离的病原菌多为耐药菌株。

2. 医院感染的分类

（1）内源性医院感染（endogenous nosocomial infection）：亦称自身感染（self-infection），是指患者在医院内由于某种原因使自身体内寄住的微生物大量繁殖而导致的感染。

（2）外源性医院感染（exogenous nosocomial infection）：是指患者遭受医院内非自身存在的微生物侵袭而发生的感染。根据感染的来源和方式又可分为：①交叉感染（cross infection），由患者之间及患者与医护人员之间通过咳嗽、交谈，特别是经手等方式密切接触而发生的直接感染，或通过生活用品等物质而发生的间接感染。②环境感染（enviromental infection），因使用消毒不严或污染的医护用品、诊疗设备，以及通过外环境如微生物气溶胶而获得的感染。

（二）医院感染的微生态特征

1. 微生物的特点 主要为机会致病性微生物；常具有耐药性；常发生种类的变迁；适应性强。

2. 常见的微生物 细菌是引起医院感染的主要微生物，占90%以上，以革兰染色阴性杆菌为主，除细菌外，还有病毒、真菌、衣原体、支原体和原虫等微生物。

典型试题及分析

一、单选题

1. 下列哪些条件可以使正常菌群造成感染

A. 细菌菌落发生变异

B. 发生基因突变

C. 变为 L 型细菌

D. 变为耐药性菌

E. 定位转移

【试题分析及参考答案】 本题考点是正常菌群成为机会致病菌的条件。当正常菌群发生定位转移或宿主免疫功能下降时，正常菌群就可成为机会致病菌而造成感染。因此选 E。

2. 引起菌群失调症的原因是

A. 正常菌群各菌种间的比例发生较大幅度变化

B. 正常菌群的耐药性明显改变

C. 抗菌药物的大量使用

D. 正常菌群的增殖方式明显改变

E. 正常菌群的遗传特性明显改变

【试题分析及参考答案】 本题考点是菌群失调症的相关知识。菌群失调症是宿主某部位正常菌群中各菌种间的比例发生较大幅度变化而产生的病症。但形成的原因是长期或大量应用抗菌药物。因此选 C。

3. 关于机会致病菌的叙述，下列哪项是正确的

A. 只有在机体免疫功能降低时才能感染

B. 感染的原因是细菌发生耐药性变异

C. 均由正常菌群在特殊条件下演变而成

D. 感染的常见诱因是滥用抗生素

E. 感染的条件是细菌毒力增强

【试题分析及参考答案】 本题考点是机会致病菌的知识。机会致病菌造成感染的原因是长期或大量应用抗菌药物，在菌群失调时，往往可发生二重感染或重叠感染。因此选 D。

4. 下列哪项构成细菌的毒力

A. 细菌的特殊结构

B. 细菌的基本结构

C. 侵袭力和毒素

D. 细菌侵入的门户和定居的部位

E. 细菌分解代谢产物

【试题分析及参考答案】 本题考点是细菌毒力的知识。构成细菌毒力的物质基础是侵袭力和毒素。侵袭力是指致病菌能突破宿主皮肤、黏膜生理屏障，进入机体并在体内定植、繁殖扩散的能力。细菌毒素按其来源、性质和作用特点的不同分为外毒素和内毒素。因此选 C。

5. 与细菌的侵袭力无关的物质是

A. 菌毛

B. 荚膜

C. 芽胞

D. 透明质酸酶

E. 细菌生物被膜

【试题分析及参考答案】　本题考点是细菌侵袭力的知识。侵袭力包括黏附素（包括菌毛黏附素和非菌毛黏附素）、荚膜、侵袭素、侵袭性酶类和细菌生物被膜等。因此选 C。

6. 与细菌致病性无关的是

A. 菌毛

B. 极体

C. 荚膜

D. 脂多糖

E. 磷壁酸

【试题分析及参考答案】　本题考点是细菌的致病作用。菌毛和磷壁酸（与细菌黏附有关）与荚膜均属于构成细菌侵袭力的相关物质，脂多糖则是内毒素的成分，这些均与细菌的致病性相关。因此选 B。

7. 与细菌致病性无关的代谢产物是

A. 透明质酸酶

B. 血浆凝固酶

C. 热原质

D. 细菌素

E. 毒素

【试题分析及参考答案】　本题考点是细菌的致病性。透明质酸酶和血浆凝固酶均是侵袭性酶类，热原质为内毒素，故 A、B、C、E 都是与细菌致病相关的代谢产物，而细菌素为具有抗菌作用的蛋白质，与细菌致病性无关。因此选 D。

8. 具有黏附作用的细菌结构是

A. 鞭毛

B. 性菌毛

C. 外膜

D. 芽胞

E. 普通菌毛

【试题分析及参考答案】　本题考点是细菌的黏附作用。与黏附相关的细菌表面蛋白叫黏附素。黏附素又可分为菌毛黏附素和非菌毛黏附素。菌毛黏附素即由细菌普通菌毛分泌并存在于菌毛顶端的蛋白质。因此选 E。

9. 内毒素的毒性成分是

A. 脂质 A

B. 脂蛋白

C. 脂多糖

D. O-特异性多糖

E. 核心多糖

【试题分析及参考答案】　本题考点是内毒素的化学性质。内毒素是 G^- 菌细胞壁中的脂多糖，包括 O-特异性多糖、非特异核心多糖和脂质 A，其中脂质 A 是其主要毒性组分。因此选 A。

10. 下列哪项关于内毒素的描述是错误的

A. 来源于 G^- 菌细胞壁

B. 性质稳定，耐热

C. 能用甲醛脱毒制成类毒素

D. 其化学成分是 LPS

E. 在细菌裂解后释放

【试题分析及参考答案】　本题考点是细菌内毒素的相关知识。细菌内毒素是 G^- 菌细胞壁中的脂多糖组分，不能用甲醛脱毒而成为类毒素。因此选 C。

11. 内毒素不具有的生物学作用是

A. 发热反应

B. 白细胞反应

C. 休克

D. 食物中毒

E. DIC

【试题分析及参考答案】　本题考点是内毒素的生物学作用。内毒素的主要生物学作用有发热反应、白细胞反应、内毒素血症与内毒素休克，内毒素血症可导致 DIC，严重时可导致以微循环衰竭和低血压为特征的内毒素休克甚至死亡。因此选 D。

12. 关于细菌外毒素的描述，不正确的是

A. 多由 G^+ 菌产生

B. 化学成分是蛋白质

C. 耐热，不容易破坏

D. 可刺激机体产生抗毒素

E. 经甲醛处理可制成类毒素

【试题分析及参考答案】　本题考点是细菌外毒素的相关知识。外毒素主要特性包括：化学性质为蛋白质；毒性作用强，对组织器官有高度选择性；一般不耐热；抗原性强，可形成类毒素，即采用 0.4% 甲醛溶液脱去外毒素毒性而保留其免疫原性的生物制品。类毒素注入机体后，可刺激机体产生具有中和外毒素作用的抗毒素抗体。因此选 C。

13. 类毒素与外毒素的区别是

A. 有抗原性，也有毒性

B. 有抗原性，但无毒性

C. 无抗原性，但有毒性

D. 无抗原性，也无毒性

E. 仅有半抗原性，但无毒性

【试题分析及参考答案】　本题考点是类毒素的知识。类毒素是采用 0.4% 甲醛溶液脱去外毒素毒性而保留其免疫原性的生物制品。因此选 B。

14. 细菌毒素中毒性最强的是

A. 表皮剥脱毒素

B. 白喉外毒素

C. 破伤风痉挛毒素

D. 霍乱肠毒素

E. 肉毒毒素

【试题分析及参考答案】　本题考点是细菌外毒素相关知识。在细菌毒素中肉毒毒素是目前已知的毒性最强的毒素，其毒性比氰化钾强 10 000 倍，对人的致死量仅为 0.1 µg。因此选 E。

15. 下列关于抗毒素的描述，正确的是

A. 为外毒素经甲醛处理后获得

B. 可以中和游离外毒素的毒性作用

C. 可以中和细菌内毒素的毒性作用

D. 可中和与易感细胞结合的外毒素的毒性作用

E. 以上都不对

【试题分析及参考答案】　本题考点是抗毒素的相关知识。抗毒素是类毒素注入机体后，可以刺激机体产生的具有中和外毒素作用的抗体。因此选 B。

16. 一般情况下，可以引起菌血症的细菌是

A. 肉毒梭菌

B. 霍乱弧菌

C. 伤寒沙门菌

D. 破伤风梭菌

E. 白喉棒状杆菌

【试题分析及参考答案】　本题考点是菌血症的相关知识。菌血症是致病菌由局部侵入血流，但未在血流中生长繁殖，只是经血循环到达体内适宜部位后再进行繁殖而致病，如伤寒早期有菌血症期。因此选 C。

17. 可经多途径感染的细菌是

A. 炭疽芽胞杆菌

B. 破伤风梭菌

C. 嗜肺军团菌

D. 伤寒沙门菌

E. 脑膜炎奈瑟菌

【试题分析及参考答案】 本题考点是细菌传播途径的相关知识。某些细菌可经多种途径感染，如炭疽芽胞杆菌可经呼吸道、消化道、皮肤创伤等多途径感染。故选 A。

18. 下列哪种细菌不是胞内菌

A. 布鲁氏菌

B. 嗜肺军团菌

C. 结核分枝杆菌

D. 脑膜炎奈瑟菌

E. 伤寒沙门菌

【试题分析及参考答案】 本题考点是胞内寄生菌的相关知识。根据致病菌与宿主细胞的关系，可分为胞外菌和胞内菌两类。胞内菌又分两种，即兼性胞内菌和专性胞内菌。兼性胞内菌是指在宿主体内，主要寄居在细胞内生长繁殖，也可在体外无活细胞的适宜环境中生存和繁殖。专性胞内菌则不论在宿主体内或体外，都只能在活细胞内生长繁殖。脑膜炎奈瑟菌不属于胞内菌。因此选 D。

19. 下列哪些细菌不是胞外菌感染

A. 破伤风梭菌

B. 葡萄球菌

C. 结核分枝杆菌

D. 白喉棒状杆菌

E. 霍乱弧菌

【试题分析及参考答案】 本题考点是胞外菌的知识。胞外菌是指可以在宿主细胞外的组织间隙、血液、淋巴液、组织液等体液中生长繁殖的细菌，它们在体外可以在没有活细胞的人工培养基

中生长。而结核分枝杆菌属于胞内菌。因此选 C。

20. 参与吞噬细胞依赖氧杀菌作用的物质是

A. 溶菌酶

B. 核酸酶

C. 乳酸

D. 乳铁蛋白

E. MPO

【试题分析及参考答案】 本题考点是吞噬细胞的知识。吞噬细胞的杀菌作用主要借助于吞噬溶酶体内的依氧和非依氧两大杀菌系统。依氧杀菌系统主要通过氧化酶的作用，使分子氧活化成为多种活性氧中介物（ROI）和活性氮中介物（RNI），直接作用于微生物；或通过髓过氧化物酶（MPO）和卤化物的协同而杀灭微生物。因此选 E。

21. 参与胞外菌免疫应答的 T 细胞主要是

A. Th0 细胞

B. Th1 细胞

C. Th2 细胞

D. Tc 细胞

E. Ts 细胞

【试题分析及参考答案】 本题考点是胞外菌感染免疫的特点。抗胞外菌感染的主要特点是以体液免疫为主。细胞免疫的作用主要是 CD_4^+ Th2 辅助 B 细胞产生抗体，并产生多种细胞因子，促进巨噬细胞吞噬杀菌。因此选 C。

22. G^- 菌在宿主体内感染使血液中出现内毒素而引起的症状为

A. 毒血症

B. 内毒素血症

C. 菌血症

D. 败血症

E. 脓毒血症

【试题分析及参考答案】 本题考点是内毒素血症的概念。G⁻菌在宿主体内感染使血液中出现内毒素引起的症状为内毒素血症。因此选 B。

23. 致病菌侵入血流后，在其中大量生长繁殖，产生毒性代谢产物所引起的全身性中毒的症状为

A. 毒血症

B. 内毒素血症

C. 菌血症

D. 败血症

E. 脓毒血症

【试题分析及参考答案】 本题考点是败血症的概念。败血症是致病菌侵入血流后，在其中大量生长繁殖，产生毒性代谢产物所引起的全身性中毒症状。因此选 D。

24. 外毒素经血到达易感的组织和细胞，引起特殊的毒性症状为

A. 毒血症

B. 内毒素血症

C. 菌血症

D. 败血症

E. 脓毒血症

【试题分析及参考答案】 本题考点是毒血症的相关知识。毒血症是指致病菌侵入宿主体内后，只在机体局部生长繁殖，病菌不进入血循环，但产生的外毒素入血，引起特殊的毒性症状。因此选 A。

25. 带菌者指的是

A. 体内携带细菌，但不产生临床症状的健康人

B. 体内携带细菌，又产生临床症状的患者

C. 体内携带致病菌，但不产生临床症状的健康人

D. 体内携带致病菌，又产生临床症状的患者

E. 以上都不是

【试题分析及参考答案】 本题考点是带菌者的概念。在显性或隐性感染后，致病菌并未立即消失，而是在患者体内继续留存一定时间，与机体免疫力处于相对平衡状态，称为带菌状态，该宿主称为带菌者。带菌者没有临床症状但经常会间歇排出病菌。因此选 C。

二、多选题

1. 正常菌群对宿主的生理学作用有

A. 抗衰老作用

B. 营养作用

C. 促进免疫器官的发育

D. 生物屏障作用

E. 刺激补体的合成

【试题分析及参考答案】 本题考点是正常菌群的生理学作用。正常菌群对宿主的生理学作用有生物拮抗作用、营养作用、免疫作用、抗衰老作用、抗肿瘤作用等。因此选 ABCD。

2. 内毒素的毒性作用有

A. 微循环衰竭

B. 休克

C. 发热

D. 低血压

E. 白细胞反应

【试题分析及参考答案】 本题考点是内毒素的相关知识。内毒素的主要生物学作用有发热反应、白细胞反应、内毒素血症与内毒素休克，内毒素血症严重时可导致以微循环衰竭和低血压为

特征的内毒素休克甚至死亡。因此选ABCDE。

3. 下列关于外毒素的叙述正确的是

A. 多在菌细胞内合成后分泌至胞外

B. 多为 A-B 型分子结构

C. 多不耐热

D. 毒性作用弱

E. 经甲醛处理可制成类毒素

【试题分析及参考答案】 本题考点是细菌外毒素的知识。外毒素主要是由 G^+ 菌和部分 G^- 菌在细胞内合成并分泌到菌体外的毒性蛋白质。多数外毒素为 A-B 型分子结构；毒性作用强，对组织器官有高度选择性；一般不耐热；抗原性强，可形成类毒素，即采用 0.4% 甲醛溶液脱去外毒素毒性而保留其免疫原性的生物制品。因此选 ABCE。

4. 测定细菌毒力的指标是

A. CPE

B. LD_{50}

C. $TCID_{50}$

D. ID_{50}

E. PFU

【试题分析及参考答案】 本题考点是细菌毒力的测定指标。毒力是指细菌致病性的强弱程度。通常用半数致死量（LD_{50}）或半数感染量（ID_{50}）作为测定毒力的指标，即在一定条件下能引起 50% 的实验动物死亡或 50% 的组织培养细胞发生感染的细菌数量或毒素剂量。因此选 BD。

5. 关于抗细菌感染免疫的叙述，下列哪项是正确的

A. 非特异性免疫是抗感染的第一道防线

B. 特异性免疫在发挥作用的同时，可显著增强非特异性免疫

C. 抗胞外菌感染主要以体液免疫为主

D. 抗胞内菌感染主要以细胞免疫为主

E. 抗体与细菌结合可直接杀死病原菌

【试题分析及参考答案】 本题考点是抗细菌感染免疫的综合知识。抗体对细菌可起到阻止细菌黏附、调理吞噬、激活补体溶菌及中和细菌外毒素等作用，不能直接杀死细菌。因此选 ABCD。

6. 吞噬细胞吞噬细菌后，可能出现的后果是

A. 细菌被杀灭和消化

B. 细菌不被杀死，并能在吞噬细胞内生长繁殖

C. 细菌不被杀死，可引起感染的扩散

D. 造成组织损伤和炎症反应

E. 细菌不被杀死，可发生变异

【试题分析及参考答案】 本题考点是吞噬作用的后果。吞噬作用的后果包括完全吞噬和不完全吞噬，同时还会造成组织损伤。完全吞噬是病原体被杀灭和消化，未消化的残渣被排出胞外。不完全吞噬是胞内寄生菌在免疫力低下的机体中，只被吞噬却不被杀死。有的病原体甚至能在吞噬细胞中生长繁殖，有的能随游走的吞噬细胞引起感染的扩散。吞噬细胞在吞噬过程中，由溶酶体释放的多种蛋白水解酶也能破坏邻近的正常组织细胞，还会造成组织损伤和炎症反应。因此选 ABCD。

三、名词解释

1. 正常菌群（normal flora）

2. 菌群失调症（dysbacteriosis）

3. 条件致病菌（condationed pathogen）

4. 细菌的感染（bacterial infection）

5. 半数致死量（median lethal dose, LD_{50}）

6. 半数感染量（median infective dose, ID_{50}）

7. 侵袭力（invasiveness）

8. 专性胞内菌（obligate intracellular bacteria）

9. 隐性感染（inapparent infection）

10. 带菌状态（carrier state）

11. 毒血症（toxemia）

12. 菌血症（bacteremia）

13. 败血症（septicemia）

14. 脓毒血症（pyemia）

15. 医院感染（nosocomial infection）

【参考答案】

1. 正常菌群（normal flora）　即在人体表和同外界相通的口腔、鼻咽腔、肠道、泌尿生殖道等腔道黏膜寄居着的微生物，当机体免疫功能正常时，这些微生物与宿主之间以及微生物之间保持相对的平衡状态，是对宿主有益无害的生理性菌群。正常菌群对宿主有生物拮抗、营养、免疫以及抗衰老作用。

2. 菌群失调症（dysbacteriosis）　是宿主某部位正常菌群中各菌种间的比例发生较大幅度变化而产生的病症称为菌群失调症。

3. 条件致病菌（condationed pathogen）当正常菌群与宿主间的生态平衡失调时，原来在正常时不致病的正常菌群就成了可致病的细菌，称之为机会致病菌或条件致病菌。

4. 细菌的感染（bacterial infection）细菌侵入宿主体内后，在生长繁殖的过程中不仅释放出毒性物质，同时还与宿

主细胞之间发生相互作用，引起宿主出现病理变化的过程称为细菌的感染。

5. 半数致死量（median lethal dose, LD_{50}）　指在一定条件下能引起50%的实验动物死亡的细菌数量或毒素剂量。

6. 半数感染量（median infective dose, ID_{50}），指在一定条件下能引起50%的组织培养细胞发生感染的细菌数量或毒素剂量。

7. 侵袭力（invasiveness）　致病菌能突破宿主皮肤、黏膜生理屏障，进入机体并在体内定植、繁殖扩散的能力称为侵袭力。细菌的侵袭力包括黏附素、荚膜、侵袭素、侵袭性酶类和细菌生物被膜等。

8. 专性胞内菌（obligate intracellular bacteria）　是指不论在宿主体内或体外，都只能在活细胞内生长繁殖的细菌。

9. 隐性感染（inapparent infection）又称亚临床感染（subclinical infection），指当机体的抗感染免疫力较强或侵入的病菌数量不多、毒力较弱，感染后对机体损害较轻，不出现或出现不明显的临床症状。

10. 带菌状态（carrier state）　指在显性或隐性感染后，致病菌并未立即消失，而是在患者体内继续留存一定时间，与机体免疫力处于相对平衡状态，称为带菌状态。

11. 毒血症（toxemia）　指致病菌侵入宿主体内后，只在机体局部生长繁殖，病菌不进入血循环，但产生的外毒素入血。外毒素经血到达易感的组织和细胞，引起特殊的毒性症状。

12. 菌血症（bacteremia）　指致病菌由局部侵入血流，但未在血流中生长繁殖，只是经血循环到达体内适宜部位

后再进行繁殖而致病。

13. 败血症（septicemia） 指致病菌侵入血流后，在其中大量生长繁殖，产生毒性代谢产物所引起的全身性中毒的症状。

14. 脓毒血症（pyemia） 指化脓性致病菌侵入血流后，在其中大量繁殖，并通过血流扩散到宿主体内其他组织或器官，产生新的化脓性病灶。

15. 医院感染（nosocomial infection） 又称医院内感染（nosocomial infection）或医院获得性感染（hospital acquired infection），主要是指患者在住院期间发生的感染和在医院内获得而在出院后发生的感染，或患者入院时已经发生的直接与前次住院有关的感染。医院工作人员在医院内获得的感染也属医院感染。

四、简答题

1. 试述正常菌群的生理学意义。

【参考答案】 正常菌群对宿主有以下的生理学作用。

（1）生物拮抗作用：寄居的正常菌群可以发挥生物屏障的作用，对抗致病菌的侵入。这种拮抗作用的机制主要是受体竞争，使外来致病菌不能定植；产生有害代谢物，对其他细菌进行抑制和杀伤；营养竞争，正常菌群通过营养争夺，大量繁殖而处于优势地位。

（2）营养作用：正常菌群参与物质代谢、营养物质转化和合成。如肠道内脆弱类杆菌和大肠埃希菌能产生维生素 K 和维生素 B 等供宿主利用。

（3）免疫作用：正常菌群作为抗原既能促进宿主免疫器官的发育，又能刺激免疫系统发生免疫应答，产生的免疫物质对具有交叉抗原组分的致病菌有一定程度的抑制或杀灭作用。

（4）抗衰老作用：双歧杆菌、乳杆菌等许多细菌能产生超氧化物歧化酶（SOD）等抗氧化损伤的生物酶，保护组织细胞免受活性氧的损伤，具有抗衰老作用。

（5）抗肿瘤作用：双歧杆菌和乳酸杆菌可将肠道产生的某些前致癌物或致癌物质转化为非致癌物质排出体外，并通过激活巨噬细胞等发挥非特异免疫作用而抑制肿瘤。

2. 简述正常菌群变为条件致病菌的条件。

【参考答案】 当正常菌群与宿主间的生态平衡失调时，原来在正常时不致病的正常菌群就成了可致病的细菌，称之为机会致病菌或条件致病菌。一般在以下几种特定条件下正常菌群可以致病。

（1）定位转移：是指正常菌群的寄居部位发生改变而产生的微生态失调。

（2）宿主免疫功能下降：宿主免疫功能下降，导致一些正常菌群在原寄居部位能穿透黏膜等屏障，引起局部组织或全身性感染，甚至可因败血症而死亡。

（3）菌群失调：由于某些原因而使某一部位正常菌群中各菌种之间比例发生较大幅度的变化而超出正常范围，生态系出现不平衡状态，称菌群失调。由此而产生的一系列临床症状称菌群失调症。菌群失调时，往往可发生二重感染或重叠感染。菌群失调症常见于长期使用广谱抗生素治疗的患者。

3. 简述与细菌致病性有关的因素。

【参考答案】 细菌的致病性与其毒力、侵入机体的数量及途径密切相关。

（1）细菌的毒力取决于它们对机体的侵袭力和产生的毒素。①细菌的侵袭力是指致病菌能突破宿主皮肤、黏膜生理屏障，进入机体并在体内定植、繁殖扩散的能力。细菌的侵袭力包括黏附素、荚膜、侵袭素、侵袭性酶类和细菌生物被膜等。②细菌毒素分为外毒素和内毒素两类：外毒素是由 G^+ 菌和部分 G^- 菌在细胞内合成并分泌到菌体外的毒性蛋白质，对组织器官有高度选择性，毒性作用强，可引起各自特殊病变和临床症状；根据外毒素对宿主细胞的亲和性及作用靶点，又可分为神经毒素、细胞毒素和肠毒素。内毒素是 G^- 菌细胞壁的结构组分脂多糖（LPS），在细菌死亡裂解后释放出来，毒性作用相对较弱，且对组织无选择性；各种 G^- 菌内毒素的致病作用基本相似，内毒素的主要生物学作用有发热反应、白细胞反应、内毒素血症与内毒素休克。

（2）细菌入侵的数量：感染的发生，除致病菌必须具有一定的毒力以外，还需有足够的数量，所致细菌数量的多少，一方面与致病菌的毒力强弱有关，另一方面还取决于宿主免疫力的高低。毒力愈强，引起感染所需的菌量愈少，反之则菌量愈大。

（3）细菌入侵的途径：有了一定的毒力物质和足够数量的致病菌，还需经一定的途径进入体内合适的部位定居繁殖，才能造成感染。如果侵入易感机体的途径不对，则不能引起感染。

4. 请列表比较细菌内、外毒素的主要区别。

【参考答案】 见表 7-1。

5. 细胞免疫对细胞内寄生菌是如何发挥作用的？

【参考答案】 抗胞内菌感染主要依靠以 T 细胞为主的细胞免疫。主要是通过 Th1 细胞和细胞毒性 T 细胞（CTL）来完成。CD_4^+Th1 可分泌多种细胞因子，激活并增强巨噬细胞对靶细胞的杀伤能力，引起迟发型超敏反应，从而有利于对胞内菌的清除。CTL 在抗某些胞内菌的感染中可直接杀伤靶细胞，它可通过毒性分子包括穿孔素、颗粒酶的介导发挥细胞毒性作用，破坏靶细胞，使病菌

表 7-1 内毒素与外毒素的主要区别

区别要点	外毒素	内毒素
来源	G^+ 菌和部分 G^- 菌	G^- 菌
编码基因	质粒或前噬菌体或染色体基因	染色体基因
存在部位	活菌分泌至菌体外，少数菌裂解后释出	细胞壁成分，菌体裂解后释出
化学成分	蛋白质	脂多糖
稳定性	不稳定，60～80℃ 30 min 被破坏	稳定，160℃ 2～4 h 才被破坏
毒性作用	强，对组织器官有选择性的毒害作用，引起特殊临床表现	较弱，各菌的毒性作用大致相同，引起发热、白细胞增多、微循环障碍、休克、DIC 等全身反应
抗原性	强，刺激机体产生抗毒素，0.4% 甲醛溶液处理可脱毒成类毒素	弱，刺激机体产生的中和抗体作用弱，甲醛处理不形成类毒素

释放出来，再由抗体等调理后被巨噬细胞吞噬消灭；而颗粒酶对胞内菌可起到直接杀灭的作用；此外，还可以通过分泌 Th1 型细胞因子，如 IFN-γ 等，活化巨噬细胞，增强其杀伤能力。

6. 简述致病菌引起全身性感染后临床上有哪些常见的情况。

【参考答案】　全身感染是指致病菌或其毒性代谢产物向全身散播引起全身性症状的一种感染类型。临床上常见的有以下几种情况：

（1）毒血症：致病菌侵入宿主体内后，只在机体局部生长繁殖，病菌不进入血循环，但产生的外毒素入血。外毒素经血到达易感的组织和细胞，引起特殊的毒性症状。引起毒血症的病原菌常见的有白喉杆菌、破伤风杆菌等。

（2）内毒素血症：G⁻菌在宿主体内感染使血液中出现内毒素引起的症状。在严重 G⁻ 菌感染时，常发生内毒素血症。

（3）菌血症：致病菌由局部侵入血流，但未在血流中生长繁殖，只是经血循环到达体内适宜部位后再进行繁殖而致病。例如伤寒病早期的菌血症等。

（4）败血症：致病菌侵入血流后，在其中大量生长繁殖，产生毒性代谢产物所引起的全身性中毒的症状。例如高热、肝脾大等，严重者可以导致休克及死亡。如鼠疫耶尔森菌、炭疽芽胞杆菌等均可引起败血症。

（5）脓毒血症：化脓性致病菌侵入血流后，在其中大量繁殖，并通过血流扩散到宿主体内其他组织或器官，产生新的化脓性病灶。例如金黄色葡萄球菌引起的脓毒血症，可导致多发性肝脓肿、皮下脓肿和肾脓肿等。

（张芳琳）

第 8 章　细菌感染的检查方法与防治原则

考试要点

一、细菌感染的诊断

（一）病原菌检测

1. 标本的采集与运送原则　早期采集；无菌采集；根据感染的疾病种类和病程不同，采取不同的标本；尽快送检；做好标记，详细填写化验单。

2. 细菌分离培养和鉴定　原则上所有标本均应作分离培养，获得纯培养后以便进一步鉴定。

（1）细菌培养：根据需要接种不同培养基，经纯培养后，通过营养需求、生长条件、菌落特征作初步鉴定。

（2）形态学检查：①不染色标本检查法，压滴法和悬滴法，通过暗视野或相差显微镜观察细菌的动力及其运动情况，如霍乱弧菌或螺旋体。②染色标本检查法，在形态及染色上具有特征的病原菌，可直接涂片，染色镜检。③染色法，革兰染色法、单染色法、抗酸染色法，检测荚膜、芽胞、鞭毛、细胞壁等特殊染色法。

（3）生化试验：细菌对糖类和蛋白质的分解产物不同，可作为鉴别细菌的依据，纯培养后的细菌可通过糖发酵试验等进行判定。

（4）血清学鉴定：利用已知特异性抗体检查未知细菌，以确定细菌种、型，如玻片凝集试验。

（5）动物实验：通过接种敏感动物用于致病菌的分离、鉴定、测定毒力等。

（6）药物敏感试验：指导临床选择用药，常用方法有纸碟法、小杯法、凹孔法和试管法等。纸碟法通过抑菌环的有无和大小判定细菌对该药物的敏感性。试管法以最低抑菌浓度（MIC）或最低杀菌浓度（MBC）表示，MIC 与 MBC 是指能够抑制或杀死培养基内细菌生长的最低药物浓度，值越低表示细菌对该药越敏感。

3. 病原菌抗原的检测

（1）酶联免疫技术（EIA）：常用方法有酶联免疫吸附法和酶标免疫组化法。

（2）协同凝集试验：以分泌 SPA 的金黄色葡萄球菌作为特异性抗体的载体，与待检抗原作协同凝集试验。

（3）免疫荧光技术（IF）：如荧光球法检测抗原。

（4）对流免疫电泳（CIE）：可使抗原抗体分子在电场作用下定向运动，限制其自由扩散，增加了相应作用的抗原抗体的浓度，从而提高了敏感性，该法快速、操作简单。

（5）免疫印迹技术：由凝胶电泳、转印与标记技术相结合完成对标本中细菌蛋白的检测。

4. 病原菌核酸的检测　通过测定细菌的特异基因序列进行比较和鉴定。常用方法有：①核酸杂交技术，包括原位杂交、斑点杂交、Southern 印迹、Northern 印迹等；② PCR 技术；③基因芯片技术；④ 16S rRNA 基因序列分析。

5. 其他检测法　如噬菌体对细菌分型；细菌 L 型的检测；细菌其他代谢产

物的检测：如气相色谱法鉴别厌氧菌，^{13}C、^{14}C 呼吸试验检测幽门螺杆菌。

（二）血清学诊断

用已知的细菌或其特异性抗原检测患者血清或其他体液中的抗体及其效价的变化，可作为感染性疾病的辅助诊断。由于多采取患者血清检测抗体，故常称为血清学诊断。在血清学诊断中，通常采取双份血清检测。恢复期或 1 周后血清抗体效价比早期升高 4 倍以上（含 4 倍）时，则可确认为现症感染。

常用方法有：① ELISA；②直接凝集试验，如诊断伤寒、副伤寒的肥达试验、立克次体的外斐试验等；③补体结合试验，如诊断 Q 热柯克斯体等；④中和试验，如诊断链球菌性风湿病的抗链球菌溶血素"O"试验；⑤乳胶凝集试验，如诊断流感嗜血杆菌、脑膜炎奈瑟菌等。

二、细菌感染的特异性预防

人工免疫（artificial immunization）：应用获得性免疫的原理，给机体注射或服用某种病原微生物抗原（包括类毒素），或注射特异性抗体，以达到防治感染性疾病的目的。根据其免疫产生的方式又进一步分为人工主动免疫和人工被动免疫。

（一）人工主动免疫（artificial active immunization）

将疫苗和类毒素接种于机体，刺激机体免疫系统产生特异性免疫应答，机体主动产生获得性免疫力的一种防治微生物感染的措施，主要用于特异性预防。

1. 疫苗

（1）死疫苗（killed vaccine）：用物理、化学方法杀死病原微生物，但仍保持其抗原性的一种生物制剂，常用的有伤寒、霍乱、流行性脑膜炎、钩端螺旋体病等灭活疫苗。见表 8-1。

（2）活疫苗（living vaccine）：亦称减毒活疫苗（attenuated vaccine），是通过毒力变异或人工选择法获得的减毒

表 8-1　活疫苗与死疫苗的比较

区别要点	活疫苗	死疫苗
特点	减毒或无毒的疫苗	死菌，仍保持免疫原性
制备方法	通过非正常培养获得的减毒株	通过物理化学方法使病原体失活
接种剂量及次数	量小，多为 1 次	量大，2～3 次
接种后反应	可在体内增殖，类似轻型感染或隐性感染	在体内不增殖，可出现发热、全身或局部肿痛等反应
免疫效果	刺激机体体液免疫和细胞免疫，维持时间长	刺激机体体液免疫，维持时间短
毒力回升与安全性	有可能，对免疫缺陷者有危险	无毒力回升的可能，安全性好
疫苗稳定性	相对不稳定	相对稳定
存储条件	不易保存，一般需低温，真空冻干可长期保存	易保存，且维持时间长
常用疫苗	卡介苗 (BCG)、麻疹减毒活疫苗	霍乱、伤寒、百日咳、钩端螺旋体病疫苗等

或无毒株，或从自然界直接选择出来的弱毒或无毒株经培养后制成的疫苗，如BCG、麻疹、鼠疫、炭疽等减毒活疫苗。见表8-1。

（3）亚单位疫苗（subunit vaccine）：利用微生物的保护性抗原制成的不含核酸、能诱发机体产生免疫应答的疫苗，如肺炎链球菌表面的荚膜多糖等。

（4）基因工程疫苗：利用基因工程技术把编码病原体保护性抗原表位的目的基因导入原核或真核表达载体后，用表达的保护性抗原制成的疫苗。

（5）重组载体疫苗：将编码某一蛋白抗原的基因转入减毒的病毒或细菌而制成的疫苗。转入的目的基因可整合到病毒或细菌的基因组上或以质粒的形式存在。应用于人体后，会在体内增殖并将蛋白抗原的基因表达成相应的蛋白质，后者刺激人体产生免疫应答，因此重组载体疫苗也是活疫苗的一种特殊形式。痘苗病毒是常用载体。

（6）核酸疫苗（nucleic acid vaccine）：也称DNA疫苗，是将编码保护性抗原的基因重组到质粒真核表达载体上，然后将重组的质粒DNA直接注射到宿主体内，外源基因在体内所表达的抗原能刺激机体产生免疫应答。由于这些DNA片段不需另加其他的生物载体和化学佐剂，故又称为裸DNA疫苗（naked DNA vaccine）。其优点是免疫效果好，可同时诱导细胞免疫和体液免疫，免疫应答持久、制备简便、成本低廉、可联合免疫。缺点是安全性问题，DNA整合于宿主染色体而激活癌基因和影响抑癌基因的表达，导致细胞的恶性转化；机体是否会产生抗体而诱导自身免疫性疾病。

2. **类毒素**（toxoid）　外毒素经0.3%～0.4%甲醛溶液处理后，失去了毒性但仍保持抗原性的生物制品。加入吸附剂氢氧化铝便制成精制类毒素。还可将类毒素与死疫苗制成联合疫苗，如DPT三联疫苗，用于预防白喉、百日咳、破伤风。

（二）人工被动免疫（artificial passive immunization）

人工被动免疫是输入含有特异性抗体的免疫血清、纯化免疫球蛋白抗体或细胞因子等免疫制剂，使机体立即获得特异性免疫力的过程，可用于某些急性传染病的紧急预防和治疗。两种人工免疫方法的比较见表8-2。

1. **抗毒素**（antitoxin）　将类毒素或外毒素给马进行多次免疫后，待马匹产生高效价抗毒素后采血，分离血清，提取其免疫球蛋白精制成抗毒素制剂，主要用于外毒素所致疾病的治疗与应急预防。常用的有破伤风抗毒素、白喉抗毒素等。使用时要注意Ⅰ型超敏反应。

2. **血清丙种球蛋白**（serum gammaglobulin）　从正常人血浆中提取的丙种球蛋白制剂。胎盘丙种球蛋白（placental gammaglobulin）是从健

表8-2　两种人工免疫方法的比较

区别要点	人工主动免疫	人工被动免疫
免疫物质	抗原	抗体或细胞因子等
接种次数	1～3次	1次
免疫力的产生	较晚（注射后2～4周）	较早（注射后立即出现）
免疫力维持时间	长（数月至数年）	短（2～3周）
用途	多用于预防	多用于治疗或应急预防

康产妇的胎盘或婴儿脐带血液中提制而成，主要含有丙种球蛋白。主要用于对某些疾病的应急预防及烧伤患者预防细菌感染。

3. 其他免疫制剂　目前常用γ干扰素（IFN-γ）、α干扰素（IFN-α）、白细胞介素（IL）、集落刺激因子（CSF）及淋巴因子激活的杀伤细胞（LAK细胞）。

三、细菌感染的治疗

主要应用抗菌药物治疗细菌性感染。抗菌药物指天然或人工合成的化学制剂，包括人工合成的磺胺、喹诺酮类化学药物及由微生物合成的抗生素类药物。原则上应以临床诊断、细菌学检查和体外药敏试验作为用药依据。对细菌耐药性问题应引起重视。

典型试题及分析

一、单选题

1. 不符合脑膜炎奈瑟菌送检标本要求的是
A. 采集标本注意无菌操作
B. 在该病原菌主要存在部位取材
C. 采集标本一般应在使用抗菌药物前
D. 采集的标本要立即送检
E. 标本送检过程中要保持低温

【试题分析及参考答案】　本题考点是病原菌标本采集与运送的原则。普遍说来以上描述对于大多数病原菌都适用，但要注意个别病原菌的特殊要求，脑膜炎奈瑟菌不耐冷，因此送检过程中要注意保温。因此选 E。

2. 使用时要注意防止发生Ⅰ型超敏反应的免疫制剂是
A. 丙种球蛋白
B. 类毒素
C. 抗毒素
D. 白介素
E. 干扰素

【试题分析及参考答案】　本题考点是免疫制剂的使用对机体会产生一定的不良反应，其中抗毒素注射于人体可

能会产生Ⅰ型超敏反应。因此选 C。

3. 关于胎盘球蛋白的叙述错误的是
A. 由健康产妇的胎盘和婴儿脐带血提取制备
B. 主要含丙种球蛋白
C. 主要含有多种微生物的特异性抗原
D. 主要用于某些疾病的紧急预防
E. 可用于烧伤患者预防细菌感染

【试题分析及参考答案】　本题考点是胎盘丙种球蛋白的知识。胎盘丙种球蛋白是从健康产妇的胎盘或婴儿脐带血液中提制而成，含有多种抗微生物的抗体，主要用于对某些疾病的应急预防及烧伤患者预防细菌感染。因此选 C。

4. 不是检测病原菌抗原的方法是
A. 酶联免疫吸附法
B. 对流免疫电泳
C. 免疫荧光技术
D. PCR
E. 协同凝集试验

【试题分析及参考答案】　本题考点是病原菌抗原的检测方法。酶联免疫吸附法、对流免疫电泳、免疫荧光技术、协同凝集试验等都是常用方法，PCR用

于病原菌核酸的扩增。因此选 D。

5. 不属于检测细菌核酸的技术有

A. 原位杂交

B. Southern 印迹

C. 基因芯片技术

D. PCR

E. IF

【试题分析及参考答案】　本题考点是病原菌核酸的检测方法。原位杂交、Southern 印迹、基因芯片技术和 PCR 等都是常用的检测细菌特异基因序列的方法，IF 即免疫荧光技术，主要用于检测细菌抗原。因此选 E。

6. 关于活疫苗的叙述，哪项是不正确的

A. 能在机体内繁殖

B. 经人工培养获得或从自然界筛选出的变异株

C. 免疫效果好且持久

D. 比死疫苗接种次数少

E. 比死疫苗易保存

【试题分析及参考答案】　本题考点是活疫苗的概念与特点。活疫苗是通过毒力变异或人工选择法而获得的减毒或无毒株，或从自然界直接选择出来的弱毒或无毒株经培养后制成的疫苗，可在体内增殖，接种量小，免疫效果好，维持时间长，但相对死疫苗不稳定且不易保存。因此选 E。

7. 存在于多数成人血清中的是

A. 死疫苗

B. 活疫苗

C. 丙种球蛋白

D. 类毒素

E. 抗毒素

【试题分析及参考答案】　本题考

点是人工被动免疫。机体通过隐性感染、患病及人工主动免疫等，血清中会出现抗多种微生物的特异性抗体，丙种球蛋白是就是人体内具有抗体活性的免疫球蛋白，其余都是以人工接种或注射的方式获得的。因此选 C。

8. 将肉毒毒素注射于马体内可使之产生

A. 抗毒素

B. 外毒素

C. 减毒活疫苗

D. 亚单位疫苗

E. 核酸疫苗

【试题分析及参考答案】　本题考点是抗毒素的知识，将类毒素或外毒素给马进行多次免疫后，待马匹产生高效价抗毒素后采血，分离血清，提取其免疫球蛋白即成抗毒素。因此选 A。

9. BCG 是一种

A. 死疫苗

B. 类毒素

C. 丙种球蛋白

D. 减毒活疫苗

E. 抗毒素

【试题分析及参考答案】　本题考点是常见疫苗的知识。BCG 即卡介苗，是经人工培养后，用于预防结核菌感染的减毒株。因此选 D。

10. 用于血清学鉴定确定细菌种、型的常用方法是

A. 对流免疫电泳

B. 协同凝集试验

C. 直接凝集试验

D. 玻片凝集试验

E. 乳胶凝集试验

【试题分析及参考答案】　本题考

点是利用已知抗体检查未知病原菌的常用方法。对流免疫电泳、协同凝集试验为检测抗原的常用方法，但不用于分型；直接凝集试验和乳胶凝集试验用于检测患者血清中抗体，玻片凝集试验可用于鉴定菌种和确定型别。因此选 D。

二、多选题

1. 属于人工被动免疫方式的是
A. 注射人血清丙种球蛋白
B. 注射人胎盘球蛋白
C. 注射抗毒素
D. 注射类毒素
E. 注射 γ 干扰素

【试题分析及参考答案】　本题考点是人工被动免疫方式。人工被动免疫是指输入含有特异性抗体的免疫血清、纯化免疫球蛋白抗体或细胞因子等免疫制剂，使机体立即获得特异性免疫力的过程，主要有抗毒素、血清丙种球蛋白、胎盘丙种球蛋白、干扰素、白细胞介素、集落刺激因子（CSF）等，注射类毒素属于人工主动免疫。因此选 ABCE。

2. 机体获得人工主动免疫的方式是
A. 注射干扰素
B. 接种疫苗
C. 接种抗菌血清
D. 注射类毒素
E. 注射抗毒素

【试题分析及参考答案】　本题考点是人工主动免疫的知识，用于人工主动免疫的制剂有疫苗和类毒素两类，其他属于人工被动免疫。因此选 BD。

3. 死疫苗的缺点是
A. 免疫效果差
B. 免疫不良反应大
C. 需要重复注射
D. 疫苗稳定性较差
E. 接种剂量大

【试题分析及参考答案】　本题考点是死疫苗的缺点。死疫苗是指用物理、化学方法杀死病原微生物，但仍保持其抗原性的一种生物制剂，在体内不增殖，可出现发热、全身或局部肿痛等反应，免疫效果较差，维持时间短，需多次注射，但相对稳定，易保存。因此选 ABCE。

4. 病原菌鉴定的一般程序包括
A. 形态学检查
B. 分离培养
C. 生化鉴定
D. 血清学鉴定
E. 药物敏感试验

【试题分析及参考答案】　本题考点是病原菌检测的知识。病原菌可经分离纯培养后，做形态学检查，结合生化试验、血清学鉴定、动物试验、药敏试验进行判定。因此选 ABCDE。

5. 人工主动免疫的特点包括
A. 免疫物质为抗原
B. 免疫物质为抗体
C. 免疫物质为抗毒素
D. 免疫物质为类毒素
E. 主要用于治疗

【试题分析及参考答案】　本题考点是人工主动免疫的概念与特点。将疫苗和类毒素即抗原类物质，接种于机体，刺激机体免疫系统产生特异性免疫应答，使机体主动产生获得性免疫力的措施，主要用于特异性预防。因此选 AD。

6. 细菌感染的血清学诊断方法有
A. 直接凝集试验
B. 补体结合试验

C. 协同凝集试验

D. 乳胶凝集试验

E. ELISA

【试题分析及参考答案】 本题考点是病原菌血清学诊断的常用方法。直接凝集试验、补体结合试验、中和试验、乳胶凝集试验和 ELISA 是用于检测血清中特异性抗体的常用方法，而协同凝集试验是用于检测抗原的一种常用方法。因此选 ABDE。

三、名词解释

1. 人工主动免疫（artificial active immunization）

2. 人工被动免疫（artificial passive immunization）

3. 减毒活疫苗（attenuated vaccine）

4. 类毒素（toxoid）

5. 血清学诊断（serological diagnosis）

6. 最低抑（杀）菌浓度（minimum inhibitory concentration，MIC）

【参考答案】

1. 人工主动免疫（artificial active immunization） 人工主动免疫，是指将疫苗和类毒素接种于机体，刺激机体免疫系统产生特异性免疫应答，机体主动产生获得性免疫力的一种防治微生物感染的措施，主要用于特异性预防。

2. 人工被动免疫（artificial passive immunization） 是指输入含有特异性抗体的免疫血清、纯化免疫球蛋白抗体或细胞因子等免疫制剂，使机体立即获得特异性免疫力的过程，可用于某些急性传染病的紧急预防和治疗。

3. 减毒活疫苗（attenuated vaccine）是通过毒力变异或人工选择法而获得的减毒或无毒株，或从自然界直接选择出来的弱毒或无毒株经培养后制成的疫苗，如 BCG、麻疹等减毒活疫苗。

4. 类毒素（toxoid） 指外毒素经 0.3% ～ 0.4% 甲醛溶液处理后，失去了毒性但仍保持抗原性的生物制品。

5. 血清学诊断（serological diagnosis）用已知的细菌或其特异性抗原检测患者血清或其他体液中的抗体及其效价的变化，可作为感染性疾病的辅助诊断。由于多采取患者血清检测抗体，因此常称为血清学诊断。一般适用于抗原性较强的细菌，以及病程较长的感染性疾病。

6. 最低抑（杀）菌浓度（minimum inhibitory concentration，MIC） 对病原菌利用试管法进行药物敏感试验时，能够抑制或杀死培养基内细菌生长的最低药物浓度即最低抑（杀）菌浓度，值越低表示细菌对该药越敏感。

四、简答题

1. 简述标本采集和送检的原则。

【参考答案】 ①早期采集：在疾病早期及在使用抗菌药物前采集标本。②无菌采集，应严格无菌操作。③根据感染的疾病种类和病程不同，采取不同的标本（如脓汁、血液、痰液、粪便、尿、咽拭子、脑脊液、分泌液等）。④尽快送检：送检过程中多数菌种要冷藏，不耐寒冷的细菌，如奈瑟菌属细菌要注意保温。志贺菌因抵抗力弱，且对酸敏感，标本应保存于 30% 甘油缓冲盐水或在专门用于运送的培养基内尽快接种。⑤做好标记，详细填写化验单。

2. 血清学诊断及判定结果时应注意哪些问题。

【参考答案】 用已知的细菌或其特异性抗原检测患者血清或其他体液中

的抗体及其效价的变化，可作为感染性疾病的辅助诊断。由于多取患者血清检测抗体，故常称为血清学诊断。常用方法有直接凝集试验、补体结合试验、中和试验、乳胶凝集试验和 ELISA 等。该法一般适用于抗原性较强的细菌，以及病程较长的感染性疾病。在血清学诊断中，因健康人由于隐性感染或近期预防接种等原因，体内抗体效价可相对增高，而患者感染早期也会因抗体应答尚未建立，而表现为效价过低，因此通常采取双份血清检测。如果恢复期或一周后血清抗体效价比早期升高 4 倍以上（含 4 倍）时，则可确认为现症感染。此外，血清抗体效价受多种因素影响，如感染早期应用抗菌药物或年老体弱、免疫功能低下等原因，抗体效价无明显升高时，不宜轻易否定，应结合临床表现作诊断。

3. 比较活疫苗与死疫苗的区别。

【参考答案】　见考试要点，表 8-1：活疫苗与死疫苗的比较

4. 比较人工主动免疫与人工被动免疫的区别。

【参考答案】　见考试要点，表 8-2：两种人工免疫方法的比较

5. 简述病原菌检测的常用程序与方法。

【参考答案】　原则上所有标本均应作分离培养，以获得纯培养后进一步鉴定。①细菌培养：可通过营养需求、生长条件、菌落特征作初步鉴别。②形态学检查：不染色标本可通过暗视野或相差显微镜观察细菌的动力及其运动情况进行鉴别。对于形态及染色上具有特征的病原菌，可直接涂片，染色镜检。③生化试验：细菌对糖类和蛋白质的分解产物不同，可作为鉴别细菌的依据。④血清学鉴定：利用已知特异性抗体检查未知的纯培养细菌，以确定细菌种、型。⑤动物试验：通过接种敏感动物用于致病菌的分离、鉴定、测定毒力等。⑥药物敏感试验：用于指导临床选择用药。⑦当病原菌不易检出时，可用特异性抗体检测细菌抗原，常用方法有酶免疫技术、协同凝集试验、免疫荧光技术、对流免疫电泳、免疫印迹技术等。⑧还可以通过检测病原菌特异基因序列进行判定，常用方法有核酸杂交技术、PCR 技术和基因芯片技术等。

6. 什么是人工免疫，并列举常用的免疫制剂。

【参考答案】　人工免疫是指应用获得性免疫的原理，给机体注射或服用某种病原微生物抗原（包括类毒素），或注射特异性抗体，以达到防治感染性疾病的目的。根据其免疫产生的方式进一步又分为人工主动免疫和人工被动免疫。

人工主动免疫是将疫苗和类毒素接种于机体，刺激机体免疫系统产生特异性免疫应答，机体主动产生获得性免疫力的一种防治微生物感染的措施，主要用于特异性预防。常用的制剂有疫苗（包括死疫苗、活疫苗、亚单位疫苗、基因工程疫苗、重组载体疫苗、核酸疫苗）和类毒素。人工被动免疫是指输入含有特异性抗体的免疫血清、纯化免疫球蛋白抗体或细胞因子等免疫制剂，使机体立即获得特异性免疫力的过程，可用于某些急性传染病的紧急预防和治疗。常用的制剂有抗毒素、血清丙种球蛋白、胎盘丙种球蛋白及其他免疫制剂，如 γ 干扰素、α 干扰素、白细胞介素、集落刺激因子及淋巴因子激活的杀伤细胞。

（吕　欣）

第9章 球菌

考试要点

一、金黄色葡萄球菌

（一）生物学特性

1. **形态染色** 革兰染色阳性，典型排列成葡萄串状；无芽胞和鞭毛，体外培养时一般不形成荚膜。

2. **培养特性与生化反应** 可产生不同的脂溶性色素使菌落着色；致病性葡萄球菌菌落呈金黄色，在血琼脂平板上，菌落周围还可见完全透明溶血环（β溶血）。致病菌株能分解甘露醇产酸；触酶阳性。

3. **抗原成分**

（1）葡萄球菌A蛋白（SPA）：90%的金黄色葡萄球菌表面具有SPA，可与人和某些哺乳动物的IgG分子的Fc段非特异结合。利用此特性，建立的协同凝集试验广泛用于多种微生物抗原的检测。SPA与抗体的复合物具有抗吞噬、促细胞分裂、引起超敏反应、损伤血小板等多种生物学活性。

（2）荚膜多糖抗原：多数金黄色葡萄球菌具有荚膜多糖抗原，具有抗吞噬、黏附等功能。

（3）多糖抗原：为群特异性抗原，存在于细胞壁。

4. **分类**

（1）根据色素、生化反应等表型的不同，葡萄球菌可分为金黄色葡萄球菌、表皮葡萄球菌、腐生葡萄球菌。

（2）根据有无凝固酶可将葡萄球菌分为凝固酶阳性菌株和凝固酶阴性菌株。

（3）根据核酸分析的遗传学分型可

将葡萄球菌属分成40个种和24个亚种。凝固酶阳性菌还可进行噬菌体分型，用于流行病学调查、追查传染源以及菌体分型与疾病类型间关系的研究。

5. **抵抗力** 葡萄球菌抵抗力强，耐盐，易耐药；耐甲氧西林金黄色葡萄球菌（MRSA）是医院内感染最常见的致病菌。

（二）致病性与免疫性

1. **致病物质**

（1）酶类：凝固酶可使加入抗凝剂的人或兔血浆凝固，是鉴定致病性葡萄球菌的重要指标；凝固酶具有抗吞噬、抗杀菌作用，使感染易于局限化和形成血栓。耐热核酸酶由致病性葡萄球菌产生，是测定葡萄球菌有无致病性的重要指标之一。此外，葡萄球菌还可产生纤维蛋白溶酶、透明质酸酶、脂酶、触酶以及β-内酰胺酶等。

（2）毒素：可产生溶素、杀白细胞素、肠毒素、表皮剥脱毒素及毒性休克综合征毒素-1等多种外毒素。

（3）细胞表面结构：包括黏附素、肽聚糖、磷壁酸及SPA等。

2. **所致疾病** 可分为侵袭性疾病和毒素性疾病两类。

（1）侵袭性疾病常为化脓性感染，一般发生在皮肤组织，也可发生于深部组织器官。

（2）毒素性疾病包括食物中毒、烫伤样皮肤综合征以及毒性休克综合征，其中食物中毒是夏秋季节常见的胃肠道疾病。

3. 免疫性　人群有一定的天然免疫力。感染后免疫力不强，难以防止再次感染。

（三）微生物学检测法

仅在确定全身性感染菌因或选择有效治疗药物上有一定价值。直接涂片镜检可根据细菌形态、排列和染色性初步判断；分离培养采用血琼脂培养平板；药敏实验用于指导临床用药；致病性葡萄球菌的鉴定主要依据产生金黄色色素、有溶血性、凝固酶试验多为阳性、耐热核酸酶试验阳性及能分解甘露醇产酸。

（四）凝固酶阴性葡萄球菌

最常见的凝固酶阴性葡萄球菌是表皮葡萄球菌和腐生葡萄球菌。凝固酶阴性葡萄球菌多为条件致病菌，是目前医源性感染的常见重要病原菌，在各类感染中仅次于大肠埃希菌。常见感染有泌尿系统感染、细菌性心内膜炎、败血症以及术后及植入医用器械引起的感染。

二、链球菌属

链球菌属中对人类致病的主要是 A 群链球菌和肺炎链球菌。其分类一般依据以下三种原则。

1. 根据溶血现象分类　①甲型溶血性链球菌，引起甲型溶血，又称为草绿色链球菌，属于机会致病菌；②乙型溶血性链球菌，引起乙型溶血，致病力强，常引起人类和动物多种疾病；③丙型链球菌，不产生溶血素，一般不致病。

2. 根据抗原结构分类　依据 C 多糖抗原（群特异性抗原）的不同，将其分为 20 群，其中对人致病的链球菌菌株多属于 A 群，多数引起乙型溶血。

3. 根据生化反应分类　用于对肺炎链球菌和草绿色链球菌等不具有群特异性抗原链球菌分类。

（一）A 群链球菌的生物学特性

1. 形态染色　革兰染色阳性，链状排列，无芽胞、无鞭毛，培养早期有透明质酸形成的荚膜。

2. 培养特性与生化反应　营养要求较高，多数菌株菌落周围形成完全透明溶血环（β 溶血）。一般不分解菊糖，不被胆汁溶解，用于鉴别甲型溶血性链球菌和肺炎链球菌。不产生触酶。

3. 抗原结构　主要抗原包括多糖抗原或称 C 抗原，为群特异性抗原；表面抗原或称蛋白质抗原，为型特异性抗原，与致病性相关；P 抗原（或称核蛋白抗原）无特异性。

4. 抵抗力　一般链球菌可在 60℃被杀死，对常用消毒剂敏感。乙型链球菌对青霉素、红霉素、四环素、杆菌肽和磺胺药都很敏感。

（二）A 群链球菌致病性

1. 致病物质　主要包括胞壁成分、外毒素类、侵袭性酶类等三大类。

（1）胞壁成分：①黏附素，细菌胞壁成分是 A 群链球菌主要的黏附素，包括脂磷壁酸和 F 蛋白，与细胞膜有高度亲和力，是该菌定植在机体皮肤和呼吸道黏膜等表面的主要侵袭因素；②M 蛋白，是 A 群链球菌的主要致病因子，含 M 蛋白的链球菌具有抗吞噬和抗胞内杀菌作用的能力；③肽聚糖，A 群链球菌的肽聚糖具有致热、溶解血小板、提高血管通透性和诱发关节炎等作用。

（2）外毒素类：①致热外毒素，又称红疹毒素或猩红热毒素，主要引起人类猩红热，属于超抗原；②链球菌溶素，具有溶解红细胞、破坏白细胞和血小板的作用，分为对氧敏感的链球菌溶素 O 和对氧稳定的链球菌溶素 S 两种。链球菌溶素O抗原性强，刺激机体产生抗"O"抗体，抗体效价大于 1:400 时，可作为监测链球菌新近感染或风湿热及其活动性的辅助诊断指标。

（3）侵袭性酶类：又称为扩散因子，包括透明质酸酶、链激酶以及链道酶等。

2. 所致疾病　链球菌引起人类多种疾患，大致分为三种类型。

（1）化脓性感染：①皮肤和皮下组织感染，有淋巴管炎、淋巴结炎、蜂窝组织炎、痈、脓疱疮；②其他系统感染，有扁桃体炎、咽炎、咽峡炎、鼻窦炎、产褥感染、中耳炎、乳突炎等。

（2）中毒性疾病：包括猩红热、链球菌毒素休克综合征。

（3）变态反应性疾病：包括风湿热和急性肾小球肾炎。

（四）微生物学检测法

1. 标本采集　依据不同疾病采集相应标本。

2. 直接涂片镜检　典型形态和染色有助于初步诊断。

3. 分离培养与鉴定　分离培养采用血琼脂培养平板，血液标本需先行增菌。

4. PYR 试验　特异性检测 A 群链球菌氨基肽酶。

5. 血清学试验　抗链球菌素 O 试验，简称抗 O 试验或 ASO，常用于风湿热的辅助诊断。活动性风湿热患者血清中抗 O 抗体的效价可以达到 1:400 以上。

（五）特异性防治

对急性咽炎和扁桃体炎需彻底根治，防止急性肾小球肾炎、风湿热以及亚急性细菌性心内膜炎的发生。

三、肺炎链球菌

（一）生物学特性

简称肺炎球菌，常寄居于正常人鼻咽部，仅少数致病。为革兰染色阳性，多成双球状排列。无鞭毛、无芽胞，在体内或含血清培养基上可产生荚膜。草绿色溶血，与甲型溶血性链球菌的溶血特性相似。产生自溶酶，生化反应以胆汁溶菌试验更为可靠。荚膜多糖抗原用于分型；C 多糖具有种特异性，与其他链球菌 C 抗原不同，不能用于分群；M 蛋白仅有型特异性，诱导抗体无保护性。

（二）致病性

致病物质包括荚膜、肺炎链球菌溶素 O、脂磷壁酸、神经氨酸酶；所致疾病以人类大叶性肺炎为主，其次为支气管炎。成人肺炎多由 1、2、3 型引起，儿童大叶性肺炎以 14 型最常见。

（三）免疫性

病后获得较为牢固的型特异性免疫，荚膜多糖型特异性抗体具有调理吞噬作用，具有免疫保护作用。

（四）微生物学检测

痰液、浓汁、血液及脑脊液标本直接涂片镜检，见革兰染色阳性、具有荚膜的双球菌，即可初步诊断。与甲型溶血性链球菌鉴别的主要方法包括菊糖发酵试验、胆汁溶菌试验、乙基氢化羟基奎宁（optochin）敏感试验、荚膜肿胀试验以及动物毒力试验。上述试验肺炎链球菌均为阳性。

（五）特异性防治

多价肺炎链球菌荚膜多糖疫苗可用于预防肺炎链球菌感染。

四、其他医学相关链球菌

（一）B 群链球菌

学名为无乳链球菌，既可引起母牛乳房炎，危害畜牧业，又可引起新生儿严重感染。B 群链球菌可经产道或呼吸道感染，导致爆发性败血症，死亡率高，感染多来源于产道；也可导致化脓性脑膜炎，病后易发生痴呆、脑积水等后遗症，此类感染一般为血清型Ⅲ型引起的院内感染。

（二）D 群链球菌

寄居于正常人皮肤、上呼吸道、消化道、泌尿生殖道。D 群链球菌感染者多为老年人、中青年女性、衰弱或肿瘤患者。

（三）甲型溶血性链球菌

也称为草绿色链球菌，是亚急性细菌性心内膜炎最常见的致病菌，在拔牙、扁桃体摘除等诱因下，致病菌入血黏附于心瓣膜损伤者或人工瓣膜置换者，引起亚急性细菌性心内膜炎。对人致病的有变异链球菌、唾液链球菌等，其中变异链球菌具有葡糖基转移酶（GPT），能分解蔗糖产生葡聚糖，导致牙齿表面菌斑形成，造成龋齿。

五、肠球菌属

肠球菌是人类和动物肠道正常菌群，是条件致病菌，是院内感染的重要病原菌。对人类致病的主要是粪肠球菌和屎肠球菌，其中以粪肠球菌为主。肠球菌革兰染色阳性，无芽胞、无鞭毛，触酶阴性。可在含胆盐碱性培养基中生长，对许多抗菌药物固有耐药。肠球菌是医院感染重要的致病菌，随着抗菌药物的广泛应用，肠球菌耐药现象日益严重。携带万古霉素耐药基因质粒的肠球菌容易引起难治性感染，屎球菌比粪球菌更易耐药。肠球菌可利用叶酸，使磺胺甲恶唑 - 甲氧嘧啶类药物失去抗菌作用。

肠球菌主要引起尿路感染，为粪肠球菌所致感染中最为常见的，多为院内感染；由肠球菌引起的腹腔及盆腔感染排第二位；肠球菌引起的败血症仅次于凝固酶阴性葡萄球菌和金黄色葡萄球菌感染之后，排第三位。此外，肠球菌还可引起心内膜炎、外科伤口和烧伤创面等感染。

六、奈瑟菌属

奈瑟菌属为革兰染色阴性球菌，成双球状排列，无鞭毛、无芽胞，有荚膜，有菌毛。专性需氧。对人致病的主要包括脑膜炎奈瑟菌和淋病奈瑟菌。

（一）脑膜炎奈瑟菌

1. 生物学特性　肾形或豆形革兰染色阴性双球菌，在患者脑脊液中，多位于中性粒细胞内。营养要求高，需巧克力琼脂培养基。可产生自溶酶。荚膜多糖群特异性抗原可将脑膜炎奈瑟菌分为13 个血清群。C 群致病力最强，在我国主要为 A 群，也有 B 群和 C 群感染。

2. 致病性　主要致病物质为荚膜、菌毛、IgA1 蛋白酶以及脂寡糖。人是唯一宿主，患者和带菌者是主要传染源，流行期间，正常人带菌率高，是重要传染源，6 个月～2 岁儿童为易感人群。致病菌通过飞沫传播，患者依据病情轻重，可分为普通型、暴发型和慢性败血症型。普通型多见，少数发展为流行性脑脊髓膜炎，即流脑。可出现脑膜刺激征和皮肤瘀斑。

3. 免疫性　体液免疫为主，6 个月以内的婴儿可获得自然被动免疫。

4. 微生物学检查法　标本可采集患者脑脊液、血液、瘀斑渗出液，直接涂片镜检，若在中性粒细胞内、外有革兰染色阴性双球菌，可作出初步诊断。检材要求保温、保湿，立即送检或床边接种。

5. 防治原则　控制传染源、切断传播途径、提高人群免疫力是预防流脑的关键。做到"四早"，即早发现、早诊断、早治疗和早防控。疫苗可采用 A、C 二价疫苗或 A、C、Y、W135 四价混合多糖疫苗。治疗首选青霉素 G。

（二）淋病奈瑟菌

1. 生物学特性　革兰染色阴性双球菌，常成双排列，似一对咖啡豆。浓汁标本中，大多数淋病奈瑟菌常位于中性粒细胞内。无芽胞、无鞭毛，有荚膜和菌毛。专性需氧，营养要求高，巧克力血琼脂是最适培养基。抵抗力弱。

2. 致病性与免疫性　致病物质包括菌毛、外膜蛋白、脂寡糖、IgA1 蛋白酶。人类是淋病奈瑟菌的唯一宿主。性传播为主要传播方式，潜伏期 2～5 天。

可引起人类泌尿生殖系统黏膜化脓性感染，即淋病，淋病是我国目前发病率最高的性传播疾病之一，还可引起婴儿淋球菌性结膜炎，还是导致女性不育的原因之一。无天然免疫力，获得性免疫力不持久，再感染和慢性感染者较多。

3. 微生物学检查　脓汁涂片镜检，在中性粒细胞内可见革兰染色阴性双球菌，这有诊断价值。

4. 防治原则　目前尚无有效疫苗。婴儿出生时以氯霉素链霉素合剂滴眼预防新生儿淋菌性结膜炎。

典型试题及分析

一、单选题

1. 下列哪种细菌抵抗力最强

A. 金黄色葡萄球菌

B. 甲型溶血性链球菌

C. 淋病奈瑟菌

D. 肺炎链球菌

E. 大肠埃希菌

【试题分析及参考答案】　本题考点是葡萄球菌的抵抗力。在无芽胞的细菌中，金黄色葡萄球菌对外界理化因素的抵抗力最强，较耐热、耐干燥、耐盐，可在 100～150 g/L NaCl 培养基中生长，耐药菌株日益增多，其中耐甲氧西林金黄色葡萄球菌（MRSA）是医院内感染最常见的致病菌。链球菌、奈瑟菌、大肠埃希菌的抵抗力均弱。因此选 A。

2. 在协同凝集试验中采用金黄色葡萄球菌的原因是该菌具有

A. 血浆凝固酶

B. SPA

C. 血凝素

D. TSST-1

E. 耐热核酸酶

【试题分析及参考答案】　本题考点是金黄色葡萄球菌 A 蛋白（SPA）的特性。SPA 存在于 90% 以上的金黄色葡萄球菌细胞壁表面，可与人和多种哺乳动物的 IgG_1、IgG_2 和 IgG_4 分子 Fc 段非特异性结合，其种属亲和力由强到弱依次为猪、狗、兔、人、猴、鼠、小鼠及牛；对大白鼠、绵羊的亲和力差；对马、牛、山羊等无亲和力。利用该原理建立的协同凝集试验可用于多种微生物抗原的快速检测。因此选 B。

3. 金黄色葡萄球菌感染容易局限和形成血栓的原因是产生

A. 耐热核酸酶

B. 凝固酶

C. 血凝素

D. TSST-1

E. 肠毒素

【试题分析及参考答案】　本题考点是金黄色葡萄球菌的致病机制。金黄色葡萄球菌多数可以分泌凝固酶，可以凝集纤维蛋白原，使感染易于局限化和形成血栓。因此选 B。

4. 食物中毒主要临床表现是胃肠道症状，例外的是

A. 副溶血性弧菌食物中毒

B. 沙门菌食物中毒

C. 产气荚膜梭菌食物中毒

D. 肉毒梭菌食物中毒

E. 金黄色葡萄球菌食物中毒

【试题分析及参考答案】　本题考点是金黄色葡萄球菌产生的肠毒素。副溶血性弧菌可引起的食物中毒主要与海产品污染有关，致病机制尚不明确，可能与耐热直接溶血素和耐热相关溶血素有关；沙门菌食物中毒是该菌引起的最常见感染，由鼠伤寒沙门菌、猪霍乱沙门菌、肠炎沙门菌等引起，通过污染的肉制品、奶制品传播，细菌侵袭性和内毒素是其主要的致病机制；产气荚膜梭菌可产生多种毒素和胞外酶，部分型别可产生肠毒素，引起食物中毒。肉毒梭菌产生肉毒毒素引起食物中毒，胃肠道症状极其少见。金黄色葡萄球菌肠毒素可作用于肠道神经细胞受体，刺激呕吐中枢导致以呕吐为主要症状的急性胃肠炎，即食物中毒。肠毒素可用于生物战剂。因此选 D。

5. 可引起烫伤样皮肤综合征的细菌是

A. 乙型溶血性链球菌

B. 金黄色葡萄球菌

C. 变形杆菌

D. 结核分枝杆菌

E. 伤寒沙门菌

【试题分析及参考答案】　本题考点是金黄色葡萄球菌致病性的知识。金黄色葡萄球菌可分泌表皮剥脱毒素，在新生儿、幼儿和免疫力低下的成人中，

造成烫伤样皮肤综合征。而其他细菌不产生此类毒素，不引起烫伤样皮肤综合征。因此选 B。

6. 在下列细菌中，引起医源性感染最常见的细菌是

A. 表皮葡萄球菌

B. 乙型溶血性链球菌

C. 变形杆菌

D. 结核分枝杆菌

E. 伤寒沙门菌

【试题分析及参考答案】　本题考点是凝固酶阴性葡萄球菌的致病性。凝固酶阴性葡萄球菌是导致医源性感染的常见重要病原菌，其中最常见的是表皮葡萄球菌和腐生葡萄球菌，其引起的各种感染仅次于大肠埃希菌。因此选 A

7. 引起亚急性细菌性心内膜炎最常见的致病菌是

A. 乙型溶血性链球菌

B. 金黄色葡萄球菌

C. 变形杆菌

D. 结核分枝杆菌

E. 甲型溶血性链球菌

【试题分析及参考答案】　本题考点是链球菌的致病性。甲型溶血性链球菌是感染性心内膜炎最常见的致病菌，引起亚急性细菌性心内膜炎。对人致病的甲型溶血性链球菌包括变异链球菌、唾液链球菌等，其中变异链球菌具有葡糖基转移酶（GPT），能分解蔗糖产生葡聚糖，导致牙齿表面菌斑形成，造成龋齿。其他细菌很少或不引起细菌性心内膜炎。因此选 E

8. 抗"O"试验的原理是

A. 血球凝集反应

B. 溶血反应

C. 中和反应

D. 用已知抗体检测未知抗原

E. 以上都是

【试题分析及参考答案】 本题考点是链球菌感染的实验室检查。A群链球菌可分泌链球菌溶素O,具有抗原性,可刺激机体产生抗O抗体,并存在较长时间。该实验原理是利用链球菌溶素O检测血清中的抗O抗体,属于毒素与抗毒素的中和反应。不属于血球凝集反应、溶血反应。本实验是利用抗原检测抗体,选项D也不对,因此选C

9. 风湿性关节炎可能是

A. 链球菌侵犯关节引起的疾病

B. 链球菌红疹毒素作用于关节组织引起的疾病

C. 链球菌溶血素O作用于关节引起的疾病

D. 链球菌透明质酸酶作用于关节引起的疾病

E. 以上都不是

【试题分析及参考答案】 本题考点是链球菌导致的风湿性关节炎。链球菌感染后可引起感染后变态反应性疾病,主要包括Ⅲ型和Ⅱ型变态反应,导致风湿热和肾小球肾炎等链球菌感染后疾病。风湿热反复发作可引起风湿性关节炎,最终导致关节变形。因此选E。

10. 引起猩红热的病原菌是

A. 金黄色葡萄球菌

B. 甲型溶血性链球菌

C. 乙型溶血性链球菌

D. 脑膜炎奈瑟菌

E. 以上都不是

【试题分析及参考答案】 本题考点是链球菌的致病性。乙型溶血性链球菌可分泌红疹毒素,该毒素引起人类猩红热。金黄色葡萄球菌也可产生多种外毒素,引起烫伤样皮肤综合征、毒性休克综合征等疾病,但是并不引起猩红热;甲型溶血性链球菌为条件致病菌,主要引起亚急性细菌性心内膜炎、龋齿等疾病;脑膜炎奈瑟菌主要引起呼吸道感染、败血症、流行性脑脊髓膜炎。因此选C。

11. L-吡咯酮β萘胺反应试验,即PYR试验用于特异性检测的细菌是

A. 金黄色葡萄球菌

B. 甲型溶血性链球菌

C. 淋病奈瑟菌

D. 肺炎链球菌

E. A群链球菌

【试题分析及参考答案】 本题考点是A群链球菌的实验室检查。PYR可特异性检测A群链球菌氨基肽酶,通过反应产物和试剂产生的产物显色或呈现荧光而快速诊断,其他溶血性链球菌为阴性。因此选E。

12. B群链球菌不引起下列哪种疾病

A. 肺炎

B. 败血症

C. 脑膜炎

D. 咽炎

E. 风湿热

【试题分析及参考答案】 本题考点是链球菌致病性的知识。B群链球菌可感染新生儿,引起败血症、脑膜炎、肺炎等,死亡率极高,还可产生神经系统后遗症。该菌不引起风湿热。因此选E。

13. 肺炎链球菌与甲型溶血性链球菌均可引起草绿色溶血,两者的鉴别不包括下列哪项

A. 胆汁溶菌试验

B. Optochin 敏感试验

C. 荚膜肿胀试验

D. PYR 试验

E. 动物毒力试验

【试题分析及参考答案】　本题考点是肺炎链球菌的微生物学检查。肺炎链球菌与甲型溶血性链球菌均可引起草绿色溶血，但肺炎链球菌可产生自溶酶，对 Optochin 敏感，可通过荚膜抗体鉴别，对小鼠高致病。PYR 试验则用于检测 A 群链球菌，不能用于两者的鉴别。因此本题选 D。

14. 肠球菌引起的医院感染中最常见的是

A. 盆腔炎

B. 败血症

C. 心内膜炎

D. 膀胱炎

E. 皮肤创面感染

【试题分析及参考答案】　本题考点是肠球菌的致病性。肠球菌是医院感染的重要致病菌，容易引起多种感染，其中以尿路感染最常见，主要表现为膀胱炎、肾盂肾炎等。在医院内引起的尿路感染中仅次于大肠埃希菌。因此选 D。

15. 下列细菌中，抵抗力最弱的细菌是

A. 葡萄球菌

B. 伤寒沙门菌

C. 痢疾志贺菌

D. 肺炎链球菌

E. 脑膜炎奈瑟菌

【试题分析及参考答案】　本题考点是脑膜炎奈瑟菌的抵抗力。脑膜炎奈瑟菌抵抗力很弱，对低温和干燥极为敏感。因此选 E。

16. 人类是下列哪种致病菌的唯一宿主

A. 破伤风梭菌

B. 伤寒沙门菌

C. 粪肠球菌

D. B 群链球菌

E. 淋病奈瑟菌

【试题分析及参考答案】　本题考点是淋病奈瑟菌的致病性相关知识。人类是淋病奈瑟菌的唯一宿主，而其他菌均可寄居或感染其他动物。因此选 E。

17. 新生儿可经产道感染的球菌是

A. 金黄色葡萄球菌

B. 变异链球菌

C. 脑膜炎奈瑟菌

D. 结核分枝杆菌

E. B 群链球菌

【试题分析及参考答案】　本题考点是 B 群链球菌致病性的相关知识。近年来研究发现，B 群链球菌也可引起人类感染，尤其是新生儿。B 群链球菌正常寄居于阴道和直肠，带菌率 30%，鼻咽部也可带菌，新生儿可经过产道感染，也可通过呼吸道传播而感染。因此选 E。

18. 在初次分离培养时，需要增加 CO_2 气体的细菌是

A. 葡萄球菌

B. 脑膜炎奈瑟菌

C. 结核分枝杆菌

D. 沙门菌

E. 炭疽芽胞杆菌

【试题分析及参考答案】　本题考点是脑膜炎奈瑟菌培养特性的相关知识。葡萄球菌为需氧或兼性厌氧，营养要求不高；结核分枝杆菌为专性需氧菌，营养要求高，培养时无需额外加入 CO_2；沙门菌为兼性厌氧菌，营养要求不高，分离时无需 CO_2；炭疽芽胞杆菌为需氧或兼性厌氧，在 5% CO_2 孵箱 37℃培养时，可形成荚膜，有毒株菌落

转变为黏液性菌落，但初次分离时可不用 CO_2。脑膜炎奈瑟菌为专性需氧菌，营养要求较高，初次分离时需 5%～10% CO_2。因此选 B。

二、多选题

1. SPA 的作用包括

A. 能与人类所有类型的 IgG 的 Fc 段发生非特异性结合

B. 具有抗吞噬作用

C. 可促进细胞分裂

D. 损伤血小板

E. SPA-IgG 复合物可激活补体系统

【试题分析及参考答案】 本题考点是金黄色葡萄球菌 A 蛋白的知识。SPA 可与人类除 IgG_3 以外的 IgG 亚类 Fc 段非特异结合，SPA 与抗体的复合物抗吞噬、激活淋巴细胞、引起血小板释放炎症物质，引起损伤，激活补体。因此选 BCDE。

2. 下列哪种细菌不引起食物中毒

A. 链球菌

B. 脑膜炎奈瑟菌

C. 流感嗜血杆菌

D. 布鲁氏菌

E. 葡萄球菌

【试题分析及参考答案】 本题考点是葡萄球菌致病机制的知识。金黄色葡萄球菌可分泌肠毒素，导致食物中毒，而其他细菌均不引起食物中毒。因此选 ABCD。

3. 需要巧克力血琼脂平板及 5%～10% CO_2 条件培养的细菌有

A. 百日咳鲍特菌

B. 脑膜炎奈瑟菌

C. 淋病奈瑟菌

D. 流感嗜血杆菌

E. 金黄色葡萄球菌

【试题分析及参考答案】 本题考点是细菌培养特性的知识，脑膜炎奈瑟菌、流感嗜血杆菌、淋病奈瑟菌、百日咳鲍特菌对营养要求高，除百日咳鲍特菌外，其他三种细菌还需 5%～10% 的 CO_2。金黄色葡萄球菌营养要求低，培养时无需额外的 CO_2。因此选 BCD。

4. 致病性葡萄球菌的鉴别要点是

A. 产生金黄色色素

B. 可溶血

C. 凝固酶试验阳性

D. 耐热核酸酶试验阳性

E. 分解甘露醇

【试题分析及参考答案】 本题考点是葡萄球菌微生物学检查的知识。上述 5 点是致病性葡萄球菌的主要特征，但应注意临床上存在凝固酶阴性的致病性葡萄球菌，多为表皮葡萄球菌和腐生葡萄球菌。因此选 ABCDE。

5. 淋病奈瑟菌的主要致病物质是

A. 菌毛

B. 外膜蛋白

C. 脂寡糖

D. IgA1 蛋白酶

E. 外毒素

【试题分析及参考答案】 本题考点是淋病奈瑟菌致病机制的知识。该菌通过菌毛黏附至人类尿道黏膜上，具有抗吞噬作用，外膜蛋白可直接插入中性粒细胞膜上，参与吸附，并可抑制杀菌物质的活性。脂寡糖具有内毒素作用，而 IgA1 蛋白酶可降解黏膜表面 IgA1，有利于细菌定植于泌尿道和生殖道。因此选 ABCD。

三、名词解释

1. 葡萄球菌 A 蛋白（staphylococcal protein A，SPA）

2. 凝固酶阴性葡萄球菌（coagulase negative staphylococcus，CNS）

3. 耐热核酸酶（heat-stable nuclease）

4. M 蛋白（M protein）

5. 抗链球菌溶血素"O"试验（antistreptolysin "O" test，ASO test）

6. SK-SD皮试（streptokinase treptodornase skin test）

7. 协同凝集试验（coagglutination assay）

8. 耐甲氧西林金黄色葡萄球菌（methicillin-resisant S. aureus，MRSA）

9. 草绿色链球菌（viridans streptococcus）

10. 致热外毒素（pyrogenic exotoxin）

11. 胆汁溶菌试验（bile solubility test）

12. 荚膜肿胀试验（quellung reaction）

13. 流行性脑脊髓膜炎（epidemic cerebrospinal meningitis）

【参考答案】

1. 葡萄球菌 A 蛋白（staphylococcal protein A，SPA）　为金黄色葡萄球菌的一种表面抗原，存在于细菌细胞壁的表面，90% 以上的金黄色葡萄球菌有此抗原。A 蛋白的分子量为 13 000 ～ 42 000 Da，SPA 为完全抗原，具有种属特异性而无型特异性。它可与人及多种哺乳动物的 IgG 分子中的 Fc 段发生非特异性结合，利用此原理建立的协同凝集试验已广泛用于多种微生物抗原的检测。

2. 凝固酶阴性葡萄球菌（coagulase negative staphylococcus，CNS）即凝固酶阴性葡萄球菌，是医源性感染的常见重要致病菌，耐药株日益增多，诊治困难。革兰染色阳性，不产生血浆凝固酶、

α 溶血素等毒性物质，最常见的 CNS 为表皮葡萄球菌和腐生葡萄球菌。CNS 属正常菌群，条件致病，可引起多种感染，在各类感染中仅次于大肠埃希菌。

3. 耐热核酸酶（heat-stable nuclease）由金黄色葡萄球菌产生，耐热，可降解 DNA 和 RNA，是目前临床上测定葡萄球菌有无致病性的重要指标之一。

4. M 蛋白（M protein）　是 A 群链球菌的主要致病因子，具有抗吞噬和抗细胞内杀菌作用，还与心肌、肾小球基底膜有共同抗原，与某些超敏反应性疾病有关。可用于 A 群链球菌分型。

5. 抗抗链球菌溶血素"O"试验（antistreptolysin "O" test，ASO test）简称抗 O 试验，常用于风湿热的辅助诊断，当抗体效价超过 1:400，可作为链球菌新近感染指标之一或风湿热及其活动性的辅助诊断。

6. SK-SD皮试（streptokinase treptodornase skin test）　A 群链球菌可产生链激酶（SK）和链道酶（SD），均可致敏 T 细胞，故常进行皮试，通过诱导迟发型超敏反应，测定受试者的细胞免疫功能。

7. 协同凝集试验（coagglutination assay）利用具有 SPA 金黄色葡萄球菌非特异性吸附人和某些哺乳动物的 IgG 分子的特性，以此检测样品中相应的病原微生物抗原，产生肉眼可见的凝集反应，这就是协同凝集试验。

8. 耐甲氧西林金黄色葡萄球菌（methicillin-resisant S. aureus，MRSA）金黄色葡萄球菌耐药性菌株日益增多，对甲氧西林耐药的金黄色葡萄球菌已经是医院内感染最常见的致病菌。

9. 草绿色链球菌（viridans streptococcus）亦称甲型溶血性链球菌，属于条件致病

菌。对人致病的主要有变异链球菌、唾液链球菌、缓症链球菌和血链球菌等。主要引起亚急性细菌性心内膜炎和龋齿等疾病。

10. 致热外毒素（pyrogenic exotoxin）又称红疹毒素或猩红热毒素，主要引起人猩红热。整合有噬菌体基因组的 A 群链球菌产生，为蛋白质，分为 3 个血清型，抗原性强，具有超抗原作用。

11. 胆汁溶菌试验（bile solubility test）利用胆汁可以激活肺炎链球菌产生自溶酶，从而加速自身菌体裂解。菌液内加入胆汁或 100 g/L 去氧胆酸钠，37℃ 10 min，菌液有浑浊转变为清亮透明，即为试验阳性。胆汁溶菌试验是鉴别肺炎链球菌的可靠方法。

12. 荚膜肿胀试验（quellung reaction）采用荚膜抗体与肺炎链球菌菌体反应，使荚膜增厚，显微镜下明显可见荚膜肿胀，用于快速诊断。

13. 流行性脑脊髓膜炎（epidemic cerebrospinal meningitis）是由脑膜炎奈瑟菌引起，多见于 6 个月～2 岁的儿童。脑膜炎奈瑟菌通过飞沫传播，感染人上呼吸道，入血后，引起菌血症或败血症，进一步侵犯中枢神经系统从而发病。细菌主要侵犯脑脊髓膜，引起化脓性感染，可引起严重的脑膜刺激征。皮肤可见特征性的瘀斑，穿刺瘀斑，可检测到脑膜炎奈瑟菌。

四、简答题

1. 简述金黄色葡萄球菌的主要致病物质及所致疾病。

【参考答案】 主要致病物质包括三类，酶、毒素、表面结构。主要包括凝固酶、葡萄球菌溶素、杀白细胞素、肠毒素、表皮剥脱毒素、毒性休克综合征毒素-1 等。

主要引起侵袭性感染和毒素性疾病。侵袭性感染常为化脓性感染，包括皮肤化脓性感染，如毛囊炎、疖、痈、脓肿等，常表现为脓汁金黄而黏稠，病灶界限清楚，多为局限性感染。也可进入血液导致脏器化脓性感染，如气管炎、肺炎、脓胸、中耳炎骨髓炎等。还可造成全身性感染，如败血症、脓毒败血症等。毒素性疾病是由外毒素引起，如肠毒素引起食物中毒，潜伏期短，以上消化道症状为主，不发热，可自愈，常见于夏秋季节；表皮剥脱毒素可导致婴幼儿和免疫力低下的成人烫伤样皮肤综合征，病死率高达 20%；毒性休克综合征毒素-1 则引起患者高热、呕吐、腹泻、弥漫性红疹，继而蜕皮，低血压、黏膜病变，严重的可出现心肾衰竭，发生休克。

2. 简述 A 群链球菌的主要致病物质及所致疾病。

【参考答案】 致病物质主要包括胞壁成分、外毒素类、侵袭性酶类等三大类。

（1）胞壁成分：①黏附素，细菌包壁成分是 A 群链球菌主要的黏附素，包括脂磷壁酸和 F 蛋白，与细胞膜有高度亲和力，是该菌定植在机体皮肤和呼吸道黏膜等表面的主要侵袭因素；②M 蛋白，是 A 群链球菌的主要致病因子，含 M 蛋白的链球菌具有抗吞噬和抗胞内杀菌作用的能力；③肽聚糖，A 群链球菌的肽聚糖具有致热、溶解血小板、提高血管通透性和诱发关节炎等作用。

（2）外毒素类：①致热外毒素，又称红疹毒素或猩红热毒素，主要引起人类猩红热，属于超抗原；②链球菌溶素，具有溶解红细胞、破坏白细胞和血小板的作用,分为对氧敏感的链球菌溶素 O 和对氧稳定的链球菌溶素 S 两种。链球菌溶素 O 抗原性强,刺激机体产生抗"O"抗体,抗体效价大于 1:400 时,可作为监测链球菌新近感染或风湿热及其活动性的辅助诊断指标。

(3)侵袭性酶类:又称扩散因子,包括透明质酸酶、链激酶以及链道酶等。

链球菌引起人类多种疾患,大致分为三种类型。

(1)化脓性感染:①皮肤和皮下组织感染,有淋巴管炎、淋巴结炎、蜂窝组织炎、痈、脓疱疮;②其他系统感染,有扁桃体炎、咽炎、咽峡炎、鼻窦炎、产褥感染、中耳炎、乳突炎等。

(2)中毒性疾病:包括猩红热、链球菌毒素休克综合征。

(3)变态反应性疾病:包括风湿热和急性肾小球肾炎。

3. 简述肺炎链球菌与甲型溶血性链球菌的鉴别要点。

【参考答案】 肺炎链球菌与甲型溶血性链球菌均可引起草绿色溶血,但肺炎链球菌可产生自溶酶,胆汁溶菌试验阳性;对 Optochin 敏感,抑菌圈的直径可在 20 mm 以上;采用荚膜抗体,通过荚膜肿胀试验快速鉴定肺炎链球菌;此外,肺炎链球菌对小鼠高致病,可导致小鼠死亡,而甲型溶血性链球菌感染小鼠一般不引起死亡。

4. 简述流脑的微生物学检查和防治原则。

【参考答案】

(1)微生物学检查:①检材,采集患者脑脊液、血液或瘀斑渗出液;注意保温、保湿、立即送检或床边接种;②直接涂片镜检,若见中性粒细胞内、外有革兰染色阴性双球菌,可做初步诊断;③脑脊液、血液标本需先接种于血清肉汤培养基增菌后进行生化反应和血清学试验;④玻片凝集试验、对流免疫电泳、ELISA、SPA 协同凝集试验可用于快速诊断。

(2)防治原则:①关键是尽快控制传染源、切断传播途径、提高人群免疫力。对儿童注射流脑荚膜多糖疫苗进行特异性预防。可采用 A、C 二联或 A、C、Y、W135 四联多糖疫苗。也可采用口服磺胺类药物预防。②治疗首选青霉素 G,还可选用红霉素。

(白文涛)

第 10 章 肠杆菌科

考试要点

一、肠杆菌科概述

肠杆菌科细菌包括一大群生物学特性相似的 G⁻ 菌，常寄居于人和动物肠道，在自然界广泛分布。种类繁多，多为正常菌群，少数引起人类疾病。

肠杆菌科细菌的共同生物学特性：①革兰染色阴性，多有菌毛、鞭毛，少数有荚膜，均不产生芽胞；②兼性厌氧或需氧，营养要求不高；③生化反应复杂，可用于鉴别诊断。在肠杆菌科中，乳糖发酵试验可初步鉴别志贺菌、沙门菌等致病菌与其他大部分非致病肠道杆菌；④抗原结构复杂，主要有菌体 O 抗原、鞭毛 H 抗原和荚膜抗原；⑤抵抗力弱，对理化因素抵抗力不强；⑥易变异，其中最常见的是耐药性变异。

二、埃希菌属

大肠埃希菌是临床最常见、最重要的一个菌种。属正常菌群，可导致机会感染，某些型别可引起肠道感染，是卫生学检测指标菌。

（一）生物学特性

G⁻ 杆菌，多数菌株有周身鞭毛，有菌毛，无芽胞。兼性厌氧，对营养要求不高。生化反应活泼，可发酵乳糖，IMViC 试验结果为"＋＋－－"。O、H、K 抗原种类多，是分型依据。

（二）致病性

1. 致病物质

（1）黏附素：种类较多，如定植因子抗原（CFA）、集聚黏附菌毛、紧密黏附素、Ⅰ 型菌毛等。

（2）外毒素：产生多种毒素，志贺毒素 Ⅰ 和 Ⅱ（Stx-1、Stx-2）、耐热肠毒素 a 和 b（STa、STb）、不耐热肠毒素（LT-Ⅰ、LT-Ⅱ）、溶血素 A（HlyA）。其中 STb、LT-Ⅱ 对人不致病。

（3）其他：内毒素、荚膜、载铁蛋白、Ⅲ型分泌系统。

2. 所致疾病

（1）肠道外感染：以化脓性感染和泌尿道感染最常见。①由大肠埃希菌引起的败血症最为常见；②新生儿脑膜炎，是 1 岁以内婴儿中枢神经系统感染的主要致病因子；③泌尿道感染，多数大肠埃希菌可引起泌尿道感染，但以尿路致病性大肠埃希菌（UPEC）最为常见。

（2）胃肠炎：由某些血清型引起，与食用污染食物和水有关，为外源性感染。引起胃肠炎的 5 种主要型别是：①肠产毒素型大肠埃希菌（ETEC）主要以 LT-1、STa 致病，可引起霍乱样腹泻；②肠侵袭型大肠埃希菌（EIEC）主要以侵袭力致病，产生类似菌痢的症状；③肠致病型大肠埃希菌（EPEC）是最早发现的引起腹泻的大肠埃希菌，是婴幼儿腹泻的主要致病菌，不产生肠毒素和外毒素，无侵袭性，主要引起小肠绒毛病变；④肠出血性大肠埃希菌（EHEC）是出血性结肠炎和溶血性尿毒综合征的致病菌，主要血清型为 O157：H7，感染性强，牛可能是 O157：H7 的主要储存宿主。⑤肠集聚型大肠埃希菌（EAEC）

可引起婴儿和旅行者持续性水样腹泻。

（三）微生物学检测法

1. 标本　肠外感染采取中段尿、血液、脓液、脑脊液等，胃肠炎则取粪便。

2. 分离培养及鉴定　初步鉴定根据IMViC（＋＋－－）试验，最后鉴定靠系列生化反应。尿路感染菌落计数需每毫升≥10万才有诊断价值。

3. 卫生细菌学检查　大肠埃希菌是粪便污染的指标菌。大肠菌群数即指大肠菌群指数，我国规定1 L样品中，大肠菌群数不超过3个，每100 ml瓶装汽水、果汁中不超过5个。大肠菌群系指37℃24 h内发酵乳糖产酸产气的肠道杆菌，包括埃希菌属、枸橼酸杆菌属、克雷伯菌属及肠杆菌属等。

三、志贺菌属

志贺菌属是人类细菌性痢疾的病原菌，俗称痢疾杆菌。

（一）生物学特性

革兰染色阴性短小杆菌，无芽胞，无鞭毛，有菌毛，对营养要求不高。分解葡萄糖，产酸不产气，除宋内志贺菌缓慢发酵乳糖外，均不分解乳糖。抵抗力弱，在粪便中志贺菌易死亡，故应立即送检。

（二）分类

根据O抗原，把志贺菌属分为4群：A群即痢疾志贺菌，不发酵甘露醇；B群即福氏志贺菌，可发酵甘露醇；C群即鲍氏志贺菌，发酵甘露醇；D群即宋内志贺菌，发酵甘露醇，是唯一具有鸟氨酸脱羧酶的志贺菌。

（三）致病性

1. 致病物质

（1）侵袭力：先黏附并侵入肠黏膜内派伊尔淋巴结中的M细胞，再侵入巨噬细胞和黏膜上皮细胞。

（2）内毒素：志贺菌所有菌株都能产生强烈的内毒素。毒性强，引起发热、意识障碍、中毒性休克，引起腹痛、腹泻、里急后重。

（3）外毒素：由A群痢疾志贺菌产生，即志贺毒素（Stx），可抑制蛋白质合成，引起肠黏膜细胞和肾小球内皮细胞损伤。

2. 所致疾病　引起细菌性痢疾，还可引起小儿急性中毒性菌痢和溶血性尿毒综合征。

我国常见的流行型别主要为福氏志贺菌和宋内志贺菌。传染源主要是患者和带菌者，少数无症状带菌者是持续性传染源。传播途径为粪-口途径传播。人类对志贺菌易感，少量细菌即可引起典型的细菌性痢疾。志贺菌感染几乎只局限于肠道，一般不侵入血液，引起黏液脓血便，伴有里急后重。急性中毒性痢疾常无明显的消化道症状，而以全身中毒症状为主。

（四）微生物学检测法

1. 标本　挑取脓血或黏液便，及时送检，应在使用抗生素前采集标本。

2. 毒力试验　采用豚鼠眼结膜囊内接种法即Sereny试验测定侵袭力，采用Hela或Vero细胞测定志贺毒素。

3. 快速检测　包括免疫染色法、荧光菌球法、协同凝集试验、乳胶凝集试验和分子生物学方法。

四、沙门菌属

寄居于人类和动物肠道，革兰染色阴性杆菌。分两种，肠道沙门菌和邦戈沙门菌。引起人类感染的均为肠道沙门菌肠道亚种。伤寒沙门菌、甲型副伤寒沙门菌、肖氏沙门菌和希氏沙门菌是人类致病菌，引起肠热症，不引起动物宿主致病。

（一）生物学特性

有菌毛，无芽胞，一般无荚膜。兼性厌氧，对营养要求不高。生化反应对沙门菌属各菌的鉴定有重要意义。沙门菌属抗原结构主要包括 O、H 抗原，少数菌种有 Vi 抗原。抵抗力弱，但对胆盐、煌绿等耐受性强。以 O 抗原分组，对人致病的主要分布于 A～E 组。

（二）致病性与免疫性

1. 致病物质

（1）侵袭力：先黏附并侵入肠黏膜内派伊尔淋巴结中 M 细胞，再侵入巨噬细胞并在其中繁殖。Vi 抗原具有抗吞噬和抗杀伤作用。

（2）内毒素：沙门菌死亡后释放的内毒素，可引起宿主体温升高、白细胞下降，大剂量时导致中毒症状和休克。

（3）外毒素：鼠伤寒沙门菌可产生肠毒素，其性质类似 ETEC 产生的肠毒素。

2. 所致疾病的 4 种类型

（1）肠热症：伤寒沙门菌引起伤寒，甲型副伤寒沙门菌、肖氏沙门菌、希氏沙门菌引起副伤寒。症状包括肝脾大、皮肤玫瑰疹、外周血白细胞明显下降，严重者有出血或肠穿孔等并发症。致病菌可从粪便和尿液中排除。

（2）胃肠炎（食物中毒）：是最常见的沙门菌感染。多由使用污染的肉、蛋、奶等不洁食物引起，常由鼠伤寒沙门菌、猪霍乱沙门菌、肠炎沙门菌引起。一般可自愈。

（3）败血症：多见于猪霍乱沙门菌、希氏沙门菌、鼠伤寒沙门菌、肠炎沙门菌感染。

（4）无症状带菌者：是人类伤寒和副伤寒致病菌的储存场所和重要传染源。

3. 免疫性
肠热症后可获得一定的免疫力。以特异性细胞免疫为主。

（五）微生物学检测法

1. 标本
肠热症应根据不同病程采集不同标本，第 1 周取外周血，第 2 周起取粪便，第 3 周起还可取尿液，第 1～3 周均可取骨髓液；胃肠炎取粪便和可疑食物；败血症取血液。

2. 分离培养与鉴定
血液和骨髓液需增菌，然后再划线接种于肠道选择培养基，粪便和经离心的尿沉渣直接接种于 SS 培养基。

3. 血清学诊断

（1）肥达试验：用已知伤寒沙门菌体 O 抗原和鞭毛 H 抗原，以及甲型副伤寒、肖氏沙门菌、希氏沙门菌鞭毛 H 抗原与待测血清进行定量凝集试验，测定血清中相关抗体的效价，用于辅助诊断伤寒和副伤寒。当沙门菌 O 抗原抗体凝集效价 ≥1：80、伤寒沙门菌 H 抗原抗体凝集效价 ≥1：160 或其他沙门菌 H 抗原抗体凝集效价 ≥1：80 时，可辅助诊断。动态观察上述抗体凝集效价有 4 倍及以上增高者具有诊断价值。

（2）ELISA 和免疫印迹试验：可替代肥达试验。

（3）伤寒带菌者的检出：最可靠的诊断方法是分离出致病菌，但检出率不高，可先检测 Vi 抗体进行筛查，当效价 ≥1：10 时，再进行分离培养。

（六）特异性防治
伤寒 Vi 荚膜多糖疫苗在我国已经批准使用。

五、其他菌属

1. 克雷伯菌属　革兰染色阴性球杆菌，无鞭毛，多有菌毛。肺炎克雷伯菌肺炎亚种是最常见的分离菌种，俗称肺炎杆菌，是条件致病菌，可引起新生儿、免疫力低下者肺炎、支气管炎、泌尿道和创面感染。肺炎的症状严重，伴有败血症的死亡率较高。

2. 变形杆菌属　肠道正常菌群，在自然界广泛分布。在平板培养基表面呈迁徙性生长。尿素酶阳性，不发酵乳糖。变形杆菌 OX_{19}、OX_2 和 OX_k 菌体抗原可用于外斐试验辅助诊断斑疹伤寒立克体和恙虫病立克次体。泌尿道感染致病菌中，变形杆菌仅次于大肠埃希菌。

3. 肠杆菌属　是肠杆菌科中最常见的环境菌群，不是肠道常居菌群，是条件致病菌。

4. 沙雷菌属　其中黏质沙雷菌黏质亚种，是细菌中最小的，常用于检查滤菌器的除菌效果。常引起泌尿道、呼吸道等院内感染。

5. 枸橼酸杆菌属　是正常菌群，条件致病。其中费劳地枸橼酸杆菌可引起胃肠道感染。

6. 摩根菌属　形态、染色和生化反应特征与变形杆菌相似，但无迁徙现象。

典型试题及分析

一、单选题

1. 肠杆菌科共同特性中，下列哪项是错误的
   - A. 兼性厌氧或需氧，触酶阳性，氧化酶阴性
   - B. 大多数有菌毛，多有周鞭毛，少数有芽胞
   - C. 肠杆菌科中，致病菌多数不发酵乳糖
   - D. 肠杆菌科细菌易变异，其中以耐药性变异最常见
   - E. 抵抗力弱，致病菌对胆盐、煌绿等有一定耐受性

【试题分析及参考答案】　本题考点是肠杆菌科的生物学特性，肠杆菌科细菌寄居于人和动物肠道，革兰染色阴性，大多有菌毛，多数有周鞭毛，少数有荚膜，均不产生芽胞。兼性厌氧或需氧，触酶阳性，氧化酶阴性，致病菌多数不发酵乳糖。易变异，以耐药性变异最常见。因此选 B。

2. 下列细菌中，IMViC 试验结果为"＋＋－－"的细菌是
   - A. 大肠埃希菌
   - B. 伤寒沙门菌
   - C. 肺炎克雷伯菌
   - D. 黏质沙雷菌黏质亚种
   - E. 鼠伤寒沙门菌

【试题分析及参考答案】　本题考点是 IMViC 试验的意义。IMViC 试验包括吲哚试验、甲基红试验、VP 试验和枸橼酸盐利用试验，大肠埃希菌的结果为"＋＋－－"，沙门菌为"－－＋＋"，肺炎克雷伯菌为"－－＋＋"，沙雷菌为"－－＋＋"。因此选 A。

3. 吲哚试验阳性的细菌是
   - A. 大肠埃希菌
   - B. 产气荚膜梭菌
   - C. 伤寒沙门菌
   - D. 甲型副伤寒沙门菌
   - E. 肖氏沙门菌

【试题分析及参考答案】　本题考点是大肠埃希菌生化反应特性的知识。大肠埃希菌可分解培养基中的色氨酸，

产生吲哚，即靛基质，与对二甲基氨基苯甲醛作用，产生红色的玫瑰吲哚，即为阳性。因此选 A。

4. 可产生志贺毒素的大肠埃希菌是
A. ETEC
B. EAEC
C. EPEC
D. EHEC
E. EIEC

【试题分析及参考答案】 本题考点是大肠埃希菌致病机制以及致病性大肠埃希菌英文缩写。在引起胃肠炎的大肠埃希菌中，肠产毒型大肠埃希菌（ETEC）可分泌不耐热肠毒素（LT）和耐热肠毒素（ST），肠出血型大肠埃希菌（EHEC）可表达志贺毒素，而肠侵袭型大肠埃希菌（EIEC）和肠致病型大肠埃希菌（EPEC）不产生肠毒素，肠集聚型大肠埃希菌（EAEC）也可能产生毒素。因此选 D。

5. 从败血症患者血中分离到的最常见 G⁻ 菌是
A. 黏质沙雷菌黏质亚种
B. 痢疾志贺菌
C. 希氏沙门菌
D. 大肠埃希菌
E. 脑膜炎球菌

【试题分析及参考答案】 本题考点是大肠埃希菌致病性的知识。目前临床病例中，从败血症患者血中分离到的 G⁻ 菌以大肠埃希菌最常见。因此选 D。

6. 我国最常见的痢疾病原体是
A. 痢疾志贺菌
B. 鲍氏志贺菌
C. 福氏志贺菌
D. 阿米巴原虫
E. 宋内志贺菌

【试题分析及参考答案】 本题考点是志贺菌流行病学特性的知识，志贺菌属是人类细菌性痢疾的致病菌，在我国常见的流行型别是福氏志贺菌和宋内志贺菌，以福氏志贺菌最常见。因此选 C。

7. 痢疾志贺菌的生物学特性是
A. 分解葡萄糖产酸，大多数不分解乳糖，有动力
B. 分解葡萄糖产酸，大多数不分解乳糖，无动力
C. 分解葡萄糖产酸产气，大多数不分解乳糖，有动力
D. 分解葡萄糖产酸、产气，大多数不分解乳糖，无动力
E. 分解葡萄糖产酸、产气，分解乳糖，有动力

【试题分析及参考答案】 本题考点是痢疾志贺菌生物学特性的知识。志贺菌分解葡萄糖，产酸不产气，除宋内志贺菌缓慢发酵乳糖外，均不发酵乳糖。志贺菌无鞭毛，动力阴性。因此选 B。

8. 志贺菌的鉴定依据中，下述哪一项是最重要的
A. 革兰染色和菌落特点
B. 菌落特点和生化反应
C. 生化反应和血清学鉴定
D. 革兰染色和生化反应
E. 动物试验及血清学试验

【试题分析及参考答案】 本题考点是志贺菌微生物学检查的知识。肠杆菌科细菌形态结构与革兰染色相似，生化反应在菌种鉴定上有重要价值，实验室可用血清学方法进行特异性鉴定。因此选 C。

9. 急性中毒性菌痢是由哪种致病因

素引起的

A. 菌毛

B. 外毒素

C. 淋巴因子

D. 内毒素

E. 侵袭性酶

【试题分析及参考答案】　本题考点是志贺菌的致病机制。多见于小儿，各型志贺菌均可引起，无明显的消化道症状，表现为全身性中毒症状，主要为内毒素导致的微循环障碍、DIC、多器官功能衰竭和脑水肿。临床以高热、惊厥、休克、中毒性脑病为主要表现。因此选 D。

10. 细菌性痢疾病后免疫力短暂的原因除下列哪一项外，其他均不成立

A. 痢疾杆菌抗原性弱

B. 痢疾杆菌仅释放内毒素

C. 痢疾杆菌抵抗力弱

D. 机体反应性低

E. 菌型多，无交叉免疫

【试题分析及参考答案】　本题考点是志贺菌感染后免疫力的知识，志贺菌感染后可以诱导机体产生抗体，但无保护作用，与细菌不入血有关。抗感染免疫主要以肠道黏膜免疫为主，但病后免疫力短暂，志贺菌型别较多，各型之间无交叉。因此选 E。

11. 下列哪种细菌一般情况下不入血

A. 葡萄球菌

B. 鼠伤寒沙门菌

C. 志贺菌

D. 变形杆菌属

E. 屎肠球菌

【试题分析及参考答案】　本题考点是志贺菌致病特点的知识，志贺菌感

染肠黏膜，一般不侵入血液。而其他细菌均可入血引起败血症。因此选 C。

12. 下列试验中属于凝集反应的是

A. 抗"O"试验

B. 血浆凝固酶试验

C. 肥达试验

D. 锡克试验

E. 以上都不是

【试题分析及参考答案】　本题考点是抗"O"试验属于抗毒素与毒素的中和反应，血浆凝固酶试验为酶促反应，锡克试验采用白喉毒素皮内注射，阳性反应表明机体对白喉棒状杆菌无免疫力，阴性表明有免疫力。肥达试验采用伤寒沙门菌菌体抗原、鞭毛抗原以及副伤寒鞭毛抗原与患者血清进行定量凝集试验。因此选 C。

13. 伤寒病后带菌者细菌存留的部位通常是

A. 肠系膜淋巴结

B. 肾脏

C. 胆囊

D. 小肠黏膜的集合淋巴结

E. 结肠壁

【试题分析及参考答案】　本题考点是沙门菌带菌者病菌主要定植脏器的知识。肠热症后，沙门菌主要存在于胆囊中，有时也可在肾脏中。因此选 C。

14. 下列细菌感染疾病，可以从尿液中找到病原菌的是

A. 痢疾

B. 霍乱

C. 伤寒

D. 嗜盐杆菌食物中毒

E. 流行性脑脊髓膜炎

【试题分析及参考答案】　本题考

点是沙门菌带菌者病菌主要定植脏器的知识。肠热症后，沙门菌主要存在于胆囊中，有时也可在肾脏中，在尿液中可以查到沙门菌。因此选 C。

15. 下列有关伤寒的描述哪一项是错误的

A. 由消化道侵入

B. 发生全身性感染（病菌在肝、脾、骨髓、肾中增殖）

C. 病菌仅从粪便中排出

D. 病后获得细胞免疫

E. 可引起Ⅳ型变态反应

【试题分析及参考答案】 本题考点是伤寒沙门菌经过肠道派伊尔淋巴小结中 M 细胞侵入肠黏膜，随后侵入巨噬细胞，并在其中繁殖，第一次入血后在肝肾等器官中的巨噬细胞内繁殖，从病后第二周起可在粪便中检测到致病菌，第三周后还可在尿液中检测到致病菌。因此本题选 C。

16. 伤寒带菌者检测的最可靠的方法是

A. Vi 抗体效价≥1∶10

B. 肥达试验菌体抗体效价＞1∶40

C. 肥达试验伤寒沙门菌鞭毛抗体效价较感染初期有两倍增高

D. 分离出伤寒沙门菌

E. 革兰染色可见革兰染色阴性杆菌

【试题分析及参考答案】 本题考点是伤寒沙门菌携带者检查方法。在带菌者体内分离获得伤寒沙门菌是最可靠的诊断方法。Vi 抗体可用于筛查。因此选 D。

17. 在泌尿道感染中，仅次于大肠埃希菌的致病菌是

A. 霍乱弧菌

B. 伤寒沙门菌

C. 痢疾志贺菌

D. 脑膜炎奈瑟菌

E. 变形杆菌

【试题分析及参考答案】 本题考点是变形杆菌属致病性的知识。变形杆菌属为肠道正常菌群，可引起肠道外感染，是仅次于大肠埃希菌的泌尿道感染的主要致病菌。因此选 E。

18. 尿素酶阳性且可迁徙性生长的细菌是

A. 大肠埃希菌

B. 痢疾志贺菌

C. 肺炎克雷伯菌

D. 卡他布兰汉菌

E. 变形杆菌

【试题分析及参考答案】 本题考点是变形杆菌属生物学特性的知识。在上述细菌中，仅变形杆菌产生尿素酶，分解尿素，在平板培养基表面，形成以接种点为中性，同心圆形多层波状菌苔的扩散生长。因此选 E。

二、多选题

1. 伤寒发病第 2 周细菌培养可能为阳性的检验材料是

A. 骨髓

B. 血液

C. 尿液

D. 粪便

E. 以上都不是

【试题分析及参考答案】 本题考点是伤寒微生物学检查的知识。典型肠热症，即伤寒，第一周可取外周血，第二周起取粪便，第三周起还可取尿液，第 1～3 周均可取骨髓液。因此选 ABD。

2. 肥达反应用的抗原是

A. 伤寒沙门菌菌体抗原

B. 伤寒沙门菌鞭毛抗原

C. 甲型副伤寒沙门菌鞭毛抗原

D. 肖氏沙门菌鞭毛抗原

E. 希氏沙门菌鞭毛抗原

【试题分析及参考答案】 本题考点是肥达试验原理即采用伤寒沙门菌菌体抗原和鞭毛抗原，以及三种副伤寒沙门菌的鞭毛抗原与患者血清进行定量凝集试验，辅助诊断。因此选 ABCDE。

3. 关于 Vi 抗原，下列哪项是正确的

A. 常见于新分离的伤寒杆菌

B. 在 O 抗原外面

C. 阻碍 O 抗原及 O 抗体的凝集作用

D. 人工培养后可消失

E. 无 Vi 抗原的细菌无致病性

【试题分析及参考答案】 本题考点是沙门菌 Vi 抗原的特性，沙门菌中新分离的伤寒沙门菌和希氏沙门菌具有 Vi 抗原，存在于菌体表面，经加热、石碳酸处理或传代培养后丢失。Vi 抗原具有抗吞噬和抗杀伤作用，并阻挡抗体、补体等对菌体的作用。因此选 ABCD。

4. 从患者血中可分离到的细菌包括

A. 痢疾志贺菌

B. 大肠埃希菌

C. 流感嗜血杆菌

D. 布鲁氏菌

E. 白喉棒状杆菌

【试题分析及参考答案】 本题考点是可引起菌血症和败血症的细菌的相关知识。痢疾志贺菌可侵入肠黏膜上皮细胞，但其感染只局限于肠道，一般不入血；大肠埃希菌是患者血中最常见的 G^- 菌，常引起菌血症和败血症；流感嗜血杆菌也可引起菌血症；布鲁氏菌为胞

内菌，可引起菌血症；白喉棒状杆菌主要感染鼻咽部黏膜，可引起毒血症，细菌一般不入血。因此选 BCD。

5. V-P 试验阴性的细菌有

A. 大肠埃希菌

B. 肖氏沙门菌

C. 伤寒沙门菌

D. 甲型副伤寒杆菌

E. 产气荚膜梭菌

【试题分析及参考答案】 本题考点是肠道杆菌生化反应的知识。大肠埃希菌和沙门菌在分解葡萄糖时产生丙酮酸，均不能使丙酮酸继续脱羧产生中性产物乙酰甲基甲醇，进而产生二乙酰。二乙酰可与含胍基化合物反应生成红色化合物。因此，两者 V-P 试验均为阴性。而产气荚膜梭菌相反，V-P 试验为阳性。因此选 ABCD。

6. 下列哪种细菌感染后获得的免疫力不持久

A. 葡萄球菌

B. 痢疾志贺菌

C. 伤寒沙门菌

D. A 群链球菌

E. 淋病奈瑟菌

【试题分析及参考答案】 本题考点是人对伤寒沙门菌的免疫力的知识。人类对葡萄球菌有一定的天然免疫力，病后也可获得一定的免疫力，然而免疫力不强，无法防止再次感染；志贺菌感染机体后，可诱导机体产生特异性抗体，但是，仅分泌型 IgA 具有一定的免疫保护作用，也不牢固，无法防止再次感染；A 群链球菌可引起同型免疫，但由于链球菌型别较多，同型免疫不能防止链球菌再次感染；淋病奈瑟菌感染可使机体

获得一定的免疫力，但不持久，可再次感染或慢性感染；伤寒沙门菌引起的肠热症病后引起较为持久的免疫力，特异性细胞免疫为主，黏膜免疫也具有一定的保护作用。因此选 ABDE。

7. 下列毒素的作用机制正确的是

A. 不耐热肠毒素 I——cGMP 增加

B. 耐热肠毒素 a——cGMP 增加

C. 志贺毒素——抑制蛋白合成

D. 霍乱肠毒素——cAMP 增高

E. 白喉毒素——蛋白合成延长因子 EF2 失活

【试题分析及参考答案】　本题考点是几种外毒素的作用机制的知识。不耐热肠毒素 I 为 ETEC 分泌，可引起肠黏膜细胞 cAMP 增加，引起腹泻；耐热肠毒素也是由 ETEC 分泌，可引起肠黏膜细胞 cGMP 增加，引起腹泻；志贺毒素由痢疾志贺菌和 EHEC 分泌，活性亚基可降解 60S 核糖体亚单位的 28S rRNA，阻止氨酰 tRNA 与其结合，从而中断蛋白质合成，引起细胞损伤；霍乱肠毒素是肠毒素的典型代表，活性亚基可激活 Gs，使细胞内 cAMP 增加，引起腹泻；白喉毒素活性亚基进入细胞后可使延长因子 EF2 与腺苷二磷酸核糖结合而失去活性，从而抑制蛋白质合成。上述配对中，只有 A 是错误的。因此选 BCDE。

三、名词解释

1. LT-I（heat labile enterotoxin I，LT-I）

2. O157：H7

3. 志贺毒素（shiga toxin）

4. sereny 试验（sereny test）

5. Vi 抗原（Vi antigen）

6. 肠热症（enteric fever）

7. 迁徙生长现象（swarming growth phenomenon）

8. 大肠菌群数（the number of coliform bacteria）

9. 肥达试验（widal test）

10. 外斐试验（weil-felix test）

11. 耐热肠毒素（heat stable enterotoxin）

【参考答案】

1. LT-I（heat labile enterotoxin I，LT-I）　即不耐热肠毒素 I，是由肠产毒型大肠埃希菌分泌，可引起人类胃肠炎，在结构与功能上与霍乱毒素相似，为两种亚基结构的典型外毒素。

2. O157：H7　是肠出血型大肠埃希菌中重要的血清型，致病性强。常由于食品污染导致，可引起暴发流行，夏季多见。可引起腹痛、腹泻，还可伴发溶血性尿毒综合征。

3. 志贺毒素（shiga toxin）　由 A 群志贺菌即痢疾志贺菌产生，由两种亚基组成，毒素细胞表面受体为糖脂受体（Gb3），毒性亚基作用于 60S 核糖体亚单位，抑制蛋白质合成，造成细胞损伤，还可引起肾小球内皮细胞损伤，导致溶血性尿毒综合征。

4. sereny 试验（sereny test）　为测定志贺菌的侵袭力，将志贺菌定量后滴入豚鼠眼结膜囊内，若发生角膜结膜炎，则为阳性，表明受试菌有侵袭力。

5. Vi 抗原（Vi antigen）　沙门菌中新分离的伤寒沙门菌和希氏沙门菌具有 Vi 抗原，存在于菌体表面，经加热、石碳酸处理或传代培养后丢失。Vi 抗原具有抗吞噬和抗杀伤作用，并阻挡抗体、补体等对菌体的作用。

6. 肠热症（enteric fever）　包括伤寒沙门菌引起的伤寒，甲型副伤寒沙门菌、肖氏沙门菌、希氏沙门菌引起的副伤寒。副伤寒较伤寒病情轻、病程短。沙门菌可在肠系膜淋巴结、肝、脾、肾、胆囊等器官中繁殖，可引起高热、相对缓脉、肝和脾大，全身中毒症状显著，皮肤出现玫瑰疹，外周血白细胞显著下降。胆囊中的沙门菌进入肠道后再次侵入肠道，引起超敏反应，导致溃疡，甚至肠穿孔。粪便和尿液可向外排菌。

7. 迁徙生长现象（swarming growth phenomenon）　变形杆菌属周身鞭毛，运动活泼，在固体培养基表面呈扩散性生长，形成以菌接种部位为中心的薄厚交替、同心圆形的波状菌苔，称为迁徙性生长。该现象可被0.1%石碳酸等抑制。

8. 大肠菌群数（the number of coliform bacteria）　是指每升饮用水中大肠菌群不超过3个，每100 ml瓶装汽水、果汁中不得超过5个。大肠菌群是指37 ℃、24 h内发酵乳糖产酸产气的肠道杆菌，包括埃希菌属、枸橼酸杆菌属、克雷伯菌属及肠杆菌属等。

9. 肥达试验（widal test）　用已知伤寒沙门菌菌体O抗原和鞭毛H抗原，以及甲型副伤寒、肖氏沙门菌、希氏沙门菌鞭毛H抗原与待测血清进行定量凝集试验，测定血清中相关抗体的效价，用于辅助诊断伤寒和副伤寒。当沙门菌O抗原抗体凝集效价≥1∶80、伤寒沙门菌H抗原抗体凝集效价≥1∶160或其他沙门菌H抗原抗体凝集效价≥1∶80时，可辅助诊断。动态观察上述抗体凝集效价有4倍及以上增高者具有诊断价值。

10. 外斐试验（weil-felix test）　采用变形杆菌 X_{19}、X_2 和 X_k 菌株的菌体抗原代替斑疹伤寒立克次体、恙虫病立克次体抗原，非特异凝集患者血清中相应抗体。该试验可用于立克次体感染的辅助诊断。

11. 耐热肠毒素（heat stable enterotoxin）由肠产毒素型大肠埃希菌（ETEC）产生，STa对热稳定，免疫原性差，可激活肠黏膜细胞上的鸟苷酸环化酶，导致cGMP增加引起腹泻。

四、简答题

1. 简述肠杆菌科的共同特点。

【参考答案】　肠杆菌科细菌的共同生物学特性：①形态结构，革兰染色阴性、多有菌毛、鞭毛，少数有荚膜，均不产生芽胞；②培养，兼性厌氧或需氧，营养要求不高；③生化反应，复杂，可用于鉴别诊断。在肠杆菌科中，乳糖发酵试验可初步鉴别志贺菌、沙门菌等致病菌与其他大部分非致病肠道杆菌；④抗原结构，复杂，主要有菌体O抗原、鞭毛H抗原、荚膜抗原；⑤抵抗力弱，对理化因素抵抗力不强；⑥变异：易变异，其中最常见的是耐药性变异。

2. 简述志贺菌的主要致病物质及所致疾病。

【参考答案】　主要致病物质包括侵袭力、内毒素、外毒素。

（1）侵袭力：侵入细胞为派伊尔淋巴结M细胞，随后进入回肠末端和结肠的巨噬细胞和黏膜上皮细胞繁殖，并在细胞间传播。诱导细胞因子表达和炎细胞浸润，导致黏膜坏死、溃疡、出血。志贺菌侵袭力强，但感染几乎只局限于肠道，一般不侵入血液。

（2）内毒素：毒性强，增加肠黏膜的通透性，引起发热、神智障碍，中毒休克；也可促进肠黏膜破坏；引起肠道自主神经功能紊乱，直接刺激直肠括约肌引起腹痛、里急后重。

（3）外毒素：由痢疾志贺菌分泌，志贺毒素。结合亚基 B 识别并结合细胞糖脂受体 Gb3，介导活性亚基 A 进入细胞后，裂解 60S 核糖体亚基的 28S rRNA，阻止其与氨基酰 tRNA 结合，中断蛋白质合成，引起上皮细胞损伤。还可引起少数患者肾小球内皮细胞损伤，导致溶血性尿毒综合征（HUS）。

所致疾病为细菌性痢疾，即菌痢。传染源为患者和带菌者，人群普遍易感。菌痢可分为急性和慢性，由痢疾志贺菌引起的菌痢症状严重，死亡率可高达 20%。急性中毒性痢疾多见于小儿，常无明显的消化道症状，以内毒素引起的全身中毒症状为主。少数人无症状带菌，成为持续的传染源。

3. 简述肥达试验的原理和结果判定。

【参考答案】　肥达试验的原理是应用已知伤寒沙门菌菌体 O 抗原和鞭毛 H 抗原，以及甲型副伤寒、肖氏沙门菌、希氏沙门菌鞭毛 H 抗原与待测血清进行定量凝集试验，测定血清中相关抗体效价的增长情况。

肥达试验可在肠热症第一周末时出现阳性结果，但结果判定需考虑下列因素：①正常抗体水平，正常人因隐性感染或预防接种，血清中存在一定水平抗体。一般 O 抗体凝集效价≥1：80、H 抗体凝集效价≥1：160 时才有诊断价值。②动态观察，单次结果不能用于诊断，需逐周复查，当抗体凝集效价逐次升高，恢复期较患病初期增高 4 倍及以上，有诊断意义。③O 和 H 抗体在诊断上的意义，当 O、H 抗体凝集效价均高于正常

值，表明患肠热症的可能性高；当 O 和 H 抗体凝集效价均低于正常值时，患肠热症的可能性小，但须排除少数患者由于在疾病早期使用抗生素或免疫力低下等因素，不要急于否定；当 H 抗体凝集效价高而 O 抗体凝集效价低时，应考虑预防接种或非特异回忆反应，H 抗原诱导机体主要产生 IgG 抗体，出现时间较晚，持续时间长，容易由于非特异性抗原刺激而短暂出现，其效价不会太高；当 O 抗体凝集效价高而 H 抗体凝集效价低时，应考虑感染早期抗体效价不高或其他沙门菌感染引起的交叉反应。

4. 一例疑似伤寒患者，如何进行微生物学检查。

【参考答案】　由伤寒沙门菌引起的肠热症即为伤寒，相关微生物学检查如下。

（1）检材：根据不同病程采取不同标本，在病程第一周可取外周血，第二周起取粪便，第三周起还可取尿液，第 1～3 周均可取骨髓液。

（2）分离培养和鉴定：血液和骨髓在增菌后接种肠道选择培养基；粪便和尿沉淀物直接接种于 SS 选择培养基或鉴别培养基。选取无色半透明可疑菌落接种双糖或三糖含铁培养基，对疑为沙门菌者，再进行系列生化反应，并进行沙门菌多价抗血清玻片凝集试验及其他免疫学鉴定。

（3）血清学诊断：用肥达试验测定血清中相关抗体效价的增长情况。

5. 可引起肠道感染的大肠埃希菌有哪些？

【参考答案】　主要包括下列 5 种：肠产毒素型大肠埃希菌（ETEC）可引起旅行者、婴幼儿腹泻；肠侵袭型大肠

埃希菌（EIEC）引起菌痢样腹泻；肠致病型大肠埃希菌（EPEC）是最早发现的引起腹泻的大肠埃希菌，是婴幼儿腹泻的主要致病菌；肠出血型大肠埃希菌（EHEC）是出血性结肠炎和溶血性尿毒综合征的致病菌，主要血清型为O157：H7，感染性强，可暴发流行；肠集聚型大肠埃希菌（EAEC）引起婴儿和旅行者持续性水样腹泻。

（白文涛）

第11章　弧菌属

考试要点

一、霍乱弧菌

（一）生物学性状

1. 形态及染色 G⁻菌，弧状或逗点状，一端有单鞭毛，运动活泼。取患者米泔水样便、呕吐物直接涂片镜检或活菌悬滴法暗视野显微镜观察：可见鱼群样排列或流星样穿梭运动。

2. 培养特性与生化反应 兼性厌氧，营养要求不高，在 pH 值 8.8 ～ 9.0 的碱性蛋白胨水或平板上生长好。可在无盐环境生长，其他致病性弧菌则不行。常用的选择培养基为硫代硫酸盐 - 枸橼酸盐 - 胆盐 - 蔗糖琼脂平板（TCBS），霍乱弧菌因发酵蔗糖产酸而使菌落呈黄色。生化反应活泼，过氧化氢酶、氧化酶阳性；发酵单糖、双糖、醇糖，产酸不产气；吲哚反应阳性。

3. 抗原及分类 O 抗原为特异性抗原，耐热，将霍乱弧菌分为 155 个血清型，其中 O1、O139 群引起霍乱流行。O1 群有三种型抗原，依据型抗原又可分为小川型（AB）、稻叶型（AC）、彦岛型（ABC）三个血清型。O1 群根据表型又分为两种生物型：古典生物型和 El Tor 生物型，其中古典生物型不溶解绵羊红细胞、对多黏菌素 B 敏感、可被第Ⅳ群噬菌体裂解，El Tor 生物型则正好相反。H 抗原，不耐热，无特异性。

4. 抵抗力 抵抗力不强，对热、干燥、紫外线、一般消毒剂敏感；耐碱和低温，在水中生存时间较长，尤其 El Tor 型可存活 1 ～ 3 周。

（二）致病性与免疫性

1. 致病物质

（1）霍乱肠毒素（cholera enterotoxin）：是目前已知的最强烈的致泻毒素，属外毒素，由前噬菌体编码，具有很强的抗原性，本质是蛋白质，不耐热。对蛋白酶敏感而对胰蛋白酶抵抗。1 个毒素分子由一个 A 亚单位和 5 个 B 亚单位组成。B 亚单位为结合单位，能特异地识别肠上皮细胞上的受体，与小肠黏膜上皮细胞 GM1 神经节苷脂受体结合，介导 A 亚单位进入细胞。A 亚单位为毒性单位，导致腺苷酸环化酶活性增高，使细胞内 cAMP 水平升高，主动分泌 Na^+、K^+、HCO_3^- 和水，导致严重的腹泻与呕吐，最终导致水、电解质紊乱，无尿、循环衰竭、休克、死亡。

（2）鞭毛、菌毛及其他独立因子：鞭毛运动有助于细菌穿过肠黏膜表面黏液层而接近肠壁上皮细胞，普通菌毛是细菌定居于小肠所必需的因子。另外，细菌还编码溶血 - 溶细胞蛋白和有助于细菌从死亡细胞上解离的血凝素 / 蛋白酶。

2. 所致疾病 引起烈性肠道传染病霍乱，为我国的甲类法定传染病。患者和带菌者是重要传染源，海洋甲壳类、泥鳅、鳝鱼等可带菌。人类在自然情况下是霍乱弧菌的唯一易感者，主要通过污染的水源或食物经口传染。在一定条件下，霍乱弧菌进入小肠后，依靠鞭毛的运动，穿过黏膜表面的黏液层，可能借菌毛作用黏附于肠壁上皮细胞上，在肠黏膜表面迅速繁殖，经过短暂的潜伏期后便急骤发病。临床表现表现为上吐下泻，剧烈呕吐，米泔水样便并含大量弧菌，是此病的典型特征，轻重不一，以古典型和 O139 型为重。

3. 免疫性　感染霍乱弧菌后，机体可获得牢固的免疫力，再感染者少见。病后小肠内可出现分泌型 lgA，霍乱弧菌引起的肠道局部黏膜免疫是霍乱保护性免疫的基础。

（三）微生物学检查

1. 直接镜检　采取患者米泔水样大便或呕吐物，直接涂片镜检或活菌悬滴法暗视野显微镜观察，可见鱼群样排列或流星样穿梭运动。

2. 细菌分离培养　用 TCBS 选择性培养基分离培养，取可疑菌落作玻片凝集，阳性者再作生化反应及生物型别鉴定试验。

3. 特异性制动试验　取检材或新鲜碱性蛋白胨水培养物一滴，置于载玻片上，再加霍乱弧菌多价诊断血清，加盖玻片，用暗视野镜观察，3 min 内运动被抑制的即为阳性，此法优点是快速而特异、操作简便，但必须有数量较多的

弧菌才能检出。

（四）防治原则

霍乱是烈性传染病，对首例患者的病原学诊断应快速、准确，烈性传染病应当早发现、早隔离、早报告并及时作出疫情报告；B 亚单位 - 全菌灭活口服疫苗、基因工程减毒活疫苗已进入人群试验；及时补充液体和电解质，预防大量失水导致的低血容量性休克和酸中毒是治疗的关键。

二、副溶血弧菌

（一）生物学性状

革兰染色阴性弧菌，单端鞭毛，无芽胞，无荚膜；不耐热、不耐酸；嗜盐，无盐培养基不生长；致病性副溶血性弧菌能溶解人或兔红细胞，产生 β 溶血，称为神奈川现象（Kanagawa phenomenon，KP），KP$^+$ 菌株为致病性菌株。

（二）致病性

主要引起食物中毒，沿海地区常见，多见于夏秋季节。多以误食污染的海产品或盐腌食品而致，潜伏期短，以腹痛、腹泻、呕吐和发热为主要症状，恢复较快。病后免疫力不牢固，可重复感染。

典型试题及分析

一、单选题

1. 关于霍乱弧菌的叙述，以下错误的是

    A. 菌体短小，成弧形或逗点形

    B. 一端单边毛，运动活泼

    C. 耐碱不耐酸

    D. 革兰染色阴性

    E. 营养要求高，普通培养基不能生长

【试题分析及参考答案】　本题考点是霍乱弧菌形态学和培养特性。霍乱弧菌为 G$^-$ 菌，弧状或逗点状，一端有单鞭毛，运动活泼；兼性厌氧，营养要求不高，偏爱碱性培养基，在 pH 值 8.8 ～ 9.0 的碱性蛋白胨水或平板上生长好。因此选 E。

2. 霍乱弧菌在下列哪种培养基上生长良好

A. 血清肉汤

B. 碱性蛋白胨水

C. 肉浸汤

D. 葡萄糖蛋白胨水

E. 疱肉培养基

【试题分析及参考答案】　本题考点是霍乱弧菌的培养特性。霍乱弧菌营养要求不高，偏爱碱性培养基，在 pH 值 8.8 ～ 9.0 的碱性蛋白胨水或平板上生长好。因此选 B。

3. 关于霍乱，叙述错误的是

A. 人类是霍乱弧菌的唯一易感者

B. 病愈后，少数患者可长期带菌

C. 病后免疫力短暂

D. 属烈性传染病

E. 接种霍乱死菌苗可增强人群的特异性免疫力

【试题分析及参考答案】　本题考点是霍乱弧菌致病性与免疫性。霍乱是烈性肠道传染病，为我国的甲类法定传染病；自然界中人是唯一的易感者，主要经污染的食物和水感染；患者和带菌者是重要传染源，海洋甲壳类、泥鳅、鳝鱼等可带菌；感染霍乱弧菌后，机体可获得牢固的免疫力，再感染者少见；接种霍乱死菌苗可增强人群的特异性免疫力，但保护力较差，持续时间短，B 亚单位 - 全菌灭活口服疫苗、基因工程减毒活疫苗已进入人群试验。因此选 C。

4. 菌体一端有一根单鞭毛的细菌是

A. 霍乱弧菌

B. 克雷伯菌属

C. 大肠埃希菌

D. 沙门菌

E. 变形杆菌

【试题分析及参考答案】　本题考点是霍乱弧菌的形态学知识。克雷伯菌

为革兰染色阴性，球杆状，无鞭毛；多数大肠埃希菌、沙门菌、变形杆菌均有周身鞭毛；霍乱弧菌为革兰染色阴性，弧状，一端有单鞭毛，运动活泼。因此选 A。

5. 目前已知的致泻毒素中最为强烈的是

A. 霍乱肠毒素

B. 志贺毒素

C. 大肠埃希菌外毒素

D. 沙门菌肠毒素

E. 变形杆菌肠毒素

【试题分析及参考答案】　本题考点是霍乱弧菌的致病物质。志贺毒素、大肠埃希菌外毒素、沙门菌肠毒素、变形杆菌肠毒素均可致泻，但霍乱肠毒素是目前已知的致泻毒素中最为强烈的毒素，是肠毒素的典型代表，由 A 和 B 两个亚单位构成。因此选 A。

6. 取米泔水样粪便作悬滴检查，可见到做"穿梭"运动的细菌是

A. 伤寒杆菌

B. 霍乱弧菌

C. 肠侵袭性大肠埃希菌

D. 猪霍乱沙门菌

E. 变形杆菌

【试题分析及参考答案】　本题考点是霍乱弧菌的微生物学检查。霍乱弧菌一端有单鞭毛，运动活泼。取患者米泔水样便、呕吐物直接涂片镜检或活菌悬滴法暗视野显微镜观察，可见鱼群样排列或流星样穿梭运动，有助于诊断。因此选 B。

7. 霍乱弧菌有哪些抗原

A. 耐热 O 抗原与不耐热的 H 抗原

B. 不耐热 O 抗原与耐热的 H 抗原

C. 不耐热 O 抗原与 H 抗原

D. 耐热 O 抗原与 H 抗原

E. 以上都不是

【试题分析及参考答案】　本题考点是霍乱弧菌的抗原性。霍乱弧菌有两大抗原：O 抗原，耐热，特异性高，可将霍乱弧菌分为 155 个血清型，其中 O1 和 O139 群引起霍乱流行；H 抗原，不耐热，无特异性。因此选 A。

8. 我国沿海地区食物中毒中最常见的病原菌是

A. 金黄色葡萄球菌

B. 沙门菌

C. 产气荚膜梭菌

D. 副溶血性弧菌

E. 变形杆菌

【试题分析及参考答案】　本题考点是副溶血性弧菌的致病性。副溶血性弧菌存在于近海的海水、海底沉积物和鱼类、贝类等海产品中。主要引起食物中毒，多见于日本、东南亚和美国，也是我国沿海地区食物中毒最常见的病原体。常见于夏秋季节，以腹痛、腹泻、呕吐和发热为主要症状。因此选 D。

9. 具有神奈川现象的细菌是

A. 副溶血性弧菌

B. 沙门菌

C. 大肠埃希菌

D. 霍乱弧菌

E. 变形杆菌

【试题分析及参考答案】　本题考点是副溶血性弧菌的溶血特性。副溶血性弧菌在普通血平板（含羊、兔或马等血液）上不溶血或只产生 α 溶血。但在特定条件下，某些菌株在含高盐（7%）的人 O 型血或兔血及以 D- 甘露醇作为碳源的我妻（Wagatsuma）琼脂平板上可产生 β 溶血，称为 KP，KP⁺ 菌株为

致病性菌株。因此选 A。

二、多选题

1. 感染后一般不入血的病菌是

A. 霍乱弧菌

B. 大肠埃希菌

C. 志贺菌

D. 沙门菌

E. 变形杆菌

【试题分析及参考答案】　本题考点是五种细菌的致病特点。霍乱弧菌经口进入，病菌黏附于肠黏膜表面繁殖，一般不入血。多数大肠埃希菌在肠道内不致病，但如移出肠道外可引起肠道外感染，入血引起败血症等。志贺菌感染几乎只局限于肠道，一般不侵入血。沙门菌可二次入血引起菌血症。变形杆菌可引起脑膜炎、腹膜炎、败血症和实物中毒等症状。因此选 AC。

2. 引起霍乱流行的霍乱弧菌是

A. O1 群

B. O139 群

C. O121 群

D. O56 群

E. O138 群

【试题分析及参考答案】　本题考点是霍乱弧菌的分型。根据 O 抗原的不同，霍乱弧菌可分为 155 个血清群。其中 O1 和 O139 是引起霍乱病流行的主要病原菌；非 O1 非 O139 血清群仅引起散发性胃肠炎。因此选 AB。

3. 霍乱弧菌的主要致病物质为

A. 鞭毛

B. 菌毛

C. 外毒素

D. 内毒素

E. 溶血 - 溶细胞的蛋白

【试题分析及参考答案】 本题考点是霍乱弧菌的致病物质。霍乱弧菌的主要致病物质包括：霍乱肠毒素为目前已知的最强烈的致泻毒素，属外毒素；具有黏附作用的鞭毛、菌毛；毒力因子主要有 hlyA 基因编码的具有溶血 - 溶细胞的蛋白和 hap 编码的血凝素 / 蛋白酶。因此选 ABCE。

三、名词解释

1. 霍乱肠毒素（cholera enterotoxin）
2. 神奈川现象（kanagawa phenomenon）

【参考答案】

1. 霍乱肠毒素（cholera enterotoxin）是目前已知的最强烈的致泻毒素，属外毒素，由前噬菌体编码，具有很强的抗原性，本质是蛋白质，不耐热。对蛋白酶敏感而对胰蛋白酶抵抗。1 个毒素分子由一个 A 亚单位和 5 个 B 亚单位组成。B 亚单位为结合单位，能特异地识别肠上皮细胞上的受体，与小肠黏膜上皮细胞 GM1 神经节苷脂受体结合，介导 A 亚单位进入细胞。A 亚单位为毒性单位，导致腺苷酸环化酶活性增高，使细胞内 cAMP 水平升高，主动分泌 Na^+、K^+、HCO_3^- 和水，导致严重的腹泻与呕吐，最终导致水、电解质紊乱、无尿、循环衰竭、休克、死亡。

2. 神奈川现象（kanagawa phenomenon）副溶血性弧菌在普通平板上不溶血或只产生 α 溶血。但在特定条件下，某些菌株在含高盐的人 O 型血或兔血及 D- 甘露醇为碳源的我妻（Wagatsuma）平板上可产生 β 溶血，为神奈川现象。KP^+ 菌株为致病菌株。

四、简答题

1. 简述霍乱肠毒素的致病机制。

【参考答案】 正常胃酸可杀灭霍乱弧菌，当胃酸分泌缺乏或低下，或入侵的霍乱弧菌数量较多，未被杀灭的弧菌就进入小肠，在碱性肠液内迅速繁殖，并黏附于小肠黏膜的上皮细胞表面大量繁殖并产生霍乱肠毒素。B 亚单位与该处黏膜上皮细胞表面受体——神经节苷脂结合，A、B 两种亚单位解离，A 亚单位穿过细胞膜进入细胞内，A1 肽链活化，进而激活腺苷环化酶（AC），使细胞内三磷酸腺苷 (ATP) 转化为环磷酸腺苷 (cAMP)，使细胞内环磷酸腺苷含量提高，促使一系列酶反应加速进行，导致肠腔腺细胞分泌功能亢进，引起大量液体及血浆中的钠、钾、氯等离子进入肠腔。由于分泌功能超过肠道再吸收能力，从而造成严重的腹泻及呕吐；由于胆汁分泌减少，且肠腔中有大量水、黏液及电解质，故排泻物呈白色米泔水样；由于剧烈吐泻，导致脱水和电解质丢失，可发生代谢性酸中毒，血循环衰竭，甚至休克或死亡。

2. 简述霍乱弧菌的主要生物学特性。

【参考答案】 霍乱弧菌为 G^- 菌，弧状，一端单鞭毛，运动活泼。取患者米泔水样便、呕吐物直接涂片镜检或活菌悬滴法暗视野显微镜观察，可见菌体呈鱼群样排列或做流星样穿梭运动。兼性厌氧，营养要求不高，偏爱碱性培养基，在 pH 值 8.8～9.0 的碱性蛋白胨水或平板上生长好，其他细菌在此条件下不易存活。霍乱弧菌在 TCBS 培养基上可形成较大的菌落，因发酵蔗糖产酸而使菌落呈黄色。生化反应活泼，过氧化氢酶、氧化酶阳性；发酵单糖、双糖、醇糖，产酸不产气；不分解阿拉伯胶糖；吲哚反应阳性。含 O 抗原和 H 抗原，据 O 抗原分为 155 个血清群。O1 和 O139 是引起霍乱病流行的病原菌；非 O1 非 O139 血清群仅引起散发性胃肠炎。

抵抗力不强，对热、干燥、日光直射和一般消毒剂都很敏感。

（于　澜）

第 12 章　螺杆菌属（幽门螺杆菌）

考试要点

一、生物学性状

1. 形态染色　G^- 菌，是一种单极、多鞭毛、末端钝圆、螺旋形弯曲的细菌。常排成 S 形或海鸥状，电镜下菌体一端或者两端可有多根带鞘鞭毛。运动活泼，胃黏膜上皮表面、胃小凹内及腺腔内呈不均匀的集团状分布。

2. 培养特性　微需氧，生长时需 CO_2，营养要求高，培养需动物血清或血液，还需一定湿度。培养时用选择培养基。严格微需氧培养，生长缓慢，菌落呈无色透明针尖般大小。

3. 生化反应　生化反应不活泼，不分解糖类，过氧化氢酶和氧化酶阳性。含丰富尿素酶，可迅速分解尿素释放氨，是鉴定该菌的主要依据之一。

二、致病性及免疫性

1. 所致疾病　幽门螺杆菌（Hp）是慢性活动性胃炎和消化性溃疡尤其是十二指肠溃疡的重要致病菌，与胃癌和胃黏膜相关 B 细胞淋巴瘤的发生密切相关，是一类致癌因子。专性寄生于人胃黏膜上，在人群中的感染非常普遍。传染源主要是人，传播途径主要是粪 - 口途径。

2. 致病机制　幽门螺杆菌导致的疾病特征包括胃部的炎症、胃酸产生的改变和组织的破坏，这是由细菌的鞭毛、黏附素、尿素酶、蛋白酶、空泡毒素、内毒素等多因素共同导致的。

（1）菌体动力和黏附作用：是 Hp 能穿越黏液层并定植于胃窦上皮部的重要因素。其中蛋白酶可裂解糖蛋白聚合物，破坏黏液层；鞭毛可使菌体穿过胃黏膜表面黏液层；黏附素可使细菌定植，吸附于上皮细胞。

（2）抗酸能力和免疫保护能力：有尿素酶可分解尿素产氨，菌体周围形成"氨云"，并中和胃酸；热休克蛋白可加强尿素酶活性；胃酸分泌抑制蛋白可阻止胃酸产生；过氧化物歧化酶、过氧化氢酶等逃避吞噬过程及胞内因子的杀伤作用。

（3）损害胃黏膜屏障：局部组织的损伤与尿素酶的代谢产物、黏液酶、磷脂酶及空泡毒素的活性有关，毒素与脂多糖可导致黏膜细胞的损伤，尿素酶分解尿素产生的氨也可直接破坏细胞。

（4）炎症反应和免疫反应：Hp 感染后，各种炎症细胞相继被激活和趋化，从固有层移行至上皮内，造成炎症反应。炎症细胞释放的细胞因子、氧化自由基、水解酶、溶菌酶造成胃黏膜的损伤。慢性 Hp 感染造成 T 细胞和浆细胞浸润，刺激这两种细胞产生特异性抗体，参与体液免疫反应。Hp 感染还能诱发机体的自身免疫反应。

3. 免疫性　Hp 感染可刺激机体产生 IgM、IgG 和 IgA 型抗体，但是否对机体有保护作用尚不清楚。

三、微生物学检查

1. 直接镜检　取胃黏膜或标本，采用革兰染色或 Giemsa 染色，或 WarthinStarry

银染法观察细菌，其特异度和敏感度可达100%。

2. 检测尿素酶活性　可直接用临床活检标本或分离培养物。一般2 h内可检测到尿素酶的碱性副产物。临床上更多采用^{13}C呼气检测，方便快捷，特异度和敏感度都很高。

3. 分离培养　用Skirrow鉴别培养基。

4. 血清学检测　ELISA检测菌体或其产物的特异性抗体，抗体效价高低可作为急性感染诊断或制订随后治疗方案

的依据。

5. 粪便抗原检测　采用多克隆抗体检测粪便中Hp抗原，有望替代血清学检测成为常规筛选方法。

6. 核酸检测　PCR直接检测、粪便、齿斑和水源中的Hp。

四、防治原则

目前尚无有效的预防措施。因尿素酶和热休克蛋白是唯一表达在细菌表面的蛋白，以其作为抗原开发Hp的疫苗正在研制中。

典型试题及分析

一、单选题

1. 在慢性胃炎、胃、十二指肠溃疡的发生中起到重要作用的细菌是

A. 变形杆菌属

B. 霍乱弧菌

C. 幽门螺杆菌

D. 弯曲杆菌

E. 埃希菌属

【试题分析及参考答案】　本题考点是幽门螺杆菌所致疾病。大量研究表明该菌在慢性胃炎、胃溃疡、十二指肠溃疡和胃癌的发生中起重要作用，是慢性活动性胃炎和消化性溃疡尤其是十二指肠溃疡的重要致病菌，与胃癌和胃黏膜相关B细胞淋巴瘤的发生密切相关。因此选C。

2. 可快速诊断幽门螺杆菌感染的试验是

A. 乳糖发酵试验

B. 明胶液化试验

C. 硫化氢试验

D. 胆汁溶菌试验

E. 尿素酶试验

【试题分析及参考答案】　本题考点是幽门螺杆菌的微生物学检测方法。幽门螺杆菌能产生丰富的尿素酶，尿素酶能将尿素分解为氨和CO_2，而正常人体内缺乏尿素酶，因此可直接用于临床活检标本或分离培养物，一般2 h内可检测到尿素酶的碱性产物，敏感度和特异度均较高。因此选E。

3. 专性寄生于人胃黏膜的细菌是

A. 大肠埃希菌

B. 葡萄球菌

C. 变形杆菌

D. 幽门螺杆菌

E. 志贺菌属

【试题分析及参考答案】　本题考点是幽门螺杆菌的寄居特性。幽门螺菌是一种专性寄生于人胃黏膜上的细菌，人群中的感染非常普遍。它与胃窦炎、十二指肠溃疡、胃溃疡、胃腺癌和胃黏膜相关B细胞淋巴瘤（MALT）的发生密切相关。因此选D。

4.不分解糖类的细菌有

A. 大肠埃希菌

B. 伤寒沙门菌

C. 幽门螺杆菌

D. 霍乱弧菌

E. 副溶血性弧菌

【试题分析及参考答案】 本题考点是幽门螺杆菌的生化反应知识。幽门螺杆菌生化反应不活泼，不分解糖类，氧化酶、过氧化氢酶阳性，其他菌均分解糖类。因此选C。

5.幽门螺杆菌的培养条件不对的是

A. 微需氧

B. 营养要求低

C. 需一定湿度

D. Skirrow 鉴别培养基

E. 需血清或血液

【试题分析及参考答案】 本题考点是幽门螺杆菌的培养特性。微需氧，生长时需 CO_2，营养要求高，培养需动物血清或血液，还需一定湿度。培养时用 Skirrow 鉴别培养基，严格微需氧培养，生长缓慢，菌落呈无色透明针尖般大小。因此选B。

6.下列细菌中微需氧的细菌是

A. 变形杆菌属

B. 破伤风梭菌

C. 幽门螺杆菌

D. 大肠埃希菌

E. 克雷伯菌属

【试题分析及参考答案】 本题考点是几种细菌的培养时对氧的需求特征。幽门螺杆菌培养微需氧，破伤风梭菌是厌氧，变形杆菌属、大肠埃希菌和克雷伯菌属是兼性厌氧。因此选C。

二、多选题

1.下列关于幽门螺杆菌的描述正确的是

A. G^- 菌，排列成 S 形或海鸥状

B. 不能分解糖类

C. 微需氧

D. 湿度要求高

E. 含尿素酶

【试题分析及参考答案】 本题考点是幽门螺杆菌的培养特征。幽门螺杆菌是 G^- 菌，培养常排成 S 形。微需氧，生长时需 CO_2，营养要求高，培养需动物血清或者血液，还需一定湿度。生化反应不活泼，不分解糖类，过氧化氢酶和氧化酶阳性。含丰富尿素酶，可迅速分解尿素释放氨，是鉴定该菌的主要依据之一。因此选 ABCDE。

2.可分解尿素释放氨的细菌是

A. 大肠埃希菌

B. 霍乱弧菌

C. 幽门螺杆菌

D. 弯曲菌属

E. 变形杆菌属

【试题分析及参考答案】 本题考点是幽门螺杆菌的生化反应特性。幽门螺杆菌和变形杆菌属均含有丰富尿素酶，可迅速分解尿素释放氨。因此选 CE。

三、简答题

1.简述幽门螺杆菌的生物学特性。

【参考答案】 幽门螺杆菌为革兰染色阴性螺旋弯曲形，细菌常排列呈"S"形或海鸥状。长 $2 \sim 4 \mu m$，宽 $0.5 \sim 1.0 \mu m$。是一种单极、多鞭毛、末端钝圆、螺旋形弯曲的细菌。运动活泼，胃黏膜上皮表面、胃小凹内及腺腔内呈不均匀的集

团状分布。营养要求高，血液能刺激其生长。培养时用选择培养基。最适温度为 37 ℃，最佳 pH 值为 6.0 ～ 7.0。严格微需氧培养，生长缓慢，菌落呈无色透明针尖般大小。生化反应不活泼，不分解糖类，氧化酶、过氧化氢酶阳性。尿素酶丰富，可迅速分解尿素释放氨，是鉴定该菌的主要依据之一。

2. 简述幽门螺杆菌的主要致病机制。

【参考答案】　幽门螺杆菌导致的疾病特征包括胃部的炎症、胃酸产生的改变和组织的破坏，这是由细菌的鞭毛、黏附素、尿素酶、蛋白酶、空泡毒素、内毒素等多因素共同导致的。

（1）菌体动力和黏附作用：是 Hp 能穿越黏液层并定植于胃窦上皮部的重要因素。其中蛋白酶可裂解糖蛋白聚合物，破坏黏液层；鞭毛可使菌体穿过胃黏膜表面黏液层；黏附素可使细菌定植，吸附于上皮细胞。

（2）抗酸能力和免疫保护能力：尿素酶可分解尿素产氨，菌体周围形成"氨云"，并中和胃酸；热休克蛋白可加强尿素酶活性；胃酸分泌抑制蛋白可阻止胃酸产生；过氧化物歧化酶、过氧化氢酶等逃避吞噬过程及胞内因子的杀伤作用。

（3）损害胃黏膜屏障：局部组织的损伤与尿素酶的代谢产物、黏液酶、磷脂酶及空泡毒素的活性有关，毒素与脂多糖可导致黏膜细胞的损伤，尿素酶分解尿素产生的氨也可直接破坏细胞。

（4）炎症反应和免疫反应：Hp 感染后，各种炎症细胞相继被激活和趋化，从固有层移行至上皮内，造成炎症反应。炎症细胞释放的细胞因子、氧化自由基、水解酶、溶菌酶造成胃黏膜的损伤。慢性 Hp 感染造成 T 细胞和浆细胞浸润，刺激这两种细胞产生特异性抗体，参与体液免疫反应。Hp 感染还能诱发机体的自身免疫反应。

（于　澜）

第13章 厌氧性细菌

考试要点

一、破伤风梭菌

（一）生物学性状

革兰染色阳性，有周鞭毛，芽胞呈正圆，比菌体粗，位于菌体顶端，似鼓槌状，是该菌典型特征。专性厌氧，血平板上呈薄膜状爬行生长，伴β溶血。芽胞抵抗力强大，在干燥的土壤和尘埃中可存活数年。

（二）致病性和免疫性

破伤风梭菌由伤口侵入人体引起破伤风。感染发生的重要条件是伤口形成厌氧微环境。破伤风梭菌无侵袭力，一般不入血，致病作用主要依赖其产生的毒素。破伤风梭菌产生两种外毒素，一种是对氧敏感的破伤风溶血毒素；另一种为质粒编码的破伤风痉挛毒素，是引起破伤风的主要致病物质。破伤风毒痉挛毒素是一种神经毒素，毒性仅次于肉毒毒素。毒素有α和β链，其中α链为毒性部分，对脊髓前角细胞和脑干神经细胞有高度的亲和力，可阻止抑制性神经递质的释放，使肌肉活动的兴奋和抑制失调，导致屈肌、伸肌同时发生强烈收缩，骨骼肌出现强烈痉挛，出现咀嚼肌痉挛所致的苦笑貌及持续性背部痉挛（角弓反张）等典型症状。潜伏期可从几天到几周。破伤风病后无牢固免疫力。

（三）微生物学检查法

一般不进行涂片、镜检和分离培养。根据典型的症状和病史即可做出诊断。

（四）防治原则

1.非特异性防治 正确处理伤口，及时清创，防止厌氧环境形成。

2.特异性防治 儿童注射白百破（百日咳死疫苗、白喉和破伤风类毒素）三联制剂。对可疑患者可立即注射破伤风抗毒素（tetanus antitoxin，TAT）进行紧急预防。发病早期可足量使用抗毒素进行特异性治疗。抗菌治疗可用四环素和红霉素。

二、产气荚膜梭菌

（一）生物学性状

革兰染色阳性粗大梭菌，芽胞呈卵圆形，芽胞宽度不比菌体大，位于中央或次极端。在脓汁、坏死组织或感染动物脏器的涂片上，可见有明显的荚膜，无鞭毛。厌氧，血培养基上有双层溶血环。α毒素（卵磷脂酶）可分解蛋黄琼脂培养基中的卵磷脂，菌落周围出现乳白色混浊圈。分解多种糖类，产酸产气。在疱肉培养基上，有"汹涌发酵"现象。根据4种主要毒素（α、β、ε、ι）的产生情况，可分为5个毒素型，对人致病的主要为A型，C型是坏死性肠炎的病原菌。

（二）致病性

1.致病物质 产气荚膜梭菌产生10余种外毒素，α毒素（卵磷脂酶）最重要，在气性坏疽的形成中起主要作用。少数型别菌株还产生肠毒素。

2.所致疾病 产气荚膜梭可导致气性坏疽气性坏疽为以局部剧痛、水肿、胀气、组织迅速坏死、分泌物恶臭、以伴有全身毒血症为特征的急性感染。细菌一般不侵入血，可引起毒血症。还可引起食物中毒。中毒机制类似霍乱肠毒素，激活小肠黏膜细胞的腺苷酸环化酶，导致 cAMP 浓度增高。

（三）微生物学检查法

直接涂片镜检是极有价值的快速诊断法，镜检见有革兰染色阳性大杆菌，白细胞甚少且形态不典型并伴有其他杂菌等三个特点即可报告。分离培养用血平板和庖肉培养基。

三、肉毒梭菌

（一）生物学特性

革兰染色阳性短粗杆菌，有周身鞭毛，无荚膜。芽胞椭圆形，大于菌体，位于次极端，使菌体似汤匙或网球拍状，芽胞抵抗力强。严格厌氧。肉毒毒素不耐热，煮沸 1 min 可灭活。

（二）致病性

致病物质主要是神经外毒素——肉毒毒素。肉毒毒素是已知毒素中最强的一种，毒性比氰化钾强 1 万倍，对人的致死量仅约为 1 μg。其结构、功能和致病机制与破伤风外毒素非常相似，作用于外周胆碱能神经，抑制神经肌肉接点处神经递质乙酰胆碱的释放，导致弛缓性麻痹，该病是单纯性毒素中毒，而非细菌感染。肉毒梭菌所致的疾病主要是肉毒毒素引起的食物中毒，但胃肠道症状很少见，主要是神经末梢麻痹。肉毒梭菌还可引起婴儿肉毒病和创伤感染中毒。病愈后无免疫力。

（三）微生物学检查法与防治原则

食物中毒可取可疑食物、粪便分离病菌或检测标本中的肉毒毒素。

加强食品卫生。特异性治疗早期要足量注射 A、B、E 多价肉毒抗毒素。

四、艰难梭菌

艰难梭菌为革兰染色阳性粗大杆菌，有鞭毛。芽胞卵圆形，位于次极端。艰难梭菌是人类肠道正常菌群之一，当菌群失调时，耐药菌引起抗生素相关性腹泻和假膜性结肠炎。临床表现为严重腹泻、腹痛、伴有全身中毒症状。艰难梭菌产生肠毒素和细胞毒素。对万古霉素和甲硝唑敏感。

五、无芽胞厌氧菌

（一）生物学性状

与人类疾病有关的无芽胞厌氧菌寄生于人和动物体内，构成人体的正常菌群，包括革兰染色阳性和革兰染色阴性的球菌和杆菌。在人体正常菌群中厌氧菌占有绝对优势。无芽胞厌氧菌与人类疾病相关的主要有 10 个属。

1. **革兰染色阴性厌氧杆菌**　类杆菌属中的脆弱类杆菌最为重要，为直肠部位的正常菌群。其大小、形态呈多型性，有荚膜。梭杆菌多为口腔、直肠黏膜的正常菌群。除类杆菌在培养基上生长迅速外，其余均生长缓慢，需 3 d 以上。类杆菌有典型的 G⁻ 菌细胞壁，但其脂多糖无内毒素活性。

2. **革兰染色阴性厌氧球菌**　其中韦荣菌属最重要，是咽喉部主要厌氧菌。

3. **革兰染色阳性厌氧球菌**　其中有临床意义的是消化链球菌属，主要寄居于阴道，在临床厌氧菌分离株中仅次于脆弱类杆菌，但大多亦为混合感染。本菌属细菌生长缓慢，培养需 5～7 d。

4. **革兰染色阳性厌氧杆菌**　丙酸杆菌最多，其次为真杆菌和双歧杆菌属。丙酸杆菌主要存在于皮肤正常菌群中，痤疮丙酸杆菌最为常见。双歧杆菌属呈多形态，有分枝，无动力，耐酸。双歧杆菌在婴儿、成人肠道菌群中占很高比例，在婴儿尤为突出。齿双歧杆菌与龋齿和牙周炎有关。真杆菌属单一形态或多形态，生化反应活泼，生长缓慢，是肠道重要的正常菌群，最常见的为迟钝真杆菌。

（二）致病性

1. 致病条件 无芽胞厌氧菌是寄生于皮肤和黏膜上的正常菌群，当其寄居部位改变、宿主免疫力下降和菌群失调等情况下，伴有局部厌氧微环境的形成，则易引起内源性感染。

2. 细菌毒力 主要有体现在：①菌毛、荚膜；②多种毒素、胞外酶和可溶性代谢物；③改变其对氧的耐受性。

3. 感染特征 ①内源性感染，感染部位可遍及全身，多呈慢性过程；②无特定病型，大多为化脓性感染，也可形

成败血症；③分泌物或脓液黏稠，乳白色、粉红色、血色或棕黑色，有恶臭，有时有气体；④使用氨基糖苷类抗生素（链霉素、卡那霉素、庆大霉素）长期无效；⑤分泌物直接涂片可见细菌，但普通培养法无细菌生长。

4. 所致疾病 ①败血症；②中枢神经系统感染，最常见的为脑脓肿，革兰染色阴性厌氧杆菌最为常见；③口腔与牙齿感染，主要由厌氧革兰染色阴性杆菌引起；④呼吸道感染，呼吸道感染中分离最多的厌氧菌为普雷沃菌属、坏死梭杆菌、核梭杆菌、消化链球菌和脆弱类杆菌等；⑤腹部和会阴部感染中，脆弱类杆菌占病原菌的 60% 以上；⑥女性生殖道感染，最常见的厌氧菌为消化链球菌属、普雷沃菌属和紫单胞菌等；⑦还可引起皮肤和软组织感染、心内膜炎等。

典型试题及分析

一、单选题

1. 关于厌氧芽胞梭菌的描述错误的是

A. 革兰染色阳性

B. 有芽胞

C. 对酸、热的抵抗力弱

D. 少数为致病菌

E. 可产生外毒素

【试题分析及参考答案】 本题考点是厌氧芽胞梭菌属的特点。厌氧芽胞梭菌属是一群革兰染色阳性，能形成芽胞的大杆菌，主要分布于土壤、人和动物肠道，少数为致病菌。芽胞对热、干燥和消毒剂均有较强大的抵抗力。因此选 C。

2. 破伤风梭菌芽胞特点

A. 芽胞卵圆形，比菌体直径小

B. 芽胞正圆形，位于细菌顶端，大于菌体直径

C. 芽胞正圆形，位于细菌次极端，小于菌体直径

D. 芽胞椭圆形，位于次极端，大于菌体直径

E. 芽胞椭圆形，位于次极端，不大于菌体直径

【试题分析及参考答案】 本题考点是破伤风梭菌的生物学特点。破伤风梭菌芽胞呈正圆，位于细菌顶端，大于菌体直径，使细菌呈鼓槌状，为本菌典型特征。因此选 B。

3. 关于破伤风痉挛毒素，错误的是

A. 是一种蛋白质

B. 神经毒素

C. 由两条肽链组成，轻链为毒性部分

D. 由质粒编码

E. 耐胃蛋白酶，口服可致病

【试题分析及参考答案】　本题考点是破伤风梭菌的致病性。破伤风毒痉挛毒素是一种神经毒素，为蛋白质，由十余种氨基酸组成，不耐热，可被肠道蛋白酶破坏，故口服毒素不起作用。毒素有 α 和 β 链，其中 α 链为轻链，是毒性部分。因此选 E。

4. 以下哪种伤口引起破伤风梭菌感染的概率最小

A. 生锈的长钉子刺伤的伤口

B. 大面积烧伤

C. 开放的表浅伤口

D. 孕妇分娩用不洁器械剪断脐带

E. 需氧菌或兼性厌氧菌混合感染

【试题分析及参考答案】　本题考点是破伤风梭菌的致病性。当机体受到外伤，创口被污染，或分娩时使用不洁器械剪断脐带等，破伤风梭菌均可侵入。但在一般表浅伤口病菌不能生长。其感染的重要条件是伤口需形成厌氧微环境：伤口窄而深（如刺伤），伴有泥土或异物污染；大面积创伤、烧伤，坏死组织多，局部组织缺血；同时有需氧菌或兼性厌氧菌混合感染；这些情况均易造成伤口局部的厌氧微环境，有利于破伤风梭菌繁殖。因此选 C。

5. 破伤风痉挛毒素的作用机制

A. 阻止抑制性神经递质的释放，引起机体强直性痉挛、抽搐

B. 促进抑制性神经递质的释放，引起弛缓性麻痹

C. 抑制神经 - 肌肉接点处神经递质乙酰胆碱的释放

D. 促进神经 - 肌肉接点处神经递质乙酰胆碱的释放

E. 对中性粒细胞、血小板、巨噬细胞、神经细胞有毒性作用

【试题分析及参考答案】　本题考点是破伤风梭菌的致病性。破伤风毒痉挛毒素是一种神经毒素，对脊髓前角细胞和脑干神经细胞有高度的亲和力，可阻止抑制性神经递质的释放，使肌肉活动的兴奋和抑制失调，导致屈肌、伸肌同时发生强烈收缩，骨骼肌出现强烈痉挛。因此选 A。

6. 破伤风的临床症状不包括

A. 角弓反张

B. 苦笑面容

C. 流口水、出汗、激动等早期症状

D. 食物中毒

E. 自主神经系统功能紊乱，心律不齐等

【试题分析及参考答案】　本题考点是破伤风梭菌的致病性。破伤风典型的症状是咀嚼肌痉挛所造成的苦笑貌及持续性背部痉挛（角弓反张）。其他早期症状还包括有流口水、出汗和激动；因自主神经系统功能紊乱，还可产生心律不齐、血压波动和因大量出汗造成的脱水。该菌不能引起食物中毒。因此选 D。

7. 应用破伤风抗毒素（TAT）治疗破伤风，其目的是

A. 抑制破伤风梭菌生长

B. 阻止细菌产生毒素

C. 抑制神经细胞内的毒素发挥作用

D. 中和游离在神经细胞外的外毒素

E. 抑制破伤风梭菌损伤神经细胞

【试题分析及参考答案】　本题考点是破伤风梭菌的防治原则。对伤口污染严重而又未经过基础免疫者，可立即注射破伤风抗毒素（tetanus antitoxin，TAT）以获得被动免疫作紧急预防。TAT 注射后可中和游离的破伤风外毒素。一旦毒素与神经细胞受体结合，TAT 就不能中和其毒性。因此选 D。

8. 目前我国儿童预防破伤风的基础免疫方法是

A. 注射破伤风死菌苗

B. 注射破伤风抗毒素

C. 注射破伤风类毒素＋抗毒素

D. 注射百白破三联疫苗

E. 注射破伤风活疫苗

【试题分析及参考答案】　本题考点是破伤风梭菌的防治原则。目前我国采用含有百日咳死疫苗、白喉类毒素和破伤风类毒素的白百破（DPT）三联制剂，对 3～6 个月的儿童进行免疫。因此选 D。

9. 产气荚膜梭菌的培养特点描述错误的是

A. 严格厌氧，有周鞭毛

B. 最适生长温度 42 ℃，繁殖周期仅 8 min

C. 在血琼脂平板上，多数菌株有双层溶血环

D. Nagler 反应为本菌的特征性反应

E. 在牛奶培养基中培养有"汹涌发酵"现象

【试题分析及参考答案】　本题考点是产气荚膜梭菌的生物学特性。产气荚膜梭菌厌氧，但不十分严格，无鞭毛。在其最适生长温度 42 ℃时，繁殖周期仅为 8 min，易于分离培养。在血琼脂平板上，多数菌株有双层溶血环。在蛋黄琼脂平板上，由细菌产生的卵磷脂酶分解蛋黄中卵磷脂，若在培养基中加入毒素的抗血清，则不出现浑浊，此现象称 Nagler 反应，为本菌的特点。本菌代谢十分活跃，可分解多种常见的糖类，产酸产气，在牛奶培养基中能分解乳糖产酸，有"汹涌发酵"现象。因此选 A。

10. 产气荚膜梭菌不同于其他厌氧芽胞梭菌的是

A. 有鞭毛

B. 有荚膜

C. 革兰阳性

D. 抵抗力强

E. 厌氧

【试题分析及参考答案】　本题考点是产气荚膜梭菌的生物学特性。产气荚膜梭菌在被感染的人或动物体内有明显的荚膜，而其他厌氧芽胞梭菌没有荚膜。因此选 B。

11. 产气荚膜梭菌所致疾病有

A. 假膜性肠炎

B. 烫伤样皮肤综合征

C. 食物中毒

D. 亚急性细菌性心内膜炎

E. 菌血症

【试题分析及参考答案】　本题考点是产气荚膜梭菌的致病性。产气荚膜梭菌除主要引起气性坏疽外，因食入大量产气荚膜梭菌污染的食物而引起食物中毒相当多见。因此选 C。

12. 产气荚膜梭菌 α 毒素是

A. 卵磷脂酶

B. 神经氨酸酶

C. 胶原酶

D. 肠毒素

E. 透明质酸酶

【试题分析及参考答案】　本题考点是产气荚膜梭菌的生物学特性。产气荚膜梭菌能产生 10 余种外毒素，4 种主要毒素中卵磷脂酶（α 毒素）最重要，能分解细胞膜上磷脂和蛋白形成的复合物，在气性坏疽的形成中起主要作用；在蛋黄琼脂平板上，由细菌产生的卵磷脂酶分解蛋黄中卵磷脂。因此选 A。

13. 对气性坏疽的叙述，不正确的是

A. 常有多菌混合感染，以产气荚膜梭菌最常见

B. 其致病菌接种于牛乳培养基中产生"汹涌发酵"现象

C. 病原菌可引起败血症，是患者死亡的主要原因

D. 手术切除感染和坏死组织是主要治疗措施

E. 临床上以组织坏死、严重水肿、气肿及全身中毒症状为特点

【试题分析及参考答案】　本题考点是产气荚膜梭菌的致病性。气性坏疽除产气荚膜梭菌外，至少还有 5 种其他梭菌也能引起，致病条件与破伤风梭菌相似。产气荚膜梭菌可分解多种常见的糖类，产酸产气，在牛奶培养基中有"汹涌发酵"现象。对局部感染应尽早施行扩创手术，切除感染和坏死组织，必要时截肢以防止病变扩散。病原菌产生的毒素和组织坏死的毒性产物被吸收入血，可引起败血症，多种毒素和侵袭性酶可造成气肿、水肿，并引起大块组织坏死和休克。因此选 C。

14. 某建筑工人不慎从 3 楼坠落，造成下肢多处开放性骨折，经复位包扎处理，3 d 后出现高热，体温 40 ℃，局部肢体高度水肿，坏死组织呈灰黑色，渗出物有恶臭，伤口边缘有捻发音，伤口深部取材涂片镜检见有革兰染色阳性大杆菌，白细胞甚少且形态不典型并伴有其他杂菌。应采取以下哪种方法处理

A. 简单处理伤口，给予对症治疗

B. 清创，扩创，注射 OT

C. 清创，扩创，注射 TAT

D. 清创，扩创，注射大剂量产气荚膜梭菌多价抗毒素

E. 清创，扩创，注射大剂量产气荚膜梭菌多价抗毒素和抗生素

【试题分析及参考答案】　本题考点是产气荚膜梭菌的防治原则。根据病史和临床表现，诊断为产气荚膜梭菌感染，应采取的治疗措施包括清创，扩创，注射大剂量产气荚膜梭菌多价抗毒素和抗生素等。因此选 E。

15. 肉毒梭菌又称为

A. 鼓槌状细菌

B. 逗号状细菌

C. 海鸥状细菌

D. 网球拍状细菌

E. 竹节状细菌

【试题分析及参考答案】　本题考点是肉毒梭菌生物学特性。肉毒梭菌芽胞呈椭圆形，粗于菌体，位于次极端，使细胞呈汤匙状或网球拍状。因此选 D。

16. 肉毒毒素主要作用于

A. 小肠上皮细胞

B. 胃黏膜细胞

C. 脊髓前角细胞

D. 脑干神经细胞

E. 外周胆碱能神经

【试题分析及参考答案】　本题考点是肉毒梭菌致病性。肉毒毒素作用于外周胆碱能神经，抑制神经肌肉接点处神经递质乙酰胆碱的释放，导致弛缓性麻痹。因此选 E。

17. 肉毒毒素的特点描述错误的是
A. 中毒后胃肠道症状很少见
B. 不能从外周神经末梢沿神经轴突上行
C. 肉毒毒素前体先与蛋白形成复合物，可稳定存在于胃肠道
D. 各型毒素均由噬菌体编码
E. 是已知最剧烈的毒素

【试题分析及参考答案】　本题考点是肉毒梭菌生物学特性。肉毒毒素是已知毒素中最强的一种。肉毒毒素前体分子先与一些非毒性蛋白形成一种大小不等的复合物。复合物中的毒性分子可稳定存在于外环境和胃肠道。进入小肠后，在碱性情况下解离，被吸收进入血循环；只有C型和D型毒素是由噬菌体编码，其他型毒素均由染色体决定。肉毒毒素经内化作用进入细胞内由细胞膜形成的小泡中，不像破伤风毒素从外周神经末梢沿神经轴突上行，而是留在神经-肌肉接点处，抑制神经-肌肉接点处神经递质乙酰胆碱的释放，导致弛缓性麻痹。因此选D。

18. 肉毒梭菌引起的食物中毒的特点
A. 以腹痛、腹泻等症状为主
B. 胃肠道症状很少见，主要为神经末梢麻痹
C. 潜伏期长达数天
D. 患者伴有高热
E. 病后恢复迅速

【试题分析及参考答案】　本题考点是肉毒梭菌的致病性。肉毒中毒的临床表现与其他食物中毒不同，胃肠道症状很少见，主要为神经末梢麻痹。潜伏期可短至数小时，很少见肢体麻痹。不发热，意识清楚。存活者恢复十分缓慢，可从几个月到几年，直到被感染的

神经末梢重新长出。因此选E。

19. 艰难梭菌生物学特点错误的是
A. 革兰染色阳性粗大杆菌
B. 芽胞位于次极端
C. 有鞭毛
D. 对青霉素敏感
E. 是正常菌群之一

【试题分析及参考答案】　本题考点是艰难梭菌的生物学特性。艰难梭菌为革兰染色阳性粗大杆菌。有鞭毛。卵圆形芽胞位于次极端。艰难梭菌是人类肠道中正常菌群之一，当长期使用或不正规使用某些抗生素（氨苄西林、头孢霉素、红霉素、克林霉素等）以后，可引起肠道内的菌群失调，耐药的艰难梭菌引起抗生素相关性腹泻和假膜性肠炎。艰难梭菌对万古霉素或甲硝唑敏感。因此选D。

20. 艰难梭菌的致病物质主要有
A. 荚膜
B. 肠毒素和细胞毒素
C. 神经毒素和肠毒素
D. 内毒素
E. 神经毒素

【试题分析及参考答案】　本题考点是艰难梭菌的致病性。部分艰难梭菌能产生A、B两种毒素，A为肠毒素，能趋化中性粒细胞浸润回肠肠壁，释放淋巴因子，导致液体大量分泌和出血性坏死；毒素B为细胞毒素，能使肌动蛋白解聚，损坏细胞骨架，致局部肠壁细胞坏死，直接损伤肠壁细胞。因此选B。

21. 培养无芽胞厌氧菌常用的培养基是
A. 庖肉培养基
B. 改良罗氏培养基

C. 巧克力培养基

D. 牛心脑浸液血平板

E. 三糖铁培养基

【试题分析及参考答案】 本题考点是无芽胞厌氧菌生物学特性。无芽胞厌氧菌感染标本应立即接种到营养丰富、新鲜，含有还原剂的培养基或特殊培养基、选择培养基中，最常用的培养基是牛心脑浸液为基础的血平板。接种最好在厌氧环境中进行。因此选 D。

22. 在无芽胞厌氧菌感染中，临床标本阳性检出率最高的是

A. 类杆菌属

B. 韦荣菌属

C. 消化链球菌属

D. 真杆菌属

E. 双歧杆菌属

【试题分析及参考答案】 本题考点是无芽胞厌氧菌致病性。在无芽胞厌氧菌感染中，类杆菌属中的脆弱类杆菌最为重要，占临床厌氧菌分离株的25%，类杆菌分离株的50%。因此选 A。

23. 关于无芽胞厌氧菌所致疾病的特点描述错误的是

A. 多为内源性感染

B. 无特定病型，多为化脓性感染

C. 可局部感染，也可全身感染

D. 可累及多组织脏器

E. 使用氨基糖苷类抗生素有效

【试题分析及参考答案】 本题考点是无芽胞厌氧菌致病性。无芽胞厌氧菌是寄生于皮肤和黏膜上的正常菌群，当其寄居部位改变宿主免疫力下降和菌群失调等情况下，伴有局部厌氧微环境的形成，则易引起内源性感染。感染部位可遍及全身，多呈慢性过程；无特定

病型，大多为化脓性感染；使用氨基糖苷类抗生素（链霉素、卡那霉素、庆大霉素）长期无效。因此选 E。

二、多选题

1. 以下哪些细菌可产生芽胞

A. 破伤风梭菌

B. 布鲁氏菌

C. 产气荚膜梭菌

D. 艰难梭菌

E. 双歧杆菌

【试题分析及参考答案】 本题考点是厌氧芽胞菌属生物学性状。破伤风梭菌、产气荚膜梭菌和艰难梭菌属厌氧芽胞菌属，均有芽胞。布鲁氏菌为革兰染色阴性杆菌，双歧杆菌属无芽胞厌氧菌，两者均无芽胞。因此选 ACD。

2. 破伤风梭菌引起的临床症状包括

A. 早期症状有流口水、出汗和激动等

B. 自主神经系统功能紊乱造成的心律不齐、血压波动

C. 咀嚼肌痉挛造成的苦笑面容

D. 持续性背部痉挛，角弓反张

E. 复视、斜视、眼睑下垂

【试题分析及参考答案】 本题考点是破伤风梭菌的致病性。破伤风典型症状是咀嚼肌痉挛所致的苦笑貌及持续性背部痉挛（角弓反张）。其他早期症状还包括有流口水、出汗和激动；因自主神经系统功能紊乱，还可产生心律不齐，血压波动和因大量出汗造成的脱水。因此选 ABCD。

3. 破伤风防治原则是

A. 接种破伤风类毒素

B. 在应急情况下注射破伤风抗毒素

C. 应用破伤风抗毒素和青霉素

D. 儿童注射百白破三联制剂

E. 孕妇接种破伤风类毒素可预防新生儿破伤风

【试题分析及参考答案】 本题考点是破伤风梭菌的防治原则。破伤风防治包括正确处理伤口，儿童注射百白破三联制剂，孕妇可接种破伤风类毒素预防新生儿破伤风。当受伤后可能感染者，注射破伤风抗毒素以获得被动免疫作紧急预防。对已发患者，皮肤试验后，早期、足量使用 TAT。抗菌治疗可用四环素和红霉素。因此选 ABCDE。

4. 产气荚膜梭菌感染的微生物学检查正确的是

A. 直接涂片镜检是极有价值的快速诊断法

B. 镜检有革兰染色阳性杆菌，白细胞少且形态不典型，并伴有杂菌可报告初步结果

C. 取坏死组织标本接种血平板或疱肉培养基

D. 取细菌培养液接种动物，如动物躯体膨胀，实质脏器中有气泡

E. 食物中毒取患者粪便检查，检出病菌即可确定诊断

【试题分析及参考答案】 本题考点是产气荚膜梭菌的防治原则。产气荚膜梭菌感染后的直接涂片镜检是极有价值的快速诊断法，见有革兰染色阳性大杆菌，白细胞甚少且形态不典型，并伴有其他杂菌等三个特点即可报告初步结果。取坏死组织制成悬液，接种血平板或疱肉培养基，厌氧培养，并用生化反应鉴定。必要时可取细菌培养液静脉注射小鼠，如动物躯体膨胀，取肝或腹腔渗出液涂片镜检并分离培养。产气荚膜梭菌广泛存在于

土壤、人和动物肠道中，疑为产气荚膜梭菌引起的食物中毒，在发病后一日内可取剩余食物或粪便作细菌学检查。若检出大于 10^5 病菌／克食品或 10^6 病菌／克粪可确立诊断。因此选 ABCD。

5. 无芽胞厌氧菌可导致以下疾病

A. 败血症

B. 脑脓肿

C. 口腔和牙齿感染

D. 呼吸道感染

E. 心内膜炎

【试题分析及参考答案】 本题考点是无芽胞厌氧菌致病性。无芽胞厌氧菌所致疾病：①败血症；②中枢神经系统感染，最常见的为脑脓肿，革兰染色阴性厌氧杆菌最为常见；③口腔与牙齿感染，主要由厌氧革兰染色阴性杆菌引起；④呼吸道感染，⑤腹部和会阴部感染；⑥女性生殖道感染，最常见的厌氧菌为消化链球菌属、普雷沃菌属和紫单胞菌等；⑦还可引起皮肤和软组织感染、心内膜炎等。因此选 ABCDE。

三、名词解释

1. 破伤风痉挛毒素（tetanospasmin）

2. 破伤风抗毒素（tetanus antitoxin, TAT）

3. 汹涌发酵（stormy fermentation）

4. 气性坏疽（gas gangrene）

5. Nagler 反应（nagler reaction）

6. 肉毒毒素（botulinus toxin）

7. 抗生素相关性腹泻（antibiotic-associated diarrhea）

【参考答案】

1. 破伤风痉挛毒素（tetanospasmin）由破伤风梭菌产生的一种神经毒素，为质粒编码，是引起破伤风的主要致病物

质。毒性极强，仅次于肉毒毒素，毒素在细菌裂解后释放，其化学性质为蛋白质，不耐热，亦可被肠道中存在的蛋白酶所破坏。由轻链和重链组成，其中轻链为毒性部分，重链具有结合神经细胞和转运毒素分子的作用。毒素对脊髓前角细胞和脑干神经细胞有高度的亲和力。由菌体释放的毒素被局部神经细胞吸收或经淋巴、血液到达中枢神经系统，阻止抑制性神经递质的释放而导致破伤风。

2. 破伤风抗毒素（tetanus antitoxin, TAT）　用破伤风类毒素免疫马获得的马血清纯化制剂，用于被动免疫作紧急预防和破伤风的特异性治疗，使用前必须先作皮肤试验。

3. 汹涌发酵（stormy fermentation）产气荚膜梭菌在牛奶培养基中能分解乳糖产酸，使其中的酪蛋白凝固；同时产生大量气体，可将凝固的酪蛋白冲成蜂窝状，将液面封固的凡士林层上推，甚至冲走试管口棉塞，气势凶猛，称"汹涌发酵"。

4. 气性坏疽（gas gangrene）　由产气荚膜梭菌及其他梭菌引起的疾病。气性坏疽潜伏期短，临床症状有气肿、局部水肿，组织坏死等。严重病例表现为组织胀痛剧烈，水气夹杂，触摸有捻发感，最后产生大块组织坏死，并有恶臭，可出现毒血症、休克、死亡率高。该病多见于战伤，但也见于平时大面积创伤的工伤、车祸等。

5. Nagler 反应（nagler reaction）产气荚膜梭菌产生卵磷脂酶（α毒素），在蛋黄琼脂平板上，该酶分解蛋黄中卵磷脂，菌落周围出现乳白色混浊圈，若在培养基中加入该毒素的抗血清，则不出现浑浊，此现象称 Nagler 反应，为本菌的特点。

6. 肉毒毒素（botulinus toxin）　是肉毒梭菌产生的神经外毒素，是已知最剧烈的毒素。肉毒毒素由两条肽链组成，轻链为毒性部分，作用于外周胆碱能神经，抑制神经肌肉接点处神经递质乙酰胆碱的释放，导致弛缓性麻痹。肉毒毒素可造成食物中毒、婴儿肉毒症和创伤感染中毒。

7. 抗生素相关性腹泻（antibiotic-associated diarrhea）　当长期使用或不正规使用某些抗生素（氨苄西林、头孢霉素、红霉素、克林霉素等）以后，可引起肠道内的菌群失调，耐药的艰难梭菌能导致抗生素相关性腹泻。症状一般出现在抗生素治疗 5～10 d，水样腹泻，少数患者可出现血水样腹泻，排出假膜，有发热、白细胞增多等全身中毒表现，严重者可危及生命。治疗需及时停用相关抗生素，改用艰难梭菌敏感的万古霉素或甲硝唑。

四、简答题

1. 简述破伤风梭菌的致病条件和致病性。

【参考答案】

（1）致病条件：破伤风梭菌由伤口侵入人体引起破伤风。但在一般表浅伤口病菌不能生长。其感染的重要条件是伤口需形成厌氧微环境：伤口窄而深（如刺伤），伴有泥土或异物污染；大面积创伤、烧伤，坏死组织多，局部组织缺血；同时有需氧菌或兼性厌氧菌混合感染；这些情况均易造成伤口局部的厌氧微环境，有利于破伤风梭菌繁殖。该菌无侵袭力，仅在局部繁殖，其致病作用完全依赖于病菌所产生的毒素。

（2）致病性：破伤风梭菌能产生两种外毒素，一种是对氧敏感的破伤风溶血毒素，其在功能上和抗原性与链球菌溶血素O相似，但在致破伤风中的作用尚不清楚。另一种为质粒编码的破伤风痉挛毒素，是引起破伤风的主要致病物质。破伤风痉挛毒素是由破伤风梭菌产生的一种神经毒素，毒素对脊髓前角细胞和脑干神经细胞有高度的亲和力。由菌体释放的毒素被局部神经细胞吸收或经淋巴、血液到达中枢神经系统，阻止抑制性神经递质的释放而导致破伤风。破伤风潜伏期可从几天至几周，典型的症状是咀嚼肌痉挛所造成的苦笑貌及持续性背部痉挛（角弓反张）。其他早期症状还包括有流口水、出汗和激动；因自主神经系统功能紊乱，还可产生心律不齐、血压波动和因大量出汗造成的脱水，典型症状有角弓反张和苦笑面容等。

2. 简述破伤风的预防及治疗原则。

【参考答案】

（1）预防：破伤风外毒素脱毒后制成类毒素，目前我国采用含有百日咳疫苗、白喉类毒素和破伤风类毒素的白百破三联制剂（DPT），对儿童进行免疫，可同时获得对这三种常见病的免疫力。

（2）治疗：伤口清创、扩创。破伤风类毒素免疫马获得的马血清经纯化制成破伤风抗毒素（TAT），对伤口污染严重而又未经过基础免疫者，可立即注射破伤风抗毒素以获得被动免疫作紧急预防，同时给予类毒素作主动免疫。对已发病者应早期、足量使用TAT。抗菌治疗可采用四环素和红霉素。

3. 简述产气荚膜梭菌致病性及其防治措施。

【参考答案】

（1）致病性：产气荚膜梭菌能产生10余种外毒素，有些外毒素即为胞外酶。其中α毒素能分解细胞膜上磷脂和蛋白形成的复合物，造成红细胞、白细胞、血小板和内皮细胞溶解，引起血管通透性增加伴大量溶血、组织坏死、肝脏、心功能受损，在气性坏疽的形成中起主要作用。此外，很多A型菌株和少数C、D型菌株还能产生肠毒素。主要引起气性坏疽及食物中毒。

（2）防治措施：对产气荚膜梭菌局部感染应尽早施行扩创手术，切除感染和坏死组织，必要时截肢以防止病变扩散。大剂量使用青霉素等抗生素以杀灭病原菌和其他细菌。有条件者可使用气性坏疽多价抗毒素和高压氧舱法。

4. 简述肉毒梭菌的致病特点。

【参考答案】 致病物质主要是产生神经外毒素——肉毒毒素。肉毒毒素是已知毒素中最强的一种，毒性比氰化钾强1万倍，对人的致死量仅约为$1 \mu g$。其结构、功能和致病机制与破伤风外毒素非常相似。毒素由轻链和重链组成，重链具有结合神经细胞和转运毒素分子的作用，轻链为毒性部分，作用于外周胆碱能神经，抑制神经-肌肉接点处神经递质乙酰胆碱的释放，导致弛缓性麻痹，该病是单纯性毒素中毒，而非细菌感染。肉毒梭菌所致的疾病主要是肉毒毒素引起的食物中毒，但胃肠道症状很少见，主要是神经末梢麻痹。潜伏期短，先有一般不典型的乏力、头痛，接着出现眼部肌肉、咽部肌肉麻痹症状，进而膈肌麻痹、呼吸困难、直至呼吸停止导致死亡。肉毒梭菌还可引起婴儿肉毒病和创伤感染中毒。病愈后无免疫力。

5. 简述无芽胞厌氧菌感染特点及所

致疾病。

【参考答案】

（1）无芽胞厌氧菌感染特点包括：①内源性感染，感染部位可遍及全身，多呈慢性过程；②无特定病型，大多为化脓性感染，形成局部脓肿或组织坏死，也可侵入血流形成败血症；③分泌物或脓液黏稠，乳白色、粉红色、血色或棕黑色，有恶臭，有时有气体；④使用氨基糖苷类抗生素（链霉素、卡那霉素、庆大霉素）长期无效；⑤分泌物直接涂片可见细菌，但普通培养法无细菌生长。

（2）无芽胞厌氧菌所致疾病：①败血症；②中枢神经系统感染，最常见的为脑脓肿，革兰染色阴性厌氧杆菌最为常见；③口腔与牙齿感染，主要由厌氧革兰染色阴性杆菌引起，核梭杆菌和普雷沃菌属占主导地位；④呼吸道感染，厌氧菌的肺部感染发生率仅次于肺炎链球菌性肺炎；⑤腹部和会阴部感染，在腹部、会阴部感染中，脆弱类杆菌占病原菌的60%以上；⑥女性生殖道感染，手术或其他并发症引起的女性生殖道感染中，厌氧菌是主要病原体，最常见的为消化链球菌属、普雷沃菌属和紫单胞菌等；⑦其他，还可引起皮肤和软组织感染、心内膜炎等。

（柏银兰）

第14章 分枝杆菌属

考试要点

一、分枝杆菌概述

分枝杆菌属是一类细长略弯曲的杆菌，有分枝生长的趋势，因而得名。此菌属显著的特性为：①其细胞壁中含有大量脂质，可达菌体干重的40%左右，故生长形成粗糙的疏水性菌落，一般用抗酸染色法进行染色，又称为抗酸杆菌；②无鞭毛、无芽胞，也不产生内、外毒素；③种类颇多，有致病性和非致病性两大类，致病菌主要有结核分枝杆菌、牛分枝杆菌、麻风分枝杆菌；④所致感染多为慢性感染过程，长期迁延，并有破坏性的组织病变。

二、结核分枝杆菌

（一）生物学性状

1. 形态与染色 结核分枝杆菌细长略弯曲，有荚膜，无鞭毛、无芽胞。抗酸染色阳性，营养要求高。在陈旧的病灶和培养物中，形态常不典型，可呈颗粒状、串珠状、短棒状、长丝形等。

2. 培养特性 专性需氧菌，营养要求高，在含有蛋黄、马铃薯、甘油和天门冬酰胺等的固体培养基上才能生长。生长缓慢，18～24 h繁殖一代，接种后3～4周才出现肉眼可见的菌落。菌落为干燥、坚硬、表面呈颗粒状、乳酪色或黄色，形似菜花样。在液体培养基中呈粗糙皱纹状菌膜生长。不发酵糖类。

3. 主要菌体成分及其作用

（1）脂质：占菌体干重20%～40%，主要是磷脂、脂肪酸和蜡质，大多与蛋白质或多糖结合成复合物。①磷脂，能刺激单核细胞增生，并可抑制蛋白酶的分解作用，使病灶组织溶解不完全，形成结核结节和干酪样坏死。②脂肪酸，在脂质中比重较大，与分枝杆菌抗酸性有关。其中6,6-双分枝菌酸海藻糖具有破坏细胞线粒体膜，抑制中性粒细胞游走和吞噬，引起慢性肉芽肿的作用。具有该物质的结核杆菌毒株在液体培养基中能紧密黏成索状，故称索状因子。③蜡质D，胞壁中的主要成分，是一种肽糖脂与分枝菌酸复合物，能引起迟发型超敏反应，并具有佐剂作用。④硫酸脑苷脂和硫酸多酰基化海藻糖，存在于结核分枝杆菌毒株细胞壁中，能抑制吞噬细胞中的吞噬体与溶酶体融合，使结核分枝杆菌在细胞内存活。

（2）蛋白质：结核分枝杆菌菌体内含有多种蛋白质，其中重要的是结核菌素（tuberculin）。结核菌素与蜡质D结合，能引起较强的迟发型超敏反应。

（3）多糖：多糖常与脂质结合存在于胞壁中，主要有半乳糖、甘露醇、阿拉伯糖等。多糖可使中性粒细胞增多，引起局部病灶细胞浸润。而多糖抗原Ⅱ是阿拉伯甘露聚糖，是分枝杆菌发生凝聚反应的特异性表面抗原。

（4）核酸：核糖体核糖核酸是本菌的免疫原之一，能刺激机体产生特异性细胞免疫。

（5）荚膜：主要成分为多糖，部分脂质和蛋白质。对结核分枝杆菌有保护作用。①与吞噬细胞表面补体受体 3（CR3）结合，有助于结核杆菌在宿主细胞上的黏附与入侵；②荚膜中有多种酶可降解宿主组织中的大分子物质，给入侵细菌提供繁殖所需的营养；③防止宿主的有害物质进入结核分枝杆菌，甚至如小分子 NaOH 也不易进入。

4. 抵抗力　抵抗力较强，因而常以酸碱处理严重污染的样本。对湿热、紫外线、乙醇的抵抗力弱。

5. 变异性　对链霉素、利福平、异烟肼等抗结核药物较易产生耐药性，耐药性菌株常伴随活力和毒力减弱。菌落、毒力等也易发生变异。1908 年 Calmette 和 Guérin 将有毒的牛分枝杆菌培养于含胆汁、甘油、马铃薯的培养基中，经 230 次传代，历时 13 年，使其毒力发生变异，成为对人无致病性，而仍保持良好免疫原性的疫苗株，称为卡介苗（Bacille Calmette-Guérin，BCG）。

（二）致病性

结核分枝杆菌无内毒素，也不产生外毒素和侵袭性酶类，其致病作用可能与细菌在组织细胞内顽强增殖引起炎症反应，以及诱导机体产生迟发型超敏反应性损伤有关。结核分枝杆菌可通过呼吸道、消化道和破损的皮肤、黏膜进入机体，侵犯多种组织器官，引起相应器官的结核病，以肺结核最为常见。

（1）肺部感染：通过飞沫或尘埃，结核分枝杆菌经呼吸道极易进入肺泡，故肺部感染最为多见。肺结核可分为原发感染和原发后感染两大类，原发感染多见于儿童。原发灶内结核分枝杆菌可经淋巴管扩散到肺门淋巴结，大多可纤维化和钙化而自愈，极少数免疫力低下者经淋巴、血流扩散至全身，导致全身粟粒性结核或结核性脑膜炎。后者大多为内源性感染。原发后感染多见于成年人，特点是病灶局限，一般不累及邻近的淋巴结，主要表现为慢性肉芽肿性炎症，形成结核结节，发生纤维化或干酪样坏死。

（2）部分肺结核患者体内的结核分枝杆菌可经血液、淋巴液扩散侵入肺外组织器官，引起相应的脏器结核，如脑、肾、骨、关节、生殖器官等结核。

（三）免疫性与超敏反应

结核分枝杆菌为胞内菌，抗结核免疫主要依靠细胞免疫，包括致敏的 T 淋巴细胞和被激活的巨噬细胞。在结核分枝杆菌感染时，细胞免疫与迟发型超敏反应同时存在，可用郭霍现象说明。机体感染结核分枝杆菌后产生的抗体仅对细胞外的细菌具有一定作用，而对细胞内细菌不起作用。抗结核免疫力的持久性，依赖于结核分枝杆菌在机体内的存活，一旦体内结核分枝杆菌消亡，抗结核免疫力也随之消失，称为有菌免疫或传染性免疫（infection immunity）。

（四）结核菌素试验

将一定量的结核菌素注入皮内，如受试者曾感染结核分枝杆菌，则 48～72 h 在注射部位出现迟发型超敏反应炎症，红肿硬结直径超过 5 mm 判为阳性，≥15 mm 为强阳性。未感染结核分枝杆菌的则为阴性，阳性反应表明机体已感染过结核枝杆菌或卡介苗接种成功，对结核杆菌有迟发型超敏反应，说明有特异性免疫力。强阳性反应则表明可能有活动性结核病，尤其是婴儿。阴性反应表明未感染过结核分枝杆菌或未接种过卡介苗。结核菌素试剂有旧结核菌素（OT）和纯蛋白衍生物（PPD）两种。结核菌素试验可用于：①诊断婴幼儿的结核病；②测定接种卡介苗后免疫效果；③在未接种卡介苗的人群中进行结核分枝杆菌感染的流行病学调查；④用于测定肿瘤患者的细胞免疫功能。

（五）微生物学检查法

1. 直接涂片染色　咳痰、无菌采取的脑脊液、导尿或中段尿可直接涂片，用抗酸染色法染色。浓缩集菌后，再涂片染色镜检，可提高检出率。

2. 分离培养　培养时间需 4～6 周。可采用液体快速玻片培养法缩短培养时间。

3. 动物实验　常用豚鼠或地鼠进行分离培养及毒力鉴定。

4. 核酸及抗体检测　PCR 检测结核分枝杆菌 DNA 用于快速诊断，ELISA 检测血清中的特异性抗体用于辅助诊断。

（六）防治原则

我国规定新生儿出生后即接种卡介苗，7 岁时复种，在农村 12 岁时再复种一次。结核病的治疗在于控制疾病，促使病灶愈合，消除症状和防止复发。常用的药物有异烟肼（INH）、链霉素、对氨基水杨酸钠（PAS）、利福平、乙胺丁醇等。

三、牛分枝杆菌

牛分枝杆菌在生长特性、化学组成及毒力等方面与结核分枝杆菌极为相似。该菌为牛的致病菌，人由于食入未经消毒或已被此菌污染的牛乳也可被感染。牛分枝杆菌一般不引起肺部感染，而主要引起髋关节、膝关节及脊椎部骨髓病变及淋巴结感染。但如由呼吸道吸入，亦可发生与结核分枝杆菌完全相同的感染，难以区别。

四、麻风分枝杆菌

（一）生物学性状

麻风分枝杆菌在形态上酷似结核分枝杆菌，抗酸染色阳性，呈束状排列。该菌是典型的胞内寄生菌，麻风分枝杆菌感染细胞的细胞质可呈泡沫状，称为泡沫细胞或麻风细胞。麻风分枝杆菌是至今唯一不能人工培养的细菌。以麻风分枝杆菌感染小鼠足垫或接种至犰狳可引起进行性麻风感染，为主要动物模型。

（二）致病性与免疫性

自然状态下麻风分枝杆菌只侵害人，细菌通过患者鼻分泌物及体液排出，可通过呼吸道，破损的皮肤、黏膜和密切接触等方式传播，潜伏期长，发病缓慢。大部分患者可分为瘤型麻风和结核样型麻风。瘤型麻风传染性强，为进行性和严重临床类型，主要侵犯皮肤、黏膜，严重时累及神经、眼及内脏，常在皮肤或黏膜下形成麻风结节，面部的结节可融合呈狮面容，是麻风的典型病征，超敏反应皮肤试验（麻风菌素试验）阴性。结核样型麻风常为自限性疾病，传染性小，病变主要在皮肤，麻风菌素试验阳性。机体对麻风分枝杆菌感染的免疫主要依靠细胞免疫，其特点与结核免疫相似。

五、非结核分枝杆菌

除上述人型结核分枝杆菌、牛分枝杆菌与麻风分枝杆菌以外的分枝杆菌群称为非结核分枝杆菌，多存在于自然界、水及土壤等环境中，亦称环境分枝杆菌。此类细菌的形态染色特性酷似结核分枝杆菌，但其毒力较弱，生化反应各不相同，可资鉴别。其中有些菌种偶尔可引起人类结核样病变、小儿淋巴腺炎和皮肤病等，是机会致病菌。

典型试题及分析

一、单选题

1. 用于分枝杆菌属细菌染色的方法是

A. 革兰染色法

B. 单染色法

C. 抗酸染色法

D. 吉姆萨染色法

E. 负染色法

【试题分析及参考答案】　本题考点是分枝杆菌属共同特点。分枝杆菌由于脂质含量高，用一般的染色方法难以着色，需用助染剂并加温使之着色，着色后又不易以含有3% HCl的乙醇脱色，故称抗酸杆菌。用齐 - 尼抗酸性染色，分枝杆菌染成红色，而其他非抗酸性细菌及细胞等呈蓝色。因此选 C。

2. 分枝杆菌属细菌最显著的特点是

A. 生长迅速

B. 胞壁中含有大量脂质

C. 抵抗力弱

D. 容易变异

E. 有芽胞

【试题分析及参考答案】　本题考点是分枝杆菌属共同特点。与其他菌属相比，分枝杆菌属胞壁中含有大量脂质，可达菌体干重的40%左右，一般用抗酸法染色，为其显著特点。因此选 B。

3. 以下微生物中在固体培养基上生长最慢的是

A. 麻风分枝杆菌

B. 结核分枝杆菌

C. 大肠埃希菌

D. 布鲁氏菌

E. 破伤风梭菌

【试题分析及参考答案】　本题考点是结核分枝杆菌生物学特性。结核分枝杆菌生长缓慢，12 ~ 24 h 繁殖一代，接种后培养 3 ~ 4 周才出现肉眼可见的菌落。麻风分枝杆菌不能在人工培养基上生长。因此选 B。

4. 下列关于结核分枝杆菌生长特性的描述错误的是

A. 营养要求高

B. 有分枝生长的趋势

C. 生长最适温度为37 ℃

D. 生长缓慢

E. 兼性厌氧菌

【试题分析及参考答案】　本题考点是结核分枝杆菌生物学特性。分枝杆菌属细菌因有分枝生长的趋势而得名。结核分枝杆菌营养要求高，生长缓慢，12 ~ 24 h 繁殖一代，最适温度为37 ℃。结核分枝杆菌为专性需氧菌。因此选 E。

5. 结核分枝杆菌菌体成分中与抗酸性相关的是

A. 蛋白质

B. 脂肪酸

C. 荚膜

D. 蜡质

E. 磷脂

【试题分析及参考答案】　本题考点是结核分枝杆菌生物学特性。结核分枝杆菌的脂质主要是磷脂、脂肪酸和蜡质 D，其中脂肪酸在脂质中比重较大，与分枝杆菌的抗酸性有关。因此选 B。

6. 结核分枝杆菌脂质中比重较大，并可引起慢性肉芽肿的是

A. 磷脂

B. 脂肪酸

C. 蜡质 D

D. 硫酸脑苷脂

E. 硫酸多酰基化海藻糖

【试题分析及参考答案】 本题考点是结核分枝杆菌生物学特性。脂肪酸在脂质中比重较大，与分枝杆菌的抗酸性有关。其中 6,6- 双分枝菌酸海藻糖具有破坏细胞线粒体膜，毒害微粒体酶类，抑制中性粒细胞游走和吞噬，引起慢性肉芽肿的作用。因此选 B。

7. 结核分枝杆菌菌体成分中，可引起机体迟发型超敏反应的是

A. 结核菌素和蜡质 D

B. 脂质和多糖

C. 硫酸脑苷脂和硫酸多酰基化海藻糖

D. 荚膜和多糖

E. 蛋白质和荚膜

【试题分析及参考答案】 本题考点是结核分枝杆菌生物学特性。结核分枝杆菌菌体内含有多种蛋白质，其中重要的是结核菌素，结核菌素与蜡质 D 结合，能引起较强的迟发型超敏反应。因此选 A。

8. 结核分枝杆菌对以下哪种理化因子抵抗力强

A. 干燥

B. 75% 乙醇

C. 紫外线

D. 煮沸 5 min

E. 异烟肼

【试题分析及参考答案】 本题考点是结核分枝杆菌生物学特性。结核分枝杆菌的脂类含量高，对某些理化因子的抵抗力较强。在干痰中可存活 6 ～ 8 个月，若黏附于尘埃上，可保持传染性 8 ～ 10 d，但其对湿热、紫外线、乙醇的抵抗力弱。

常用的抗结核药物有异烟肼、链霉素、对氨基水杨酸钠等。因此选 A。

9. 卡介苗是

A. 减毒的结核分枝杆菌

B. 经甲醛处理的结核分枝杆菌

C. 减毒的牛分枝杆菌

D. 经甲醛处理的牛分枝杆菌

E. 加热处理的结核分枝杆菌

【试题分析及参考答案】 本题考点是结核分枝杆菌生物学特性。Calmette 和 Guérin 将有毒的牛分枝杆菌接种于人工培养基，经连续传代后，得到一株毒力减退但保持良好免疫原性的疫苗株，称为卡介苗。因此选 C。

10. 结核分枝杆菌侵入途径不包括

A. 呼吸道

B. 破损的皮肤

C. 消化道

D. 泌尿道

E. 节肢动物叮咬

【试题分析及参考答案】 本题考点是结核分枝杆菌致病性。结核分枝杆菌可通过呼吸道、消化道、泌尿道和破损的皮肤、黏膜进入机体，侵犯多种组织器官，引起相应器官的病变。因此选 E。

11. 结核分枝杆菌导致的疾病中，成人最常见的是

A. 肺结核

B. 淋巴结核

C. 脑膜炎

D. 骨结核

E. 结核性腹膜炎

【试题分析及参考答案】 本题考点是结核分枝杆菌致病性。结核分枝杆菌可通过呼吸道、消化道和破损的皮肤、黏膜进入机体，侵犯多种组织器官，引起相应器官的结核病。通过飞沫或尘埃，

结核分枝杆菌经呼吸道极易进入肺泡，故肺部感染最为多见。因此选 A。

12. 原发综合征是指
A. 原发灶—肺结核—脑结核
B. 原发灶—淋巴管炎—淋巴结炎
C. 原发灶—淋巴结炎—肺结核
D. 肺结核—淋巴管炎—脑结核
E. 肺结核—淋巴管炎—淋巴结炎

【试题分析及参考答案】　本题考点是结核分枝杆菌致病性。原发灶内的结核分枝杆菌可经淋巴管扩散至肺门淋巴结，引起淋巴管炎和淋巴结肿大，X线胸片显示哑铃状阴影，称为原发综合征。因此选 B。

13. 下列关于结核分枝杆菌原发感染说法错误的是
A. 多见于儿童
B. 可形成特征性的原发综合征
C. 原发灶大多可纤维化和钙化而自愈
D. 不随淋巴、血流扩散
E. 为初次感染结核分枝杆菌

【试题分析及参考答案】　本题考点是结核分枝杆菌致病性。原发感染是首次感染结核分枝杆菌，多见于儿童。随着机体抗结核免疫力的建立，原发灶大多可纤维化和钙化而自愈。有极少数免疫力低下者，结核分枝杆菌可经淋巴、血流扩散至全身，导致全身粟粒性结核或结核性脑膜炎。因此选 D。

14．下列关于结核分枝杆菌原发后感染说法错误的是
A. 多见于成年人
B. 大多数为外源性感染
C. 感染的病灶局限，一般不扩散
D. 主要表现为慢性肉芽肿性炎症
E. 一般需药物治疗

【试题分析及参考答案】　本题考点是结核分枝杆菌致病性。结核分枝菌原发后感染多见于成年人，大多为内源性感染，极少由外源性感染所致。原发后感染的特点是病灶局限，一般不累及邻近的淋巴结，主要表现为慢性肉芽肿性炎症，形成结核结节，发生纤维化或干酪样坏死。需抗结核药物（如异烟肼、利福平等）治疗。因此选 B。

15. 以下关于结核分枝杆菌感染后机体免疫反应说法正确的是
A. 抗结核免疫主要是体液免疫
B. 抗结核免疫主要是细胞免疫
C. 感染率等于发病率
D. 人体感染结核分枝杆菌后即成为患者
E. 不发生超敏反应

【试题分析及参考答案】　本题考点是结核分枝杆菌免疫性。人类对结核分枝杆菌的感染率很高，但发病率却较低，这表明人体对结核分枝杆菌有较强的免疫力。机体感染结核分枝杆菌后，虽能产生多种抗菌体蛋白的抗体，但这些抗体仅对细胞外的细菌具有一定作用，而对细胞内细菌不起作用。结核分枝杆菌的免疫性与致病性均与结核分枝杆菌感染后诱发机体产生的由 T 淋巴细胞介导的两种免疫应答反应相关，即细胞免疫和迟发型超敏反应。因此选 B。

16. 郭霍现象可用来说明
A. 结核分枝杆菌感染机体免疫以细胞免疫和体液免疫为主
B. 结核分枝杆菌感染机体免疫体液免疫和超敏反应同时存在
C. 结核分枝杆菌感染机体免疫细胞免疫与迟发型超敏反应同时存在

D. 结核分枝杆菌感染机体免疫为有菌免疫

E. 结核分枝杆菌感染机体免疫以产生超敏反应为特征

【试题分析及参考答案】 本题考点是结核分枝杆菌免疫性。结核分枝杆菌的免疫性与致病性均与结核分枝杆菌感染后诱发机体产生的由 T 淋巴细胞介导的两种免疫应答反应相关,即细胞免疫和迟发型超敏反应。在结核分枝杆菌感染时,细胞免疫与迟发型超敏反应同时存在,此可用郭霍现象说明。人类的原发性肺结核,原发后肺结核,严重而恶化的肺结核相当于郭霍现象的三种情况。因此选 C。

17. 用相同剂量的结核分枝杆菌注入曾感染并已康复的豚鼠皮下,以下描述正确的是

A. 注射局部缓慢发生溃疡

B. 溃疡深而不易愈合

C. 邻近淋巴结迅速肿大

D. 结核菌素试验为阳性

E. 导致动物死亡

【试题分析及参考答案】 本题考点是结核分枝杆菌免疫性。郭霍现象第二种情况。用相同剂量的结核分枝杆菌注入曾感染并已康复的豚鼠皮下,在 $1 \sim 2$ d 内注射部位即迅速形成溃疡,但溃疡浅而易愈合,邻近淋巴结不肿大,细菌也很少扩散,结核菌素试验为阳性;若在康复的豚鼠皮下注射大量结核分枝杆菌,则引起注射局部及全身严重的迟发型超敏反应,甚至导致动物死亡。因此选 D。

18. 结核菌素试验的原理是

A. Ⅰ型超敏反应

B. Ⅱ型超敏反应

C. Ⅲ型超敏反应

D. Ⅳ型超敏反应

E. 速发型超敏反应

【试题分析及参考答案】 本题考点是结核分枝杆菌免疫性。人类感染结核分枝杆菌后,产生免疫力的同时也会发生迟发型超敏反应。将一定量的结核菌素注入皮内,如受试者曾感染结核分枝杆菌,则在注射部位出现迟发型超敏反应炎症。因此选 D。

19. 关于结核菌素试验结果,描述错误的是

A. 阳性反应表明机体已感染过结核分枝杆菌或卡介苗接种成功

B. 强阳性反应则表明可能有活动性结核病,尤其是婴儿

C. 结核菌素试验阴性可排除感染

D. 细胞免疫功能低下者可能出现阴性反应

E. 严重的结核病患者该试验结果也可能出现阴性反应

【试题分析及参考答案】 本题考点是结核分枝杆菌免疫性。结核菌素试验阳性反应表明机体已感染过结核分枝杆菌或卡介苗接种成功,对结核分枝杆菌有迟发型超敏反应,并说明有特异性免疫力。强阳性反应则表明可能有活动性结核病,尤其是婴儿。阴性反应表明受试者可能未感染过结核分枝杆菌或未接种过卡介苗。但应注意受试者处于原发感染早期,超敏反应尚未产生,或正患严重的结核病如全身粟粒性结核和结核性脑膜炎时机体无反应能力,或患其他严重疾病致细胞免疫功能低下者也可能出现阴性反应。因此选 C。

20. 关于结核分枝杆菌微生物学检查法,说法错误的是

A. 根据病变部位，采取合适的样本

B. 样本不能用酸碱处理

C. 如果查到抗酸杆菌，报告"查到抗酸杆菌"

D. 分离培养需要较长时间

E. 敏感实验动物为豚鼠

【试题分析及参考答案】　本题考点是结核分枝杆菌微生物学检查法。根据结核分枝杆菌感染的类型，应采取病灶部位的适当样本，若镜检找到抗酸性杆菌，可能是结核分枝杆菌，但通常应报告："查到抗酸杆菌"，由于结核分枝杆菌生长缓慢，分离培养需要较长时间。常用豚鼠或地鼠鉴别疑似结核分枝杆菌的分离培养物以及进行毒力测定。由于细菌含有较多脂质，抵抗力强，可耐酸碱，故可用 4% NaOH 或 3% HCl 处理。因此选 B。

21. 关于结核病疫苗说法错误的是

A. 卡介苗接种是预防结核病的有效措施之一

B. 我国规定新生儿出生后就接种卡介苗

C. 卡介苗又称"BCG"

D. 卡介苗不需要复种

E. 卡介苗是一种减毒活疫苗

【试题分析及参考答案】　本题考点是结核分枝杆菌防治原则。广泛接种卡介苗能大大降低结核病的发病率。我国规定新生儿出生后即接种卡介苗，7 岁时复种，在农村 12 岁时再复种一次。皮内接种卡介苗后，阳性反应可维持 5 年左右。BCG 为卡介苗英文简写。卡介苗是牛分枝杆菌减毒后的活疫苗。因此选 D。

22. 以下不属于抗结核药物的是

A. 青霉素

B. 链霉素

C. 利福平

D. 异烟肼

E. 乙胺丁醇

【试题分析及参考答案】　本题考点是结核分枝杆菌防治原则。常用的药物有异烟肼、链霉素、对氨基水杨酸钠、利福平、乙胺丁醇等。结核分枝杆菌对青霉素不敏感。因此选 A。

23. 以下特性可用于区别麻风分枝杆菌与结核分枝杆菌的是

A. 抗酸染色阳性

B. 胞内寄生

C. 脂质含量较高

D. 细长杆菌

E. 泡沫细胞形成

【试题分析及参考答案】　本题考点是麻风分枝杆菌生物学特性。麻风分枝杆菌在形态上酷似结核分枝杆菌，亦表现明显的抗酸染色特性，是典型的胞内寄生菌，某些类型患者的渗出物标本中可见有大量麻风分枝杆菌存在的感染细胞，这种细胞的细胞质呈泡沫状，称为泡沫细胞或麻风细胞，这是与结核分枝杆菌的一个主要区别。因此选 E。

24. 以下哪种细菌不能在人工培养基上生长

A. 结核分枝杆菌

B. 牛分枝杆菌

C. 麻风分枝杆菌

D. 瘰疬分枝杆菌

E. 鸟胞内分枝杆菌

【试题分析及参考答案】　本题考点是麻风分枝杆菌生物学特性。麻风分枝杆菌是至今唯一不能人工培养的细菌。以麻风分枝杆菌感染小鼠足垫或接种至犰狳可引起动物的进行性麻风感染，是研究麻风病的主要动物模型。因此选 C。

25. 麻风分枝杆菌感染途径包括
A. 呼吸道
B. 破损黏膜
C. 破损皮肤
D. 密切接触
E. 以上均是

【试题分析及参考答案】 本题考点是麻风分枝杆菌致病性。自然状态下麻风分枝杆菌只侵害人,细菌由患者鼻分泌物及其他分泌物、精液或阴道分泌液中排出,故主要通过呼吸道、破损的皮肤、黏膜和密切接触等方式传播,以家庭内传播多见。因此选 E。

26. 关于麻风病,说法错误的是
A. 一种慢性传染病
B. 形成肉芽肿病变
C. 流行地区人群多为隐性感染
D. 潜伏期长
E. 自然条件下很多动物均可感染

【试题分析及参考答案】 本题考点是麻风分枝杆菌致病性。麻风分枝杆菌可引起麻风病。该病是一种慢性传染病,在世界各地均有流行。流行地区的人群多为隐性感染,幼年最为敏感。潜伏期长,平均 2～5 年,长者可达数十年。自然状态下麻风分枝杆菌只侵害人。因此选 E。

27. 关于瘤型麻风描述错误的是
A. 传染性强
B. 主要侵犯皮肤、黏膜,严重时累及神经、眼及内脏
C. 形成麻风结节
D. 狮面容为典型体征
E. 麻风菌素试验阳性

【试题分析及参考答案】 本题考点是麻风分枝杆菌致病性。瘤型麻风为疾病的进行性和严重临床类型,而且传染性强。细菌主要侵犯皮肤、黏膜,严重时累及神经、眼及内脏。常在皮肤或黏膜下见红斑或结节形成,称为麻风结节。面部的结节可融合呈狮面容,是麻风的典型体征。本型麻风患者的 T 细胞免疫应答有所缺陷,表现为细胞免疫低下或免疫抑制,巨噬细胞活化功能低,故麻风菌素试验阴性。因此选 E。

28. 非结核分枝杆菌又称
A. 抗酸杆菌
B. 致病分枝杆菌
C. 环境分枝杆菌
D. 典型分枝杆菌
E. 正常菌群

【试题分析及参考答案】 本题考点是非结核分枝杆菌生物学特性。除人型结核分枝杆菌、牛分枝杆菌与麻风分枝杆菌以外的分枝杆菌群称为非结核分枝杆菌,以往被称为非典型分枝杆菌。此类菌多存在于自然界、水及土壤等环境中,故亦称环境分枝杆菌。因此选 C。

29. 非结核分枝杆菌特点不包括
A. 多存在于自然界、水及土壤等环境中
B. 形态染色特性与结核分枝杆菌相似
C. 均是致病菌
D. 常易产生耐药性
E. 有无致病性可采用抗煮沸实验加以鉴别

【试题分析及参考答案】 本题考点是非结核分枝杆菌生物学特性。非结核分枝杆菌多存在于自然界、水及土壤等环境中,形态染色特性酷似结核分枝

杆菌，但其毒力较弱，生化反应各不相同，可资鉴别。其中有些菌种偶尔可引起人类结核样病变、小儿淋巴腺炎和皮肤病等，是机会致病菌。它们对常用抗结核药物常易产生耐药性。非结核分枝杆菌有无致病性可采用抗煮沸实验加以鉴别。因此选 C。

二、多选题

1. 分枝杆菌属特点中包括

A. 抗酸染色阳性

B. 生长大多缓慢

C. 所致感染大多呈慢性过程

D. 均为致病菌

E. 细胞壁中含有大量脂质

【试题分析及参考答案】　　本题考点是结核分枝杆菌生物学特性。分枝杆菌属特点：胞壁中含有大量脂质，抗酸染色阳性；无鞭毛，无芽胞，不产生内、外毒素；种类多，有致病菌和非致病菌两大类；所致感染多为慢性感染过程。因此选 ABCE。

2. 以下细菌与特殊培养基对应关系正确的是

A. 霍乱弧菌——碱性蛋白胨培养基

B. 牛分枝杆菌——改良罗氏培养基

C. 淋病奈瑟菌——巧克力血平板

D. 麻风分枝杆菌——改良罗氏培养基

E. 鸟胞内分枝杆菌——亚碲酸钾培养基

【试题分析及参考答案】　　本题考点是分枝杆菌生物学特性。麻风分枝杆菌是至今唯一不能人工培养的细菌，故无相应培养基。牛分枝杆菌、鸟胞内分枝杆菌属于分枝杆菌属，用含有甘油、马铃薯淀粉等的改良罗氏培养基。霍乱弧菌耐碱，在碱性蛋白胨水中生长良好。亚碲酸钾培养基为白喉棒状杆菌培养基。因此选 ABC。

3. 结核分枝杆菌菌体成分中参与致病作用的物质包括

A. 磷脂

B. 结核菌素

C. 核糖体核糖核酸

D. 阿拉伯糖

E. 荚膜

【试题分析及参考答案】　　本题考点是结核分枝杆菌生物学特性。结核分枝杆菌无内毒素，也不产生外毒素和侵袭性酶类，其致病作用主要靠菌体成分，特别是胞壁中所含的大量脂质。脂质包括磷脂、脂肪酸等。结核分枝杆菌菌体内含有多种蛋白质，其中重要的是结核菌素，绒核菌素与蜡质 D 结合，能引起较强的迟发型超敏反应。多糖常与脂质结合存在于胞壁中，主要有半乳糖、甘露醇、阿拉伯糖等。结核分枝杆菌的核糖体核糖核酸是本菌的免疫原之一，能刺激机体产生特异性细胞免疫。结核分枝杆菌荚膜对结核分枝杆菌有一定的保护作用。因此选 ABCDE。

4. 结核菌素试验可用于

A. 诊断婴幼儿的结核病

B. 测定接种卡介苗后免疫效果

C. 结核病确诊依据

D. 在未接种卡介苗的人群中进行结核分枝杆菌感染的流行病学调查

E. 用于测定肿瘤患者的细胞免疫功能

【试题分析及参考答案】　　本题考点是结核菌素试验的结果分析。结核菌素试验可用于：①诊断婴幼儿的结核病；

②测定接种卡介苗后免疫效果；③在未接种卡介苗的人群中进行结核分枝杆菌感染的流行病学调查；④用于测定肿瘤患者的细胞免疫功能。由于接种卡介苗和隐性感染人群结核菌素试验也可为阳性，因此该试验不能作为结核病确诊依据。因此选 ABDE。

5. 非结核分枝杆菌包括

A. 光产色菌

B. 暗产色菌

C. 不产色菌

D. 快速生长菌

E. 牛分枝杆菌

【试题分析及参考答案】 本题考点是非结核分枝杆菌分类。根据非结核分枝杆菌产生色素情况、生长速度和生化反应等特点，将其分为四组：①光产色菌，包括堪萨斯分枝杆菌、海分枝杆菌等；②暗产色菌，对人类致病菌有瘰疬分枝杆菌；③不产色菌，其中对人类有致病性的是鸟-胞内分枝杆菌；④快速生长菌：对人致病的有偶发分枝杆菌和龟分枝杆菌等。牛分枝杆菌在生长特性、化学组成及毒力等方面与结核分枝杆菌极为相似。该菌本为牛的致病菌，引起牛的结核感染，但人由于食入未经消毒或已被此菌污染的牛乳也可被感染。因此选 ABCD。

三、名词解释

1. 抗酸杆菌（acid-fast bacilli）

2. 索状因子（cord factor）

3. 卡介苗（Bacille Calmette-Guerin, BCG）

4. 原发综合征（primary complex）

5. 有菌免疫（infection immunity）

6. OT 和 PPD［（old tuberculin，OT）and（purified protein derivative，PPD）］

7. 泡沫细胞（foam cell）

【参考答案】

1. 抗酸杆菌（acid-fast bacilli） 分枝杆菌属细菌细胞壁中含有大量脂质，难以用一般染料染色，需用助染剂并加温使之着色，着色后又不易以含有 3% HCl 的乙醇脱色，故称为抗酸杆菌。

2. 索状因子（cord factor） 结核分枝杆菌脂肪酸中的 6,6-双分枝菌酸海藻糖具有破坏细胞线粒体膜，毒害微粒体酶类，抑制中性粒细胞游走和吞噬，引起慢性肉芽肿的作用。具有该物质的结核分枝杆菌毒株在液体培养基中能紧密黏成索状，故该物质也称为索状因子。

3. 卡介苗（Bacille Calmette-Guerin, BCG） 1908 年 Calmette 和 Guérin 将有毒的牛分枝杆菌培养于含胆汁、甘油、马铃薯的培养基中，经 230 次传代，历时 13 年，使其毒力发生变异，成为对人无致病性，但仍保持良好免疫原性的疫苗株，称为卡介苗（Bacille Calmette-Guérin，BCG）。

4. 原发综合征（primary complex） 结核分枝杆菌进入肺部，在巨噬细胞内大量生长繁殖，最终导致细胞死亡崩解；释放出的结核分枝杆菌在细胞外繁殖或再被细胞吞噬，重复上述过程，如此反复引起渗出性炎症病灶，称为原发灶。原发灶内的结核分枝杆菌可经淋巴管扩散至肺门淋巴结，引起淋巴管炎和淋巴结肿大，X 线胸片显示哑铃状阴影，称为原发综合征。

5. 有菌免疫（infection immunity） 抗结核免疫力的持久性依赖于结核分枝杆菌在机体内的存活，一旦体内结核分枝杆菌消亡，抗结核免疫力也随之消失，这种免疫称为有菌免疫或传染性免疫

（infection immunity）。

6. OT 和 PPD［（old tuberculin，OT）and（purified protein derivative，PPD）］结核菌素试验所用试剂有两种，一种为旧结核菌素（old tuberculin，OT），为含有结核分枝杆菌的甘油肉汤培养物加热过滤液，主要成分是结核蛋白，也含有结核分枝杆菌生长过程中产生的其他代谢产物和培养基成分。另一种为纯蛋白衍生物（purified protein derivative，PPD），是 OT 经三氯醋酸沉淀后的纯化物。PPD 有两种，即 PPDC 和 BCGPPD，前者是从人结核分枝杆菌提取出来的，后者由卡介苗制成，每 0.1 ml 含 5 单位。

7. 泡沫细胞（foam cell）　麻风分枝杆菌是典型的胞内寄生菌，某些类型患者的渗出物标本中可见有大量麻风分枝杆菌存在的感染细胞，这种细胞的细胞质呈泡沫状，称为泡沫细胞或麻风细胞，这是与结核分枝杆菌感染的一个主要区别。

四、简答题

1. 简述分枝杆菌属细菌的共同特点。

【参考答案】　分枝杆菌属是一类细长略弯曲的杆菌，因有分枝生长的趋势而得名。此菌属显著的特性为：①其细胞壁中含有大量脂质，可达菌体干重的 40% 左右，故生长形成粗糙的疏水性菌落，一般用抗酸染色法进行染色，又称为抗酸杆菌；②无鞭毛、无芽胞，也不产生内、外毒素；③种类颇多，有致病性和非致病性两大类；④所致感染多为慢性感染过程，长期迁延，并有破坏性的组织病变。

2. 简述结核分枝杆菌的脂质及其作用。

【参考答案】　结核分枝杆菌的脂质，主要是磷脂、脂肪酸和蜡质 D，它们大多与蛋白质或多糖结合成复合物存在。①磷脂：能刺激单核细胞增生，并可抑制蛋白酶的分解作用，使病灶组织溶解不完全，形成结核结节和干酪样坏死。②脂肪酸：在脂质中比重较大，与分枝杆菌的抗酸性有关。其中 6,6-双分枝酸海藻糖具有破坏细胞线粒体膜，毒害微粒体酶类，抑制中性粒细胞游走和吞噬，引起慢性肉芽肿的作用。具有该物质的结核分枝杆菌毒株在液体培养基中能紧密黏成索状，故该物质也称为索状因子。③蜡质 D：为胞壁中的主要成分，是一种肽糖脂与分枝菌酸的复合物，能引起迟发型超敏反应，并具有佐剂作用。④硫酸脑苷脂和硫酸多酰基化海藻糖，存在于结核分枝杆菌毒株细胞壁中，能抑制吞噬细胞中的吞噬体与溶酶体融合，使结核分枝杆菌在细胞内存活。

3. 简述结核分枝杆菌感染所致疾病。

【参考答案】　结核分枝杆菌可通过呼吸道、消化道和破损的皮肤黏膜进入机体，侵犯多种组织器官，引起相应器官的结核病，以肺结核最为常见。①肺部感染，通过飞沫或尘埃，结核分枝杆菌经呼吸道极易进入肺泡，故肺部感染最为多见。肺结核可分为原发感染和原发后感染两大类，原发感染多见于儿童。原发灶内结核杆菌可经淋巴管扩散到肺门淋巴结，大多可纤维化和钙化而自愈，极少数免疫力低下者经淋巴、血流扩散至全身，导致全身粟粒性结核或结核性脑膜炎。后者大多为内源性感染。原发后感染多见于成年人，特点是病灶局限，一般不累及邻近的淋巴结，主要表现为慢性肉芽肿性炎症，形成结核结节，发生纤维化或干酪样坏死。②部分肺结核患者体内的结核分枝杆菌可经血液、淋巴液扩散侵入肺外组织器官，引起相应脏器的结核，如脑、肾、骨、关节、生殖器官等结核。

4. 简述郭霍现象的原理及意义。

【参考答案】在结核分枝杆菌感染时，细胞免疫与迟发型超敏反应同时存在，可用郭霍现象说明：①在健康豚鼠皮下首次注射一定量结核分枝杆菌，10～14 d后注射部位缓慢地出现溃疡，深而不易愈合，邻近淋巴结肿大，细菌扩散至全身，此时结核菌素试验结果为阴性；②用相同剂量的结核分枝杆菌注入曾感染并已康复的豚鼠皮下，在1～2 d内即迅速形成溃疡，但溃疡浅而易愈合，邻近淋巴结不肿大，细菌也很少扩散，结核菌素试验结果为阳性；③在康复的豚鼠皮下注射大量结核分枝杆菌，则引起注射局部及全身严重的迟发型超敏反应，甚至导致动物死亡。人类的原发性肺结核，原发后肺结核，严重而恶化的肺结核，相当于郭霍现象的三种情况。

5. 简述结核菌素的试验方法及结果判断。

【参考答案】 目前多采用PPD法。取PPDC和BCGPPD各5单位分别注入两前臂皮内，48～72 h后，红肿硬结直径5 mm者为阴性反应；≥5 mm者为阳性；≥15 mm为强阳性。两侧红肿中，若PPDC侧大于BCG PPD侧时为感染，反之则可能为接种卡介苗所致。阳性反应表明机体已感染过结核分枝杆菌或卡介苗接种成功，对结核分枝杆菌有迟发型超敏反应，并说明有特异性免疫力。强阳性反应则表明可能有活动性结核病，尤其是婴儿。阴性反应表明受试者可能未感染过结核分枝杆菌或未接种过卡介苗。但应注意受试者处于原发感染早期，超敏反应尚未产生，或正患严重的结核病如全身粟粒性结核和结核性脑膜炎时机体无反应能力，或患其他严重疾病导致细胞免疫功能低下者（如艾滋病或肿瘤等患者用过免疫抑制剂者）也可能出现阴性反应。

（柏银兰）

第15章　嗜血杆菌属（流感嗜血杆菌）

考试要点

一、嗜血杆菌属

嗜血杆菌属是一类革兰染色阴性小杆菌，常呈多形态。无鞭毛、无芽胞。生长需求条件较高，人工培养时需加新鲜血液成分（主要含X和V因子）才能生长。对人具有致病性的代表菌种为流感嗜血杆菌，此外还有埃及嗜血杆菌、杜克嗜血杆菌等。其余菌种多为条件致病菌。

二、流感嗜血杆菌

流感嗜血杆菌俗称流感杆菌，它是嗜血杆菌属中对人有致病性的常见细菌。此菌可引起小儿急性脑膜炎、鼻咽炎、中耳炎等原发性化脓性感染和呼吸道继发性感染。

（一）生物学性状

1. **形态结构与培养特性**　革兰染色阴性小杆菌，无鞭毛，无芽胞。有毒菌株在含脑心浸液的血琼脂培养基上可形成明显的荚膜，但在陈旧培养基上往往丧失荚膜。需氧或兼性厌氧，营养要求较高，需X和V两种辅助生长因子。金黄色葡萄球菌在生长过程中能合成V因子，如将流感嗜血杆菌与金黄色葡萄球菌共同培养于血琼脂平板时，可出现离葡萄球菌菌落越近的流感嗜血杆菌菌落越大的现象，称为卫星现象，此可作为鉴定流感嗜血杆菌的依据之一。

2. **抗原结构**　具有荚膜多糖抗原和菌体抗原两种主要抗原。根据荚膜多糖抗原的抗原性不同，应用特异性荚膜抗原的抗血清作荚膜肿胀试验，可将流感嗜血杆菌分为a～f 6个血清型，其中b型对婴儿的致病力最强，最为多见。菌体抗原主要指外膜蛋白抗原，特异性不强。

3. **抵抗力弱**　流感嗜血杆菌抵抗力较弱，对热和干燥均敏感，对常用消毒剂也较敏感。

（二）致病性和免疫性

1. **致病物质**　致病物质主要为具有抗吞噬作用的荚膜、具有黏附作用的菌毛，能水解分泌型IgA的IgA蛋白酶，以及内毒素。荚膜是流感嗜血杆菌的主要致病因子，无荚膜菌株则通常为上呼吸道的正常菌群。

2. **致病机制**　细菌经呼吸道进入机体，也可经中耳或窦道从局部扩散。在呼吸道局部，细菌首先破坏外周纤毛，然后吸附于上皮细胞并破坏黏膜层。细菌在局部增殖并侵入血流，随血流侵入其他器官导致疾病。流感嗜血杆菌引起的原发性感染主要由有荚膜的b型菌株所致，多见于5岁以下婴幼儿，以1周岁左右的婴儿发病率最高。临床上表现为急性化脓性感染，如急性鼻咽炎、喉炎、急性气管炎、肺炎、中耳炎、化脓性脑膜炎、败血症等。

3. **免疫力**　机体对流感嗜血杆菌以体液免疫为主。荚膜多糖特异性抗体对机体有保护性作用，菌体外膜蛋白抗体也有促进补体介导的调理作用。新生儿因从母体获得抗体故很少发生感染。

（三）微生物学检查法

取鼻咽部分泌物、脓汁、血液和

脑脊液等样本进行涂片和分离培养。也可直接用型特异性抗体通过乳胶凝集试验、ELISA等检测样本中流感嗜血杆菌的可溶性抗原。PCR技术检测临床样本中的细菌核酸。分离培养后对可疑菌落应根据形态、培养特性、卫星现象、生化反应、荚膜肿胀试验等予以鉴定。

典型试题及分析

一、单选题

1. 关于嗜血杆菌属的生物学性状，描述不正确的是

A. 无鞭毛

B. 革兰染色阳性小杆菌

C. 需氧或兼性厌氧

D. 培养时需供给新鲜血液

E. 不形成芽胞

【试题分析及参考答案】 本题的考点是嗜血杆菌属的生物学性状。它是一类革兰染色阴性小杆菌，常呈多形态。无鞭毛、无芽胞。生长需求条件较高，在人工培养时需加新鲜血液成分（主要含X和V因子）才能生长。因此选B。

2. 可以鉴别流感嗜血杆菌的试验是

A. 尿素酶试验

B. 产生水溶性色素

C. 外斐试验

D. 乳糖发酵试验

E. 与金黄色葡萄球菌共同培养形成"卫星现象"

【试题分析及参考答案】 本题考点是流感嗜血杆菌的培养特性。由于金黄色葡萄球菌在生长过程中能合成V因子，将流感嗜血杆菌与金黄色葡萄球菌共同培养于血琼脂平板时，可出现典型

（四）防治原则

应用b型荚膜多糖或PRP制备的联合疫苗，对控制流感嗜血杆菌的感染和降低儿童化脓性脑膜炎的发病率具有良好的效果，一年内保护率可达90%以上。治疗可选用广谱抗生素或磺胺类药物，基本上所有菌株对较新的头孢菌素类药物都敏感。

的卫星现象，以此鉴定流感嗜血杆菌。尿素酶试验鉴定细菌能否产生尿素酶分解尿素。流感嗜血杆菌不产生水溶性色素。外斐试验是某些立克次体病的辅助诊断试验，为一种非特异性反应，用与立克次体有共同抗原的变形杆菌一些X菌株代替立克次体，进行凝集反应，来判断患者血清中有无立克次体抗体。乳糖发酵试验用于检验细菌是否发酵乳糖及产酸产气情况以鉴别细菌。因此选E。

二、多选题

1. 流感嗜血杆菌的特点有

A. 生长需要X和V因子

B. 革兰染色阴性小杆菌

C. 可引起原发性化脓性感染和呼吸道继发性感染

D. 致病物质为多种外毒素

E. 流感嗜血杆菌是流行性感冒的病因

【试题分析及参考答案】 本题的考点是流感嗜血杆菌的生物学特性和致病特点。其特点是可引起小儿急性脑膜炎、鼻咽炎、中耳炎等原发化脓性感染和呼吸道继发感染。不产生外毒素，其致病物质主要为具有抗吞噬作用的荚膜、具有黏附作用的菌毛，以及能水解

分泌型 IgA 的 IgA 蛋白酶。流感嗜血杆菌最初被误认为是流行性感冒的病因，但直至 1933 年，当发现流行性干密度病毒性病原后，才消除了这种误解。因此选 ABC。

三、名词解释

卫星现象（satellite phenomenon）

【参考答案】

卫星现象（satellite phenomenon）将流感嗜血杆菌和金黄色葡萄球菌在血液琼脂平板上共同培养时，可出现离金黄色葡萄球菌菌落越近的流感嗜血杆菌菌落越大，离金黄色葡萄球菌菌落越远的越小，此现象称为"卫星现象"，可用于流感嗜血杆菌的鉴定。

四、简答题

嗜血杆菌属的基本特点是什么？

【参考答案】　嗜血杆菌属是一类革兰染色阴性小杆菌，常呈多形态。无鞭毛、无芽胞。生长需求条件较高，在人工培养时需加新鲜血液成分（主要含 X 和 V 因子）才能生长。多为条件致病菌，对人具有致病性的代表菌种为流感嗜血杆菌，此外还有埃及嗜血杆菌、杜克嗜血杆菌等。

（雷迎峰）

第16章 动物源性细菌

考试要点

一、动物源性细菌概述

动物源性细菌是以动物作为传染源，能引起动物和人类发生人兽共患病的病原菌，通常以家畜或野生动物作为储存宿主。它引起的人兽共患病通常具有自然疫源性，即人类疾病常有地方性、季节性，与接触感染动物及被媒介昆虫的叮咬密切相关。主要种类包括：①布鲁氏菌属；②耶尔森菌属；③芽胞杆菌属；④柯克斯体属；⑤巴通体属；⑥弗朗西丝菌属；⑦巴斯德菌属。动物源性细菌感染途径多样，包括接触、皮肤黏膜、呼吸道、消化道和被媒介动物叮咬传播。

二、布鲁氏菌属

有6个生物种、19个生物型，使人致病的布鲁氏菌主要有羊、牛、猪、犬四个生物种，在我国流行的主要是羊布鲁氏菌，其次为牛布鲁氏菌。

（一）生物学特性

1. 形态构与培养特性 革兰染色阴性短小杆菌，无芽胞，无鞭毛，光滑型菌株有微荚膜。专性需氧，营养要求较高，加入血清或肝浸液可促进其生长。

2. 生化反应 大多能分解尿素和产生硫化氢，根据产生硫化氢的多少和在含碱性染料培养基中的生长情况不同，可鉴别羊、牛、猪等布鲁氏菌。

3. 抗原结构与分型 含有两种抗原物质，即A抗原和M抗原，两种抗原在不同的布鲁氏菌中含量不同，用A与M因子血清进行凝集试验也可鉴别布鲁

氏菌。

4. 抵抗力 较强，在土壤、毛皮、病畜的脏器和分泌物、肉和乳制品中可生存数周至数月，但对湿热、紫外线、常用消毒剂和常用的广谱抗生素敏感。

（二）致病性与免疫性

主要致病物质是内毒素，荚膜与侵袭性酶（透明质酸酶、过氧化氢酶）等增强了该菌的侵袭力，使细菌能突破皮肤、黏膜的屏障作用进入宿主体内，并在机体脏器内大量繁殖和快速扩散入血流。布鲁氏菌感染家畜后可引起母畜流产。人类主要通过接触病畜及其分泌物或接触被污染的畜产品，经皮肤、黏膜、眼结膜、消化道、呼吸道等途径感染。该菌为胞内寄生菌，由于反复形成菌血症，使患者的热型呈波浪式，临床上称为波浪热。布鲁氏菌感染易转为慢性，在全身各处引起迁徙性病变。机体感染布鲁氏菌后，以细胞免疫为主。

（三）微生物学检查法

常用血液标本接种于肝浸液培养基，根据涂片染色镜检。血清学诊断包括凝集试验和补体结合试验，皮肤试验可诊断慢性或曾患过布鲁氏菌病。

（四）防治原则

控制和消灭家畜布鲁氏菌病，切断传播途径和免疫接种是主要的预防措施。免疫接种用减毒活疫苗，以畜群为主，疫区人群也应接种减毒活疫苗。

三、耶尔森菌属

是一类革兰染色阴性小杆菌，属肠

杆菌科。已知13个种和亚种，其中鼠疫耶尔森菌、小肠结肠炎耶尔森菌小肠结肠炎亚种、假结核耶尔森菌假结核亚种对人类的致病性已明确。人类通过接触已感染的动物、食入污染食物或被节肢动物叮咬等途径而感染。鼠疫耶尔森菌引起的鼠疫是自然疫源性的烈性传染病，是我国法定的甲类传染病，病死率高。可被用作致死性生物战剂。

（一）生物学特性

为卵圆形革兰染色阴性短杆菌，有荚膜，无芽胞及鞭毛。特殊染色可使两极浓染。陈旧培养物或在高盐培养基上可呈多形态性。培养特征是典型有毒株菌落为R型，在肉汤培养基中形成菌膜及钟乳石状下沉。其主要抗原结构有荚膜抗原F1、V/W抗原、外膜蛋白和鼠毒素四种抗原。抵抗力弱。

（二）致病性与免疫性

主要的致病物质是F1抗原、V/W抗原、外膜抗原、鼠毒素及内毒素等。鼠疫耶尔森菌的贮存宿主是啮齿类动物，主要传播媒介是鼠蚤，人被感染的鼠蚤叮咬而感染。也可因宰杀感染后的动物，由破损创口侵入，或因吸入含菌的气溶胶感染。人之间鼠疫也可通过人蚤和呼吸道传播。鼠疫在临床分为腺鼠疫（腹股沟淋巴结出血、坏死）、肺鼠疫（高热、咯血、呼吸困难全身衰竭）、败血型鼠疫（高热、休克、DIC），死亡率极高，患者死后皮肤呈紫黑色，俗称"黑死病"。鼠疫感染后获得牢固免疫力，产生保护性抗体具有调理促吞噬、凝集细菌及中和毒素功能。

（三）微生物学检查

1. 标本采集　按不同症状与体征，可采取淋巴穿刺液、痰、血液、咽喉分泌物等。人或动物尸体应取肝、脾、肺、淋巴结和心血等。送到有严格防护措施的专用实验室检测。

2. 涂片镜检与分离鉴定　涂片后进行革兰染色或美蓝染色。免疫荧光试验可用于快速诊断。培养采用血琼脂平板或亚硫酸钠琼脂平板，根据镜检、生化试验、凝集试验等进一步鉴定。

3. 血清学试验和PCR检测　检测鼠疫耶尔森菌抗原可采用反向间接血凝试验、ELISA等方法。PCR检测鼠疫耶尔森菌的核酸具有快速、敏感的特点，可用于鼠疫的流行病学调查和紧急情况下的检测。

（四）特异性防治

灭鼠、灭蚤是切断鼠疫传播途径、消灭鼠疫源的根本措施。鼠疫的特异性预防可采用皮上划痕接种无毒株EV活菌苗；早期使用抗生素是治疗关键。

四、芽胞杆菌属

共有93个种和亚种，是一群需氧、能形成芽胞的革兰染色阳性的大杆菌。其中炭疽芽胞杆菌是引起动物和人类炭疽病的病原菌，蜡样芽胞杆菌可产生肠毒素引起人食物中毒。其他大多为腐生菌，一般不致病。

炭疽芽胞杆菌引起炭疽病，是人类历史上第一个被发现的病原菌。该菌具备以下特点：①抗力强；②感染率高；③病死率高；④易于大量制备和贮存；⑤多途径传播。因此，该菌可作为致死性生物战剂。

蜡样芽胞杆菌引起的食物中毒可分两种类型：①呕吐型：由耐热肠毒素引起，进食后出现恶心、呕吐症状，严重者偶可出现暴发性肝衰竭；②腹泻型：由不耐热肠毒素引起，进食后发生胃肠炎症状，主要为腹痛、腹泻和里急后重，偶有呕吐和发热。

（一）炭疽芽胞杆菌生物学特性

1. 形态结构与培养特性　致病菌中最大的革兰染色阳性粗大杆菌，两端截平，排列似竹节，无鞭毛。形成荚膜是炭疽杆菌毒株的特征。炭疽杆菌受低浓度青霉素作用，菌体肿大形成圆株状，称为"串株反应"，为该菌所特有。营养要求不高，需氧或兼性厌氧。在固体培养基表面，或有氧条件形成椭圆形芽胞。在普通培养基上形成灰白色粗糙型菌落，低倍镜下观察，很像烫卷的头发或狮子头可见卷发状边缘。在含 $NaHCO_3$ 血琼脂平板上可产生荚膜，变为黏液性菌落，用接种针取可拉成丝，称为"拉丝"现象。在肉汤培养基中可形成长链而呈絮状沉淀生长。

2. 抗原结构　炭疽芽胞杆菌只有一个血清型，其抗原分为两部分，一部分是结构抗原，包括荚膜、菌体和芽胞等抗原成分；另一部分是炭疽毒素复合物，由保护性抗原、致死因子和水肿因子组成，这三种毒素单一成分都不能使小鼠或大鼠死亡，只有协同作用才能发挥生物活性作用。

3. 抵抗力　炭疽芽胞杆菌繁殖体抵抗力不强，易被一般消毒剂杀灭；而芽胞的抵抗力非常强大，对热力、干燥、辐射、化学消毒剂等理化因素有强大的抵抗力，牧场一旦被污染，传染性可持续数十年。

（二）致病性与免疫性

荚膜和炭疽毒素是主要致病物质。荚膜有抗吞噬作用，有利于细菌在宿主体内的繁殖扩散；炭疽毒素是造成感染者致病和死亡的主要原因，能直接损伤微血管内皮细胞，增加血管通透性而形成水肿，可抑制、麻痹呼吸中枢而引起呼吸衰竭死亡。

该菌主要为食草动物（牛、羊、马等）炭疽病的病原菌，人因接触患病动物或受染皮毛而引起皮肤炭疽；食入未煮彻底的病畜肉、奶或被污染的食物引起肠炭疽；吸入含有大量病菌芽胞的尘埃可发生肺炭疽。潜伏期一般 1～3 天，最长可达 12 天。上述三型均可发生败血症，常并发炭疽性脑膜炎。感染炭疽后可获得持久性免疫力。

（三）微生物学检查

采集皮肤炭疽的脓液、渗出物及血液，吸入型炭疽的痰、胸腔渗出液及血液，肠炭疽的粪便、血液及病畜肉，炭疽性脑膜炎取脑脊液。病畜尸体严禁解剖，可割取耳朵或舌尖一片送检。涂片直接镜检可见排列似竹节状的革兰染色阳性粗大杆菌。分离培养时把标本接种于血琼脂平板和 $NaHCO_3$ 血琼脂平板，观察典型菌落和进行青霉素串珠试验，进一步可用生化反应鉴定。血清学试验可检测抗体，分子生物学方法可以快速检测炭疽芽胞杆菌。

（四）防治原则

炭疽的预防重点是控制家畜感染和牧场的污染，病畜应严格隔离或处死深埋。对易感染家畜应进行预防接种。特异性预防用炭疽减毒活疫苗，治疗首选青霉素。

五、柯克斯体属

柯克斯体属为柯克斯体科，只有一个种，即贝纳柯克斯体，也称为 Q 热柯克斯体，是 Q 热的病原体。贝纳柯克斯体形态为短杆状或球状，用 Gimenez 法染色呈鲜红色，Giemsa 法染色呈紫色或蓝色。专性细胞内寄生。在鸡胚卵黄囊中生长旺盛，能在多种原代及传代细胞内繁殖。脂多糖易于变异，是主要毒力成分。抵抗力较强。贝纳柯克斯体的传播媒介是蜱。蜱叮咬啮齿动物和家畜使其感染。人类主要经过消化道接触而感染。所致疾病是 Q 热，症状类似流感或原发型非典型肺炎。预防应着重防止家畜感染，定期检疫，严格控制乳制品的卫生指标。病后可获得一定的免疫力，以细胞免疫为主。已经有灭活疫苗或减毒活疫苗。

六、巴通体属

属于巴通体科，有 21 个种，其中汉塞巴通体为猫抓病（其主要特征是帕里诺眼淋巴腺综合征）的主要病原体；五日热巴通体为五日热的主要病原体。

七、弗朗西斯菌属

是一类多形性的革兰染色阴性小杆菌，有 2 个种，其中土弗朗西斯菌包括 4 个亚种。土弗朗西斯菌土拉亚种为土拉热的病原体。

典型试题及分析

一、单选题

1. 培养布鲁氏菌应接种于
A. 肝浸液培养基
B. 罗氏培养基
C. 巧克力平板
D. 血平板
E. 吕氏血清斜面

【试题分析及参考答案】　本题考点是布鲁氏菌的培养特性。布鲁氏菌专性需氧，营养要求较高，加入血清或肝浸液可促进其生长，常用肝浸液培养基培养。因此选 A。

2. 感染后引起母畜流产的病原是
A. 炭疽杆菌
B. 鼠疫耶尔森菌
C. 布鲁氏菌
D. 贝纳柯克斯体
E. 汉塞巴通体

【试题分析及参考答案】　本题考点是动物疫源性细菌的致病性。布鲁氏菌侵袭力强，感染家畜后可引起母畜流产。鼠疫耶尔森菌主要引起腺鼠疫、肺鼠疫和败血症型鼠疫。炭疽杆菌主要引起皮肤炭疽、肠炭疽和肺炭疽。因此选 C。

3. 布鲁氏菌的致病物质是
A. 荚膜
B. 芽胞
C. 鞭毛
D. 链激酶
E. 血浆凝固酶

【试题分析及参考答案】　本题考点是布鲁氏菌的致病物质。布鲁氏菌主要致病物质有内毒素、荚膜与侵袭酶（透明质酸酶、过氧化氢酶）。荚膜与侵袭性酶增强了该菌的侵袭力，使细菌能突破皮肤、黏膜的屏障作用进入宿主体内，并在机体脏器内大量繁殖和快速扩散入血流。因此选 A。

4. 食入未经消毒的羊奶，最有可能患的病
A. 伤寒
B. 破伤风
C. 波浪热
D. 结核病

E. 肉毒中毒

【试题分析及参考答案】   本题的考点是动物疫源性细菌的感染途径及所致疾病。布鲁氏菌在我国流行的主要是羊布鲁氏杆菌，人类通过接触布鲁氏菌感染的病畜及其分泌物或接触被污染的畜产品感染。该菌为胞内寄生菌，由于反复形成菌血症，使患者的热型呈波浪式，临床上称为波浪热。因此选 C。

5. 分离布鲁氏菌阳性率最高的患者标本是

A. 尿液

B. 痰

C. 血液

D. 粪便

E. 骨髓

【试题分析及参考答案】   本题考点是布鲁氏菌的微生物学检查。该菌为胞内寄生菌，可反复形成菌血症，血液中含有该菌。因此选 C。

6. 可寄生在巨噬细胞内的细菌是

A. 破伤风梭菌

B. 金黄色葡萄球菌

C. 肺炎链球菌

D. 布鲁氏菌

E. 炭疽杆菌

【试题分析及参考答案】   本题考点是布鲁氏菌的生物学特性。布鲁氏菌浸入机体经 1～6 周的潜伏期（此期布鲁氏菌被中性粒细胞和巨噬细胞吞噬）成为胞内寄生菌，并在胞内菌内繁殖。因此选 D。

7. 鼠疫耶尔森菌在肉汤培养液中生长不能形成

A. 钟乳石状下沉

B. 絮状沉淀

C. 菌膜

D. 颗粒状沉淀

E. 混浊生长

【试题分析及参考答案】   本题考点是鼠疫耶尔森菌的培养特性。鼠疫耶尔森菌在肉汤培养基中沉淀生长和形成菌膜，液体一般不浑浊，稍加摇动，菌膜下沉呈钟乳石状，此特征有一定鉴别意义。因此选 E。

8. 鼠疫耶尔森菌产生的鼠毒素与一般外毒素的区别是

A. 免疫动物不能产生抗毒素

B. 细菌裂解或自溶才能释放

C. 化学成分是脂多糖

D. 由质粒控制

E. 不可用甲醛脱毒制备类毒素

【试题分析及参考答案】   本题考点是鼠疫耶尔森菌的致病物质。鼠毒素与典型外毒素不同，只有当细菌自溶裂解后才释放，主要对鼠类致病，对人的致病尚不清楚。因此选 B。

9. 有毒株细菌形成 R 型菌落的是

A. 鼠疫耶尔森菌

B. 伤寒沙门菌

C. 痢疾志贺菌

D. 金黄色葡萄球菌

E. 肺炎链球菌

【试题分析及参考答案】   本题考点是鼠疫耶尔森菌的培养特性。鼠疫耶尔森菌形态特征为两端浓染的革兰染色阴性短杆菌，可呈多形态性。培养特征是典型菌落为 R 型。而伤寒沙门菌、痢疾志贺菌、金黄色葡萄球菌和肺炎链球菌肺炎链球菌毒力菌株均是光滑型。因此选 A。

10. 鼠疫耶尔森菌主要的保护性抗

原成分是

    A. 内毒素

    B. V 抗原

    C. W 抗原

    D. F1 抗原

    E. 鼠毒素

【试题分析及参考答案】　本题考点是鼠疫耶尔森菌的抗原特性。它的主要抗原结构有 F1 抗原、V/W 抗原、外膜蛋白、鼠毒素等，F1 抗原的抗原性很强，其相应抗体有免疫保护作用。因此选 D。

11. 鼠疫耶尔森菌的传播媒介是

    A. 蜱

    B. 虱

    C. 恙螨

    D. 蚊

    E. 鼠蚤

【试题分析及参考答案】　本题考点是鼠疫耶尔森菌的传播方式。它主要寄生于啮类动物，一般先在鼠类间发病和流行，再通过鼠蚤的叮咬而传染人类。因此选 E。

12. 青霉素串株试验阳性的细菌是

    A. 炭疽杆菌

    B. 肉毒梭菌

    C. 产气荚膜梭菌

    D. 破伤风梭菌

    E. 白喉棒状杆菌

【试题分析及参考答案】　本题考点是炭疽杆菌的培养特性。在含青霉素的培养基上，炭疽杆菌形态发生变异，菌体肿大形成圆株状，呈链状的串珠样，故名串珠试验，该试验用以鉴别炭疽杆菌与其他需氧芽孢杆菌。因此选 A。

13. 炭疽杆菌的毒力因素中不包括

    A. 菌体抗原

    B. 水肿因子

    C. 荚膜抗原

    D. 保护性抗原

    E. 致死因子

【试题分析及参考答案】　本题考点是炭疽杆菌的致病物质。炭疽杆菌主要致病物质是荚膜和炭疽毒素，炭疽毒素是由保护性抗原、致死因子和水肿因子三种蛋白组成的复合物。因此选 A。

14. 对炭疽杆菌致病性的错误叙述是

    A. 致死因子可抑制细胞的生长

    B. 荚膜的抗吞噬作用使该菌易于在体内生长

    C. 炭疽毒素主要损害微血管的内皮细胞

    D. 水肿因子可激活细胞的分泌功能

    E. 炭疽毒素各成分可独立发挥毒性作用

【试题分析及参考答案】　本题考点是炭疽杆菌的致病物质。荚膜有抗吞噬作用；炭疽毒素是由保护性抗原、致死因子和水肿因子三种蛋白组成的复合物，能直接损伤微血管内皮细胞，增加血管通透性而形成水肿。三种成分单独存在时均不能发挥毒性作用。因此选 E。

15. 下列有关鼠疫耶尔森菌的说法错误的是

    A. 临床上常见腺型、肺型和败血症型鼠疫三类

    B. 在陈旧培养物中菌体形态单一

    C. 抗原结构复杂

    D. 患者微循环障碍，有"黑死病"之称

    E. 人类鼠疫是被疫鼠的鼠蚤叮咬而感染

【试题分析及参考答案】 本题考点是鼠疫耶尔森菌的基本知识。鼠疫耶氏菌是鼠疫的病原菌，通过鼠蚤的叮咬而传染人类。在腐败材料、陈旧培养物或生长在含高盐的培养基上则呈多形态性。主要引起为腺鼠疫、肺鼠疫和败血型鼠疫。因此选 B。

16. 布鲁氏菌在我国流行占绝对优势的是哪一类
　　A. 犬布鲁氏菌
　　B. 猪布鲁氏菌
　　C. 羊布鲁氏菌
　　D. 牛布鲁氏菌
　　E. 以上都不是

【试题分析及参考答案】 本题考点是布鲁氏菌的生物型。对人致病的布鲁氏菌有 6 个生物种。我国流行的布鲁氏菌主要有羊、牛、猪 3 个生物种，最常见的是羊布鲁氏菌。因此选 C。

17. 布鲁氏菌感染发病后，血清中最早出现哪种抗体
　　A. IgM
　　B. IgD
　　C. IgG
　　D. IgA
　　E. IgE

【试题分析及参考答案】 本题考点是布鲁氏菌的免疫性。机体感染布鲁氏菌后，以细胞免疫为主。病后机体产生的 IgM 和 IgG 抗体可发挥免疫调理作用，IgM 是血清中最早期出现的抗体。因此选 A。

18. 鼠疫耶尔森菌中，下列哪种成分可脱毒后制成类毒素
　　A. V/W 抗原
　　B. 外膜蛋白
　　C. 鼠毒素（MT）
　　D. F1 抗原
　　E. 内毒素

【试题分析及参考答案】 本题考点是鼠疫耶尔森菌的抗原特性。它的主要抗原构造有 F1 抗原、V/W 抗原、外膜蛋白、鼠毒素等。鼠毒素是外毒素，脱毒可制成类毒素。因此选 C。

19. 人类历史上第一个被证实引起疾病的细菌是
　　A. 炭疽杆菌
　　B. 牛分枝杆菌
　　C. 产气荚膜梭菌
　　D. 白喉杆菌
　　E. 霍乱弧菌

【试题分析及参考答案】 本题考点是炭疽杆菌的发现。炭疽芽胞杆菌俗称炭疽杆菌，是芽胞杆菌属中主要的致病菌，也是人类历史上第一个被证实引起疾病的细菌。该菌主要为食草动物（牛、羊、马等）炭疽病的病原菌，人因接触患病动物或受染皮毛而引起皮肤炭疽；因此选 A。

20. 患者男，35 岁，饲养员，一年前曾有为流产羊羔接生史。近 2 个月反复发热。每次发热持续约两周，间隔 3～5 天再次发热。发热期间伴肌肉疼痛和大关节游走性疼痛，热退时大汗淋漓。体检见各关节无明显红肿，肝脾均可触及，肋下 2 cm。实验室检查：白细胞总数正常，淋巴细胞增多，血沉增快，取血培养 3 次均阴性，布氏菌素试验阳性。该牧民最可能患的病是
　　A. 登革热
　　B. 流感
　　C. 波浪热

D. 流行性出血热

E. Q热

【试题分析及参考答案】　本题考点是布鲁氏菌所致疾病。布鲁氏菌感染家畜后可引起母畜流产。人类主要通过接触病畜及其分泌物或接触被污染的畜产品，经皮肤、黏膜、眼结膜、消化道、呼吸道等途径感染。该菌为胞内寄生菌，由于反复形成菌血症，使患者的热型呈波浪式，临床上称为波浪热。该病有接触史，肝脾大，淋巴细胞增多，布鲁氏菌素试验阳性可判断为布鲁氏菌引起的波浪热。因此选 C。

二、多选题

1. 预防布鲁氏菌病的主要措施有

A. 切断传播途径

B. 免疫接种畜群

C. 疫区人群接种减毒活疫苗

D. 疫区人群接种灭活疫苗

E. 灭鼠、灭蚤

【试题分析及参考答案】　本题考点是布鲁氏菌病防治措施。切断传播途径和免疫接种是主要的预防措施。免疫接种用减毒活疫苗，以畜群为主，疫区人群也应接种减毒活疫苗。因此选 ABC。

2. 布鲁氏菌的生物学性状包括

A. 有荚膜

B. 有鞭毛

C. 有芽胞

D. 革兰染色阴性

E. 有异染颗粒

【试题分析及参考答案】　本题考点是布鲁氏菌的生物学性状。布鲁氏菌为革兰染色阴性小杆菌。无鞭毛，不形成芽胞，光滑型菌株有微荚膜。因此选 AD。

3. 布鲁氏菌和鼠疫耶尔森菌的相同点是

A. 有荚膜

B. 产外毒素

C. 专性需氧，营养要求高

D. 引起败血症

E. 接种菌苗预防感染

【试题分析及参考答案】　本题考点是比较布鲁氏菌和鼠疫耶尔森菌的异同。布鲁氏菌和鼠疫耶尔森菌均有荚膜，可以接种菌苗预防感染。布鲁氏菌感染可引起菌血症而使体温升高，鼠疫耶尔森菌引起败血症。因此选 AE。

4. 鼠疫耶尔森菌的致病物质包括

A. F1 抗原

B. V/W 抗原

C. MT 抗原

D. 保护性抗原（PA）

E. 水肿因子（EF）

【试题分析及参考答案】　本题考点是鼠疫耶尔森菌的致病物质。它主要的致病物质是荚膜（F1）抗原、V/W 抗原、外膜蛋白和鼠毒素（MT）等四种抗原。因此选 ABC。

5. 鼠疫的常见临床类型有

A. 腺鼠疫

B. 肺鼠疫

C. 败血症型鼠疫

D. 肠鼠疫

E. 肾鼠疫

【试题分析及参考答案】　本题考点是鼠疫耶尔森菌的致病性。鼠疫在临床分为腺鼠疫（腹股沟淋巴结出血、坏死）、肺鼠疫（高热、咯血、呼吸困难全身衰竭）、败血鼠疫（高热、休克、DIC），死亡率极高，患者死后皮肤呈紫黑色,俗称"黑死病"。因此选 ABC。

6. 引起人兽共患病的细菌包括
A. 布鲁氏菌
B. 破伤风梭菌
C. 炭疽芽胞杆菌
D. 结核分枝杆菌
E. 鼠疫耶尔森菌

【试题分析及参考答案】 本题考点是畜共患病的细菌的种类。布鲁氏菌、炭疽芽胞杆菌、鼠疫耶尔森菌均为人兽共患病的细菌。因此选 ACE。

7. 感染后机体产生有菌免疫的细菌有
A. 结核分枝杆菌
B. 布鲁氏菌
C. 麻风分枝杆菌
D. 伤寒沙门菌
E. 产气荚膜梭菌

【试题分析及参考答案】 本题考点是有菌免疫的概念。有菌免疫见于机体抗某些胞内寄生菌感染的免疫,初次感染后,有细菌存在于体内,对再次感染有较强的免疫力,并随着病程延续而免疫力增强及消除细菌。如结核分枝杆菌、布鲁氏菌、麻风分枝杆菌感染。因此选 ABC。

8. 炭疽芽胞杆菌的特征是
A. 菌体两端平齐、革兰染色色阳性大杆菌
B. 有芽胞和荚膜、无鞭毛
C. 芽胞抵抗力甚强
D. 产生毒素而致病
E. 机体感染后可获得持久免疫力

【试题分析及参考答案】 本题考点是炭疽芽胞杆菌的基本特征。它是革兰染色色阳性大杆菌菌体两端平齐,有芽胞和荚膜、无鞭毛,产生毒素而致病。

机体感染后可获得持久免疫力。因此选 ABCDE。

9. 下列有关炭疽杆菌形态特点及培养特性描述正确的有
A. 取患者或病畜标本直接涂片时,常呈竹节样排列
B. 芽胞在有氧条件下形成,位于菌体一端,呈"鼓槌状"
C. 在肉汤培养基上呈絮状沉淀生长
D. 在普通培养基上培养 24 h 形成粗糙型菌落,在低倍镜下可见边缘呈卷发状
E. 在血平板上可见透明溶血环

【试题分析及参考答案】 本题考点是炭疽杆菌的生物学特性。新鲜标本直接涂片常呈单个或短链,人工培养后形成竹节样排列的长链。芽胞在有氧条件下形成,位于菌体中央。本菌营养要求不高,在普通培养基上该菌落粗糙,边缘不整齐,像毛玻璃样,低倍镜下观察,呈卷发状。在肉汤培养基上呈絮状沉淀生长。在血平板上不溶血。因此选 CD。

10. 机体感染哪些病原体后可获得持久的牢固免疫力
A. 鼠疫耶尔森菌
B. 炭疽杆菌
C. 葡萄球菌
D. 痢疾杆菌
E. 破伤风杆菌

【试题分析及参考答案】 本题考点是对细菌的免疫力。鼠疫耶尔森菌与炭疽杆菌感染后可获得牢固的免疫力。因此选 AB。

三、名词解释

1. 人兽共患病(zoonosis)
2. 有菌免疫(infection immunity)

3. 保护性抗原（protective antigen）

4. 鼠毒素（murine toxin，MT）

5. 波浪热（undulant fever）

6. 动物源性疾病（zoonotic disease）

【参考答案】

1. 人兽共患病（zoonosis）　某些病原微生物既可感染动物，也可感染人类，且人类患病多是由于接触了感染动物而受到传染。这些病主要发生在畜牧区或自然疫源地。如布鲁氏菌病、炭疽等。

2. 有菌免疫（infection immunity）见于机体抗某些胞内寄生菌感染的免疫，初次感染后，有细菌存于体内，对再次感染有较强的免疫力，并随着病程延续而免疫力增强及消除细菌，最终可变为无菌免疫。如结核杆菌、布鲁氏菌感染的有菌免疫。

3. 保护性抗原（protective antigen）是炭疽毒素的成分之一，相当于B亚单位，可和吞噬细胞表面的糖蛋白受体结合，介导水肿因子和致死因子进入细胞内。可刺激机体产生保护性抗体。

4. 鼠毒素（murine toxin，MT）　鼠疫耶尔森菌产生的外毒素，由两种蛋白构成，有抗原性，可脱毒制备成类毒素，可刺激机体产生抗体。与一般外毒素不同的是只在细菌裂解时才释放。毒性作用主要表现为全身外周血管内皮细胞的坏死出血，导致致死性休克。

5. 波浪热（undulant fever）　指布鲁氏菌感染后，随着布鲁氏菌进入血流，出现菌血症，且由于内毒素的作用导致患者发热，当布鲁氏菌进入淋巴结等组织，发热即消退，如此反复形成菌血症，使患者的热型呈波浪式，临床上称为波浪热。

6. 动物源性疾病（zoonotic disease）

以动物作为传染源所引起的疾病。由于人类直接接触病畜及其污染物或被媒介动物叮咬等途径感染而致病，这些病主要发生于畜牧区或自然疫源地。

四、简答题

1. 主要的动物源性细菌有哪些？各引起哪些人兽共患病？

【参考答案】　布鲁氏菌，引起布鲁氏菌病，也称波浪热；鼠疫耶尔森菌，引起鼠疫；炭疽芽胞杆菌，引起炭疽；贝纳柯克斯体引起Q热；汉塞巴通体引起猫抓病；土拉弗朗丝菌，引起土拉热，也称兔热病或野兔热。

2. 对人致病的布鲁氏菌有哪些生物种？我国流行的是哪种？怎样鉴别之？

【参考答案】　布鲁氏菌是一类人兽共患传染病的病原菌，有6个生物种，对人致病的布鲁氏菌有羊、牛、猪和犬布鲁氏菌。我国流行的布鲁氏菌主要是羊布鲁氏菌，其次为牛布鲁氏菌。各型主要依据产生H_2S，在含碱性染料的培养基中生长情况及A与M因子血清凝集试验来鉴别。

3. 简述炭疽芽胞杆菌的生物学特性。

【参考答案】　①形态染色：革兰染色阳性粗大杆菌，两端截平，经培养后呈竹节样排列；有氧时形成芽胞，位于菌体中央，无鞭毛。②培养特性：需氧，在普通培养基上24 h形成灰白色粗糙型菌落，边缘不整齐，在低倍镜下边缘呈卷发状。在血平板上不溶血。在肉汤培养基上呈絮状沉淀生长。

4. 试述炭疽芽胞杆菌的致病物质及其作用机制。

【参考答案】　炭疽芽胞杆菌主要致病物质是荚膜和炭疽毒素。荚膜有抗吞噬作用；炭疽毒素是由保护性抗原、致死因子和水肿因子三种蛋白组成的复合物，具有抗吞噬作用，能直接损伤微血管内皮细胞，增加血管通透性而形成水肿。

5. 试述鼠疫耶尔森菌的传播方式及所致疾病。

【参考答案】 动物和人之间鼠疫的传播主要以鼠蚤为媒介，一般先在鼠间流行，当大批病鼠死后，鼠蚤转向人类而引起人类鼠疫，即"鼠—蚤—人"是主要传播方式，人类鼠疫也通过人蚤或呼吸道在人群中传播。病菌通过鼠蚤叮咬进入人体后可被吞噬细胞吞噬但不被杀灭，仍可在细胞内生长繁殖，并沿淋巴管到达局部淋巴结，引起严重的淋巴结炎，称为腺鼠疫。经呼吸道感染或经腺鼠疫继发导致肺鼠疫，是最严重的一型，病死率极高。起病急骤，除严重中毒症状外，在起病 24 ～ 36 h 内出现剧烈胸痛、咳嗽、咯大量泡沫血痰或鲜红色痰，呼吸急促，并迅速呈现呼吸困难和发绀，因心力衰竭、出血而死亡。败血型鼠疫可原发或继发，皮肤黏膜出血、DIC 和心力衰竭，多在发病后 24 h 内死亡，病死率高达 100%，因皮肤广泛出血、瘀斑，故死后尸体呈紫黑色，俗称"黑死病"。

6. 人感染炭疽芽胞杆菌后可引起哪些临床类型的炭疽病？

【参考答案】 炭疽是一种急性人兽共患传染病。可引起：①皮肤炭疽，最常见，病菌或芽胞通过皮肤微小伤口侵入，局部出现丘疹，并迅速变为水疱、脓疱，进而发展成无痛性、周围水肿、中央呈坏死黑痂的典型炭疽痈。患者常伴有发热、寒战等全身症状。②肠炭疽，食入未煮熟的病畜肉、内脏及其他污染食物引起。有连续性呕吐和血便，肠内有炭疽痈，全身症状严重，可于 2 ～ 3 d 死于毒血症。③肺炭疽，由于吸入炭疽芽胞引起的肺感染。初期为感冒样症状，痰有黏性血块，进而发展为严重支气管肺炎。病情发展迅速，可于 2 ～ 3 d 死于中毒性休克。

7. 简述炭疽杆菌的防治原则。

【参考答案】 预防重点应放在家畜感染的防治和牧场的卫生防护上，病畜应严格隔离或处死深埋，杜绝在无防护条件下现场剖检取材，死畜严禁剥皮或煮食，必经焚毁或深埋 2 m 以下。对易感家畜应进行预防接种。特异性预防用炭疽减毒活疫苗。治疗以青霉素为首选。

（雷迎峰）

第 17 章　其他细菌

考试要点

一、棒状杆菌属

棒状杆菌属细菌革兰染色阳性，菌体一端或两端膨大呈棒状的杆菌。菌体染色不均匀，出现节段浓染或有异染颗粒。排列不规则，呈栅栏状。无荚膜、无鞭毛，不产生芽胞。该菌属细菌如假白喉棒状杆菌、结膜干燥棒状杆菌、溃疡棒状杆菌等一般无致病性，多为条件致病菌。能引起人类疾病且具有传染性的主要为白喉棒状杆菌。

（一）白喉棒状杆菌的生物学特性

1. **形态与染色**　菌体细长微弯曲，无鞭毛、芽胞及荚膜，排列成 V、L 等字形，革兰染色阳性。其典型特征是菌体一端或两端膨大呈棒状，用亚甲蓝染色，菌体着色不均一，出现深染的颗粒，用 Neisser 或 Albert 染色法染色，颗粒的着色与菌体的着色明显不同，称为异染颗粒。需氧或兼性厌氧，在吕氏培养基上生长迅速，菌体形态典型，异染颗粒明显。

2. **培养特性与变异**　需氧或兼性厌氧，在含有凝固血清的吕氏培养基上生长迅速，菌落典型，异染颗粒明显；在含有亚碲酸钾的血琼脂平板上生长时，菌落呈黑色或灰色。白喉棒状杆菌形态、菌落和毒性均可发生变异，当无毒株携带 β 棒状杆菌噬菌体时，便可变成产毒株。

3. **抵抗力**　白喉棒状杆菌对湿热和一般消毒剂敏感，但对日光、寒冷和干燥抵抗力强。对青霉素和红霉素敏感。

（二）白喉棒状杆菌的致病性与免疫性

1. **致病物质**　白喉棒状杆菌侵入机体，仅在鼻腔、咽喉等局部生长，产生的白喉毒素入血而引起症状。因此该菌的主要致病物质是白喉毒素，此外还有索状因子和 K 抗原。①白喉毒素：为 β 棒状噬菌体基因所编码，当 β 棒状噬菌体侵袭无毒白喉棒状杆菌时，其编码外毒素的 tox 基因与宿主染色体整合，无毒白喉棒状杆菌则成为产毒的白喉棒状杆菌而产生白喉毒素。白喉毒素为 A-B 型毒素，可抑制细胞蛋白质的合成。②索状因子：是细菌表面的一种毒性糖脂，能破坏哺乳动物细胞中的线粒体，影响细胞呼吸与磷酸化。③K 抗原：为细胞壁外面的一种不耐热糖蛋白，具有抗吞噬作用，并有利于细菌在黏膜表面的定植。

2. **所致疾病**　人对白喉棒状杆菌普遍易感，但儿童最易感。细菌最常侵犯的部位是咽、喉、气管和鼻腔黏膜，也可侵犯眼结膜、阴道等处黏膜，甚至皮肤创口，故感染源是白喉患者或带菌者。主要经飞沫传播，也可经污染的物品直接接触传播，引起白喉。典型特征是喉部形成假膜，这是细菌在鼻咽等处黏膜上繁殖，产生外毒素，导致炎性渗出及组织坏死，凝固而成。如果局部黏膜水肿及假膜脱落，可引起呼吸道阻塞，甚至窒息死亡。外毒素进入血液引起心肌炎、声嘶、软腭麻痹、吞咽困难、膈肌麻痹以及肾上腺功能障碍等全身中毒症状。细菌一般不入血。

3. 免疫性 白喉的免疫力主要靠抗毒素的中和作用。白喉病后、隐性感染及预防接种均可产生白喉抗毒素而获得免疫力。新生儿经胎盘自母体能获得被动免疫，但5岁内儿童最易感。

(三) 白喉棒状杆菌的微生物学检查法

1. 涂片镜检 从假膜及其边缘取材，进行革兰、美蓝或Albert染色后镜检。如有典型形态、排列和异染颗粒，结合临床症状可作初步诊断。

2. 分离培养 将标本接种于吕氏血清斜面，培养后直接涂片镜检；将标本接种于亚碲酸钾琼脂平板，菌落呈黑色，均有助于快速诊断。

3. 毒力鉴定 体内法是通过豚鼠体内中和试验测定毒力，体外法常采用Elek平板毒力试验。

(四) 白喉棒状杆菌的特异性防治

目前我国采用白喉类毒素、百日咳疫苗和破伤风类毒素的制成的"白百破"三联疫苗（DPT混合疫苗）接种。对密切接触白喉患者的易感儿童需肌肉注射白喉抗毒素进行紧急预防，同时注射白喉类毒素以延长免疫力。对白喉患者采取早期、足量注射白喉抗毒素血清，并配合抗生素。

二、鲍特菌属

鲍特菌属是一类革兰染色阴性短小杆菌，主要包括百日咳鲍特菌、副百日咳鲍特菌和支气管败血鲍特菌。

(一) 百日咳鲍特菌的生物学特性

革兰染色阴性短杆状或椭圆形菌，大多单个分散存在。无芽胞、鞭毛，有毒菌株有荚膜和菌毛，用石炭酸甲苯胺蓝染色，两端浓染。专性需氧，营养要求高，采用鲍金（B-G）培养基培养。百日咳鲍特菌常发生菌落变异，分为Ⅰ～Ⅳ相菌。新分离株为S型，称为Ⅰ相菌，有荚膜，毒力强。人工培养后逐渐形成R型菌落，为Ⅳ相菌，无荚膜，无毒力。Ⅱ、Ⅲ相为过渡型。生化反应弱，抵抗力较弱。

有菌体O抗原和K抗原。K抗原是该菌的表面成分，又称凝集原，包括凝集因子1～6。凝集因子1为Ⅰ相菌共同抗原，是种特异性抗原。

(二) 百日咳鲍特菌的致病性

人类是百日咳鲍特菌唯一的天然宿主，主要侵犯婴幼儿呼吸道。感染源为早期患者和带菌者，通过飞沫传播。致病物质有荚膜、菌毛及产生的多种毒素。百日咳鲍特菌不进入血流，主要造成局部组织损伤。细菌首先附着于纤毛上皮细胞，在局部增殖，并产生毒素引起局部炎症、坏死，上皮细胞纤毛运动受抑制或破坏，黏稠分泌物增多而不能及时排出，导致剧烈咳嗽。临床病程分三期，①卡他期：可持续1～2周，有低热，打喷嚏，轻度咳嗽，类似普通感冒，此期传染性最强。②痉挛期：出现阵发性痉挛性咳嗽，常伴吸气吼声（鸡鸣样吼声），同时有呕吐，呼吸困难，发绀等症状，持续1～6周。③恢复期：阵咳逐渐减轻。完全恢复需数周至数月，因病程较长，故名百日咳。

(三) 百日咳鲍特菌的免疫性

病后有持久免疫力，再感染少见。机体产生的多种特异性抗体有一定保护作用，但局部黏膜免疫起主要作用，分泌型IgA可阻抑细菌黏附气管上皮细胞。

(四) 百日咳鲍特菌的特异性防治

预防百日咳主要依靠疫苗接种。我

国选用Ⅰ相百日咳鲍特菌死疫苗，与白喉、破伤风类毒素混合制成"白百破"（DPT）三联疫苗进行预防。治疗首选红霉素、氨苄西林等。

三、军团菌属

军团菌属包括46个菌种，对人致病的主要是嗜肺军团菌。

（一）嗜肺军团菌的生物学形状

革兰染色阴性杆菌，在组织中呈短杆状，人工培养基上呈多形性。常用Dieterle镀银染色（呈黑褐色）或Giemsa染色（呈红色）。有鞭毛，能运动。无芽胞，有菌毛和微荚膜。专性需氧，兼性胞内寄生。营养要求高，需半胱氨酸、甲硫氨酸等。对消毒剂敏感，但对氯和酸有一定抵抗。可寄生于阿米巴变形虫内而保持致病活力。

（二）嗜肺军团菌的致病性

嗜肺军团菌经飞沫传播，直接吸入下呼吸道引起以肺为主的全身性感染。致病物质主要是细菌产生的多种酶类、毒素和溶血素等，直接损伤宿主细胞。嗜肺军团菌主要引起军团病，临床上有3种感染型：①流感样型，亦称庞提亚克热，为轻症感染，表现为发热、寒战、肌肉酸痛等症状，预后良好。②肺炎型，亦称军团病，起病急骤，以肺炎症状为主，伴有多器官损害。③肺外感染型，为继发性感染，出现脑、肾、肝等多脏器感染症状。

四、假单胞菌属

假单胞菌属是一类革兰染色阴性、无芽胞、有荚膜和鞭毛的需氧杆菌。与人关系较大的有铜绿假单胞菌、荧光假单胞菌和类鼻疽假单胞菌等。荧光假单胞菌是机会致病菌，患者感染后可出现败血症和休克，类鼻疽假单胞菌可引起人和动物的类鼻疽病，铜绿假单胞菌俗称绿脓杆菌，是一种常见的条件致病菌。

（一）铜绿假单胞菌的生物学性状

革兰染色阴性杆菌，无芽胞，有荚膜，单端鞭毛，运动活泼，临床分离株有菌毛。需氧，在42℃生长是铜绿假单胞菌的一个特点。产生带荧光的水溶性色素（青脓素与绿脓素）使培养基呈亮绿色。抵抗力较其他G^-菌强，耐许多消毒剂和抗生素。

有O和H抗原。O抗原又包括两种成分，内毒素脂多糖和原内毒素蛋白（OEP）。OEP具有强抗原性，其抗体对多种血清型的细菌有共同保护作用。

（二）致病性和免疫性

铜绿假单胞菌是人体的正常菌群之一，在肠道中繁殖，为环境的主要污染源。具有密度感知信号系统（QS）可监测环境中自身和其他细菌的数量变化，QS系统可调控铜绿假单胞菌种毒力因子的表达，同时影响宿主免疫功能。主要致病物质是内毒素、菌毛、荚膜、胞外酶和外毒素等多种致病因子。铜绿假单胞菌广泛分布在医院环境中，其感染多见于皮肤黏膜受损部位，如烧伤、创伤或手术切口等，也见于长期化疗或使用免疫抑制剂的患者，表现为局部化脓性炎症。也可引起中耳炎、尿道炎、角膜炎、心内膜炎、胃肠炎、脓胸及菌血症、败血症和婴儿严重的流行性腹泻。

中性粒细胞的吞噬作用在抗铜绿假单胞菌感染中起着重要的作用，感染后产生的特异性抗体，尤其分泌型IgA的黏膜表面免疫作用，具有干扰细菌与宿主细胞受体结合、增强吞噬细胞功能的作用。

（三）特异性防治

已研制出多种铜绿假单胞菌疫苗，其中 OPE 疫苗具有不受菌型限制，保护范围广，毒性低等优点。铜绿假单胞菌主要是通过污染医疗器具及带菌医护人员引起的医源性感染，应对医院感染予以重视。治疗可选用庆大霉素、多黏菌素等。

五、弯曲菌属

弯曲菌是一类呈逗点状或 S 型的革兰染色阴性杆菌，主要引起人类的胃肠炎和败血症，为动物源性疾病。对人致病的有空肠弯曲菌空肠亚种、大肠弯曲菌、胎儿弯曲菌和唾液弯曲菌等，其中空肠弯曲菌空肠亚种最为常见。

（一）空肠弯曲菌空肠亚种的生物学形状

空肠弯曲菌空肠亚种为革兰染色阴性，呈弧形、螺旋形、S 型或海鸥状；无荚膜和芽胞，有单鞭毛，运动活泼。培养条件严格，培养特性是分离和鉴定该菌的重要标准。初次分离培养的最适温度为 42℃，可抑制多数肠道细菌的生长。抵抗力弱。

（二）致病性和免疫性

空肠弯曲菌空肠亚种是散发性细菌胃肠炎最常见的病原菌之一。可通过污染食物、牛奶、水源等被食入。空肠弯曲菌空肠亚种对胃酸敏感，需食入一定数量细菌才可能致病，该菌在小肠内繁殖，侵入肠上皮引起炎症。临床表现为痉挛性腹痛、腹泻、血便和果酱样便；头痛、不适、发热，通常是自限性的。机体感染后可产生特异性抗体，能通过调理作用和活化补体作用增强吞噬细胞的吞噬、杀灭细菌的能力并增强补体的溶菌作用。

六、窄食单胞菌属

嗜麦芽窄食单胞菌是窄食单胞菌属中唯一致人体疾病的细菌。嗜麦芽窄食单胞菌是一种严格的非发酵菌型需氧的革兰染色阴性杆菌。无芽胞，有丛鞭毛。在血平板上培养有强烈的氨味，呈 β 溶血；能快速分解麦芽糖而迅速产酸，故得名。其广泛分布于各种水源、牛奶和冰冻食品、人和动物的体表及消化道中。临床分离仅次于铜绿假单胞菌和鲍曼不动杆菌，是人类重要的机会致病菌和医院感染菌。感染后可引起肺炎、心内膜炎、结膜炎、脑膜炎、伤口感染和败血症等，死亡率高达 43% 以上，主要原因是该菌具有多重耐药性，且易产生耐药性。

七、不动杆菌属

G⁻ 菌，球形或球杆形，无芽胞，需氧。广泛存在于自然界，亦寄居于人的皮肤及开放腔道中，是机会致病菌。其中鲍曼不动杆菌是导致医院内感染的次常见菌。该类细菌黏附力极强，易在各类医用材料上黏附。传播有接触传播和空气传播。易感者为老年患者、早产儿和新生儿，手术创伤、严重烧伤、广谱抗菌药物或免疫抑制剂应用者等。该菌带多种耐药基因，对多种抗生素耐药。

八、莫拉菌属

莫拉菌属是上呼吸道正常菌群中成员，属机会致病菌。革兰染色阴性、小杆菌或球菌，无鞭毛，不发酵，氧化酶阳性。感染多发生于肿瘤及放、化疗等免疫功能低下患者，引起黏膜卡他性炎症、急性咽喉炎、支气管炎、肺炎、急性中耳炎或脑膜炎。

九、气单胞菌属

气单胞菌属是一类具有单鞭毛和荚膜的革兰染色阴性杆菌。能利用 D 葡萄糖作为唯一或主要碳源和能量来源。其中嗜水气单胞菌嗜水亚种和豚鼠气单胞菌为主要致病菌，可引起人类胃肠炎、食物中毒、败血症及创伤感染等。嗜水气单胞菌嗜水亚种为水中常居菌，发生感染后可产生肠毒素而导致腹泻。

十、李斯特菌属

李斯特菌属中只有产单核细胞李斯特菌对人类致病引起李斯特菌病，主要表现为脑膜炎和败血症等。产单核细胞李斯特菌为革兰染色阳性球杆状细菌，有鞭毛，无芽胞。产单核细胞李斯特菌广泛分布于自然界，在人群中致病多见于新生儿、高龄孕妇和免疫功能低下者。致病物质主要为李斯特溶素 O。该菌所致新生儿疾病有早发和晚发两型：早发型为宫内感染，常致婴儿败血症，病死率极高。晚发型在出生后 2～3 天引起脑膜炎、脑膜脑炎和败血症等。对成人主要引起脑膜炎和败血症等。产单核细胞李斯特菌为胞内寄生菌，在感染中以细胞免疫反应为主。

典型试题及分析

一、单选题

1. 目前预防百日咳的主要方法是

A. 注射丙种球蛋白

B. 注射抗毒素

C. 注射类毒素

D. 百日咳死菌苗

E. 注射白百破三联疫苗

【试题分析及参考答案】　本题考点是对百日咳的特异性预防方法。目前我国选用的是百日咳鲍特菌死菌苗与白喉、破伤风类毒素混合制成“白百破”三联疫苗进行预防接种，效果较好。因此选 E。

2. 百日咳杆菌的分离培养采用

A. 罗氏培养基

B. B-G 培养基

C. 巧克力培养基

D. S-S 培养基

E. BCYE 培养基

【试题分析及参考答案】　本题考点是百日咳鲍特菌分离培养的特殊培养基。百日咳鲍特菌营养要求较高，需用含甘油、马铃薯、血液的鲍金 (B-G) 培养基。罗氏培养基用于培养结核分枝杆菌，巧克力培养基常用于培养流感嗜血杆菌等，S-S 培养基为肠道杆菌的鉴别培养基，BCYE 培养基为军团菌的常用培养基。因此选 B。

3. 关于百日咳病原菌的叙述，错误的是

A. 革兰染色阴性，具有两极浓染现象

B. 需氧菌，营养要求高

C. 人是百日咳鲍特菌的唯一感染宿主

D. 在恢复期的患者传染性最强

E. 临床上有特征性的鸡鸣样吼声

【试题分析及参考答案】　本题考点是百日咳鲍特菌的综合知识。百日咳鲍特菌用石炭酸甲苯胺蓝染色，两端浓染。专性需氧，营养要求高，采用鲍金（B-G）培养基培养。人类是百日咳鲍特菌唯一的天然宿主，主要侵犯婴幼儿呼吸道。感染源为早期患者和带菌者，通过飞沫传播。尤其是在卡他期，症状轻但传染性极强。在痉挛期出现阵发性痉挛性咳嗽，常伴吸气吼声（鸡鸣样吼声）。因此选 D。

4. 嗜肺军团菌的特性，正确的是

A. 革兰染色阴性

B. 最适生长温度为 37℃

C. 营养要求高，在含血清的培养基上生长

D. 可通过人与人之间传播

E. 是医院感染的病原菌之一

【试题分析及参考答案】　本题考点是对嗜肺军团菌的综合知识。嗜肺军团菌革兰染色阴性，但不易着色，临床常用镀银染色和 Giemsa 染色，其最适生长温度为 35 ～ 36℃，营养要求高，常用活性炭 - 酵母浸出液琼脂（BCYE）培养基进行培养。主要以气溶胶形式感染人，但迄今尚无人与人之间的传播报道。是医院感染的病原菌之一。因此选 E。

5. 对嗜肺军团菌的致病性，叙述错误的是

A. 为胞内寄生菌

B. 通过气溶胶形式感染人

C. 多流行于夏秋季

D. 主要引起肺炎，也可波及其他脏器损伤

E. 症状较轻，病死率低

【试题分析及参考答案】　本题考点是嗜肺军团菌的致病性。嗜肺军团菌为胞内寄生菌，以气溶胶形式感染人，好发于夏季。引起的临床症状有军团病、庞提亚克热和肺外感染。军团病又称肺炎型，症状较重，严重的可出现全身症状，病死率达 15% ～ 20%；庞提亚克热又称流感样型，症状较轻，有自限性；肺外感染为继发性感染，可出现脑、肾等多脏器感染症状。因此选 E。

6. 关于铜绿假单胞菌的特性，描述错误的是

A. 革兰染色阴性，有鞭毛

B. 需氧菌，42℃下可生长

C. 可产生脂溶性色素，在血平板上形成透明的溶血环

D. 抵抗力强，对多种抗生素耐药

E. 条件致病菌，是医院感染的细菌之一

【试题分析及参考答案】　本题考点是铜绿假单胞菌的综合知识。铜绿假单胞菌为革兰染色阴性，单端有 1 ～ 3 根鞭毛，需氧菌，在 42℃下生长是其一个特点。在生长过程中产生水溶性色素，并在血平板上产生透明的溶血环。该菌引起的临床感染不能单一药物治疗，容易产生耐药性而使治疗效率降低，是医院感染的主要细菌之一。因此选 C。

7. 关于空肠弯曲菌，描述错误的是

A. 细长、呈弧形，革兰染色阴性

B. 周身鞭毛，运动活泼

C. 通过污染的饮食或接触传播

D. 产生肠毒素导致腹泻

E. 可感染各年龄人群

【试题分析及参考答案】　本题考点是对空肠弯曲菌的综合知识。空肠弯曲菌为细长，弧形，G⁻ 菌，在菌体一端或两端有单根鞭毛，故运动活泼。人类通过污染的食品或接触带菌动物及直接接触患者而感染。各种年龄群均可感染，主要引起由肠毒素导致的腹泻，严重的可并发腹膜炎等。因此选 B。

8. 关于气单胞菌属的叙述，错误的是

A. 革兰染色阴性，单鞭毛

B. 可利用 D-葡萄糖作为能源

C. 可产生肠毒素

D. 豚鼠气单胞菌为非致病菌

E. 可导致腹泻、外伤感染和败血症

【试题分析及参考答案】 本题考点是气单胞菌属的综合知识。气单胞菌属是一类单端鞭毛的革兰染色阴性杆菌，能利用 D-葡萄糖作为唯一能源。其中嗜水气单胞菌嗜水亚种和豚鼠气单胞菌为主要致病菌，可引起人类胃肠炎、外伤感染和败血症等。能致腹泻的气单胞菌可产生肠毒素。因此选 C。

9. 有明显异染颗粒的细菌是

A. 伤寒沙门菌

B. 白喉棒状杆菌

C. 百日咳鲍特菌

D. 炭疽芽胞杆菌

E. 铜绿假单胞菌

【试题分析及参考答案】 本题考点是白喉棒状杆菌典型的生物学特性。白喉棒状杆菌的典型特征为菌体一端或两端膨大呈棒状，用美兰短时间染色后，菌体着色不均匀，出现深染的颗粒，用 Neisser 或 Albert 染色法染色，颗粒的着色与菌体的着色明显不同，称为异染颗粒。因此选 B。

10. 白喉杆菌获得产生毒素的基因是通过

A. 转化

B. 转导

C. 接合

D. 溶原性转换

E. 融合

【试题分析及参考答案】 本题考点是白喉杆菌产生的白喉外毒素的来源。白喉杆菌外毒素为 β 棒状噬菌体基因所编码，白喉杆菌本身的基因组中并不存在该毒素的编码基因。当 β 棒状噬菌体感染白喉杆菌后能使宿主菌发生溶源性转换，则无毒的白喉杆菌获得产生白喉外毒素的能力而转变成有毒株。因此选 D。

11. 关于白喉棒状杆菌的特性，错误的是

A. 形态特征上有异染颗粒

B. 抗酸染色阳性

C. 产生外毒素引起心肌炎

D. 平时用类毒素预防

E. 早期应用抗毒素治疗

【试题分析及参考答案】 本题考点是白喉棒状杆菌的综合知识。白喉棒状杆菌的典型生物学特征是具有异染颗粒，革兰染色阳性。其产生的白喉外毒素可与心肌、肾上腺、外周神经等细胞结合，导致心肌炎、肾上腺功能障碍等中毒症状。治疗主要是早期足量应用抗毒素，我国预防采用白百破三联疫苗。因此选 B。

12. DPT 三联疫苗的组成是

A. 百日咳死疫苗，白喉类毒素，破伤风类毒素

B. 百日咳类毒素，白喉类毒素，破伤风类毒素

C. 百日咳活疫苗，白喉活疫苗，破伤风死疫苗

D. 百日咳活疫苗，白喉死疫苗，破伤风死疫苗

E. 百日咳死疫苗，白喉死疫苗，破伤风类毒素

【试题分析及参考答案】 本题考点是白百破（即 DPT）三联疫苗的组成。白百破三联疫苗是由白喉类毒素，百日咳死菌苗和破伤风类素组成。因此选 A。

13. 百日咳鲍特菌由 S 型变异为 R 型是失去了

A. 菌毛

B. 芽胞

C. 鞭毛

D. 荚膜

E. 微荚膜

【试题分析及参考答案】 本题考点是百日咳鲍特菌菌落变异与其毒力关系的知识。百日咳鲍特菌的菌落易变异，可分Ⅰ～Ⅳ相，Ⅰ相为光滑型菌落，有荚膜，毒力和抗原性强，Ⅳ相菌落为粗糙型，毒力和抗原性减弱，无荚膜，Ⅱ、Ⅲ相为过渡型。因此选 D。

14. 关于嗜麦芽窄食单胞菌的特性，描述错误的是

A. 非发酵菌，氧化酶阴性

B. 分布广泛，可从水中、牛奶和正常人中分离出

C. 由外源性感染引起

D. 可导致肺炎、伤口感染和败血症等

E. 是医院感染的重要病原菌

【试题分析及参考答案】 本题考点是嗜麦芽窄食单胞菌的综合知识。嗜麦芽窄食单胞菌属于非发酵菌类，氧化酶阳性，其可从多种水源、牛奶以及正常人的咽喉、痰和粪便中检出。嗜麦芽窄食单胞菌是人类重要的机会致病菌和医院感染菌，可引起肺炎、心内膜炎、结膜炎、脑膜炎、伤口感染和败血症等。因此选 C。

15. 有关不动杆菌属的叙述，错误的是

A. 革兰染色阴性，不发酵

B. 人体正常菌群之一

C. 由外源性感染

D. 可引起肺炎和脑膜炎感染

E. 是医内上呼吸道感染常见的病原菌

【试题分析及参考答案】 本题考点是不动杆菌属的综合知识。不动杆菌属是革兰染色阴性球杆菌，无鞭毛，不发酵，是上呼吸道正常菌群中成员，属机会致病菌，感染多发生于放、化疗等免疫功能低下的患者。可引起急性咽喉炎、肺炎和脑膜炎等，是医学上呼吸道感染常见的病原菌之一。因此选 C。

16. 对产单核细胞李斯特菌叙述错误的是

A. 胞内菌感染

B. 革兰染色阴性，有鞭毛，37℃运动活泼

C. 可通过污染的食品导致感染

D. 致病物质主要为李斯特溶素 O

E. 感染以细胞免疫反应为主

【试题分析及参考答案】 本题考点是产单核细胞李斯特菌的综合知识。产单核细胞李斯特菌为革兰染色阳性球杆状细菌，有鞭毛，无芽胞。在室温运动活泼，37℃运动缓慢，以此可初步鉴定。病原菌通过污染的食品经胃肠道进入人体，多在新生儿、高龄孕妇和免疫力低下者中致病，引起败血症或脑膜炎，致病物质主要为李斯特溶素 O。为胞内寄生菌，在感染中以细胞免疫反应为主。因此选 B。

二、多选题

1. 有关白喉棒状杆菌感染的特点，正确的是

A. 白喉棒状杆菌是棒状杆菌属中唯一能引起人类白喉的病原菌

B. 白喉的传染源包括白喉病患者和带菌者

C. 白喉棒状杆菌侵入鼻咽部黏膜生长繁殖

D. 白喉的早期致死原因是假膜脱落引起的窒息

E. 白喉棒状杆菌在局部繁殖后入血，形成菌血症

【试题分析及参考答案】　本题考点是白喉棒状杆菌的致病性。白喉棒状杆菌是棒状杆菌属中的主要致病菌，还有其他棒状杆菌，如痤疮棒状杆菌、溶血棒状杆菌，但都属于条件致病菌。白喉的感染源是白喉病患者和带菌者。致病机制是白喉棒状杆菌侵入易感者上呼吸道，在鼻咽部等处黏膜上繁殖，产生外毒素，引起感染的局部黏膜上皮细胞坏死、血管扩张、白细胞和纤维蛋白渗出，形成灰白色的假膜。若假膜病变扩张至喉，气管内，或假膜脱落可致气管阻塞，导致呼吸困难甚至窒息。细菌多在局部繁殖，一般不侵入血流，但细菌产生的外毒素可吸收入血形成毒血症。因此选 BCD。

2. 使用白喉抗毒素，正确的是

A. 使用前一定要做皮肤过敏试验

B. 发现过敏者，应进行减敏疗法

C. 可用于紧急预防

D. 可用于治疗

E. 用于治疗必须早期足量

【试题分析及参考答案】　本题考点是使用白喉抗毒素治疗的知识。白喉的治疗主要是使用白喉抗毒素和抗生素，而且抗毒素治疗要早期足量。若白喉外毒素已与细胞结合，抗毒素则不能中和毒素的毒性作用。一般用抗毒素肌肉或静脉注射前应做皮肤试验以防发生

超敏反应，阳性者要进行脱敏疗法。因此选 ACDE。

3. 绿脓杆菌的特征描述，错误的是

A. 专性厌氧

B. 具有周身鞭毛的 G^- 菌

C. 在液体培养基中形成菌膜，菌液呈亮绿色

D. 对青霉素敏感，可单一治疗

E. 只引起创伤感染，不形成败血症

【试题分析及参考答案】　本题考点是铜绿假单胞菌的综合知识。铜绿假单胞菌也称绿脓杆菌，是需氧的 G^- 菌，单端具有鞭毛，在生长过程中可产生绿色水溶性色素，故使培养基变为亮绿色。其临床感染可导致局部化脓性炎症，尤其是在创伤等高危病人中，严重者可入血导致菌血症、败血症。治疗选用庆大霉素、多黏菌素等联合用药，不能单一用药，易产生耐药性。因此选 ABDE。

4. 对嗜肺军团菌致病性的描述，正确的是

A. 主要以气溶胶形式感染

B. 感染来源为受污染的空调和供水系统

C. 胞内菌感染

D. 致病因素与菌毛、毒素和多种酶有关

E. 所致疾病为肺炎型

【试题分析及参考答案】　本题考点是嗜肺军团菌的致病性。嗜肺军团菌是自然生存于水源中一类细菌，其致病物质与细菌产生的微荚膜、菌毛、毒素和多种酶有关，主要以气溶胶形式感染。胞内菌感染，临床上有 3 种感染型，即流感样型、肺炎型和肺外感染。医院常由中央空调冷却塔用水污染军团菌后导致军团病医院内感染。因此选 ABCD。

5. 关于铜绿假单胞菌的叙述，正确的是

A. 广泛分布于自然界

B. 主要引起呼吸道感染

C. 致病物质主要为内毒素

D. 易产生耐药性，不能单一药物治疗

E. 多为医源性感染

【试题分析及参考答案】　本题考点是铜绿假单胞菌致病性的知识。铜绿假单胞菌广泛分布于自然界中，其可由各种途径传播，主要为接触传播，更多的是通过污染的医疗器械及带菌医护人员引起的医源性感染，引起局部化脓性炎症、败血症和儿童腹泻等。主要致病物质为内毒素，此外还包括菌毛、荚膜、胞外酶和外毒素等多种致病因子。铜绿假单胞菌易产生耐药性，因此不能单一药物治疗。因此选 ACDE。

6. 对产单核李斯特菌的致病性的描述，正确的是

A. 是兼性胞内菌感染

B. 主要通过呼吸道感染人

C. 抗吞噬作用与李斯特溶素 O 有关

D. 导致败血症和脑膜炎

E. 常在细胞免疫功能低下的人群中发生

【试题分析及参考答案】　本题考点是产单核李斯特菌的致病性的知识。产单核李斯特菌是兼性胞内菌，主要通过污染的食品经胃肠道进入人体。该菌可在吞噬细胞内产生李斯特溶素 O，破坏吞噬胞膜，从而使细菌在细胞内繁殖。常在免疫功能低下者中致病，如新生儿中导致败血症，成人中引起脑膜炎等。机体对产单核李斯特菌以细胞免疫为

主，故感染常在细胞免疫功能低下的人群如 AIDS、白血病及器官移植者中发生。因此选 ACDE。

7. 关于百日咳鲍特菌的叙述，正确的是

A. 革兰染色阴性短小杆菌

B. 无芽胞、鞭毛，有荚膜

C. 需氧菌，在普通培养基上生长良好

D. 菌落可出现相变，并伴随毒力的变化

E. 对青霉素敏感

【试题分析及参考答案】　本题考点是百日咳鲍特菌的生物学特性。百日咳鲍特菌为革兰染色阴性，短小球杆菌，无芽胞、无鞭毛，新分离株有荚膜，专性需氧，营养要求高，需在含甘油、马铃薯、血液的鲍金（B-G）培养基上生长。其菌落可出现 Ⅰ～Ⅳ 相，Ⅰ 相为光滑型菌落，毒力强，Ⅳ 相为粗糙型菌落，毒力减弱，Ⅱ、Ⅲ 相为中间过渡相。其对多种抗生素敏感，但对青霉素无效。因此选 ABD。

8. 百日咳免疫特点包括

A. 免疫力持久

B. 可产生多种特异性抗体

C. 细胞免疫起主要作用

D. 抵抗再感染的主要因素是 sIgA

E. 母体血清 IgG 可保护新生儿不受感染

【试题分析及参考答案】　本题考点是百日咳鲍特菌的免疫性。百日咳鲍特菌的主要致病物质是内毒素和外素素，机体可对其产生多种抗体，具有保护作用，尤其是局部产生的 sIgA 对阻抑细菌黏附起主要作用，宿主病后免疫力持久，再感染少见。而细胞免疫对

胞外菌感染起不到主要作用，因此选 ABDE。

9. 下列细菌可导致院内感染的是

A. 嗜肺军团菌

B. 铜绿假单胞菌

C. 嗜麦芽窄食单胞菌

D. 鲍曼不动杆菌

E. 卡他莫拉菌

【试题分析及参考答案】 本题考点是院内感染的常见病原菌。在医院内嗜肺军团菌可通过污染的中央空调冷却塔用水污染而导致医院内感染，铜绿假单胞菌可通过医务人员和医疗器械污染而导致医院内感染。嗜麦芽窄食单胞菌、鲍曼不动杆菌和卡他莫拉菌是近年来导致医院内感染的主要病原菌，均为条件致病菌，主要在机体免疫力低下的人群中导致疾病。因此选 ABCDE。

10. 下列细菌主要导致呼吸道感染的是

A. 李斯特菌

B. 流感嗜血杆菌

C. 肺炎链球菌

D. 卡他莫拉菌

E. 嗜水气单胞菌

【试题分析及参考答案】 本题考点是上述病原菌导致的主要疾病知识。流感嗜血杆菌、肺炎链球菌和卡他莫拉菌是导致呼吸道感染的最常见三大致病菌。李斯特菌主要导致败血症和脑膜炎，而嗜水气单胞菌主要导致胃肠炎、食物中毒、败血症及创伤感染等。因此选 BCD。

11. 对空肠弯曲菌的特征描述正确的是

A. 革兰染色阴性，弧形

B. 可在 42℃分离培养

C. 无鞭毛，运动不活泼

D. 引起腹泻

E. 禽类、家畜是主要传染源

【试题分析及参考答案】 本题考点是空肠弯曲菌生物学特性和致病性知识。空肠弯曲菌为革兰染色阴性，弧形或逗点状，具有单端鞭毛，运动活泼，其初次分离培养的最适温度为 42℃，可抑制多数肠道细菌的生长，从而简化细菌的分离鉴定。是导致腹泻的常见病原菌。空肠弯曲菌是禽类肠道正常寄居菌，人类通过被污染的饮食或接触带菌动物以及直接接触患者而感染。因此选 ABDE。

三、名词解释

1. 白喉毒素（diphtherotoxin）

2. 白百破三联疫苗（DPT vaccine）

3. 密度感知信号系统（quorum-sensing system，QS）

【参考答案】

1. 白喉毒素（diphtherotoxin） 白喉毒素是白喉棒状杆菌的主要致病物质，为 β 棒状噬菌体基因所编码，当 β 棒状噬菌体侵袭无毒白喉棒状杆菌时，其编码外毒素的 tox 基因与宿主染色体整合，无毒白喉棒状杆菌则成为产毒的白喉棒状杆菌而产生白喉毒素。此毒素是一种毒性强、抗原性强的蛋白质，由 A、B 两个肽链经二硫键连接组成。A 肽链是毒素的毒性部分，具有酶活性，抑制易感细胞蛋白质合成；B 链本身无毒，但可与易感细胞膜上的受体相结合，从而转运 A 片段进入细胞内发挥毒性作用。

2. 白百破三联疫苗（DPT vaccine）由白喉类毒素、百日咳菌苗和破伤风类毒素组成。我国用 DPT 对婴幼儿、5 岁以下儿童进行预防接种，可预防白喉、百日咳和破伤风。

3. 密度感知信号系统（quorum-sensing system，QS）　铜绿假单胞菌能根据特定信号分子的浓度监测环境中自身和其他细菌的数量变化，当信号达到一定浓度的阈值时，可启动菌体中的相关基因表达来适应环境中的变化，这一调控系统被称为密度感知信号系统（QS）。QS 系统可调控铜绿假单胞菌种毒力因子的表达，同时影响宿主免疫功能。

四、简答题

1. 简述铜绿假单胞菌的致病性和免疫性。

【参考答案】

（1）致病性：铜绿假单胞菌是人体的正常菌群之一，在肠道中繁殖，为环境的主要污染源。主要致病物质是内毒素。菌毛、荚膜、胞外酶和外毒素等多种致病因子。铜绿假单胞菌广泛分布在医院环境中，其感染多见于皮肤黏膜受损部位，如烧伤、创伤或手术切口等，也见于长期化疗或使用免疫抑制剂的患者，表现为局部化脓性炎症。也可引起中耳炎、尿道炎、角膜炎、心内膜炎、胃肠炎、脓胸及菌血症、败血症和婴儿严重的流行性腹泻。

（2）免疫性：中性粒细胞的吞噬作用在抗铜绿假单胞菌感染中起着重要的作用，感染后产生的特异性抗体，尤其分泌型 IgA 的黏膜表面免疫作用，具有干扰细菌与宿主细胞受体结合、增强吞噬细胞功能的作用。

2. 简述嗜肺军团菌的致病性。

【参考答案】致病性：嗜肺军团菌经飞沫传播，带菌飞沫、气溶胶被直接吸入下呼吸道引起以肺为主的全身性感染。多流行于夏秋季节。致病物质主要是细菌产生的毒素和多种酶。菌毛能使细菌黏附到下呼吸道上皮细胞并定居增殖，产生多种酶和毒素引起组织损伤；微荚膜具有抗吞噬作用，能抑制吞噬溶酶体的形成，细菌被吞噬细胞吞噬后可在细胞内繁殖，导致细胞死亡裂解。嗜肺军团菌主要引起军团病，临床上有 3 种感染型：①流感样型，亦称庞提亚克热，为轻症感染，表现为发热、寒战、肌肉酸痛等症状，预后良好。②肺炎型，亦称军团病，起病急骤，以肺炎症状为主，伴有多器官损害。③肺外感染型，为继发性感染，出现脑、肾、肝等多脏器感染症状。

3. 简述百日咳鲍特菌导致疾病的特点和免疫性。

【参考答案】人类是百日咳鲍特菌唯一的天然宿主，主要侵犯婴幼儿呼吸道。感染源为早期患者和带菌者，通过飞沫传播。致病物质有荚膜、菌毛及产生的多种毒素。百日咳鲍特菌不进入血流，主要造成局部组织损伤。细菌首先附着于纤毛上皮细胞，在局部增殖，并产生毒素引起局部炎症、坏死，上皮细胞纤毛运动受抑制或破坏，黏稠分泌物增多而不能及时排出，导致剧烈咳嗽。临床病程分三期，①卡他期：可持续 1～2 周，有低热，打喷嚏，轻度咳嗽，类似普通感冒，此期传染性最强。②痉挛期：出现阵发性痉挛性咳嗽，常伴吸气吼声（鸡鸣样吼声），同时有呕吐，呼吸困难，发绀等症状，持续 1～6 周。③恢复期：阵咳逐渐减轻。完全恢复需数周～数月，因病程较长，故名百日咳。病后有持久免疫力，再感染少见。机体产生的多种特异性抗体有一定保护作用，但局部黏膜免疫起主要作用，分泌型 IgA 可阻抑细菌黏附气管上皮细胞。

4. 简述白喉棒状杆菌的致病物质、所致疾病和防治原则。

【参考答案】

（1）致病物质：白喉棒状杆菌的主要致病物质是白喉毒素，此外还有索状因子和 K 抗原。白喉毒素为 β 棒状噬菌体基因所编码，当 β 棒状噬菌体侵袭无毒白喉棒状杆菌时，其编码外毒素的 tox 基因与宿主染色体整合，无毒白喉棒状杆菌则成为产毒的白喉棒状杆菌而产生白喉毒素。白喉毒素为 A-B 型毒素，可抑制细胞蛋白质的合成。索状因子是细菌表面的一种毒性糖脂，能破坏哺乳动物细胞中的线粒体，影响细胞呼吸与磷酸化。K 抗原为细胞壁外面的一种不耐热糖蛋白，具有抗吞噬作用，并有利于细菌在黏膜表面的定植。

（2）所致疾病：人对白喉棒状杆菌普遍易感，但儿童最易感。细菌最常侵犯的部位是咽、喉、气管和鼻腔黏膜，也可侵犯眼结膜、阴道等处黏膜，甚至皮肤创口。感染源是白喉病患者或带菌者，主要经飞沫传播，也可经污染的物品直接接触传播，引起白喉。典型特征是喉部形成假膜，这是细菌在鼻咽等处黏膜上繁殖，产生外毒素，导致炎性渗出及组织坏死，凝固而成。如果局部黏膜水肿及假膜脱落，可引起呼吸道阻塞，甚至窒息死亡。外毒素进入血液引起心肌炎、声嘶、软腭麻痹、吞咽困难、膈肌麻痹以及肾上腺功能障碍等全身中毒症状。细菌一般不入血。

（3）防治原则：目前我国采用白喉类毒素、百日咳疫苗和破伤风类毒素的制成的"白百破"三联疫苗（DPT 混合疫苗）接种。对密切接触白喉患者的易感儿童需肌肉注射白喉抗毒素进行紧急预防，同时注射白喉类毒素以延长免疫力。对白喉患者采取早期、足量注射白喉抗毒素血清，并配合抗生素。

（王丽梅）

第18章　放线菌属与诺卡菌属

考试要点

一、放线菌属

（一）放线菌概述

1. 似细菌之处　①属原核细胞型微生物；②细胞壁中有胞壁酸；③形状大小像细菌；④裂殖方式繁殖；⑤对抗生素均敏感。

2. 似真菌之处　①有形成分枝菌丝现象，菌丝断裂成菌体；②菌落像霉菌，呈放射状，有皱褶；③所致疾病症状似真菌深部感染。

（二）生物学性状

革兰染色色阳性、无荚膜、无芽胞和无鞭毛的非抗酸性丝状杆菌，末端膨大呈棒状，在形态上与类白喉杆菌很相似。放线菌的培养较困难，厌氧或微需氧，常用沙保培养基。在患者病灶组织和瘘管流出的脓液中，可找到肉眼可见的黄色小颗粒，称为硫磺样颗粒，这种颗粒是放线菌在组织中形成的菌落，将其制成压片或病变组织切片，在显微镜下可见放射状排列的菌丝，形似菊花状。

（三）致病性与免疫性

放线菌为人体的正常菌群。当机体抵抗力减弱，口腔卫生不良，拔牙或口腔黏膜受到损伤时，放线菌可引起内源性感染，导致软组织的慢性或亚急性肉芽肿性炎症，病灶中央常坏死形成脓肿，并在组织内形成多发性瘘管。脓液中可查见硫磺样颗粒，俗称放线菌病。临床分为面颈部、胸部、腹部、盆腔和中枢神经放线菌病，其中以面颈部最常见。内氏放线菌和黏液放线菌与龋齿和牙周炎有关。机体对放线菌的免疫以细胞免疫为主。

（四）特异性防治

注意口腔卫生，及时治疗牙周病和牙周炎是预防放线菌的主要方法。对患者的脓肿及瘘管应及时进行外科清创处理，同时应用大剂量青霉素长时间治疗。

二、诺卡菌属

（一）生物学性状

诺卡菌为G^+菌，形态与放线菌相似，但菌丝末端不膨大。部分诺卡菌具有弱抗酸性。诺卡菌属为专性需氧菌，营养要求不高，在普通培养基或沙保培养基上均生长良好，能形成气生菌丝，菌落表面干燥或成蜡状，颜色为白色或黄色。

（二）致病性

星型诺卡菌主要通过呼吸道或创口侵入机体，引起化脓性感染，尤其对免疫力低下的感染者，此菌侵入肺后可引起肺炎、肺脓肿；慢性者类似肺结核、肺真菌病。经皮肤创伤感染，侵入皮下引起慢性化脓性肉芽肿和形成瘘管，从瘘管中流出许多小颗粒，即诺卡菌的菌落。

巴西诺卡菌可侵入皮下组织引起慢性化脓性肉芽肿，表现为肿胀、脓肿及多发性瘘管。感染好发于腿和足部，称为足分枝菌病。星型诺卡菌亦可引起本病。

典型试题及分析

一、单选题

1. 分离放线菌应采用
A. 碱性蛋白胨水
B. 亚碲酸钾血琼脂平板
C. 沙保培养基
D. 罗氏培养基
E. SS 培养基

【试题分析及参考答案】　本题考点是不同细菌培养的专用培养基。碱性蛋白胨水为霍乱弧菌的选择性培养基；亚碲酸钾血琼脂平板为白喉棒状杆菌的鉴别培养基；放线菌可在沙保培养基或血琼脂平板上生长；罗氏培养基为结核分枝杆菌的营养培养基；SS 培养基为肠道杆菌的鉴别培养基，故答案是 C。

2. 放线菌与真菌的相似点是
A. 对抗真菌药物敏感
B. 主要由内源性感染引起
C. 对抗生素敏感
D. 分枝菌丝，引起的疾病呈慢性感染
E. 有细胞壁，并含有胞壁酸

【试题分析及参考答案】　本题考点是放线菌与真菌的相似之处。放线菌属原核细胞型微生物，其与真菌的相似之处为有形成分枝菌丝现象，菌丝断裂成菌体；菌落像霉菌，呈放射状，有皱褶；所致疾病症状似真菌深部感染，其治疗可选用抗生素等。故答案选 D。

3. 关于放线菌病特点的描述，错误的是
A. 内源性感染
B. 常伴有多发性瘘管形成
C. 感染病灶常排出硫磺样颗粒

D. 多为面颈部软组织化脓性感染
E. 主要依靠抗体诊断

【试题分析及参考答案】　本题考点是放线菌的致病性和免疫性。机体对放线菌的免疫主要依靠细胞免疫，虽然放线菌病患者血清中可产生多种特异性抗体，但抗体无诊断价值。故答案是 E。

4. 患者病灶组织和瘘管流出的硫磺样颗粒实际是
A. 放线菌在组织中形成的菌落
B. 放线菌产生的色素
C. 机体病灶处的组织细胞和纤维蛋白
D. 放线菌产生的孢子
E. 以上都不是

【试题分析及参考答案】　本题考点是形成硫磺样颗粒的主要成分。硫磺样颗粒是放线菌在组织中形成的菌落。故答案选 A。

5. 放线菌的感染特点是
A. 为化脓性感染
B. 脓汁黏稠
C. 常为局部感染，不扩散
D. 外源性感染
E. 病灶常有瘘管形成，排出硫磺样颗粒

【试题分析及参考答案】　本题考点是放线菌致病性的知识。放线菌属机体的正常菌群，当机体抵抗力减弱，可引起内源性感染，导致软组织的化脓性炎症，并可蔓延至其他部位。若无继发感染大多呈慢性无痛性过程，并常伴有多发性瘘管形成，排出硫磺样颗粒。故答案选 E。

6. 衣氏放线菌最常见的感染部位是

A. 肺部

B. 肠道

C. 骨和关节

D. 面颈部软组织

E. 中枢神经系统

【试题分析及参考答案】 本题考点是衣氏放线菌感染的部位。衣氏放线菌可感染面部、胸部、腹部、盆腔和中枢神经系统，其中面部感染约占患者的60%。故本题选D。

7. 诺卡菌属引起的感染类型属于

A. 内源性感染

B. 外源性感染

C. 隐性感染

D. 急性感染

E. 局部感染

【试题分析及参考答案】 本题考点是诺卡菌属的感染来源和临床感染类型。致病性诺卡菌可经呼吸道或皮肤创口感染人，属于外源性感染。诺卡菌易通过血行传播，约1/3的患者引起脑膜炎和脑脓肿。故答案选B。

8. 诺卡菌引起人的主要疾病是

A. 腹膜炎

B. 肺炎

C. 脑膜炎

D. 龋齿

E. 脑脓肿

【试题分析及参考答案】 本题考点是诺卡菌的致病性。此菌常侵入肺部，主要引起化脓性炎症与坏死，症状与结核相似。故答案B。

9. 诺卡菌和放线菌的共同点是

A. 为专性需氧菌，营养要求高

B. 均引起外源性感染

C. 应用硫磺类药物治疗，效果好

D. 抗酸染色阳性

E. 感染灶中可见菌丝颗粒

【试题分析及参考答案】 本题考点是诺卡菌和放线菌的生物学特性和感染特点。诺卡菌为严格需氧菌，营养要求不高，可在普通培养基上生长，抗酸染色阳性，经呼吸道或皮肤创口感染人，属于外源性感染，感染后的病灶中可见由诺卡菌的菌落组成的小颗粒，其治疗应用磺胺类药物；放线菌为革兰染色阳性的兼性厌氧菌，在血平板上生长，属机体的正常菌群，当机体抵抗力减弱时，可引起内源性感染，感染后的病灶中可见硫磺样颗粒，其由放线菌丝组成，治疗用青霉素和林可霉素等。故答案选E。

10. 诺卡菌与结核分枝杆菌的相同点是

A. 抗酸染色阳性

B. 专性需氧菌，营养要求高

C. 革兰染色阴性

D. 室温或37℃均可生长

E. 延长脱色时间则形成抗酸染色阴性

【试题分析及参考答案】 本题考点是诺卡菌与结核分枝杆菌的相同点。诺卡菌为弱抗酸性，脱色时间长则易形成抗酸染色阴性，此点能与结核分枝杆菌区别。因此答案选A。

二、多选题

1. 衣氏放线菌的特点包括

A. 机体的正常菌群

B. 厌氧培养

C. 在病灶中可发现硫磺样颗粒

D. 易形成多发性脓肿和瘘管

E. 抗酸染色阳性

【试题分析及参考答案】　本题考点是放线菌的综合知识。放线菌是机体的正常菌群，当机体免疫力下降时可引起内源性感染，为兼性厌氧菌。感染机体后易形成多发性脓肿和瘘管且有硫磺样颗粒排出。放线菌为非抗酸性丝状菌。故答案选 ABCD。

2. 诺卡菌的特点是

A. 抗酸染色阳性

B. 菌丝细长分枝，末端膨大

C. 菌落粗糙

D. 专性厌氧，营养要求高

E. 感染组织中可见诺卡菌落颗粒

【试题分析及参考答案】　本题考点是诺卡菌的综合知识。诺卡菌为专性需氧菌，抗酸染色阳性，与分枝杆菌相似。其形态与放线菌相似，但其末端不膨大，在普通培养基上可生长，菌落粗糙。在其感染的病灶中可见许多小颗粒为诺卡菌的菌落。故答案选 ACE。

3. 诺卡菌引起化脓性感染的治疗原则是

A. 主要为手术清创，清除坏死组织

B. 应用磺胺类药物

C. 可同时使用抗真菌药物

D. 可加用环丝氨酸

E. 治疗时间不少于 6 周

【试题分析及参考答案】　本题考点是关于诺卡菌感染治疗的知识。局部治疗主要为手术清创，清除坏死组织。感染治疗可用磺胺类药物，有时还可加用环丝氨酸，一般治疗时间不少于 6 周。故答案选 ABDE。

三、名词解释

1. 硫磺样颗粒（sulfur granule）

2. 放线菌病（actinomycosis）

3. 足分枝菌病（mycetoma）

【参考答案】

1. 硫磺样颗粒（sulfur granule）　放线菌感染人体后，可在患者病灶组织或脓性物质中出现肉眼可见的黄色小粒，称硫磺样颗粒，是放线菌在组织中形成的菌落，镜下成菊花状，可作为放线菌病的辅助诊断。

2. 放线菌病（actinomycosis）　是寄居在人体的正常放线菌在机体抵抗力减弱，口腔卫生不良，拔牙或外伤时引起内源性感染，导致软组织化脓性炎症。若无继发感染多呈慢性无痛性过程，并常伴有多发性瘘管形成，排出硫磺样颗粒，称为放线菌病。

3. 足分枝菌病（mycetoma）　巴西诺卡菌可侵入皮下组织引起慢性化脓性肉芽肿，表现为肿胀、脓肿及多发性瘘管。感染好发于腿和足部，称为足分枝菌病。星型诺卡菌亦可引起本病。

四、简答题

1. 放线菌可引起那些部位感染？怎样进行鉴别诊断？

【参考答案】　对人致病的放线菌主要是衣氏放线菌，可感染面颈部、胸部、腹部、盆腔和中枢神经系统等，其中面颈部感染约占患者的 60%，并易形成多发性脓肿和瘘管。最简单的诊断方法是从脓或痰等样本中寻找硫磺样颗粒，将可疑颗粒制成压片，在显微镜下检查是否有放线状排列如菊花的菌丝，菌丝末端膨大即可做出诊断。必要时厌氧培养于不含抗生素的沙保培养基及血平板上，检查菌落和涂片。

2. 诺卡菌与放线菌有何区别？

【参考答案】　区别有以下几点：

①诺卡菌抗酸染色阳性，放线菌无抗酸性；②诺卡菌为专性需氧菌，营养要求不高，37℃和20℃均可生长；而放线菌为兼性厌氧菌，营养要求高，在血平板上生长；37℃生长，20℃不生长；③诺卡菌的菌丝末端不膨大，而放线菌的菌丝末端膨大；④诺卡菌主要经呼吸道和创口引起感染，属于外源性感染，可感染肺部引起肺炎，感染腿和足部引起足菌种等病，而放线菌是体内正常菌群，引起内源性感染，可感染面颈部、胸部、腹部、盆腔和中枢神经系统等部位，还与龋齿和牙周炎的形成有关。

（王丽梅）

第19章 支原体

考试要点

一、支原体概述

（一）生物学性状

1. 形态与结构 无细胞壁，不能维持固定形态而呈高度多形性；革兰染色阴性，但不易着色；细胞膜胆固醇含量较高，有的细胞膜外有荚膜或微荚膜。有的具有一种特殊的顶端结构，能黏附在宿主上皮细胞表面，与支原体的致病性有关。

2. 培养特性 培养要求较高，需要人或动物血清以提供胆固醇与其他长链脂肪酸；生长缓慢，通常需要长达1周的时间才能出现肉眼可见的菌落；在固体培养基上形成"荷包蛋样"菌落是其主要特征之一；主要以二分裂方式繁殖，还有分节、断裂、出芽或分枝等方式。

3. 与细菌 L 型的鉴别 相似点：无细胞壁呈多形性，能通过滤器，对低渗敏感，"油煎蛋"样菌落。不同点：支原体完全缺乏合成细胞壁的能力，L 形细菌细胞壁的缺陷是由于外界环境的诱导所致，细菌具有形成细胞壁的遗传基础，在合适的条件下细胞壁可以恢复。

4. 生化反应 可根据分解葡萄糖、精氨酸、尿素的能力进行鉴别。

5. 抗原结构 各支原体均有其特有的抗原结构；支原体血清抗体可用于生长抑制试验和代谢抑制试验以鉴定支原体，特异性、敏感性高。

6. 抵抗力 对热和消毒剂敏感，对结晶紫、醋酸铊、亚碲酸钾有抵抗力；对影响细胞壁合成的抗生素如青霉素类天然耐受，但对干扰蛋白质合成的抗生素敏感。

（二）致病性与免疫性

大多数不致病，只有少数对人致病，如肺炎支原体、人型支原体、解脲脲原体等，主要感染呼吸道和泌尿生殖道的上皮细胞。主要物质有：①黏附素，附在呼吸道或泌尿生殖道上皮细胞上，导致宿主细胞损伤；②荚膜或微荚膜，抗吞噬作用；③毒性代谢产物，如神经素、磷脂酶 C、核酸酶、过氧化氢和超氧离子均能引起宿主黏膜上皮细胞或红细胞的病理损伤；④超抗原，刺激炎症细胞分泌大量细胞因子，引起组织损伤；⑤其他，如穿透支原体黏附侵入 $CD4^+T$ 细胞引起免疫损伤。

抗膜蛋白的抗体包括 IgM、IgG 和 sIgA，在抗支原体感染中发挥主要作用；细胞免疫主要是特异性 $CD4^+Th1$ 细胞分泌细胞因子，活化 MΦ 清除楚支原体感染。

二、主要致病性支原体

（一）肺炎支原体

1. 生物学性状 肺炎支原体呈高度多形性，如球形、球杆状、棒状、分枝状和丝状。革兰染色阴性，除了没有细胞壁外，为典型的原核细胞型微生物。营养要求高，初次分离应在含血清和新鲜酵母浸出液的培养基中，一般10天左右长出菌落；多次传代后生长加快，菌落呈"油煎蛋"状。能发酵葡萄糖，不能利用精氨酸与尿素。对美蓝、醋酸铊、青霉素不敏感。

2. **致病性与所致疾病** 主要经飞沫传播，好发于夏末秋初。支原体顶端结构可形成黏附蛋白，黏附于宿主细胞的受体上，在致病性中起到了重要的作用。具有超抗原作用，能刺激炎症细胞在感染部位释放大量淋巴因子，引起组织损伤。支原体与呼吸道上皮细胞的受体结合后可抑制纤毛的运动并导致上皮细胞的坏死，局部出现炎症反应。病理改变以间质性肺炎为主，又称原发性非典型肺炎。临床症状较轻，以咳嗽、发热、头痛、咽喉痛和肌肉痛为主，病程缓慢。

3. **微生物学检测** ①分离培养：培养要求高，培养时间长，不适宜于临床快速诊断。②血清学诊断：冷凝集试验，特异性不高。③快速诊断：ELISA 检测 P1 和 P30 蛋白；PCR 检测 16S rRNA 或 P1 蛋白基因。

（二）解脲脲原体

1. **生物学性状** 解脲脲原体以球状为主，革兰染色阴性，不易着色，Giemsa 染色呈淡紫色。营养要求高，分离培养需要提供胆固醇和新鲜酵母浸出液，在固体培养基中生长 48 h 后出现"油煎蛋"状菌落。能分解尿素。在液体培养基中生长分解尿素产生 NH_3，pH 值上升而使解脲脲原体死亡。具有多带抗原。

2. **致病性与免疫性** 主要传播途径是性接触或分娩时经产道感染。致病机制包括①黏附于宿主细胞后，从宿主细胞膜吸取脂质与胆固醇，引起细胞膜损伤；②定居在泌尿生殖道上皮细胞，产生毒性代谢产物如 NH_3，对宿主细胞有急性毒性作用；③有磷脂酶，以宿主细胞膜上的卵磷脂为底物，溶解磷脂，损伤宿主的细胞膜，影响膜的生物合成与免疫功能。解脲脲原体主要引起非淋菌性尿道炎、前列腺炎、附睾炎等泌尿生殖道疾病，还与不孕症有关。

3. **微生物学检查** 最好的检测方法是病原体分离培养和核酸检测。PCR 法检测尿素酶基因、多带抗原（MB-Ag）基因和 16S-rRNA 基因。

典型试题及分析

一、单选题

1. 能在无生命培养基中生长繁殖的最小的原核细胞型微生物是

A. 细菌

B. 螺旋体

C. 支原体

D. 衣原体

E. 立克次体

【试题分析及参考答案】 本题考点是支原体的概念。支原体是一类缺乏细胞壁，形态上呈高度多形性，能通过除菌滤器，在无生命培养中能生长繁殖的最小原核细胞型微生物。因此选 C。

2. 支原体缺乏细胞壁的原因是

A. 由于外界 pH 值的改变

B. 由于青霉素的存在

C. 由于溶霉菌的存在

D. 由于培养基营养条件不够

E. 由于基因组缺乏形成细胞壁的基础

【试题分析及参考答案】 本题考点是支原体缺乏细胞壁与 L 形细菌的区别。L 形细菌细胞壁的缺陷是由于外界环境的诱导（如存在青霉素等破坏细胞壁的化学物质）所致，细菌具有形成细胞壁的遗传基础，在合适的条件下细胞壁可以恢复。支原体缺乏细胞壁是由于基因组缺乏形成细胞壁的基础。因此选 E。

3. 培养支原体最必须的成分是

A. 葡萄糖

B. 胆固醇

C. 磷脂

D. 维生素 B_1

E. 蛋白质

【试题分析及参考答案】　本题考点是支原体的培养特性。支原体培养要求较高，需要人或动物血清以提供胆固醇与其他长链脂肪酸。因此选 B。

4. 支原体与细菌的不同点是

A. 含有核糖体

B. 能在人工培养基上生长

C. 含有两种核酸

D. 无细胞壁

E. 细胞核无核膜及核仁，仅有核质

【试题分析及参考答案】　本题考点是支原体的基本知识。支原体缺乏细胞壁，其余均与细菌相同。因此选 D。

5. 支原体与病毒的相同点是

A. 个体微小，能通过滤菌器

B. 对抗生素敏感

C. 能在无生命培养基上生长繁殖

D. 有两种核酸

E. 胞膜中含大量胆固酶

【试题分析及参考答案】　本题考点是支原体的生物学性状。支原体大小一般在 $0.3 \sim 0.5\,\mu m$，能通过除菌滤器，是在无生命培养基中能生长繁殖的最小原核细胞型微生物，病毒以纳米（nm）为单位，最大的病毒为 300 nm，最小的病毒仅为 20 nm；支原体对某些抗生

素（如红霉素）敏感，现有的抗生素对病毒无抑制作用；支原体能在无生命培养基中生长繁殖，支原体基因组为双股环状 DNA，病毒核酸分为 DNA 和 RNA。因此选 A。

6. 关于肺炎支原体，下述错误的是

A. 侵入人体后靠顶端结构吸附于细胞表面

B. 是原发性非典型性肺炎的病原体

C. 主要经呼吸道传播

D. 患者血清可与人 O 型红细胞在 4℃以下发生凝集反应

E. 首选青霉素进行治疗

【试题分析及参考答案】　本题考点是支原体的致病性与诊疗。支原体主要经飞沫传播，其顶端结构可形成黏附蛋白，黏附于宿主细胞的受体上，在致病性中起到了重要的作用。支原体与呼吸道上皮细胞的受体结合后可抑制纤毛的运动并导致上皮细胞的坏死，局部出现炎症反应。病理改变以间质性肺炎为主，又称原发性非典型肺炎。支原体临床检测常用冷凝集试验，即用患者血清与人 O 型血红细胞或自身红细胞混合，4℃过夜时可发生凝集反应。支原体对某些抗生素如红霉素、克拉霉素、阿奇霉素或喹诺酮类药物敏感。故青霉素治疗是错误的，因此选 E。

7. 鉴定支原体最特异敏感的试验是

A. ELISA 试验

B. 生长抑制试验（GIT）

C. 补体结合试验

D. 血凝试验

E. 免疫荧光试验

【试题分析及参考答案】　本题考点是支原体的微生物学检测方法。冷凝

集试验，即用患者血清与人 O 型血红细胞或自身红细胞混合，4℃过夜时可发生凝集反应，但特异性不高。支原体的血清抗体可用于生长抑制试验（GIT）鉴定，此法特异性和敏感性均高。目前快速临床诊断肺炎支原体倾向于抗原和核酸检测，应用 P1 蛋白和 P30 蛋白的单克隆抗体通过 ELISA 从患者痰、鼻洗液或支气管灌洗液中检测肺炎支原体；用 PCR 技术从患者痰液标本中检测肺炎支原体的 16S rRNA 基因或者 P1 蛋白基因，适宜大量临床标本检查。因此选 B。

8. 引起人类原发性非典型肺炎（PAP）的病原体是

　　A. 嗜肺军团菌

　　B. 解脲脲原体

　　C. 肺炎球菌

　　D. 流感病毒

　　E. 肺炎支原体

【试题分析及参考答案】　本题考点是肺炎支原体所致疾病。肺炎支原体所致疾病的病理改变以间质性肺炎为主，又称原发性非典型肺炎。临床症状较轻，以咳嗽、发热、头痛、咽喉痛和肌肉痛为主，病程缓慢。因此选 E。

9. 能分解尿素的支原体是

　　A. 人型支原体

　　B. 生殖支原体

　　C. 肺炎支原体

　　D. 解脲脲原体

　　E. 穿透支原体

【试题分析及参考答案】　本题考点是支原体的生物学性状。只有解脲脲原体在液体培养基中生长能产生尿素酶，分解尿素产生 NH_3。因此选 D。

10. 可引起死胎和不孕症的支原体是

　　A. 穿透支原体

　　B. 肺炎支原体

　　C. 解脲脲原体

　　D. 人型支原体

　　E. 生殖支原体

【试题分析及参考答案】　本题考点是支原体的致病性。穿透支原体可能是 AIDS 发病的辅助因素，肺炎支原体引起原发性非典型性肺炎，人型支原体引起附睾炎、盆腔炎等，生殖支原体引起尿道炎，只有解脲脲原体感染与死胎和不孕症有关。因此选 C。

11. 解脲脲原体引起

　　A. 大叶性肺炎

　　B. 原发性非典型肺炎

　　C. 性病淋巴肉芽肿

　　D. 非淋球菌性尿道炎

　　E. 包涵体结膜炎

【试题分析及参考答案】　本题考点是解脲脲原体的所致疾病。解脲脲原体主要传播途径是性接触或分娩时经产道感染，主要引起非淋菌性尿道炎、前列腺炎、附睾炎等泌尿生殖道疾病，还与不孕症有关。因此选 D。

二、多选题

1. 关于支原体的生物学性状，下述哪些是正确的

　　A. 能通过滤器

　　B. 无细胞壁

　　C. 多形态性

　　D. 有独特的生活周期

　　E. 细胞膜中胆固醇含量最高

【试题分析及参考答案】　本题考点是支原体的生物学性状。支原体是一类缺乏细胞壁，形态上呈高度多形性，能通过除菌滤器，在无生命培养中能生

长繁殖的最小原核细胞型微生物，其细胞膜胆固醇含量较高。因此选 ABCE。

2. 支原体与细菌的相同点是

A. 有细胞壁

B. 含有核糖体

C. 含有两种核酸

D. 细胞核无核膜及核仁，仅有核质

E. 能在人工培养基上生长

【试题分析及参考答案】 本题考点是支原体的生物学性状。支原体是一类没有细胞壁，不能维持固定形态而呈高度多形性，能通过除菌滤器，在无生命培养基中能生长繁殖的最小原核细胞型微生物。因此选 BCDE。

3. 解脲脲原体的主要致病物质是

A. 产生外毒素

B. 产生内毒素

C. 合成尿素酶分解尿素，产生大量毒性代谢产物如氨类

D. 掠夺宿主细胞膜胆固醇等脂类营养

E. 损害细胞，并可促进局部形成结石

【试题分析及参考答案】 本题考点是解脲脲原体的致病机制。致病机制包括：①黏附于宿主细胞后，从宿主细胞膜吸取脂质与胆固醇，引起细胞膜损伤；②定居于泌尿生殖道上皮细胞，可合成尿素酶分解尿素，产生毒性代谢产物如 NH_3，对宿主细胞有急性毒性作用；③细胞膜有磷脂酶，以宿主细胞膜上的卵磷脂为底物，溶解磷脂，损伤宿主的细胞膜，影响膜的生物合成与免疫功能，并可促进结石的形成。解脲脲原体主要引起非淋菌性尿道炎、前列腺炎、附睾炎等泌尿生殖道疾病，还与不孕症有关。因此选 CDE。

三、名词解释

1. 支原体（mycoplasma）

2. 冷凝集试验（cold agglutination test）

3. 生长抑制试验（groth inhibition test，GIT）

【参考答案】

1. 支原体（mycoplasma） 是一类缺乏细胞壁，形态上呈高度多形性，能通过除菌滤器，在无生命培养基中能生长繁殖的最小原核细胞型微生物。

2. 冷凝集试验（cold agglutination test）肺炎支原体引起的原发性非典型性肺炎，患者血清中常出现一种冷凝素，能与人 O 型红细胞在 0～4℃条件下发生凝集，置于 37℃凝集消失，以此可作为疾病的辅助诊断。

3. 生长抑制试验（groth inhibition test，GIT）即生长抑制试验，诊断肺炎支原体的一种血清学方法，是应用特异性抗体浸湿的滤纸片，贴在接种可疑菌落的固体培养基上，观察是否有抑菌环，如果有抑菌环存在，说明可疑菌落是肺炎支原体。

四、简答题

1. 请列表比较支原体与 L 型细菌的主要区别。

【参考答案】 见表 19-1。

表 19-1 支原体与 L 型细菌的区别

支原体	L 型细菌
自然界中广泛存在	自然界很少存在
多数生长需胆固醇	生长不一定需要胆固醇
遗传上与细菌无关	遗传上与细菌有关
不能变为细菌	除去诱因可恢复为原菌
菌落小，0.1～0.3 mm	菌落稍大，0.5～1.0 mm

2. 肺炎支原体与解脲脲原体如何致病，各能引起何种疾病？

【参考答案】

（1）肺炎支原体主要经飞沫传播，能引起原发性非典型肺炎与上呼吸道感染。支原体顶端结构可形成黏附蛋白，黏附于宿主细胞的受体上，产生过氧化氢等物质，导致宿主上皮细胞纤毛运动减弱，功能受损，细胞死亡。临床症状较轻，以咳嗽、发热、头痛、咽喉痛和肌肉痛为主，病程缓慢。

（2）解脲脲原体致病机制包括：①黏附于宿主细胞后，从宿主细胞膜吸取脂质与胆固醇，引起细胞膜损伤；②定居在泌尿生殖道上皮细胞，产生毒性代谢产物如 NH_3，对宿主细胞有急性毒性作用；③有磷脂酶，以宿主细胞膜上的卵磷脂为底物，溶解磷脂，损伤宿主的细胞膜，影响膜的生物合成与免疫功能。解脲脲原体主要引起非淋菌性尿道炎、前列腺炎、附睾炎等泌尿生殖道疾病，还与不孕症有关。

（于　澜）

第 20 章　立克次体

考试要点

一、立克次体概述

立克次体是一类以节肢动物为传播媒介、严格细胞内寄生的原核细胞型微生物。主要病原性立克次体包括立克次体属、东方体属和埃立克体属。立克次体的共同特点有：①多数引起自然疫源性疾病；②以节肢动物为传播媒介或储存宿主；③大小介于细菌和病毒之间；④有细胞壁，但形态多样；⑤专性细胞内寄生，以二分裂方式繁殖；⑥对多数抗生素敏感。革兰染色阴性，只能在活的宿主细胞内生长，常用的培养方法有动物接种、鸡胚接种和细胞培养。传代常用鸡胚接种。

（一）生物学性状

1. 形态与结构　大小介于细菌和病毒之间；形态多样，以球杆状和杆状为主；有细胞壁，革兰染色阴性，但不易着色，常用 Giemsa 染色，呈紫蓝色。有细胞壁和细胞膜，细胞壁外有脂多糖，外表有多糖组成的微荚膜样黏液层，具有黏附宿主细胞和抗吞噬的作用。

2. 培养特性　专性细胞内寄生，以二分裂方式繁殖；常用的培养方法有动物接种、鸡胚接种和细胞培养。传代常用鸡胚接种。不同种的立克次体在细胞内分布的位置各异，例如普氏立克次体在细胞质内分散存在，立氏立克次体可在细胞质内和核内生长。

3. 抗原结构　立克次体抗原包括群特异性（由脂多糖构成）和种特异性（由外膜蛋白构成）两种。斑疹伤寒立克次体和恙虫病东方体与普通变形杆菌 X_{19}、X_2、X_k 菌株的菌体有共同抗原，故可用这些菌株的 O 抗原代替立克次体抗原检测患者血清中相应抗体，此交叉凝集试验称外斐反应，可辅助诊断立克次体病。

4. 抵抗力　抵抗力较弱，对氯霉素和四环素类抗生素敏感，而磺胺类药物却可刺激其生长繁殖。

（二）致病性

1. 流行环节　以节肢动物为传播媒介或储存宿主，啮齿类动物等亦常成为寄生宿主和储存宿主。

2. 所致疾病　引起人畜共患性疾病。大多为自然疫源性疾病，易引起实验室感染。

3. 致病机制　主要致病物质是脂多糖和磷脂酶 A，前者的毒性类似细菌内毒素，后者可破坏红细胞膜引起溶血，并促进立克次体从细胞内吞噬体中释放到细胞质中繁殖。立克次体侵入人体后，在局部血管内皮细胞中增殖，进入血流引起第一次菌血症；随后进入脏器小血管内皮细胞繁殖，再次入血引起第二次菌血症，导致皮疹及脏器功能紊乱。感染后细胞免疫较体液免疫更重要，可获得持久的免疫力。

二、主要致病性立克次体

（一）主要病原性立克次体与致病性

见表 20-1。

（二）微生物学检查

急性期患者血进行豚鼠腹腔接种，血清学诊断采用外斐反应。

表 20-1　主要病原性立克次体的致疾性

项目	普氏立克次体	斑疹伤寒立克次体	恙虫病东方体
所致疾病	流行性斑疹伤寒	地方性斑疹伤寒	恙虫病
主要症状	发热、头痛、皮疹	发热、头痛、皮疹	发热、头痛、皮疹、淋巴肿大
传播媒介	人虱	鼠蚤	恙螨
储存宿主	患者（阴性感染者）	鼠类	恙螨、鼠类
感染途径	搔抓皮损处 偶有呼眼感染	搔抓皮损处 偶有呼眼感染	恙螨叮咬
抵抗力	抗低温、干燥	抗低温、干燥	不强
外斐反应	OX_{19}、OX_2	OX_{19}、OX_2	OX_k

典型试题及分析

一、单选题

1. 由立克次体引起的疾病是

A. 莱姆病

B. 沙眼

C. 恙虫病

D. 梅毒

E. 性病淋巴肉芽肿

【试题分析及参考答案】　本题考点是立克次体的致病性。莱姆病由伯氏疏螺旋体引起，沙眼和性病淋巴肉芽肿由沙眼衣原体引起，梅毒由梅毒螺旋体引起，只有恙虫病是立克次体引起的。因此选 C。

2. 与立克次体有共同抗原成分的细菌是

A. 产气荚膜杆菌

B. 伤寒杆菌

C. 大肠埃希菌

D. 变形杆菌

E. 铜绿假单胞菌

【试题分析及参考答案】　本题考点是立克次体的抗原性。斑疹伤寒立克次体和恙虫病东方体与普通变形杆菌

X_{19}、X_2、X_K 菌株的菌体有共同抗原，这也是外斐试验的基础。因此选 D。

3. 立克次体的特点是

A. 对磺胺类抑菌剂敏感

B. 不耐干燥

C. 不耐寒

D. 对四环素类抗生素敏感

E. 绝大部分耐热

【试题分析及参考答案】　本题考点是立克次体的共同特点。包括以下几点：多数引起自然疫源性疾病；以节肢动物为传播媒介或储存宿主；大小介于细菌和病毒之间；有细胞壁，但形态多样；专性细胞内寄生，以二分裂方式繁殖；冷冻干燥可保存半年，对多数抗生素敏感，但磺胺类药物可刺激其生长。因此选 D。

4. 关于立克次体的特点，哪一项是错误的

A. 大小介于细菌与病毒之间

B. 专性细胞内寄生

C. 以节肢动物为传播媒介

D. 可引起人畜共患疾病

E. 对抗生素不敏感

【试题分析及参考答案】 本题考点是立克次体的共同特点。包括以下几点；多数引起自然疫源性疾病；以节肢动物为传播媒介或储存宿主；大小介于细菌和病毒之间；有细胞壁，但形态多样；专性细胞内寄生，以二分裂方式繁殖；对多数抗生素敏感。因此选 E。

5. 立克次体与细菌的主要区别是

A. 以二分裂方式繁殖

B. 有细胞壁和核糖体

C. 对抗生素敏感

D. 严格的细胞内寄生

E. 含有 DNA 和 RNA 两种核酸

【试题分析及参考答案】 本题考点是立克次体的共同特点。立克次体多数引起自然疫源性疾病；以节肢动物为传播媒介或储存宿主；大小介于细菌和病毒之间；有细胞壁，但形态多样；专性细胞内寄生，以二分裂方式繁殖；对多数抗生素敏感。因此选 D。

6. 立克次体的致病物质是

A. 脂多糖和磷脂酶 A

B. 透明质酸酶

C. PI 蛋白和荚膜

D. 核酸酶

E. 神经毒素和内毒素

【试题分析及参考答案】 本题考点是立克次体的主要致病物质。主要致病物质是脂多糖和磷脂酶 A，前者的毒性类似细菌内毒素，后者可破坏红细胞膜引起溶血，并促进立克次体从细胞内吞噬体中释放到细胞质中繁殖。立克次体侵入人体后，在局部血管内皮细胞中增殖，进入血流引起第一次菌血症；随后进入脏器小血管内皮细胞繁殖，再次入血引起第二次菌血症，导致皮疹及脏

器功能紊乱。因此选 A。

7. 普氏立克次体主要的传播途径是

A. 虱叮咬后入血

B. 性接触

C. 蚤叮咬后入血

D. 呼吸道

E. 消化道

【试题分析及参考答案】 本题考点是普氏立克次体主要的传播途径。普氏立克次体的储存宿主是患者，传播媒介是人虱，患者是唯一的传染源。感染方式是人虱叮咬患者并吸血，血中立克次体进入人虱体内，在肠管上皮细胞内生长繁殖，破坏肠管上皮细胞，并随粪便排出体外。当感染的人虱叮咬健康人时，立克次体随粪便排泄于人的皮肤上，由于瘙痒而抓伤，立克次体便可经损伤皮肤侵入人体内致病。因此选 A。

8. 下面哪种微生物是流行性斑疹伤寒的病原体

A. 普氏立克次体

B. 斑疹伤寒立克次体

C. 恙虫病东方体

D. 立氏立克次体

E. 康氏立克次体

【试题分析及参考答案】 本题考点是立克次体所致疾病。斑疹伤寒立克次体引起地方性斑疹伤寒，恙虫病东方体引起恙虫病，立氏立克次体所致疾病为洛杉矶斑点热，康氏立克次体所致疾病为纽扣热，普氏立克次体引起流行性斑疹伤寒。因此选 A。

9. 地方性斑疹伤寒的传播媒介是

A. 人虱

B. 鼠蚤

C. 蜱

D. 螨

E. 蚊

【试题分析及参考答案】　本题考点是地方性斑疹伤寒的传播媒介。地方性斑疹伤寒的病原体是斑疹伤寒立克次体，其主要储存宿主是鼠，主要传播媒介是鼠蚤和鼠虱，可在鼠间流行。鼠蚤叮咬人时，可将立克次体传给人。人也可通过口、鼻和眼结膜等途径接触鼠蚤粪便而感染。因此选 B。

10. 恙虫病的传播媒介是

A. 人虱

B. 蚊

C. 螨

D. 蜱

E. 鼠蚤

【试题分析及参考答案】　本题考点是恙虫病的传播媒介。恙虫病主要流行于啮齿动物之间，主要传染源是野鼠和家鼠，恙虫病东方体寄生于恙螨体内，可经卵传代，恙螨是其寄生宿主、储存宿主和传播媒介。因此选 C。

11. 某患者有丛林接触史，突发高热，用变形杆菌 OX_k 株作抗原与患者血清进行定量凝集试验，抗体效价为 1∶320，该患可能由何种病原体引起的

A. 普氏立克次体

B. 斑疹伤寒立克次体

C. 恙虫病立克次体

D. Q 热柯克斯体

E. 森林脑炎病毒

【试题分析及参考答案】　本题考点是立克次体的抗原结构。恙虫病的细胞壁的结构不同于其他立克次体，无肽聚糖、脂多糖和微荚膜样黏液层。与变形杆菌 OX_k 有交叉抗原。因此选 C。

12. 某患者有丛林接触史，突发高热，用变形杆菌 OX_{19} 与患者血清进行外斐反应，抗体效价为 1∶320，该患者可能的印象诊断是

A. 斑疹伤寒

B. 恙虫病

C. 风湿热

D. 森林脑炎

E. 肠伤寒

【试题分析及参考答案】　本题考点是立克次体的抗原结构。斑疹伤寒的病原体普氏立克次体的外斐试验（变形杆菌 OX_{19} 抗原）的效价 $\geqslant$ 1∶160 或恢复期抗体效价比早期增高 $\geqslant$ 4 倍者可诊断为斑疹伤寒。因此选 A。

二、多选题

1. 立克次体的共同特点是

A. 以节肢动物为传播媒介

B. 大多为人畜共患的病原体

C. 专性细胞内寄生

D. 以二分裂方式繁殖

E. 对抗生素敏感

【试题分析及参考答案】　本题考点是立克次体的共同特点。多数引起自然疫源性疾病；以节肢动物为传播媒介或储存宿主；大小介于细菌和病毒之间；有细胞壁，但形态多样；专性细胞内寄生，以二分裂方式繁殖；对多数抗生素敏感。因此选 ABCDE。

2. 立克次体可用

A. 鸡胚卵黄囊接种

B. 豚鼠体内培养

C. 小鼠体内培养

D. L929 细胞培养

E. 家兔体内培养

【试题分析及参考答案】　本题考点是立克次体的培养特征。立克次体由于酶系统不完善，缺乏细胞器，故为专

性细胞内寄生。可用细胞培养和鸡胚卵黄囊接种，也可接种动物。常用动物有豚鼠、大鼠、小鼠和家兔，多种病原性立克次体在豚鼠和小鼠体内生长繁殖良好。因此选 ABCDE。

3. 外斐反应阳性

　A. 流行性斑疹伤寒患者血清

　B. 地方性斑疹伤寒患者血清

　C. Q 热患者血清

　D. 恙虫病

　E. 伤寒患者血清

【试题分析及参考答案】　本题考点是立克次体的外斐试验。斑疹伤寒立克次体和恙虫病东方体与普通变形杆菌 X_{19}、X_2、X_K 菌株的菌体有共同抗原，故可用这些菌株的 O 抗原代替立克次体抗原检测患者血清中相应抗体，可辅助诊断立克次体病。因此选 ABD。

4. 立克次体的传播媒介包括

　A. 人虱

　B. 蚊子

　C. 蜱

　D. 跳蚤

　E. 螨

【试题分析及参考答案】　本题考点是立克次体的传播媒介。立克次体以节肢动物为传播媒介，主要包括人虱、鼠蚤、蜱、螨。其中普氏立克次体的传播媒介是人虱，地方性斑疹伤寒的传播媒介是鼠蚤，恙虫病的传播媒介是螨。因此选 ACDE。

5. 立克次体的致病物质应包括

　A. 内毒素

　B. 外毒素

　C. 血凝素

　D. 微荚膜样黏液层

　E. 磷脂酶 A

【试题分析及参考答案】　本题考点是立克次体的主要致病物质。包括脂多糖和磷脂酶 A，脂多糖具有与细菌内毒素相似的毒性，磷脂酶 A 可破坏红细胞膜引起溶血；另外，立克次体细胞壁外表有多糖组成的微荚膜样黏液层，具有黏附宿主细胞和抗吞噬的作用。因此选 ADE。

6. 流行性斑疹伤寒的症状和体征应包括

　A. 高热

　B. 剧烈头痛

　C. 脾脏损伤

　D. 皮疹

　E. 中毒性休克、DIC

【试题分析及参考答案】　本题考点是普氏立克次体的致病性。普氏立克次体所致疾病为流行性斑疹伤寒，高热，剧烈头痛和周身疼痛，皮疹，引起中毒性休克、DIC 等，因此选 ABDE。

7. 恙虫病的临床体征有

　A. 焦痂

　B. 剧烈头痛

　C. 皮疹

　D. 高热

　E. 中毒性休克、DIC

【试题分析及参考答案】　本题考点是恙虫病东方体的致病性。恙虫病为一种急性传染病，可出现高热，剧烈头痛。叮咬处出现皮疹，形成水疱，破裂后形成溃疡，上覆焦痂。因此选 ABCD。

三、名词解释

1. 立克次体（rickettsia）
2. 外斐反应（weil-felix reaction）

【参考答案】

1. 立克次体（rickettsia）　是一类

以节肢动物为传播媒介、严格细胞内寄生的原核细胞型微生物。立克次体是引起流行性斑疹伤寒、地方性斑疹伤寒、恙虫病等传染病的病原体。

2. 外斐反应（weil-felix reaction）即外斐反应，斑疹伤寒立克次体和恙虫病东方体与普通变形杆菌 X_{19}、X_2、X_K 菌株的菌体有共同抗原，故可用变形杆菌的 O 抗原（OX_{19}、OX_2、OX_K）代替立克次体抗原检测患者血液中相应抗体，可辅助诊断立克次体病。

四、简答题

1. 简述立克次体的培养方式。

【参考答案】　立克次体的繁殖方式与细菌一样，均以二分裂方式繁殖。

但立克次体由于酶系统不完善，缺乏细胞器，故为专性细胞内寄生。常用的培养方式是细胞培养和鸡胚卵黄囊接种，也可接种动物。常用动物有豚鼠、大鼠、小鼠和家兔，多种病原性立克次体在豚鼠和小鼠体内生长繁殖良好。

2. 简述引起我国三种主要立克次体病病原体的传播媒介及所致疾病。

【参考答案】普氏立克次体以人虱为媒介在人与人之间传播，引起流行性斑疹伤寒；莫氏立克次体以鼠蚤为媒介传染给人，引起地方性斑疹伤寒；恙虫病东方体以恙螨为媒介感染人类，引起恙虫病。

（于　澜）

第 21 章　衣原体

考试要点

一、衣原体概述

衣原体（chlamydiae）是一类严格真核细胞内寄生，具有独特发育周期，并能通过除菌滤器的原核细胞型微生物，归属于细菌学范畴。对人致病的衣原体主要有 3 个种：沙眼衣原体、肺炎嗜衣原体和鹦鹉热嗜衣原体。衣原体的共同特点包括：①有细胞壁，革兰染色阴性，呈圆形或椭圆形；②具有独特的发育周期，类似细菌的二分裂方式繁殖；③有 DNA 和 RNA 两种核酸；④含有核糖体；⑤具有独立的酶系统，但不能产生代谢所需的能量，严格的细胞内寄生；⑥对多种抗生素敏感。

（一）生物学性状

1. 发育周期与形态染色　衣原体在宿主细胞内生长繁殖，可观察到两种不同的形态：原体和网状体。原体呈球形、椭圆形或梨形，是发育成熟的衣原体，具有强感染性，在宿主细胞外较稳定，无繁殖能力。原体进入宿主易感细胞后，逐渐发育增殖成为网状体。Giemsa 染色呈紫色，Macchiavello 染色呈红色。网状体亦称始体，体积较大，圆形或椭圆形，无胞壁，以二分裂方式繁殖，增殖形成许多子代原体，然后再感染新的细胞。网状体是衣原体发育周期中的繁殖型，不具有感染性，Macchivello 染色呈蓝色。

2. 培养特性　专性细胞内寄生，可进行鸡胚接种和组织细胞培养。

3. 抗原结构　根据细胞壁成分的不同，可将衣原体抗原分为属、种、型特

异性抗原。

4. 抵抗力　衣原体耐冷不耐热。对常用消毒剂敏感，紫外线照射可迅速灭活。

（二）致病性

衣原体能产生类似 G^- 菌内毒素的毒性物质，能抑制宿主细胞代谢，直接破坏宿主细胞；其外膜蛋白（MOMP）能阻止吞噬体与溶酶体融合，在体内可逃避特异性抗体的中和作用而继续感染细胞；热休克蛋白（HSP）能刺激机体巨噬细胞产生 TNF-α、IL-1、IL-6 等炎症性细胞因子，直接损害宿主细胞。不同衣原体感染机体的部位不同，因而引起不同类型的疾病。

二、主要致病性衣原体

（一）沙眼衣原体

根据侵袭力和引起人类疾病的部位不同，将沙眼衣原体分为三个生物型，即沙眼生物型、生殖生物型和性病淋巴肉芽肿生物型。

1. 生物学性状　原体为圆形或椭圆形，中央有致密核质，Giemsa 染色呈紫红色。网状体核质分散，Giemsa 染色呈深蓝色或暗紫色。原体能合成糖原，掺入沙眼衣原体包涵体的基质中，故被碘溶液染成棕褐色。沙眼衣原体分为 19 个血清型。

2. 致病性与免疫性　沙眼衣原体主要寄生于人类，无动物储存宿主，主要引起以下疾病：

（1）沙眼：由沙眼生物型 A、B、Ba 和 C 血清型引起，主要通过眼—眼

或眼—手—眼传播。

（2）包涵体结膜炎：包括婴儿结膜炎及成人结膜炎两种，前者是婴儿经产道感染，后者可经性接触、经手至眼或污染的游泳池水感染。

（3）泌尿生殖道感染：经性接触传播，由生殖生物型 D～K 血清型引起。

（4）婴幼儿肺炎：生殖生物型 D～K 血清型均可引起婴幼儿肺炎。

（5）性病淋巴肉芽肿（LGV）：由沙眼衣原体 LGV 生物型 L1、L2、L2a 及 L3 引起。人是 LGV 的自然宿主。主要通过性接触传播。

（6）免疫性：沙眼衣原体为细胞内寄生的病原体，以细胞免疫为主。由于沙眼衣原体型别多，MOMP 易发生变异，病后建立的免疫力不持久。

3. 微生物学检查法

（1）直接涂片镜检：取结膜刮片，Giemsa 或碘液及荧光抗体染色镜检，观察上皮细胞质内有无包涵体。

（2）分离培养：取感染组织的渗出液或刮取物，接种于鸡胚卵黄囊或传代细胞，再用 IFA 或 ELISA 检测培养物中的衣原体。

（3）衣原体抗原与核酸组分检测：ELISA 检测沙眼衣原体脂多糖（LPS）和 MOMP；PCR 检测沙眼衣原体 DNA。

（二）肺炎嗜衣原体

1. 生物学性状 在电镜下肺炎嗜衣原体呈典型的梨形，网状体的生活周期与沙眼衣原体和鹦鹉热嗜衣原体类似。Giemsa 染色呈紫红色。肺炎嗜衣原体抗原主要有两种，即 LPS 抗原和蛋白质抗原。LPS 为衣原体属特异性抗原，蛋白质抗原中 MOMP 具有较强的免疫原性。

2. 致病性与免疫性 肺炎嗜衣原体寄生于人类，无动物储存宿主。人与人之间经飞沫或呼吸道分泌物传播。肺炎嗜衣原体易引起肺炎、支气管炎、咽炎和鼻窦炎等。目前认为，肺炎嗜衣原体与冠心病、动脉粥样硬化等慢性病的发生密切相关。机体感染肺炎嗜衣原体后以细胞免疫为主，但免疫力不持久。

3. 微生物学检查法

（1）病原学检查：先直接涂片，观察包涵体；再以荧光或酶标记的种特异性单克隆抗体直接检测标本中肺炎嗜衣原体抗原。

（2）血清学方法：微量免疫荧光试验（MIF）是目前检测肺炎嗜衣原体感染最常用且较敏感的血清学方法，被称为"金标准"。凡双份血清抗体效价增高 4 倍或以上，或单份血清 IgM 抗体效价 ≥1:16，或 IgG 抗体效价 ≥1:512，可确定为急性感染，IgG ≥1:16 表示既往感染。

（3）PCR 检测特异性核酸：用于快速诊断。

典型试题及分析

一、单选题

1. 衣原体与细菌的区别

A. 有细胞壁而无肽聚糖

B. 含有 RNA 和 DNA

C. 二分裂繁殖方式

D. 革兰染色阴性

E. 对抗生素敏感

【试题分析及参考答案】 本题的

考点是衣原体的生物学特性。衣原体有由黏肽组成的细胞壁，属于 G⁻ 菌，含 RNA 和 DNA 两种核酸，以二分裂方式繁殖，对多种抗生素敏感。因此选 A。

2. 有关沙眼衣原体的描述不正确的是
A. 沙眼衣原体含有 DNA 和 RNA 两种核酸
B. 沙眼衣原体是专性细胞内寄生，自然宿主是人和小鼠
C. 沙眼衣原体以细胞免疫为主，病后建立的免疫力不持久
D. 沙眼衣原体包涵体中有糖原存在
E. 沙眼衣原体分为沙眼生物型、生殖生物型和性病淋巴肉芽肿生物型

【试题分析及参考答案】 本题考点是沙眼衣原体的生物学性状及致病性与免疫性。沙眼衣原体分为沙眼生物型、生殖生物型和性病淋巴肉芽肿生物型，含有 DNA 和 RNA 两种核酸，是专性细胞内寄生，可在细胞质内形成包涵体，并有糖原存在，主要寄生于人类，无动物储存宿主，沙眼衣原体以细胞免疫为主，病后建立的免疫力不持久。因此选 B。

3. 不属于衣原体引起的疾病是
A. 沙眼
B. 回归热
C. 婴幼儿肺炎
D. 包涵体结膜炎
E. 性病淋巴肉芽肿

【试题分析及参考答案】 本题考点是衣原体所致疾病。沙眼、包涵体结膜炎、婴幼儿肺炎、性病淋巴肉芽肿都由沙眼衣原体引起，回归热是由螺旋体引起。因此选 B。

4. 有关衣原体的描述不正确的是

A. 衣原体对低温抵抗力强，-60℃ 可保存数年
B. 以干热灭菌方式处理衣原体仍有感染性
C. 衣原体对热敏感，60℃ 仅能存活 5～10 min
D. 衣原体对 75% 乙醇敏感
E. 衣原体对四环素与红霉素敏感

【试题分析及参考答案】 本题考点是衣原体的抵抗力。衣原体耐冷不耐热，对常用消毒剂敏感，对四环素、氯霉素、多西环素和红霉素等抗生素敏感。因此选 B。

5. 关于沙眼衣原体的实验室诊断方法不正确的是
A. ELISA 可检测沙眼衣原体抗原
B. 沙眼急性期患者不能直接取结膜刮片进行染色镜检
C. PCR 法可检测沙眼衣原体特异序列
D. 沙眼衣原体标本的运送常用含抗生素的二磷酸蔗糖运送培养基
E. 荧光抗体染色镜检可直接观察有无沙眼衣原体或包涵体

【试题分析及参考答案】 本题考点是沙眼衣原体的微生物学检查法。微生物学检查法包括：①直接涂片镜检，取沙眼急症期患者结膜刮片，Giemsa 或碘液及荧光抗体染色镜检，观察上皮细胞浆内有无包涵体。②分离培养，取感染组织的渗出液或刮取物，接种于鸡胚卵黄囊或传代细胞，再用 IFA 或 ELISA 检测培养物中的衣原体。③衣原体抗原与核酸组分检测，ELISA 检测沙眼衣原体 LPS 和 MOMP；PCR 检测沙眼衣原体 DNA。标本培养基常用含抗生素的二磷酸蔗糖运送。因此选 B。

6. 关于衣原体的网状体特征，下列叙述哪项不正确

A. 圆形或椭圆形，直径 5 μm

B. 无细胞壁

C. 无感染性

D. 有繁殖力

E. 代谢活跃

【试题分析及参考答案】 本题考点是网状体的生物学性状。网状体亦称始体，体积较大，直径 0.5 ～ 1.0 μm，圆形或椭圆形，无细胞壁，以二分裂方式繁殖，增殖形成许多子代原体，然后再感染新的细胞。网状体是衣原体发育周期中的繁殖型，不具感染性，代谢活跃，Macchivello 染色呈蓝色。因此选 A。

7. 检测衣原体属特异性抗原和种特异性抗原的实验是

A. 冷凝集实验

B. 补体结合实验

C. 小鼠接种

D. 鸡胚实验

E. Giemsa 染色呈深兰色或暗紫色

【试题分析及参考答案】 本题考点是检测衣原体属种特异性抗原的方法。属特异性抗原是位于胞壁的共同抗原，为脂多糖，类似于 G¯ 菌的脂蛋白 - 脂多糖复合物，可用补体结合试验检测；大多数衣原体的种特异性抗原位于主要外膜蛋白上，可用补体结合试验和中和试验检测。因此选 B。

8. 沙眼衣原体所致疾病中通过游泳池水传播的是

A. 沙眼

B. 包涵体结膜炎

C. 泌尿生殖道感染

D. 沙眼衣原体肺炎

E. 性病淋巴肉芽肿

【试题分析及参考答案】 本题考点是各疾病的传播途径。包涵体结膜炎包括婴儿结膜炎及成人结膜炎两种，前者经产道感染，后者可经性接触、经手至眼或污染的游泳池水感染。因此选 B。

9. 肺炎嗜衣原体的宿主是

A. 人类

B. 鹦鹉

C. 猫

D. 小鼠

E. 猪

【试题分析及参考答案】 本题考点是肺炎嗜衣原体的致病性。肺炎嗜衣原体寄生于人类，无动物储存宿主。其感染途径是人与人之间经飞沫或呼吸道分泌物传播。肺炎嗜衣原体易引起肺炎、支气管炎、咽炎和鼻窦炎等。因此选 A。

10. 非淋菌性尿道炎的病原体是

A. 鼠衣原体

B. 肺炎支原体

C. 肺炎嗜衣原体

D. 鹦鹉热衣原体

E. 沙眼衣原体

【试题分析及参考答案】 本题考点是各病原体引起的疾病。肺炎支原体引起原发性非典型性肺炎；肺炎嗜衣原体是呼吸道疾病的重要病原体，易引起肺炎、支气管炎、咽炎和鼻窦炎等；鹦鹉热衣原体主要引起非典型性肺炎；沙眼衣原体主要引起沙眼、包涵体结膜炎、泌尿生殖道感染（男性多表现为非淋菌性尿道炎，女性表现为阴道炎、宫颈炎、输卵管炎与盆腔炎）。因此选 E。

二、多选题

1. 关于衣原体生长繁殖的特点，下列哪些是正确的

A. 为专性细胞内寄生
B. 有独特的发育周期
C. 原体是发育成熟的衣原体
D. 始体是发育周期中的感染型
E. 原体是发育周期中的繁殖型

【试题分析及参考答案】　本题考点是衣原体的发育周期。衣原体在宿主细胞内生长繁殖，具有独特的发育周期。原体呈球形、椭圆形或梨形，具有强感染性，在宿主细胞外较为稳定，无繁殖能力。网状体又称始体，无细胞壁，代谢活跃，是衣原体发育周期中的繁殖型，不具感染性。因此选 ABC。

2. 有关衣原体原体的描述不正确的是

A. 在空泡内原体增大而发育成始体
B. 原体以吞饮方式进入细胞
C. 原体是发育成熟的衣原体
D. 原体在细胞外不稳定
E. 细胞质包围原体形成空泡

【试题分析及参考答案】　本题考点是衣原体的发育周期特征。原体具有强感染性，在宿主细胞外较为稳定，无繁殖能力，是发育成熟的衣原体。当以吞饮方式进入宿主易感细胞后，宿主细胞膜围于原体外形成空泡，原体在空泡中逐渐发育，增殖成为网状体。因此选 DE。

3. 可引起人类肺炎的病原体是

A. 沙眼衣原体
B. 肺炎链球菌
C. 鹦鹉热嗜衣原体
D. 肺炎支原体
E. 军团菌

【试题分析及参考答案】　本题考点是引起人类肺炎的病原体。沙眼生物型 D ～ K 血清型均可引起婴幼儿肺炎；肺炎链球菌所致疾病以人类大叶性肺炎

为主，其次为支气管炎；鹦鹉热嗜衣原体和肺炎支原体感染后临床表现多为非典型性肺炎，病理改变以间质性肺炎为主；嗜肺军团菌经飞沫传播，直接吸入下呼吸道引起以肺为主的全身性感染。因此选 ABCDE。

4. 有关沙眼衣原体说法正确的是

A. 原体 Giemsa 染色呈紫红色
B. 碘溶液染色呈紫红色
C. 原体 Macchiavello 染色呈红色
D. 革兰染色阴性
E. 有独特的发育周期

【试题分析及参考答案】　本题考点是沙眼衣原体的染色特征。原体 Giemsa 染色呈紫红色，Macchiavello 染色呈红色。网状体直径为 0.5 ～ 1.0 μm，核质分散，Giemsa 染色呈深兰色或暗紫色。原体能合成糖原，掺入沙眼衣原体包涵体的基质中，故被碘溶液染成棕褐色。革兰染色阴性有独特的发育周期。因此选 ACDE。

5. 沙眼衣原体采取的培养方式包括

A. 鸡胚培养
B. 小鼠培养
C. 细胞培养
D. 血液培养
E. 普通琼脂培养

【试题分析及参考答案】　本题考点是沙眼衣原体的培养方式。通常采取的培养方式为取感染组织的渗出液或刮取物，接种于鸡胚卵黄囊或传代细胞。因此选 AC。

6. 可导致非淋菌性尿道炎的病原体有

A. 肺炎嗜衣原体
B. 鹦鹉热嗜衣原体
C. 梅毒螺旋体

D. 解脲脲原体

E. 沙眼衣原体

【试题分析及参考答案】 本题考点是各病原体引起的疾病。肺炎嗜衣原体是呼吸道疾病的重要病原体，易引起肺炎、支气管炎、咽炎和鼻窦炎等；鹦鹉热嗜衣原体主要引起非典型性肺炎；沙眼衣原体主要引起沙眼、包涵体结膜炎、泌尿生殖道感染（男性多表现为非淋菌性尿道炎，女性表现为阴道炎、宫颈炎、输卵管炎与盆腔炎）；梅毒螺旋体可引起梅毒；解脲脲原体主要引起非淋菌性尿道炎、前列腺炎、附睾炎等泌尿生殖道疾病。因此选 DE。

三、名词解释

1. 衣原体（chlamydiae）

2. 原体（elementary body，EB）

3. 网状体（reticulate body，RB）

4. 主要外膜蛋白（major outer membrane protein，MOMP）

【参考答案】

1. 衣原体（chlamydiae） 是一类严格真核细胞内寄生，具有独特的发育周期，并能通过除菌滤器的原核细胞型微生物，归属于细菌学范畴。发育周期中可观察到两种不同的形态：小而致密的原体和大而疏松的网状体。

2. 原体（elementary body，EB） 是发育成熟的衣原体，呈球形、椭圆形或梨形，具有强感染性，在宿主细胞外较为稳定，无繁殖能力。

3. 网状体（reticulate body，RB） 也叫始体，是衣原体发育周期中的繁殖型。网状体体积较大，圆形或椭圆形，无细胞壁，代谢活跃，以二分裂方式繁殖，在空泡内增殖成许多子代原体。不具感

染性。

4. 主要外膜蛋白（major outer membrane protein，MOMP） 是衣原体的种特异性抗原，可利用补体结合试验和中和试验检测，以鉴别不同的衣原体。

四、简答题

1. 试述衣原体的共同特点？

【参考答案】 衣原体的共同特点：①衣原体是一类能通过除菌滤器、专性细胞内寄生的原核细胞型微生物；②有细胞壁，革兰染色阴性，呈圆形或椭圆形；③衣原体具有独特的发育周期，以二分裂的方式繁殖；④含有 DNA 和 RNA 两种核酸；⑤细胞壁成分不含肽聚糖，壁薄；⑥含有核糖体，具有代谢所需的一些酶类，但缺乏能量来源，必须依赖宿主细胞中间代谢产物作为能量来源；⑦对多种抗生素敏感。

2. 对人致病的衣原体主要包括哪几种？各引起什么疾病？

【参考答案】 对人致病的衣原体主要包括沙眼衣原体、鹦鹉热嗜衣原体和肺炎嗜衣原体 3 种。沙眼衣原体自然宿主为人，主要引起沙眼、包涵体结膜炎、泌尿生殖道感染（男性多表现为非淋菌性尿道炎，女性表现为阴道炎、宫颈炎、输卵管炎与盆腔炎）、婴幼儿肺炎以及性病淋巴肉芽肿。鹦鹉热嗜衣原体主要在鸟类及家禽中传播，人类主要经动物传播给人引起非典型性肺炎。肺炎嗜衣原体寄生于人类，无动物宿主，是呼吸道疾病的重要病原体，易引起肺炎、支气管炎、咽炎和鼻窦炎等。

（张芳琳）

第22章　螺旋体

考试要点

一、螺旋体概述

螺旋体（spirochete）是一类细长、柔软、弯曲呈螺旋状、运动活泼的原核细胞型微生物。分类上属细菌学范畴。其基本特征与细菌相似，有原始核质、细胞壁、以二分裂方式繁殖、对抗生素敏感。螺旋体有轴丝（也称内鞭毛或周浆鞭毛），轴丝的屈曲和收缩使其能自由运动。对人和动物致病的有钩端螺旋体、密螺旋体和疏螺旋体3个属。

二、钩端螺旋体属

钩端螺旋体简称为钩体，包括问号钩端螺旋体和双曲钩端螺旋体。前者能感染人和动物，能引起人畜共患的钩端螺旋体病，简称钩体病。双曲钩端螺旋体一般无致病性，属腐生性螺旋体。目前问号钩端螺旋体至少可分为25个血清群、273个血清型。

（一）问号钩端螺旋体的生物学性状

1. 形态结构与染色　具有细密而规则的螺旋，菌体一端或两端弯曲呈钩状。基本结构分为外膜、内鞭毛和柱形原生质体。暗视野显微镜下可见钩端螺旋体像一串发亮的微细珠粒。革兰染色阴性，但不易着色，常用Fontana镀银染色法，呈棕褐色。

2. 培养特性　营养要求复杂，常用柯索夫（Korthof）培养基，其中需要加入10%兔血清或牛血清。需氧或微需氧。生长缓慢。生化反应不活泼，不能分解糖类、蛋白质，能产生过氧化氢酶。

3. 抵抗力　对理化因素的抵抗力较其他致病螺旋体强。夏季在水或湿土中可存活数周至数月。对干燥、热、日光直射的抵抗力较弱。常用消毒剂可将其杀死。

4. 抗原与分类

（1）属特异性抗原：为糖蛋白或脂蛋白，只存在于钩端螺旋体属中。

（2）群特异性抗原：存在于钩端螺旋体的内部，为类脂多糖。

（3）型特异性抗原：存在于钩端螺旋体的表面，为多糖与蛋白复合物。

（二）问号钩端螺旋体的致病性与免疫性

1. 致病物质　钩端螺旋体具有类似细菌外毒素和内毒素的致病物质。

（1）内毒素样物质（endotoxin-like substance，ELS）：是某些钩端螺旋体产生的脂多糖类物质，注入动物体内可引起发热，出现炎症与组织坏死。

（2）溶血素：有类似磷脂酶C的作用，破坏红细胞膜，注入小羊体内可导致出血、贫血、肝肿大、黄疸和血尿。

（3）细胞毒因子（CTF）：在钩体病患者和钩端螺旋体感染动物的血浆中存在。钩端螺旋体无毒株不产生CTF。可导致肌肉痉挛和呼吸困难。

（4）致细胞病变作用物质：引起细胞退行性变，主要见于黄疸出血型、流感伤寒型、波摩那型等钩端螺旋体。

2. 所致疾病　端螺旋体病为自然疫原性疾病，鼠类和猪为主要传染源和储存宿主。主要传播方式是接触疫水或疫土，也可经胎盘感染胎儿引起流产；偶尔还可经吸血昆虫传播。侵入机体后即在局部增殖，然后入血大量繁殖，引起菌血症，出现发热、头痛、乏力、肌痛、眼结膜充血、浅表淋巴结肿大等中毒症状，以及微循环障碍和肝、肺、肾功能损害。临床上根据损伤脏器不同分为流感伤寒型、肺出血型、黄疸出血型、肾衰竭型。

3. 免疫性　人群普遍对钩体易感，隐性感染或病后可获得对同型钩端螺旋体的持久免疫力，以体液免疫为主。

（三）问号钩端螺旋体的微生物学检查方法

1. 病原学诊断　发病 10 天内取血液，第一周后可取尿液；有脑膜炎症状者取脑脊液进行检查。①显微镜检查。②分离培养与鉴定。③动物试验，适用于有杂菌污染的标本。

2. 血清学检查　一般在病初及发病后 2～3 周各采血一次，有脑膜刺激症者取脑脊液检测特异性抗体。①显微镜凝集试验：是目前常用的方法。②间接凝集试验、间接免疫荧光试验、ELISA 等血清学方法亦可用于诊断。

3. 分子生物学诊断　用 DNA 探针杂交和用 PCR 扩增可作库诊断。

（四）问号钩端螺旋体的防治原则

预防疫苗有多价死疫苗、钩端螺旋体外膜疫苗。治疗钩体病首选青霉素、庆大霉素或多西环素等。

三、密螺旋体属

密螺旋体属包括致病性和非致病性两大类。对人致病的密螺旋体包括苍白密螺旋体和品他密螺旋体。苍白密螺旋体又分为苍白亚种、地方亚种和极细亚种。苍白亚种也称梅毒螺旋体，引起人类梅毒，地方亚种和极细亚种分别引起非传播梅毒和雅司病。品他密螺旋体引起人类品他病。

（一）梅毒螺旋体的生物学性状

螺旋致密而规则，两端尖直。运动活泼。菌体表面有荚膜样物质，普通染色不易着色，常采用 Fontana 镀银染色法。目前尚无人工培养方法。抵抗力极弱，对冷、热及干燥均特别敏感。血液中的螺旋体 4℃放置 3 天后才死亡，故冷藏 3 天以上的血液无传染梅毒的危险。

（二）梅毒螺旋体的致病性与免疫性

1. 致病因素　目前尚未证实梅毒螺旋体具有内毒素和外毒素，但有较强的侵袭力。致病物质包括：①荚膜样物质，为酸性黏多糖，具有抗吞噬作用。②主要外膜蛋白，可黏附到宿主细胞表面，激活人皮肤微血管内皮上的血管黏附分子 -1（VCAM-1）和细胞间黏附分子 -1（ICAM-1）的表达，促进 T 细胞增殖，释放炎症因子（TNF-α 和 IL-1α）。③透明质酸酶，分解透明质酸有利于扩散并造成组织损伤。

2. 所致疾病　人是梅毒的唯一传染源。根据感染方式的不同，分先天性梅毒和后天性梅毒。

（1）先天性梅毒：由梅毒孕妇借血行通过胎盘传染于胎儿，故亦称胎传梅毒。可导致胎儿流产、早产或死胎；也可导致先天畸形，出生的梅毒儿表现为锯齿形牙、间质性角膜炎、神经性耳聋等。

（2）后天性梅毒：分为三期，表现反复、隐伏和再发的特点。一期梅毒表现为无痛性硬性下疳，病变多见于外生殖器，传染性极强；二期梅毒表现为全身皮肤黏膜出现梅毒疹，以及全身淋巴结肿大，传染性强；三期梅毒侵犯内脏器官，重者在 10～15 年后累及心血管和中枢神经系统，可危及生命，但传染性小。

3. 免疫性　以细胞免疫为主。一般认为当体内持续有螺旋体存在时，对再感染有免疫力，即为传染性免疫。另外梅毒螺旋体感染可抑制机体的免疫功能。梅毒患者的血清中可出现两类抗体：①特异性制动抗体，为 lgM，当有补体存在和厌氧条件下，对活螺旋体的动力有抑制作用，并可将螺旋体杀死或溶解，对机体的再感染有保护作用。②反应素，为 lgA 与 lgM 的混合物，能与生物组织中的类脂抗原（如牛心肌）发生非特异性结合反应，对人体无保护作用。可利用其进行血清学诊断。

（三）梅毒螺旋体的微生物学检查法

1. 检查螺旋体　暗视野显微镜镜检或镀银染色后镜检。

2. 血清学试验　包括非螺旋体抗原试验和螺旋体抗原试验。螺旋体抗原试验采用 Nichols 株梅毒螺旋体或重组蛋白作为抗原，测定患者血清中特异性抗体。由于特异性较强，可辅助诊断梅毒，常用方法有：荧光密螺旋体抗体吸收试验、梅毒螺旋体血凝试验、基于重组梅毒螺旋体抗原的血清学方法。非螺旋体抗原试验用于测定非特异性抗体，包括 VDRL 试验和 RPR 试验，适合梅毒患者的初筛。

四、疏螺旋体属

疏螺旋体属也称包柔螺旋体属，其中部分对人、哺乳动物或禽类有致病性。对人致病的主要有伯氏疏螺旋体、回归热疏螺旋体和奋森疏螺旋体。

（一）伯氏疏螺旋体的生物学性状

螺旋稀疏且两端稍尖，革兰染色阴性，但不易着色，常用 Giemsa 或 Wright 染色。营养要求较高，常用 BSK 培养基培养，微需氧。可分为 10 个基因种，至少 3 个基因种对人类有致病性，包括伯氏疏螺旋体、伽氏疏螺旋体和埃氏疏螺旋体。

（二）伯氏疏螺旋体的致病性与免疫性

伯氏疏螺旋体没有明显的毒力因子。侵入机体后可引起莱姆病。本病在不同地区临床特征可能有所不同。伯氏疏螺旋体感染机体后可产生特异性抗体，可清除体内感染的伯氏疏螺旋体。

（三）伯氏疏螺旋体的微生物学检查法

因为伯氏疏螺旋体在莱姆病的整个病程中数量较少，所以主要靠血清学试验和分子生物学的方法进行检查。

典型试题及分析

一、单选题

1. 下列观察螺旋体最好的方法是

A. 革兰染色

B. 抗酸染色

C. Giemsa 染色

D. 暗视野显微镜法

E. 悬滴法

【试题分析及参考答案】　本题考点是螺旋体的检查法。螺旋体革兰染色为阴性，但不易着色，常用 Fontana 镀银染色法及暗视野显微镜观察法。因此选 D。

2. 培养钩端螺旋体的最佳温度是

A. 37℃

B. 35℃

C. 28℃

D. 24℃

E. 20℃

【试题分析及参考答案】 本题考点是培养钩端螺旋体的最适温度。适宜温度为 28～30℃。因此选 C。

3. 钩端螺旋体在人工培养基中生长缓慢，分裂一次一般需要

A. 18～20 h

B. 1～2 h

C. 8～10 h

D. 大约 30 min

E. 以上均不对

【试题分析及参考答案】 本题考点是培养钩端螺旋体的生长特性。钩端螺旋体的生长缓慢，分裂一次需要 8～10 h。因此选 C。

4. 与钩端螺旋体特征不符合的一项叙述是

A. 暗视野显微镜观察形似细小珍珠排列的细链，一端或两端呈钩状

B. 电镜观察其最外层由细胞壁构成

C. 用 Fontana 镀银染色体法染成棕褐色

D. 常用含 10% 兔血清的柯索夫培养基培养

E. 抵抗力强，在湿土或水中可存活数月

【试题分析及参考答案】 本题考点是钩端螺旋体的生物学特征。钩端螺旋体具有细密而规则的螺旋，菌体一端或两端弯曲呈钩状。基本结构分为外膜、内鞭毛和柱形原生质体。暗视野显微镜

下可见钩端螺旋体像一串发亮的微细珠粒，电镜下最外层为外膜，内为肽聚糖层和细胞膜包绕的柱状原生质体。革兰染色阴性，不易着色，常用 Fontana 镀银染色法，呈棕褐色。营养要求高，常用含 10% 兔血清的柯索夫培养基培养。对理化因素的抵抗力较强，夏季在水或湿土中可存活数周至数月。因此选 B。

5. 关于钩端螺旋体病的描述，错误的是

A. 人主要是通过接触钩端螺旋体污染的水或土壤而被感染

B. 钩端螺旋体致病与其产生的内毒素样物质有关

C. 钩端螺旋体可进入血液引起钩端螺旋体血症

D. 钩端螺旋体病可累及全身多个脏器

E. 钩端螺旋体病患者病后可获得以细胞免疫为主的特异性免疫力

【试题分析及参考答案】 本题考点是钩端螺旋体的致病物质、致病性及免疫性。钩端螺旋体的主要传播方式是接触疫水或疫土，也可经胎盘感染胎儿引起流产；偶尔还可经吸血昆虫传播。侵入机体后即在局部增殖，经 1～2 周潜伏期，然后进入血液中大量繁殖，引起菌血症，出现发热、头痛、乏力、肌痛、眼结膜充血、浅表淋巴结肿大等中毒症状，以及微循环障碍和肝、肺、肾功能损害。钩端螺旋体具有类似细菌内毒素的致病物质。钩端螺旋体病患者病后可获得以体液免疫为主的特异性免疫力。因此选 E。

6. 感染钩端螺旋体的主要途径是

A. 垂直传播

B. 动物叮咬

C. 接触疫水

D. 呼吸道吸入

E. 使用血液制品

【试题分析及参考答案】 本题考点是钩端螺旋体的传播途径。钩端螺旋体病为自然疫源性疾病，在野生动物和家畜中广泛流行，其中鼠类和猪为主要传染源和储存宿主。主要传播方式是接触疫水或疫土，也可经胎盘感染胎儿引起流产；偶尔还可经吸血昆虫传播。因此选 C。

7. 关于钩体的疫水检查，下列叙述不正确的是

A. 取被检水作直接镜检或培养

B. 将豚鼠划破表皮深入被检水中约 1 h 使之感染

C. 将"感染"豚鼠隔离饲养、观察 1 个月

D. 取"感染"豚鼠血清，腹腔液、内脏等镜检或培养查钩体

E. 用显微镜凝集试验检查"感染"豚鼠有无钩体抗体

【试题分析及参考答案】 本题考点是钩体的病原学诊断。对有杂菌污染的标本，将标本接种于幼龄豚鼠或金地鼠腹腔，1 周后取心血检查，并做分离培养。因此选 A。

8. 关于梅毒螺旋体致病性与免疫性的描述，错误的是

A. 人是梅毒的唯一传染源

B. 梅毒螺旋体是通过内毒素和外毒素致病

C. 一、二期梅毒传染性强，而对机体的破坏性小

D. 三期梅毒传染性小，而对机体的破坏性大

E. 梅毒的免疫力为传染性免疫

【试题分析及参考答案】 本题考点是梅毒螺旋体致病性与免疫性。目前尚未证实梅毒螺旋体具有内毒素和外毒素，但有较强的侵袭力。致病因子主要有毒株荚膜、主要外膜蛋白及透明质酸酶。因此选 B。

9. 一期梅毒患者，检查病原体应取的标本是

A. 血液

B. 尿液

C. 脑脊液

D. 下疳渗出液

E. 梅毒疹渗出液

【试题分析及参考答案】 本题考点是不同疾病的取样标本。感染钩端螺旋体后应取患者的血液、尿液和脑脊液进行检查。二期梅毒患者在梅毒疹内和淋巴结中有大量螺旋体存在，传染性极强。一期梅毒表现为无痛性硬性下疳，病变多见于外生殖器，传染性极强。因此选 D。

10. 抗梅毒螺旋体的免疫是传染性免疫，其中较为重要的是

A. 皮肤黏膜屏障

B. 胎盘屏障

C. 体液免疫

D. 细胞免疫

E. 吞噬细胞

【试题分析及参考答案】 本题考点是梅毒螺旋体的免疫性。梅毒螺旋体感染免疫以细胞免疫为主。一般认为当体内持续有螺旋体存在时，对再感染有免疫力，即为传染性免疫。因此选 D。

11. 伯氏疏螺旋体的营养要求较高，生长缓慢，在液体培养基中分裂一代约需

A. 20 min

B. 1 h

C. 8 h

D. 18 h

E. 30 h

【试题分析及参考答案】 本题考点是伯氏疏螺旋体的生长特性。伯氏疏螺旋体生长缓慢，分裂增殖一代需 12～18 h。因此选 D。

二、多选题

1. 在发病 2 周后做钩体病病原体检查时应采取

A. 粪便

B. 尿液

C. 血液

D. 脑脊液

E. 局部分泌液

【试题分析及参考答案】 本题考点是钩体病的取样标本。感染钩端螺旋体后应取患者的血液、尿液和脑脊液进行检查。发病 10 天内取血液，第一周后可取尿液；有脑膜炎症状者取脑脊液进行检查。因此选 BD。

2. 可通过人与人密切接触而感染的微生物是

A. 淋球菌

B. 结核分枝杆菌

C. 梅毒螺旋体

D. 麻风分枝杆菌

E. 霍乱弧菌

【试题分析及参考答案】 本题考点是各病原体的传播途径。人是淋球菌的唯一宿主，主要通过性传播；结核分枝杆菌可通过呼吸道、消化道和破损的皮肤黏膜进入机体；麻风分枝杆菌主要通过呼吸道、破损的皮肤黏膜和密切接触等方式传播；梅毒螺旋体的唯一宿主是人类，主要通过垂直传播和性接触传播；霍乱弧菌主要通过污染的水源或食物经口摄入，人与人之间的直接传播不常见；在所列的选项中淋球菌、梅毒螺旋体和麻风分枝杆菌可通过人与人密切接触传播。因此选 ACD。

3. 可引起人兽共患病的螺旋体是

A. 钩端螺旋体

B. 梅毒螺旋体

C. 回归热疏螺旋体

D. 伯氏疏螺旋体

E. 奋森疏螺旋体

【试题分析及参考答案】 本题考点是各病原体的致病性。螺旋体广泛分布于自然界和动物体内，种类很多，其中对人和动物致病的只有钩端螺旋体、回归热疏螺旋体、伯氏疏螺旋体；梅毒螺旋体的唯一宿主是人类，只感染人类；奋森疏螺旋体寄居于人类口腔牙龈部，也是只引起人类疾病。因此选 ACD。

4. 关于梅毒螺旋体的生物学特性，下述哪些是正确的

A. 菌体有致密而规则的螺旋

B. 两端尖直

C. 基因组为线状 DNA

D. 不能在人工培养基上生长

E. 抵抗力弱，加热至 50℃ 5 min 死亡

【试题分析及参考答案】 本题考点是梅毒螺旋体的生物学特性。螺旋致密而规则，两端尖直；运动活泼；菌体表面有荚膜样物质；基因组为环状 DNA；梅毒螺旋体目前用人工培养方法尚未能成功培养；梅毒螺旋体抵抗力较弱，对冷、热及干燥均特别敏感。因此选 ABDE。

5. 目前对伯氏疏螺旋体感染的微生物学检查，主要依靠

A. 分离伯氏疏螺旋体

B. 血清学试验

C. 分子生物学方法

D. 动物试验

E. 细胞感染试验

【试题分析及参考答案】　本题考点是伯氏疏螺旋体的微生物学检查方法。伯氏疏螺旋体的数量在莱姆病的整个病程中较少，所以主要靠血清学试验和分子生物学的方法进行检查。因此选 BC。

6. 回归热是由多种疏螺旋体引起的疾病，其临床特征包括

A. 急起急退的高热

B. 全身肌肉酸痛

C. 一次或多次复发

D. 肝脾大

E. 黄疸和出血倾向

【试题分析及参考答案】　本题考点是回归热的临床特点。其临床特点为急起急退的高热，全身肌肉酸痛，一次或多次复发，肝脾大，重症可出现黄疸和出血倾向。因此选 ABCDE。

7. 用梅毒螺旋体抗原检测患者血清中特异性抗体，常用的方法有

A. 重组梅毒螺旋体抗原的血清学方法

B. FTA-ABS

C. TPHA

D. 免疫印迹

E. RPR 试验

【试题分析及参考答案】　本题考点是梅毒螺旋体的微生物学检查法，包括荧光密螺旋体抗体吸收试验即 FTA-ABS、梅毒螺旋体血凝试验即 TPHA 和基于重组梅毒螺旋体抗原的血清学方法。因此选 ABC。

8. 先天性梅毒是通过胎盘传给胎儿，出生的梅毒儿可表现为

A. 化脓性角膜炎

B. 间质性角膜炎

C. 先天性心脏病

D. 锯齿形牙齿

E. 神经性耳聋

【试题分析及参考答案】　本题考点是先天梅毒的临床特点。先天梅毒由梅毒孕妇经血行通过胎盘传染于胎儿，故亦称胎传梅毒。可导致胎儿流产、早产或死胎；也可导致先天畸形，出生的梅毒儿表现为锯齿形牙、间质性角膜炎、神经性耳聋等。因此选 BDE。

9. 三期梅毒常侵犯的内脏器官或组织是

A. 心血管系统

B. 皮肤黏膜

C. 中枢神经系统

D. 外生殖器

E. 内脏器官

【试题分析及参考答案】　本题考点是三期梅毒的临床特点。三期梅毒可侵犯内脏器官或组织，重者在 10～15 年后累及心血管和中枢神经系统，可危及生命，但传染性小。因此选 ACE。

10. 螺旋体种类繁多，分类的主要依据是

A. 菌体大小

B. 螺旋数目

C. 抗原性

D. 螺旋规则程度

E. 螺旋间距

【试题分析及参考答案】　本题考点是螺旋体的分类依据。主要是根据其抗原性、螺旋的数目、大小、规则程度

及两螺旋间的距离进行分类的。因此选 ABCDE。

三、名词解释

1. 螺旋体（spirochete）

2. 显微镜凝集试验（microscopic agglutination test）

3. 特异性制动抗体（Specific immobilizing antibody）

4. 细胞毒因子（cytotoxicity factor, CTF）

5. 荧光密螺旋体抗体吸收试验（FTA-ABS 试验）（fluorescence treponemal antibody-absorption test）

6. 回归热（relapsing fever）

【参考答案】

1. 螺旋体（spirochete） 是一类细长、柔软、弯曲呈螺旋状、运动活泼的原核细胞型微生物。在分类上属细菌学范畴。

2. 显微镜凝集试验（microscopic agglutination test） 是目前常用的钩端螺旋体血清学诊断方法。用活钩端螺旋体作为抗原，与不同稀释度患者血清在37℃作用2 h，然后用暗视野显微镜检查。如待检血清中有同种抗体存在，可见钩端螺旋体被凝集成团。一般凝集效价在1：300以上或晚期血清比早期血清效价高4倍及以上有诊断意义。

3. 特异性制动抗体（Specific immobilizing antibody） 是梅毒患者血清中出现的抗体。在厌氧条件下和有补体存在时，能抑制活动的梅毒螺旋体运动，并能将其杀死或溶解，但不能完全决定梅毒螺旋体感染后的免疫力。

4. 细胞毒因子（cytotoxicity factor, CTF） 存在于钩体病患者和钩端螺旋体感染动物的血浆中，将细胞毒因子注入小鼠，可导致肌肉痉挛、呼吸困难，最后死亡。钩端螺旋体无毒株不产生CTF。

5. 荧光密螺旋体抗体吸收试验（FTA-ABS 试验）（fluorescence treponemal antibody-absorption test） 为间接免疫荧光抗体试验。适于早期梅毒的诊断，采用 Nichols 株梅毒螺旋体作抗原，测定患者血清中特异性抗体，特异性强，敏感性也高，但不能用于梅毒疗效的监测。

6. 回归热（relapsing fever） 是由多种疏螺旋体引起的疾病，临床特征为急起急退的高热，全身肌肉酸痛一次或多次复发，肝脾大，重症出现黄疸并有出血倾向。根据回归热传播媒介昆虫的不同，可分为两类，一为虱传回归热，又称为流行性回归热，其病原体为回归热疏螺旋体；另一为蜱传回归热，又称地方性回归热，其病原体多至 15 种。

四、简答题

1. 简述钩端螺旋体的致病过程。

【参考答案】 钩端螺旋体病是人畜共患传染病。传染源与储存宿主主要是鼠类和家禽。动物感染后，一般呈隐性或慢性感染，钩端螺旋体在其肾脏长期繁殖，并随尿不断排出，污染水源和土壤，钩端螺旋体可通过破损的皮肤或黏膜进入机体。钩端螺旋体侵入人体后，即在局部迅速繁殖，并进入血循环引起钩端螺旋体血症，继而扩散至肝、肾、肺、脑及肌肉等组织器官，出现全身中毒症状，如高热、乏力、头痛、肌痛、眼结膜充血、淋巴结肿大等。由于个体免疫状态不同及感染的钩端螺旋体型别、毒力和数量的不同，因此临床症状的差异很大。

2. 简述梅毒螺旋体的致病性和免疫性特点。

【参考答案】   人是梅毒的唯一传染源。梅毒分为先天性梅毒和后天性梅毒。先天性梅毒是母体通过胎盘传给胎儿的，能引起流产、早产或死胎。若出生后能存活，呈现锯齿形牙、间质性角膜炎、先天性耳聋等症状。

后天性梅毒是通过性接触传染。后天性梅毒分为三期。一期，感染后约3周左右出现局部无痛性硬性下疳，多见于外生殖器，此期传染性极强。二期，全身皮肤黏膜出现梅毒疹、全身淋巴结肿大，有时累及骨、关节、眼及其他器官。此期传染性强，但破坏性小。三期，也称梅毒晚期。此期不仅出现皮肤黏膜溃疡性坏死病，并侵犯内脏器官或组织，重者经10～15年后，出现心血管及中枢神经系统病变，导致动脉瘤、脊髓瘤等。此期传染性小，但破坏性大。

梅毒螺旋体感染的免疫包括细胞免疫和体液免疫，但以细胞免疫为主。此种免疫力随病原体的消失而消失，故称为传染性免疫。

3. 简述非螺旋体抗原试验的原理及临床应用价值。

【参考答案】   非螺旋体抗原试验是辅助诊断梅毒的一种试验，即用牛心肌脂质作为抗原，测定患者血清中的反应素。梅毒患者血清中的反应素是特异性的 IgA 与 IgM 混合抗体，能与生物组织（如牛心肌）中的脂质抗原发生非特异性结合反应，目前国际上通用 VDRL 试验和改良的 RPR 试验。前者在玻片上进行，后者在专用纸卡的反应圈内进行，可定量与半定量，由于敏感性高而特异性差，适用于梅毒患者的初筛。目前国内较常用不加热血清反应素试验（USR），用于初筛，一期梅毒阳性率约为 70%，二期梅毒为 100%，三期梅毒阳性率较低。由于本实验所用抗原是非特异性的，在某些非梅毒性疾病也可出现阳性反应。因此，在结果分析时应注意。

4. 简述伯氏疏螺旋体的致病特点。

【参考答案】   伯氏疏螺旋体可引起莱姆病，其传播媒介主要是某些硬蜱，主要储存宿主是野栖型鼠类和小型哺乳动物。人受带菌蜱叮咬后，螺旋体进入皮肤，在局部繁殖，数日至数周后通过血液或淋巴扩散至全身多个器官。莱姆病早期出现游走性红斑、发热、头痛、关节痛等症状，随后逐渐形成关节炎、心脏、神经系统或其他深部组织炎症。晚期（发病后数月至数年）出现深部组织持续感染并伴有严重的功能障碍。

（张芳琳）

第23章　病毒的基本性状

考试要点

一、病毒的概念与基本特征

是一类体积微小，结构简单，只含有一种类型的核酸，严格细胞内寄生的非细胞型微生物。可分为动物病毒、植物病毒、噬菌体和真菌病毒等，共4000多种。基本特征包括：①体积微小，需用电子显微镜观察；②结构简单，不具细胞形态，只有核酸基因和蛋白外壳；③核酸单一，一种病毒仅具有一种类型的核酸（DNA或RNA）；④超级寄生，严格的活细胞内复制增殖。

二、病毒的大小与形态

1. **大小**　病毒个体微小，测量单位是纳米（nm）。大型病毒（如痘病毒）直径200～300 nm；中型病毒（如流感病毒）约100 nm；小型病毒（如脊髓灰质炎病毒）仅20～30 nm。

2. **形态**　电镜下观察有五种形态：①球形，大多数人类和动物病毒为球形，如脊髓灰质炎病毒、疱疹病毒及腺病毒等。②丝形，多见于植物病毒。人类某些病毒（如流感病毒）有时也可形成丝形。③弹形，形似子弹头，如狂犬病病毒等。④砖形，如痘病毒（天花病毒、牛痘病毒等），其实大多数呈卵圆形或"菠萝形"。⑤蝌蚪形，由一卵圆形的头及一条细长的尾组成，如噬菌体。

三、病毒的结构与化学组成

（一）病毒的结构

1. **核心**　位于病毒体中心，为核酸，构成病毒的基因组，是决定病毒复制、

遗传和变异的物质。

2. **衣壳**（capsid）　包围在核酸外面的蛋白质外壳称衣壳。核酸和衣壳构成核衣壳（nucleocapsid），是病毒的基本结构。衣壳由一定量的壳粒组成，壳粒是衣壳的亚单位。每个壳粒可由一个或几个多肽组成。根据壳粒的数目和排列方式可分成几种对称类型：螺旋对称型（如流感病毒）；20面体对称型（如腺病毒）和复合对称型（如噬菌体）。衣壳的功能：①对病毒核心起保护作用；②介导特异性感染过程；③具有抗原性。

3. **包膜**（envelope）　是包围在病毒核衣壳外面的一层脂质双层膜，是有些病毒在芽生过程中获得的，包膜表面的突起为包膜子粒（peplomer）或刺突（spike）。有包膜的病毒称包膜病毒，无包膜病毒也叫裸病毒。包膜易被乙醚、氯仿和胆汁等脂溶剂破坏，使有包膜的病毒感染性丧失。包膜的功能：①保护病毒核衣壳；②参与病毒感染过程；③具有抗原性。

（二）病毒的化学组成与功能

1. **核酸**　位于病毒体中心，为病毒的核心，其化学成分为DNA或RNA。病毒核酸携带病毒的全部遗传信息，可被宿主细胞所解码、转录、翻译出多种病毒蛋白。病毒核酸的主要功能：①病毒复制；②决定病毒特性；③具有感染性。

2. **蛋白质**　可分成结构蛋白和非结构蛋白，结构蛋白包括病毒体的衣壳、基质或包膜蛋白，其功能：保护病毒核

酸；参与感染过程；具有抗原性。非结构蛋白主要为病毒体内的酶类物质，如逆转录酶、DNA多聚酶、蛋白水解酶等，主要参与病毒复制。

3. 脂类和糖 主要存在于包膜病毒的包膜上，大部分来自宿主细胞膜。

四、病毒的增殖

（一）病毒的复制周期

病毒的复制周期是指病毒从感染宿主细胞开始，到子代病毒从感染细胞中释放出来的过程，可分为吸附、穿入、脱壳、生物合成、装配和释放五个阶段。

1. 吸附 是指病毒附着于敏感细胞的表面，它是感染的起始期，而细胞表面能吸附病毒的结构称为病毒受体。吸附分两个阶段：①病毒与细胞的静电结合；②病毒的包膜或无包膜病毒衣壳表面的配体与细胞表面的特异性受体结合。

2. 穿入 是指病毒核酸或感染性核衣壳穿过细胞进入细胞质，开始病毒感染的细胞内期。穿入细胞膜的方式有多种，一般无包膜病毒经吞饮进入，有包膜病毒经融合进入。

3. 脱壳 穿入和脱壳是连续的过程，失去病毒体的完整性被称为脱壳。多数病毒穿入细胞后，受细胞溶酶体酶作用，病毒衣壳蛋白被水解，露出病毒核酸。

4. 生物合成 包括核酸合成和蛋白质合成。病毒的生物合成过程可分为六类：即双链DNA（dsDNA）病毒、单链DNA（ssDNA）病毒，单正链RNA（+ssRNA）病毒、单负链RNA（-ssRNA）病毒、双链RNA（dsRNA）病毒及逆转录病毒。

（1）dsDNA病毒：dsDNA病毒的生物合成分早期和晚期两个阶段，早期

阶段是利用细胞的DNA依赖的RNA多聚酶，转录出早期mRNA，然后在细胞质核糖体内翻译出早期蛋白，早期蛋白主要是合成子代病毒所需的酶类，如DNA多聚酶等。晚期阶段则是利用早期蛋白的各种酶，复制出子代病毒核酸，并合成结构蛋白。

（2）ssDNA病毒：先以亲代ssDNA为模板，合成另一条互补链，与亲代单链DNA形成DNA双链的复制中间体后，然后解链，以新合成互补链为模板复制出子代ssDNA，转录成mRNA和翻译合成病毒蛋白。

（3）+ssRNA病毒：+ssRNA病毒的RNA基因组具有mRNA的功能，可直接附着于核糖体翻译出早期蛋白，早期蛋白含有子代病毒基因组复制所需的RNA依赖的RNA聚合酶。在该酶的作用下复制出与亲代正链RNA互补的负链RNA，形成双链RNA（±），即复制中间型。其中正链RNA起mRNA的作用，翻译晚期蛋白。负链RNA起模板作用，转录与负链RNA互补的子代病毒RNA。

（4）-ssRNA病毒：病毒进入细胞脱壳后，首先依赖病毒的RNA多聚酶转录出互补正链RNA，形成复制中间体，然后以正链RNA为模板，既合成子代负单链RNA，又翻译出病毒的结构蛋白和非结构蛋白。正链有双重作用，指导合成结构蛋白，指导合成子代负链RNA。

（5）dsRNA病毒：只有其负链RNA复制出正链RNA，再由正链RNA复制出新的负链RNA。

（6）逆转录病毒：以病毒RNA为模板，在逆转录酶的作用下合成cDNA，

形成RNA：DNA复制中间体，其中RNA由RNA酶H水解，然后在DNA多聚酶作用下形成dsRNA，整合在宿主染色体上，成为前病毒。前病毒被激活后转录出病毒的子代RNA和mRNA。mRNA在核糖体上被转译成子代病毒蛋白。

5. 组装、成熟与释放　病毒的装配是指新合成的毒粒结构组分组装成完整的病毒颗粒，然后以出芽或破胞的形式释放到细胞外，病毒的释放标志着病毒复制周期的结束。无包膜病毒装配核衣壳即成为成熟的病毒体；包膜病毒多以出芽的方式释放，释放核衣壳时，包上核膜或细胞质膜而成为成熟的子代病毒。

（二）病毒的异常增殖与干扰现象

1. 病毒的异常增殖

（1）顿挫感染（aboritive infection）：病毒进入宿主细胞，如果细胞缺乏病毒复制所需的酶等，则不能复制出有感染性的病毒颗粒，称为顿挫感染；不能给病毒提供复制条件的细胞，称为非容许细胞。

（2）缺陷病毒（defective virus）和辅助病毒（helper virus）：由于病毒基因组不完整或基因位点的改变，病毒在宿主细胞中复制出不完整、无感染性的病毒颗粒，称为缺陷病毒；当其与另一病毒共同培养时，后者能为缺陷病毒提供所缺少的物质，使之复制出具有感染性的病毒颗粒，后者称为前者的辅助病毒。

2. 干扰现象（interference）　是指当两种病毒同时感染同一细胞时，可发生一种病毒增殖抑制另一种病毒增殖的现象。

五、病毒的遗传与变异

1. 基因突变　是指病毒基因组中核酸碱基序列的置换、缺失或插入。突变

的结果可导致病毒生物学特性发生变化，而出现以下突变株。

（1）毒力突变株：可使毒力增强或毒力减弱，后者可制成弱毒活病毒疫苗，如脊髓灰质炎疫苗、麻疹疫苗等。

（2）条件致死突变株：指病毒突变后在特定条件下能生长，而在原来条件下不能繁殖而被致死。其中最主要的是温度敏感条件致死突变株（temperature-sensitive conditional lethalmutant），简称温度敏感突变株（ts株），在$28 \sim 35$℃能增殖，在$37 \sim 40$℃则不能繁殖，而野生型在两种温度均能增殖。

（3）宿主适应性突变株：指病毒基因突变影响了对宿主细胞的感染范围，能感染野生型病毒所不能感染的细胞，例如狂犬病毒突变株适应在兔脑内增殖，由"街毒"变为"固定毒"，可制成狂犬病疫苗。

（4）缺陷型干扰突变株：指病毒基因组中碱基缺失突变引起，其所含核酸较正常病毒明显减少，并发生各种各样的结构重排。其特点是病毒由于基因的缺陷而不能单独复制，必须在辅助病毒（通常是野生株)存在时才能进行复制，并同时干扰野生株的增殖。

（5）耐药突变株：临床上应用针对病毒酶的药物后，使病毒酶编码基因发生突变而降低了靶酶对药物的亲和力或作用，从而使病毒对药物产生抗药性而能继续增殖。

2. 基因重组和重配　两个有亲缘关系但生物学性状不同的毒株感染同种细胞可发生核酸水平上的互换而产生兼有两亲本特性的子代病毒。核酸间的互换而形成子代的过程称为重组；基因分节段的RNA病毒通过交换RNA节段而进

行的重组称为重配。

3. 基因整合　是指病毒基因组与宿主细胞基因组的整合，即病毒基因组 DNA 片断插入到宿主染色体 DNA 中，整合既可引起病毒基因的变异，也可引起宿主细胞染色体基因的改变，常见于部分 DNA 病毒及逆转录病毒。

4. 病毒产物的相互作用　当两种病毒感染同一种细胞时，除发生基因重组外，也可发生病毒基因产物的相互作用，包括表型混合和互补。

（1）表型混合（phenotype mixing）：两种病毒混合感染后，一种病毒的基因组偶尔装入另一种病毒的衣壳或包膜内，发生表型混合。无包膜病毒发生的表型混合称核壳转移。这种混合是不稳定的，传代后可恢复其原来的特性。

（2）互补（complementation）：指两种病毒通过其产生的蛋白质产物（如酶、衣壳或囊膜）相互间补充不足，其中一种病毒的基因产物促使另一病毒增殖，这种现象称为互补。

六、理化因素对病毒的影响

1. 物理因素

（1）温度：大多数病毒耐冷不耐热。

（2）干燥：在室温条件下干燥易使病毒灭活。

（3）盐类：有些盐类可提高病毒对热的抵抗力。

（4）pH 值环境：病毒一般在 pH 值 5.0～9.0 的环境下稳定。

（5）射线：紫外线、X 线和高能量粒子可杀灭病毒。

2. 化学因素

（1）脂溶剂：有包膜病毒含脂质成分，易被脂溶剂破坏，因此有包膜病毒对脂溶剂敏感。

（2）甘油：大多数病毒在 50% 甘油盐水中能活存较久。

（3）化学消毒剂：一般病毒对高锰酸钾、次氯酸盐等氧化剂都很敏感，升汞、乙醇、强酸及强碱均能迅速杀灭病毒。

（4）抗生素与中草药：抗生素对病毒无效。一些中草药如板蓝根、大黄、黄芪等对病毒有一定的抑制作用。

七、病毒的分类

1. 病毒分类依据

包括：①病毒核酸类型与结构。②病毒形状与大小。③病毒衣壳的对称性与壳粒数目。④有无包膜。⑤对理化因素的敏感性。⑥抗原性。⑦生物学特性。

2. 亚病毒

自然界中存在一类比病毒更小、结构更简单的微生物，统称为亚病毒，包括类病毒、卫星病毒和朊粒等。

（1）类病毒　为植物病毒致病因子，是一种感染性小 RNA 分子，仅有 250～400 个核苷酸组成，可在敏感细胞内复制。

（2）卫星病毒　也是一种植物病毒致病因子，可分为两大类，一类可编码自身的衣壳蛋白，另一类为卫星病毒 RNA 分子，在复制和壳体化上都要依赖辅助病毒，但与辅助病毒 RNA 无序列上的同源性。

（3）朊粒　亦称朊毒体，是一种蛋白侵染因子。

典型试题及分析

一、单选题

1.下列哪项结构是病毒体

A. 衣壳

B. 核衣壳

C. 刺突

D. 包膜

E. 壳粒

【试题分析及参考答案】 本题考点是病毒体的结构。结构完整并具有感染性的病毒颗粒称为病毒体。病毒体的基本结构是核心和衣壳构成的核衣壳，其中衣壳由壳粒构成。有些病毒的核衣壳外还有包膜，包膜表面的糖蛋白突起称为刺突。因此选B。

2.可直接测量病毒体大小的方法是

A. 光学显微镜观察

B. 电子显微镜观察

C. X线衍射法

D. 离心法

E. 超滤法

【试题分析及参考答案】 本题考点是测量病毒大小的方法。病毒体个体微小，其测量单位是纳米，光学显微镜观察不到；X射线衍射法是一种研究晶体结构的分析方法；离心法是根据颗粒或溶质密度等的不同而存在沉降速度差别，分离出不同组分的方法；超滤法是依靠膜两侧压力差作为推动力来分离溶液中不同分子量物质的方法。测量病毒体大小最可靠的方法是电子显微镜技术，可将病毒放大几万到几十万倍直接测量其大小。X线衍射法、超速离心沉淀法和超滤法等方法也可用来研究病毒的大小、形态、结构和亚单位等，但不是可直接测量病毒大小的方法。因此选B。

3.病毒的特征不包括

A. 无细胞结构

B. 含两种核酸

C. 对抗生素不敏感

D. 必须在易感活细胞内增殖

E. 可诱导细胞产生干扰素

【试题分析及参考答案】 本题考点是病毒的基本性状。病毒是形态最微小、结构最简单的微生物。结构简单表现为无完整的细胞结构，仅有一种类型核酸（RNA或DNA）作为其遗传物质。病毒因缺乏增殖所需的酶系统，只能在有易感性的活细胞内进行增殖。现有的抗生素对病毒无抑制作用。病毒可刺激人或动物细胞产生干扰素。因此选B。

4.病毒增殖、遗传与变异的物质基础是

A. 病毒核酸

B. 结构基因

C. 质粒

D. 衣壳蛋白

E. 脂多糖

【试题分析及参考答案】 本题考点是病毒的化学组成与功能。病毒的核酸构成病毒的基因组，病毒的增殖是以基因组为模板，经过转录、翻译过程合成病毒的前体形式，然后再装配成子代病毒体。病毒核酸链上的基因密码记录着病毒的全部信息，由它复制的子代病毒保留亲代病毒的一切特性。病毒在增殖过程中会发生基因组中碱基序列的改变，引起病毒变异。因此，病毒核酸为病毒的增殖、遗传和变异提供遗传信息。因此选A。

5.病毒本身具有mRNA功能的基

因类型是

　　A. 单正链 RNA

　　B. 双链 RNA

　　C. 单负链 RNA

　　D. 单链 DNA

　　E. 双链 DNA

【试题分析及参考答案】　本题考点是病毒的复制。单正链 RNA 病毒本身具有 mRNA 功能，可直接附着于宿主细胞的核糖体上翻译出早期蛋白。双链 RNA 病毒先转录出 mRNA，再翻译出蛋白。单负链 RNA 病毒先转录出互补正链 RNA，再以其为模板（起 mRNA 作用），转录出与其互补的子代负链 RNA，同时翻译出病毒结构蛋白和酶。单链 DNA 病毒以亲代为模板产生互补链，再以新合成互补链为模板复制出子代 ssDNA，转录 mRNA 和翻译合成病毒蛋白质。双链 DNA 病毒首先转录出早期 mRNA，再翻译成早期蛋白，然后以子代 DNA 分子为模板，大量转录晚期 mRNA，继而翻译出病毒的晚期蛋白即结构蛋白。因此选 A。

6. 双链 DNA 病毒在生物合成过程中翻译的早期蛋白主要是

　　A. 解链酶

　　B. 依赖 DNA 的 RNA 多聚酶

　　C. 依赖 DNA 的 DNA 多聚酶

　　D. 依赖 RNA 的 RNA 多聚酶

　　E. DNA 多聚酶

【试题分析及参考答案】　本题考点是双链 DNA 病毒的复制过程。双链 DNA 病毒首先利用细胞核内依赖 DNA 的 RNA 聚合酶，转录出早期 mRNA，再在细胞质内核糖体上翻译成早期蛋白。这些早期蛋白是非结构蛋白，主要为合成病毒子代 DNA 所需要的 DNA 多聚酶及脱氧胸腺嘧啶激酶，用以合成大量子代 DNA 分子。然后以子代 DNA 分子为模板，大量转录晚期 mRNA，继而翻译出病毒的晚期蛋白即结构蛋白。因此选 C。

7. 病毒复制周期中隐蔽期是指下列哪个阶段

　　A. 吸附

　　B. 穿入

　　C. 脱壳

　　D. 生物合成

　　E. 成熟装配

【试题分析及参考答案】　本题考点是病毒复制周期中各个阶段的特点。感染性病毒颗粒从复制初期结构消失，即进入隐蔽期，继而进入增殖期。在病毒复制周期中的吸附、穿入、脱壳和成熟装配时期，存在病毒颗粒。而在病毒复制的生物合成阶段，用血清学方法和电镜检查找不到病毒颗粒，称为隐蔽期。因此选 D。

8. 保存病毒株的最合适温度是

　　A. -20℃

　　B. -70℃

　　C. 40℃

　　D. 室温

　　E. 56℃

【试题分析及参考答案】　本题考点是温度对病毒的影响。病毒的一个重要特性就是耐冷不耐热，在 0℃ 以下，特别是在干冰温度（-70℃）和液态氮温度（-196℃）下，可长期保持其感染性。大多数病毒于 50～60℃ 30 min 即被灭活。因此选 B。

9. 有包膜病毒释放的方式主要为

　　A. 出芽

B. 细胞融合

C. 胞吐作用

D. 裂解细胞

E. 细胞穿孔

【试题分析及参考答案】 本题考点是病毒的释放方式。裸露病毒和 RNA 病毒在组装完成后，随宿主细胞破裂而把病毒全部释放到周围环境中，而有包膜的 DNA 病毒和 RNA 病毒，则以出芽方式释放到细胞外，宿主细胞通常不死亡。有些病毒如巨细胞病毒，很少释放到细胞外，而是通过细胞间桥或细胞融合，在细胞之间传播，致癌病毒的基因组与宿主细胞染色体整合，随细胞分裂而出现在子代细胞中。因此选 A。

10. 所谓病毒结构的对称类型是根据

A. 包膜的折叠形式

B. 壳粒的数目及排列

C. 蛋白质的空间构型

D. 核酸的空间排列方式

E. 刺突的空间排列

【试题分析及参考答案】 本题考点是病毒对称类型的分类依据。病毒的基本结构是由核心和衣壳构成的核衣壳。核心位于病毒体的中心，为核酸。衣壳是包绕在核酸外面的蛋白质外壳，由一定数量的壳粒组成，壳粒的排列方式呈对称性。不同的病毒体所含的壳粒的数目及排列方式不同，据此可将病毒分为螺旋对称型、20 面体对称型和复合对称型。包膜是某些病毒具有的特殊结构，包膜表面的糖蛋白突起称为刺突。因此选 B。

11. 病毒灭活是指在理化因素下使病毒失去

A. 感染性

B. 诱生 IFN 的特性

C. 血凝特性

D. 细胞融合特性

E. 抗原性

【试题分析及参考答案】 本题考点是病毒灭活的概念。病毒在理化因素作用后，失去感染性称为灭活。灭活的病毒仍能保留病毒的其他特性，如抗原性、血凝特性、细胞融合及诱导干扰素的产生等。因此选 A。

12. 缺损病毒本质上指的是

A. 包膜表面刺突缺损

B. 复制周期不完整

C. 壳粒变异

D. 基因组缺损

E. 衣壳缺损

【试题分析及参考答案】 本题考点是缺损病毒的概念。缺损病毒是指病毒核酸基因有遗传缺陷，基因组不完整或者某一基因位点发生了改变，这种病毒单独在宿主细胞内不能合成病毒所需要的全部成分，因此不能进行正常增殖，复制不出完整的具有感染性的病毒颗粒。因此选 D。

13. 判断病毒是否具有包膜采用下列哪种方法

A. 对温度的抗性

B. 细胞病变

C. 对石炭酸的敏感性

D. 超速离心

E. 对脂溶剂的敏感性

【试题分析及参考答案】 本题考点是病毒包膜的特性。病毒包膜中含有脂质成分，对脂溶剂敏感。温度对病毒的影响主要是高温使病毒衣壳蛋白变性和病毒包膜的糖蛋白刺突发生变化，或者破坏病毒复制所需的酶类。石炭酸是蛋白变性剂。因此选 E。

14. 关于病毒在宿主细胞内的复制过程，正确的描述是

A. 吸附、脱壳、生物合成、装配与释放

B. 吸附、穿入、脱壳、生物合成、装配与释放

C. 特异性结合、脱壳、复制、装配及释放

D. 吸附、结合、穿入、生物合成、装配及释放

E. 结合、复制、装配及释放

【试题分析及参考答案】　本题考点是病毒的复制周期。病毒的复制周期包括吸附、穿入、脱壳、生物合成、装配与释放等步骤。病毒需先吸附于易感细胞后方可穿入，穿入主要是通过吞饮或融合方式穿入细胞膜。病毒进入宿主细胞后，必须脱去蛋白质衣壳后，核酸才能发挥作用。病毒基因组一旦从衣壳中释放后，就进入病毒复制的生物合成阶段，合成病毒核酸和结构蛋白。最后将核酸和蛋白组装成成熟的病毒颗粒后，通过细胞裂解或出芽等方式释放。因此选 B。

15. 病毒的功能蛋白是

A. 衣壳蛋白

B. 包膜蛋白

C. 刺突糖蛋白

D. 早期蛋白

E. 晚期蛋白

【试题分析及参考答案】　本题考点是病毒的化学组成与功能。病毒的结构蛋白包括衣壳蛋白、刺突糖蛋白、包膜蛋白和晚期蛋白，而其功能蛋白主要有复制过程中的一些早期蛋白如 DNA 酶和 RNA 酶。因此选 D。

16. 下述哪种属于病毒基因突变

A. 温度敏感性变异

B. 互补作用

C. 多重复活

D. 交叉复活

E. 表型混合

【试题分析及参考答案】　本题考点是病毒的遗传与变异。病毒的基因突变可表现为毒力改变、条件致死突变株（如温度敏感性突变株）、宿主适应性突变株、缺陷型干扰突变株和耐药突变株的产生。互补作用、多重复活、交叉复活和表型混合都是两种或两种以上病毒感染同一宿主细胞时，病毒之间发生的各种形式的相互作用。因此选 A。

17. 对病毒抵抗力叙述错误的是

A. 大多数病毒 60℃ 30 min 可被灭活

B. 紫外线能灭活病毒

C. 所有病毒对脂溶剂都敏感

D. 甲醛能使病毒灭活，但保留抗原性

E. 大多数病毒在 -70℃下可存活

【试题分析及参考答案】　本题考点是理化因素对病毒的影响。病毒都是耐冷怕热，在 0℃ 以下，特别是在干冰温度（-70℃）和液氮温度（-196℃）下，可长期保持其感染性。大多数病毒于 50～60℃ 30 min 即被灭活。紫外线、射线能灭活病毒，酚、甲醛等蛋白变性剂可灭活病毒。有包膜病毒因含有脂质，对脂溶剂敏感。因此选 C。

18. 下列哪一项不属于病毒的分类原则

A. 核酸的类型

B. 氨基酸种类

C. 对脂溶剂的敏感性

D. 衣壳的对称性

E. 有无包膜

【试题分析及参考答案】　本题考点是病毒的分类原则。病毒的分类非常复杂，一般采用一种非系统、多原则、分等级的分类方法。病毒分类依据：病毒核酸类型与结构、病毒形状与大小、病毒衣壳的对称性与壳粒数目、有无包膜、对理化因素的敏感性、抗原性、生物学特性等。因此选 B。

二、多选题

1. 核衣壳包括

A. 包膜

B. 刺突

C. 核酸

D. 衣壳

E. 酶类

【试题分析及参考答案】　本题考点是病毒的结构。病毒的核酸和衣壳构成核衣壳，核衣壳是病毒体的基本结构。有些病毒的核衣壳外有包膜，包膜表面的糖蛋白突起称为刺突。病毒编码的酶类属于病毒的非结构蛋白，不参与病毒体的构成。因此选 CD。

2. 衣壳的生物学意义包括

A. 决定遗传信息

B. 保护核酸

C. 吸附细胞

D. 有抗原性

E. 病毒分类依据

【试题分析及参考答案】　本题考点是病毒衣壳的生物学意义。病毒的衣壳由蛋白质组成，包绕在核酸外面，可以保护病毒核酸免受环境中核酸酶或其他影响因素的破坏，并能介导病毒进入宿主细胞。衣壳具有抗原性，是病毒体的主要抗原成分。衣壳由壳粒组成，壳粒数目和对称方式可作为病毒鉴别和分类的依据之一。因此选 BCDE。

3. 病毒的特征主要有

A. 体积小，能通过滤过器

B. 以自我复制方式增殖

C. 含有 DNA 和 RNA

D. 酶系统不完整

E. 对抗生素敏感

【试题分析及参考答案】　本题考点是病毒的基本特征。病毒体积微小，可以通过细菌滤器。结构简单，没有完整的酶系统，以复制方式增殖。病毒遗传物质单一，仅含有一种核酸（DNA 或 RNA）。病毒对抗生素不敏感，对干扰素敏感。因此选 ABD。

4. 病毒干扰现象可出现在以下哪几种情况

A. 同种病毒之间

B. 同型病毒之间

C. 同株病毒之间

D. 异种病毒之间

E. 病毒和其它微生物之间

【试题分析及参考答案】　本题考点是病毒的干扰现象。两种病毒感染同一细胞时，可发生一种病毒抑制另一种病毒增殖的现象称为干扰现象。干扰现象不仅发生在异种病毒之间，也可发生在同种、同型及同株病毒之间，但病毒不能和其他为生物之间发生干扰。因此选 ABCD。

5. 温度敏感突变株有以下哪些特征

A. 容易出现回复突变

B. 具有容易检测与识别的生物学特性

C. 在 37～40℃时不能增殖

D. 可成为毒力减弱株

E. 在 28～35℃时可增殖

【试题分析及参考答案】　本题考点是病毒基因突变中的温度敏感突变株的特点。温度敏感性突变株在 28 ～ 35℃ 条件下可增殖，而在 37 ～ 40℃ 条件下不能增殖。温度敏感性突变株常具有减低毒力而保持其免疫原性的特点，是生产减毒活疫苗的理想株，但容易出现回复突变（回复率为 1/10000）。温度敏感性突变株不具有容易检测与识别的生物学特性。因此选 ACDE。

三、名词解释

1. 病毒包膜（viral envelope）
2. 衣壳（capsid）
3. 病毒复制（virus replication）
4. 复制周期（replication cycle）
5. 吸附（absorption）
6. 缺陷病毒（defective virus）
7. 干扰作用（interference effect）
8. 病毒灭活（inactivation of virus）

【参考答案】

1. 病毒包膜（viral envelope）　病毒体在核衣壳外包绕了一层由类脂构成的囊膜称为病毒包膜。病毒包膜来源于宿主细胞，可保护病毒，增强感染性，引起免疫应答。

2. 衣壳（capsid）　包绕在病毒核酸外面的一层蛋白质，由一定数量的壳粒组成。每一壳粒又由一条或几条多肽链按一定的方式对称排列组成。

3. 病毒复制（virus replication）　病毒的增殖方式称为复制。病毒进入细胞后，细胞的代谢系统会按照病毒核酸的指令，以病毒核酸为模板进行核酸复制，并转录成病毒 mRNA，翻译成病毒蛋白质。新合成的病毒核酸和蛋白质分别构成子代病毒的核心和衣壳，装配成子代病毒释放到细胞外。

4. 复制周期（replication cycle）　从病毒体侵入细胞到子代病毒体生成释放，称为一个复制周期，包括吸附、穿入、脱壳、生物合成和装配释放五个阶段。

5. 吸附（absorption）　是指病毒体借助其表面接触蛋白与细胞表面受体特异性的结合过程，这是病毒感染细胞的第一步。每种细胞表面具有的受体不同，因而对病毒的易感性也不同，即病毒感染具有特定的宿主范围。

6. 缺陷病毒（defective virus）　病毒复制过程中由于基因突变导致不能复制出完整的、有感染性的病毒颗粒，这种病毒称缺陷病毒，如丁型肝炎病毒。缺陷病毒往往缺少结构蛋白基因，当与能够为之提供结构蛋白的病毒共同感染细胞时，便能够复制出完整的病毒体。

7. 干扰作用（interference effect）　两种病毒感染同一细胞时，一种病毒抑制另一种病毒复制被称为干扰作用。干扰现象非常普遍，可发生在同种、型、株和不同种、型、株病毒之间，也可发生在活病毒和灭活病毒之间。病毒间的干扰作用可以终止感染，导致宿主康复。

8. 病毒灭活（inactivation of virus）是指在一定的理化因素，如热、辐射、化学试剂、酸碱等作用下，破坏病毒的结构组成，使病毒失去感染性。被灭活的病毒仍可保留抗原性和血凝特性。

四、简答题

1. 病毒结构由哪几部分组成？各部分的主要功能是什么？

【参考答案】病毒是由基本结构和辅助结构组成的。基本结构包含核心和衣壳。核心成分为核酸，其功能为：①决定病毒特性；②病毒复制；③具有感染性。总之，核酸是主导病毒感染、增殖、遗传、变异的物质基础。衣壳的成分是蛋白，其功能为：①保护病毒核酸；②参与感染过程；③具有抗原性。辅助结构含有包膜和触须样纤维。包膜成分含蛋白质、多糖和脂类，其功能为：①维持病毒结构完整性；②有与宿主细胞膜亲和融合的性能；③有病毒种、型抗原特异性。

2. 试以双链 DNA 病毒为例，叙述病毒的增殖过程。

【参考答案】　双链 DNA 病毒的复制，首先在 RNA 聚合酶作用下，从病毒 DNA 转录病毒 mRNA，mRNA 有两种：一种是早期 mRNA，主要为合成复制病毒 DNA 所需的酶，如依赖 DNA 的 DNA 聚合酶、脱氧胸腺嘧啶激酶等，称为早期蛋白；另一种是晚期 mRNA，在病毒 DNA 复制之后出现，主要指导合成子代病毒的结构蛋白，称为晚期蛋白。子代病毒 DNA 的合成是以亲代 DNA 为模板，按核酸半保留形式复制子代双链 DNA，最后在细胞质内子代病毒 DNA 和子代病毒的结构蛋白装配成完整的病毒体而释放到宿主细胞外。

3. 什么是病毒的基因突变？它有哪些表现形式？

【参考答案】　病毒的基因突变是指基因组中碱基的置换、缺失或插入。基因突变可以表现为毒力改变、条件致死突变株、宿主适应性突变株、缺陷型干扰突变株以及耐药突变株：

（1）毒力改变：病毒突变后可使毒力增强或毒力减弱，可以把减毒株制成弱毒活病毒疫苗。

（2）条件致死突变株：指病毒突变后在特定条件下能生长，而在原来条件下不能繁殖而被致死。

（3）宿主适应性突变株：指病毒基因突变影响了对宿主细胞的感染范围，能感染野生型病毒所不能感染的细菌。

（4）缺陷型干扰突变株：指病毒基因组中碱基缺失突变引起，其所含核酸较正常病毒明显减少，并发生各种各样的结构重排。

（5）耐药突变株：临床上应用针对病毒酶的药物后，使病毒酶编码基因发生突变而降低了靶酶对药物的亲和力，从而使病毒对药物产生抗药性而能继续增殖。

（吴兴安）

第24章　病毒的感染与免疫

考试要点

一、病毒的致病作用

（一）病毒感染的传播方式

1. 水平传播（horizontal transmission）病毒在人群中不同个体间的传播称水平传播。病毒可通过破损皮肤、呼吸道、消化道、泌尿生殖道、注射、输入血制品、器官移植等途径传播。如流感病毒、肝炎病毒、一些肠道病毒等。

2. 垂直传播（vertical transmission）病毒通过宫内胎盘或产道，直接由亲代传给子代的方式，称为垂直传播。如乙型肝炎病毒（HBV）、人类免疫缺陷病毒（HIV）、单纯疱疹病毒（HSV）、巨细胞病毒（CMV）等。

（二）病毒感染的致病机制

1. 对宿主细胞的致病作用

（1）杀细胞效应（cytocidal effect）：病毒在宿主细胞内复制增殖后，在很短的时间内，一次释放出大量病毒，以致细胞裂解；同时，又引起细胞内溶酶体膜的通透性增高，释放过多的水解酶于细胞质中，而使细胞溶解。脊髓灰质炎病毒、柯萨奇病毒及鼻病毒等无包膜病毒感染属于这一类。

（2）稳定状态感染（steady state infection）：有包膜的病毒在细胞内增殖的过程中，不阻碍细胞本身的代谢，也不改变溶酶体膜的通透性，因而不会使细胞溶解死亡。它们是以"出芽"方式从感染的宿主中释放出来，在一段时间内逐个释放。只有机械性损伤和合成产物的毒害可使细胞发生混浊肿胀、皱缩、

出现轻微的细胞病变。单纯疱疹病毒、脑炎病毒、麻疹病毒及流感病毒等感染都属于这一类型。有下述两种方式：①细胞融合，某些病毒的酶类或感染细胞释放的溶酶体酶，能使感染细胞膜改变，导致感染细胞与邻近的细胞融合。病毒借助于细胞融合，扩散到未受感染的细胞。②细胞表面出现病毒基因编码的抗原，病毒感染的细胞膜上常出现由病毒基因编码的新抗原。如流感病毒、副黏病毒在细胞内组装成熟后，以出芽方式释放时，细胞表面形成血凝素，因而能吸附某些动物的红细胞。使宿主细胞成为靶细胞，最终受细胞免疫作用而死亡。

（3）包涵体（inclusion body）形成：某些受病毒感染的细胞内，用普通光学显微镜可看到与正常细胞结构和着色不同的圆形或椭圆形斑块，称为包涵体。有的位于细胞质内（痘病毒），有的位于胞核中（疱疹病毒），或两者都有（麻疹病毒）；有嗜酸性或嗜碱性的，因病毒种类而异。如从可疑狂犬病的脑组织切片或涂片中发现细胞内有嗜酸性包涵体，即内基小体（Negribody），可诊断为狂犬病。

（4）细胞凋亡（apoptosis）：细胞凋亡是一种由基因控制的程序性细胞死亡，属正常的生物学现象。病毒感染可导致宿主细胞发生凋亡，这一过程可能促进细胞中病毒释放，但它也限制了由病毒"工厂"生产的病毒体的数量。

（5）基因整合与细胞转化：某些

DNA病毒和逆转录病毒在感染中可将基因整合于宿主细胞基因组中。有两种方式，一种是逆转录RNA病毒先以RNA为模板逆转录合成cDNA，再以cDNA为模板合成双链DNA，此双链DNA全部整合于细胞染色体DNA中；另一种是DNA病毒在复制中，偶然将部分DNA片段随机整合于细胞染色体DNA中。基因整合或其他机制引起的细胞转化与肿瘤形成密切相关。

2. 病毒感染的免疫病理作用

（1）抗体介导的免疫病理作用：病毒感染后许多病毒抗原可出现于宿主细胞表面，与抗体结合后，激活补体，导致宿主细胞破坏，属Ⅱ型超敏反应。抗体介导损伤的另一机制是抗原抗体复合物引起的Ⅲ型超敏反应。病毒抗原与抗体形成的复合物可经常出现于血循环中，沉积在任何部位均可导致损伤。

（2）细胞介导的免疫病理作用：特异性细胞免疫是宿主清除胞内病毒的重要机制，CTL对靶细胞膜病毒抗原识别后引起杀伤，能终止细胞内病毒复制，对感染的恢复起关键作用。但细胞免疫也损伤宿主细胞，这可能是病毒致病机制中的一个重要方面，属Ⅳ型超敏反应。

（3）致炎性细胞因子的病理作用：INF-γ、TNF-α、IL-1等细胞因子的大量产生将导致代谢紊乱，并活化血管活化因子，引起休克、DIC、恶病质等严重病理过程。

（4）免疫抑制作用：某些病毒感染可抑制免疫功能，其作用机制是病毒可主动抑制宿主的免疫应答，如导致高亲和力T细胞的删除，诱导部分耐受；破坏抗原提呈细胞；抑制效应细胞的功能等。常见的病毒有麻疹病毒、风疹病毒、CMV及HIV。

3. 病毒的免疫逃逸 反映病毒力的另一重要因素是病毒的免疫逃逸能力。病毒可能通过逃避免疫监视、防止免疫激活或阻止免疫反应发生等方式来逃脱免疫应答。有些病毒通过编码特异性抑制免疫反应蛋白质实现免疫逃逸，有些病毒形成合胞体让病毒在细胞间传播逃避抗体作用。如HBV可抑制IFN的转录，麻疹病毒诱生的IFN-β有抑制树突细胞作用。

（三）病毒感染的类型

根据有无临床症状，病毒感染分为显性感染和隐性感染；根据病毒在机体内感染的过程、滞留的时间，病毒感染分为急性感染和持续性感染。持续性感染又分为潜伏感染、慢性感染、慢发病毒感染和急性病毒感染的迟发并发症。

1. 隐性感染和显性感染

（1）隐性病毒感染（inapparent viral infection）：病毒进入机体不引起临床症状的感染称隐性感染或亚临床感染（subclinical viral infection）。隐性感染者虽不出现临床症状，但仍可获得免疫力而终止感染。部分隐性感染者一直不产生免疫力，这种隐性感染者也叫病毒携带者（viral carrier）。病毒携带者本身无症状，但病毒可在体内增殖并向外界排泄播散，成为重要的传染源，在流行病学上具有十分重要的意义。

（2）显性病毒感染（apparentviral infection）：有些病毒感染后均可发病，称为显性感染或临床感染（clinical infection），临床所见的绝大多数病毒感染，如麻疹、乙型脑炎、流感、脊髓灰质炎、水痘等都是显性感染。病毒侵入机体内，在一种组织或多种组织中增殖，并经局部扩散，或经血流扩散到全身。

2. 急性病毒感染（acute viral infection）也称为病原消灭型感染，病毒侵入机体后，在细胞内增殖，经数日乃至数周的潜伏期后发病。在潜伏期内病毒增殖到一定水平，导致靶细胞损伤和死亡而造成组织器官损伤和功能障碍，出现临床症状。宿主一般能在出现症状后的一段时间内，把病毒清除掉而进入恢复期。其特点为潜伏期短，发病急，病程数日至数周，病后常获得特异性免疫。因此，特异性抗体可作为受过感染的证据。

3. 持续性病毒感染（persistent viral infection）　即病毒在机体持续存在数月至数年，甚至数十年。可出现症状，也可不出现症状而长期带毒，成为重要的传染源，如 HIV、HBV 等。持续性感染有下述四种类型：

（1）**潜伏感染**（latent infection）：某些病毒在显性或隐性感染后，病毒基因存在于细胞内，有的病毒潜伏于某些组织器官内而不复制。但在一定条件下，病毒被激活又开始复制，使疾病复发。在潜伏期查不出病毒。

（2）**慢性感染**（chronic infection）：是指感染性病毒处于持续的增殖状态，病毒可持续存在于血液、组织液或器官内，机体长期排毒，病程长，症状长期迁延，往往可检测出不正常或不完全的免疫应答。如 HBV 感染后 10% 的患者血持续存在 HBsAg，血清中可检出免疫复合物。

（3）**慢发病毒感染**（slow virus infection）慢发病毒感染不同于慢性感染，其特点是潜伏期很长，通常在数月或数年，症状出现后呈进行性加重，直至病死。能引起慢发病毒感染的病毒有：属于慢病毒属的 HIV、狂犬病病毒及朊粒。

（4）**急性病毒感染的迟发并发症**（delayed complication after acute viral infection）急性感染后一年或数年，发生致死性的并发症，如亚急性硬化性全脑炎（subacute sclerosing panencephalitis，SSPE）。该病是在儿童期感染麻疹病毒后，到青春期才发作，表现为中枢神经系统疾病。

（四）病毒与肿瘤

至少有 100 多种以上病能引起动物恶性肿瘤，迄今已发现人类肿瘤中，有 15% 是由病毒感染而诱发成良性和恶性肿瘤。病毒与肿瘤的关系可分为两种：一种是肯定的，即肿瘤由病毒感染所致；另一种是密切相关，但尚未获肯定；属于前一种关系的包括 HPV 引起的人乳头瘤，为良性肿瘤，以及 HTLV 所致的人 T 细胞白血病，为恶性肿瘤；属于后一种关系的包括 HBV、HCV 与原发性肝癌的发生关系，EB 病毒与鼻咽癌和淋巴瘤的发生关系，HPV、HSV-2 型与宫颈癌的发生关系，以及 HSV-8 与卡波济肉瘤的发生关系等。

二、抗病毒免疫

（一）固有免疫

1. 干扰素的抗病毒作用　干扰素（interferon，IFN）是在诱生剂和某些细胞因子的作用下，由细胞基因编码产生的一组蛋白质，具有高度活性和多种功能。IFN 无病毒特异性，一种病毒诱生的 IFN 对其他病毒也有效，但有种属特异性，小鼠产生的 IFN 在人体内无效。

（1）**种类**：根据其抗原性不同可分为 α、β 和 γ 三种，它们分别由人白细胞、人成纤维细胞和 T 细胞产生。

（2）**特性**：①分子量小，4℃可保存较长时间，-20℃可长期保存活性，

56℃被灭活,可被蛋白酶破坏;②具有多种生物学活性,包括抗病毒、抗肿瘤和免疫调节作用;③对病毒只有抑制作用,而无杀灭作用,对已整合的病毒无作用;④抗病毒作用具有相对种属性。

(3)抗病毒活性:干扰素不能直接抗病毒,而是通过作用于细胞的干扰素受体,经信号转导等一系列生化过程,使细胞产生抗病毒蛋白(2′-5′腺嘌呤合成酶、磷酸二酯酶及蛋白激酶)。2′-5′腺嘌呤合成酶降解病毒 RNA,磷酸二酯酶能抑制病毒肽链的延长和蛋白质的翻译,蛋白激酶抑制病毒多肽链的合成,通过对转录和翻译的阻断抑制病毒蛋白质的合成。

2. NK 细胞 NK 细胞能非特异性杀伤受病毒感染的细胞。在感染早期,抗病毒特异性免疫应答尚未建立之前发挥作用。病毒感染后细胞膜发生变化,可成为 NK 细胞识别的"靶细胞"。NK细胞的杀伤机制主要是直接与靶细胞接触,通过穿孔素裂解靶细胞。

(二)适应性免疫

1. 体液免疫 抗体可清除细胞外的病毒,并有效抑制病毒通过病毒血症向靶组织扩散。

(1)中和抗体(neutralizing antibodies):指针对病毒某些表面抗原的抗体,此类抗体能与细胞外游离的病毒结合从而使病毒丧失感染力。其作用机制主要是直接封闭与细胞结合的病毒抗原表位,或改变病毒表面构型,阻止病毒吸附、侵入易感细胞。中和抗体不能直接灭活病毒。如抗流感病毒血凝素抗原的抗体,为中和抗体,具有免疫保护作用。

(2)血凝抑制抗体(haemagglutination inhibition antibodies, HIAb):表面含有血凝素的病毒,可刺激机体产生抑制血凝现象的抗体。IgM、IgG 有血凝抑制体的活性。乙型脑炎病毒、流感病毒等的血凝抑制抗体也能中和病毒的感染性。

(3)补体结合抗体(complement fixation antibodies):此类抗体由病毒内部抗原或病毒表面非中和抗原所诱发,不能中和病毒的感染性,但可通过调理作用增强巨噬细胞的吞噬作用。

2. 细胞免疫 感染细胞内病毒的清除,主要依赖于细胞免疫。构成病毒特异性细胞免疫反应的主要效应因素是 $CD8^+$ 性 T 细胞和 $CD4^+$ Th1 细胞。

(1)CTL 的抗毒作用:CTL 可通过其抗原受体识别病毒感染的靶细胞,裂解和凋亡靶细胞,达到清除或释放在细胞内复制的病毒体,从而在抗体的配合下清除病毒,因此被认为是终止病毒感染的主要机制。

(2)$CD4^+$ Th1 细胞:活化的 Th1 细胞释放释放 IFN-γ、TNF 等细胞因子可激活 NK 细胞、单核巨噬细胞而抗病毒发挥作用。

典型试题及分析

一、单选题

1. 关于垂直传播,错误的是

A. 是由母体传给胎儿

B. 病毒以外的其他微生物少见

C. 分娩时可经产道传播

D. 人类病毒可经精子传播

E. 可经胎盘传播

【试题分析及参考答案】 本题考

点是病毒感染的传播方式。垂直传播是指病毒由宿主的亲代传给子代的传播方式，主要通过胎盘或产道传播，因此垂直传播又称母婴传播。多种病毒可经垂直传播引起子代病毒感染，如风疹病毒、巨细胞病毒、HIV 及乙型肝炎病毒等，病毒以外的其他微生物少见。因此选 D。

2. 经隐性或显性感染后，病毒基因存在于一定的组织或细胞中，但并不产生有感染性的病原体，在某些条件下病毒可被激活而急性发作的感染是

A. 亚临床感染

B. 急性感染

C. 慢发病毒感染

D. 隐性感染

E. 潜伏性感染

【试题分析及参考答案】 本题考点是病毒潜伏感染的含义。潜伏感染的特点是病毒潜伏而不致病，当机体免疫力降低时可激活这些潜伏的病毒使感染复发。亚临床感染也称隐性感染，指病毒进入机体不引起临床症状的感染。急性病毒感染指病毒侵入机体后，在细胞内增殖，经数日乃至数周的潜伏期后发病。慢发病毒感染为慢性发展的进行性加重的病毒感染，感染后有很长的潜伏期，可达数月，数年甚至数十年。在症状出现后呈进行性加重，最终死亡。因此选 E。

3. 病毒感染后有很长的潜伏期，既不能分离出病毒，也无症状。经数年或数十年后，可发生某些进行性疾病，并导致死亡的这类感染是

A. 潜伏性感染

B. 隐性感染

C. 亚临床感染

D. 慢发病毒感染

E. 急性感染

【试题分析及参考答案】 本题考点是慢发病毒感染的含义。慢发病毒感染的特点是慢性进行性加重，并可导致死亡。潜伏感染指某些病毒在显性或隐性感染后，病毒基因存在细胞内，有的病毒潜伏于某些组织器官内而不复制，但在一定条件下，病毒被激活又开始复制，使疾病复发。隐性感染也称亚临床感染，指病毒进入机体不引起临床症状的感染。急性病毒感染指病毒侵入机体后，在细胞内增殖，经数日乃至数周的潜伏期后发病。因此选 D。

4. 下列哪组病毒易发生潜伏感染

A. 单纯疱疹、乙型脑炎

B. 水痘、乙型肝炎

C. 水痘、单纯疱疹

D. 乙型肝炎、单纯疱疹

E. 水痘、乙型脑炎

【试题分析及参考答案】 本题考点是病毒的感染类型。水痘、单纯疱疹病毒容易发生潜伏感染，当机体免疫力下降时可激活这些潜伏的病毒使感染复发。乙型脑炎病毒多发生隐性感染，并可获得特异性免疫。乙型肝炎病毒感染后易转为慢性感染，血中可持续检测出病毒。因此选 C。

5. 关于隐性感染，错误的是

A. 病毒感染中极少见

B. 可获得免疫力

C. 又称亚临床感染

D. 可造成组织细胞损伤

E. 可作为传染源

【试题分析及参考答案】 本题考点是隐性感染的特点。隐性感染也称亚临床感染，指病毒进入机体不引起有临床症状的感染。感染后可引起组织损伤，

并可获得免疫力。部分感染者成为病毒携带者，是重要的传染源。此外，病原性感染多数为隐性感染。因此选 A。

6. 能引起亚急性硬化性全脑炎的病毒是

A. 柯萨奇病毒

B. 麻疹病毒

C. 狂犬病病毒

D. ECHO 病毒

E. 流行性乙型脑炎病毒

【试题分析及参考答案】 本题考点是急性病毒感染的迟发并发症。亚急性硬化性全脑炎，是在儿童期感染麻疹病毒后，到青春期才发作，表现为中枢神经系统疾病，在脑组织中用电镜可查到麻疹病毒。柯萨奇病毒、ECHO 病毒和流行性乙型脑炎病毒多引起隐性感染。柯萨奇病毒感染引起的临床表现多样化，会引起无菌性脑膜炎、脑炎、疱疹性咽峡炎、肌痛、心肌炎、心包炎、肺炎、急性结膜炎等。ECHO 病毒主要引起无菌性脑膜炎、类脊髓灰质炎等中枢神经系统疾病和出疹性发热等。流行性乙型脑炎病毒多引起脑实质和脑膜炎症，出现严重的中枢神经系统症状，表现为高热、头痛、呕吐、惊厥、抽搐、脑膜刺激征等。狂犬病病毒引起慢发病毒感染，临床表现以神经症状为主，如痉挛、麻痹、昏迷及恐水等。因此选 B。

7. 干扰素的本质是

A. 受病毒抗原刺激后产生的抗体

B. 病毒抗原

C. 受病毒感染后细胞产生的抗病毒蛋白

D. 缺陷病毒编码的蛋白

E. 抗病毒化学制剂

【试题分析及参考答案】 本题考点是干扰素的概念。干扰素是在病毒感染或非病毒性诱生剂的作用下，由人或动物细胞基因编码产生的一种糖蛋白，具有抗病毒、抗肿瘤和免疫调节等多种生物学活性。因此选 C。

8. 干扰素抗病毒作用的机制是

A. 抑制病毒吸附

B. 诱导细胞产生抗病毒蛋白

C. 抑制病毒生物合成

D. 阻止病毒释放

E. 阻止病毒穿入

【试题分析及参考答案】 本题考点是干扰素的作用机制。干扰素是病毒或其他干扰素诱生剂刺激人或动物细胞所产生的一种糖蛋白，具有抗病毒、抗肿瘤和免疫调节等多种生物学活性。干扰素不能直接灭活病毒，而是通过诱导细胞产生抗病毒蛋白，从而干扰病毒的复制增殖。因此选 B。

9. 抗病毒的特异性细胞免疫作用是

A. 病毒被灭活

B. 丧失吸附易感细胞的能力

C. 中和病毒作用

D. 破坏病毒寄生的宿主细胞

E. 免疫调理作用

【试题分析及参考答案】 本题考点是抗病毒免疫中的特异性细胞免疫的作用机制。病毒特异性细胞免疫反应的主要效应因素是 $CD8^+$ 毒性 T 细胞和 $CD4^+$ Th1 细胞，通过这些效应细胞破坏病毒寄生的宿主细胞。中和病毒作用和免疫调理作用属于特异性的体液免疫。因此选 D。

10. 病毒中和抗体的作用是

A. 直接杀灭病毒

B. 阻止病毒脱壳

C. 阻止病毒释放

D. 阻止病毒吸附

E. 干扰病毒复制

【试题分析及参考答案】　本题考点是中和抗体的作用机制。病毒中和抗体指针对病毒某些表面抗原的抗体。此类抗体能与细胞外游离的病毒结合从而消除病毒的感染能力。其作用机制主要是直接封闭与细胞受体结合的病毒抗原表位，或改变病毒表面构型，阻止病毒吸附、侵入易感细胞。因此选 D。

二、多选题

1. 病毒感染细胞后可能出现的结果是

A. 杀死细胞

B. 细胞凋亡

C. 细胞膜出现新的抗原

D. 细胞转化或细胞增殖

E. 对细胞无影响

【试题分析及参考答案】　本题考点是病毒感染对宿主细胞的致病作用。病毒感染宿主细胞后可以出现杀细胞效应而使宿主细胞裂解死亡，也可发生稳定状态感染，即病毒进入细胞后能够复制，却不引起细胞立即裂解、死亡，但感染可引起宿主细胞融合及细胞表面产生新抗原，还可发生细胞凋亡、细胞转化或细胞增殖及一些包涵体形成。因此选 ABCD。

2. 持续性病毒感染的形成原因是

A. 缺陷病毒

B. 病毒基因整合入宿主细胞

C. 机体免疫功能异常

D. 病毒变异

E. 病毒的免疫逃逸作用

【试题分析及参考答案】　本题考点是持续性病毒感染的形成原因。持续性病毒感染即病毒在机体持续存在数月至数年，甚至数十年。可出现症状，也

可不出现症状而长期带毒，成为重要的传染源，如 HIV、HBV 等。形成持续性病毒感染有病毒和机体两方面的因素：①机体免疫功能弱，无力完全清除病毒，病毒在体内可长期存留；②病毒存在于受保护的部位，可逃避宿主的免疫作用；③某些病毒的抗原性太弱，机体难以产生有效的免疫应答将其清除；④有些病毒在感染过程中产生缺损性干扰颗粒，干扰病毒增殖，因而改变了病毒感染过程，形成持续性感染；⑤病毒基因整合在宿主细胞的基因组中，长期与宿主细胞共存。因此选 ABCDE。

3. 关于潜伏性感染病毒的发病间歇期，下列叙述哪些是正确的

A. 分离不出病毒

B. 可发生水平传播

C. 不能测出抗体

D. 无临床症状

E. 可测出 sIgA

【试题分析及参考答案】　本题考点是病毒感染类型中的潜伏感染。潜伏感染是持续性感染的一种类型，病毒潜伏于某些组织器官而不复制，因此潜伏期查不出病毒，不会有机体免疫反应，也不会对机体产生致病作用。因此选 ACD。

4. 干扰素诱生的抗病毒蛋白包括

A. 蛋白激酶

B. 神经氨酸酶

C. 2′-5′ 腺嘌呤合成酶

D. RNA 酶 L

E. 淀粉酶

【试题分析及参考答案】　本题考点是干扰素的作用机制。干扰素通过诱导细胞合成抗病毒蛋白发挥效应，其主要通过激活 2′-5′ 腺嘌呤核苷合成酶、蛋

白激酶及 RNA 酶 L，从而抑制病毒蛋白质的合成。因此选 ACD。

5. 在抗病毒感染中起重要作用的是
A. 干扰素
B. CTL
C. 中性粒细胞
D. 中和抗体
E. 非中和抗体

【试题分析及参考答案】　本题考点是抗病毒免疫机制。干扰素在抗病毒感染中有非常重要的作用，特异性抗病毒免疫中，细胞免疫主要是 CTL，体液免疫主要是中和抗体作用，因此选 ABD。

三、名词解释

1. 隐性感染（inapparent viral infection）
2. 慢发病毒感染（slow virus infection）
3. 细胞病变作用（cytopathic effect, CPE）
4. 稳定状态感染（steady state infection）
5. 包涵体（inclusion body）
6. 干扰素（interferon，IFN）
7. 中和抗体（neutralizing antibodies）
8. 血凝抑制抗体（haemagglutination inhibition antibodies）

【参考答案】

1. 隐性感染（inapparent viral infection）病毒进入机体后，不引起有临床症状的感染称为隐性病毒感染，又称亚临床感染。如脊髓灰质炎病毒和流行性乙型脑炎病毒感染多为隐性感染。

2. 慢发病毒感染（slow virus infection）病毒感染后有很长潜伏期，但以后出现慢性、进行性疾病，常导致死亡，此类感染又称迟发病毒感染。如人免疫缺陷病毒引起的 AIDS。

3. 细胞病变作用（cytopathic effect, CPE）体外组织培养时，病毒感染的细胞可见到细胞变圆、聚集、融合、裂解或脱落等现象，称为 CPE。

4. 稳定状态感染（steady state infection）有些病毒（多为有包膜病毒）以出芽方式释放，短时间不会引起细胞溶解和死亡，称为病毒的稳定状态感染。如麻疹病毒、副流感病毒。

5. 包涵体（inclusion body）　在某些受病毒感染的细胞内，用普通光学显微镜可看到与正常细胞结构和着色不同的圆形或椭圆形斑块，称为包涵体。有的位于细胞质内（痘病毒），有的位于胞核中（疱疹病毒），或两者都有（麻疹病毒）；有嗜酸性的或嗜碱性的，因病毒种类而异。如从可疑狂犬病的脑组织切片或涂片中发现细胞内有嗜酸性包涵体，即内基小体（Negribody），可诊断为狂犬病。

6. 干扰素（interferon，IFN）　由病毒或干扰素诱生剂诱导人或动物细胞产生的一类糖蛋白，它具有抗病毒、抗肿瘤及免疫调节等多种生物活性。

7. 中和抗体（neutralizing antibodies）指针对病毒某些表面抗原的抗体，此类抗体能与细胞外游离的病毒结合从而使病毒丧失感染力。其作用机制主要是直接封闭与细胞结合的病毒抗原表位，或改变病毒表面构型，阻止病毒吸附、侵入易感细胞。中和抗体不能直接灭活病毒。如抗流感病毒血凝素抗原的抗体，为中和抗体，具有免疫保护作用。

8. 血凝抑制抗体（haemagglutination inhibition antibodies）　表面含有血凝素的病毒，可刺激机体产生抑制血凝现象的抗体。IgM、IgG 有血凝抑制抗体的活性。乙型脑炎病毒、流感病毒等的血凝抑制抗体也能中和病毒的感染性。

四、简答题

1. 病毒持续性感染的种类有哪些？各有何特点？试举例说明。

【参考答案】　持续性感染包括：①潜伏性病毒感染，其特点是长期潜伏在人体特定组织或细胞内，与机体保持相对平衡。当受某些因素影响，机体抵抗力下降，病毒激活而出现临床症状，如 HSV 潜伏在三叉神经节，激活后引起唇疱疹。②慢性病毒感染，是于急性感染后病毒长期存在于体内，引起慢性过程。患者有临床症状，并能经常地或间歇地排出病毒。如 HBV 感染。③慢发病毒感染，其特点是潜伏长，发病慢，呈慢性进行性。如 HIV 感染。④急性病毒感染的迟发并发症，急性感染后 1 年或数年，发生致死性的病毒病。如麻疹缺陷病毒引起的亚急性硬化性全脑炎（SSPE）。

2. 试述机体的抗病毒免疫。

【参考答案】　机体抗病毒免疫包括固有免疫和适应性免疫。

（1）固有免疫主要为干扰素和 NK 细胞的作用：① IFN 的抗病毒作用，IFN 是在诱生剂和某些细胞因子的作用下，由细胞基因编码产生的一组抗病毒蛋白质，具有高度活性和多种功能。IFN 无病毒特异性，一种病毒诱生的 IFN 对其他病毒也有效，但有种属特异性，小鼠产生的 IFN 在人体内无效。IFN 不能直接抗病毒，而是通过作用于细胞的干扰素受体，经信号转导等一系列生化过程，使细胞产生抗病毒蛋白，通过对转录和翻译的阻断抑制病毒蛋白质的合成。② NK 细胞，NK 细胞能非特异性杀伤受病毒感染的细胞。在感染早期，抗病毒适应性免疫应答尚未建立之前发挥作用。病毒感染后细胞膜发生变化，可成为 NK 细胞识别的"靶细胞"。NK 细胞的杀伤机制主要是直接与靶细胞接触，通过穿孔素裂解靶细胞。

（2）适应性免疫包括体液免疫和细胞免疫：①体液免疫，病毒刺激机体后可产生中和抗体，中和抗体可与活病毒结合，导致病毒丧失感染力，称为中和反应。因此结合中和抗体的病毒不能再吸附和穿入易感宿主的细胞，从而失去感染性。②细胞免疫，感染细胞内病毒的清除，主要依赖于细胞免疫。构成病毒特异性细胞免疫反应的主要效应因素是 CD8$^+$ 毒性 T 细胞和 CD4$^+$ Thl 细胞。CD8$^+$ 毒性 T 细胞可通过其抗原受体识别病毒感染的靶细胞，裂解和凋亡靶细胞，达到清除或释放在细胞内复制的病毒体，从而在抗体的配合下清除病毒，因此被认为是终止病毒感染的主要机制。活化的 CD4$^+$ Thl 细胞释放 IFN-γ、TNF 等细胞因子可激活 NK 细胞、单核巨噬细胞而发挥作用。

（吴兴安）

第 25 章　病毒感染的检查方法与防治原则

考试要点

一、病毒感染的诊断

(一)病毒标本的采集与送检原则

采集患者急性期标本；在抗病毒治疗前采集；标本采集后要注意冷藏，及时送检；检查抗体 IgG 时，应采集双份血清。

(二)病毒的分离培养与鉴定

1.病毒分离方法

(1)动物接种：最原始的分离病毒的方法。有些难以在细胞培养中生长的病毒，可用敏感的实验动物进行分离，流行性乙型脑炎病毒及狂犬病毒的分离，首选即为动物接种。

(2)鸡胚培养：主要用于培养流感病毒。

(3)细胞培养：病毒分离鉴定中最常用的的方法。根据生长方式分为单层细胞培养和悬浮细胞培养。根据细胞来源等可分为原代细胞、二倍体细胞和传代细胞系。

2.病毒在培养细胞中增殖的鉴定指标

(1)细胞病变：部分病毒在敏感细胞内增殖后，会引起特有的细胞病变，称为细胞病变效应(cytopathic effect，CPE)。CPE 可表现为细胞圆缩、聚集、融合、坏死、溶解或脱落、形成包涵体等。

(2)红细胞吸附：有些病毒在细胞内增殖的同时，病毒或其血凝素会出现于感染细胞膜上，使感染细胞能与脊椎动物(豚鼠、鸡、猴等)的红细胞结合，称为红细胞吸附现象。这是检测正黏病毒和副黏病毒的增殖指标。若加入抗血清，则能中和血凝素，阻断红细胞吸附形成，称红细胞吸附抑制试验。

(3)病毒干扰作用：可用于检测风疹病毒。风疹病毒在感染猴肾细胞后，不产生细胞病变，但可抑制随后接种的埃可病毒 11 型在细胞培养中出现的明显细胞病变。

(4)细胞代谢的改变：病毒感染细胞可使培养液的 pH 值改变，也可作为判断病毒增殖的指征。

(5)中和试验：病毒在细胞培养中被特异性抗体中和而失去感染性的一种试验。常用于检测患者血清中抗体的消长情况，也可用来鉴定或半定量病毒。

3.病毒的数量与感染性测定

(1)50% 组织细胞感染量测定法(TCID50)：测定病毒能使 50% 的组织培养细胞发生感染的最小量。

(2)红细胞凝集试验：将含有血凝素的病毒接种鸡胚或感染细胞，收集其感染液，加入动物红细胞后可出现红细胞凝集。

(3)空斑形成试验：一个空斑形成单位通常由一个感染病毒增殖所致，计数空斑数可推算出样品中活病毒的数量。

4.病毒感染的血清学诊断

原理是用已知抗原来检测患者血清中有无相应抗体。血清学诊断方法包括 ELISA、中和试验、血凝抑制试验、补体结合试验和蛋白印迹技术等。IgG 类抗体升高 4 倍或 4 倍以上方有诊断意义，特异性 IgM 抗体阳性则表示近期病毒感染。

5. 病毒感染的快速诊断

（1）形态学检查：电镜检查：含量 ≥ 10^7/ml 的样品，可直接用电镜观察。对含量少的样品可用免疫电镜法检查。光镜检查：观察病毒感染细胞内的病理变化，如包涵体或多核巨细胞等。

（2）病毒抗原的检测：用已知的病毒特异性抗体来检测可疑标本是否含有病毒的抗原。目前常用酶免疫测定和荧光免疫测定等。

（3）病毒核酸的检测：包括 PCR 技术、核酸分子杂交技术、基因芯片技术和基因测序技术等。

（4）特异性 IgM 抗体的检测：检测病毒特异性 IgM 抗体可诊断急性病毒性感染，特别对证实孕妇感染风疹病毒尤为重要。

二、病毒感染的防治

（一）免疫预防

1. 人工被动免疫

（1）天然被动免疫：主要依靠能通过胎盘的 IgG 抗体及初乳的 IgG 抗体。

（2）人工被动免疫：胎盘丙种球蛋白和人血清丙种球蛋白。可紧急预防相应的病毒感染，也有治疗作用。

2. 人工主动免疫 接种减毒活疫苗、灭活疫苗或基因工程疫苗等，使机体产生特异性免疫以预防病毒性传染病。

（二）病毒感染的治疗

1. 抗病毒化学制剂

（1）核苷类药物：无环鸟苷是目前最有效的抗疱疹病毒药物。它可以模拟核苷成分掺入病毒基因组，从而可以抑制病毒基因复制和转录。

（2）非核苷类反转录酶抑制剂

（3）蛋白酶抑制剂

（4）其他抗病毒药物：金刚烷胺用于治疗流感病毒和疱疹病毒等；甲酸磷霉素可抑制多种疱疹病毒。

2. 干扰素和干扰素诱生剂 干扰素具有广谱抗病毒作用；干扰素诱生剂包括多聚肌苷酸和多聚胞啶酸、甘草酸、云芝多糖。

3. 中草药 黄芪、板蓝根、甘草和大蒜提取物均有抑制病毒的作用。

4. 基因治疗 反义寡核苷酸、干扰RNA、核酶等。

典型试题及分析

一、单选题

1. 病毒标本的采集和运送，不正确的方法是

    A. 采集患者急性期标本

    B. 在抗病毒治疗前采集

    C. 标本采集后要注意冷藏，及时送检

    D. 发病晚期采集标本

    E. 标本采集后立即送检

【试题分析及参考答案】 本题考点是病毒标本的采集和运送原则。其具体要求为采集患者急性期标本，在抗病毒治疗前采集，对易受污染的标本进行病毒分离培养时应使用抗生素以抑制标本中的细菌或真菌等生长繁殖，标本采集后要注意冷藏并及时送检，检查抗体 IgG 时应采集双份血清。因此选 D。

2. 检查病毒包涵体可作为

    A. 病毒在细胞内增殖的标志之一

    B. 衡量病毒毒力强弱的标准

C. 测定病毒数量的指标

D. 鉴定病毒的特异性依据

E. 诊断乙型脑炎病毒

【试题分析及参考答案】　本题考点是病毒感染形成包涵体用于诊断的知识。有些病毒在宿主细胞内增殖后，在细胞的一定部位（胞核、细胞质）出现嗜酸性或嗜碱性包涵体，可在光镜下观察到。对病毒感染的诊断有一定价值。因此选 A。

3. 光镜能直接检测的感染病毒是

A. 巨细胞病毒

B. 痘病毒

C. 乙肝病毒

D. 乳头瘤病毒

E. 甲型流感病毒

【试题分析及参考答案】　本题考点是病毒感染形成包涵体用于诊断的知识。用光学显微镜直接检查病变组织或脱落细胞中的特征性包涵体，有助于病毒的诊断。痘类病毒感染后，取水痘液涂片或病灶基底部涂片，HE 染色后找嗜酸性核内包涵体或多核巨细胞，因此选 B。

4. 用直接电镜法可早期快速诊断的病毒是

A. 流感病毒

B. 轮状病毒

C. 巨细胞病毒

D. 疱疹病毒

E. 腺病毒

【试题分析及参考答案】　本题考点是病毒的电镜诊断知识。轮状病毒由于其特殊的形态结构和腹泻高峰时患者粪便中存在大量病毒颗粒，收集标本后用磷钨酸染色在电镜下直接观察，易检出轮状病毒，诊断率达 90% ~ 95%。

因此选 B。

5. 目前用于测定病毒感染数量比较准确的方法是

A. 电镜下直接计数

B. 红细胞凝集试验

C. 空斑形成试验

D. ID_{50}

E. $TCID_{50}$

【试题分析及参考答案】　本题考点是病毒的检测知识。借助电镜可在感染细胞内观察到体积微小的病毒颗粒，可初步判断病毒颗粒的大小及形态。红细胞凝集试验可作为病毒的增殖指标。测定病毒感染细胞后引起局灶性病变的数量即空斑形成试验，常以每毫升样本中空斑形成单位计算感染性病毒量，此法可测定感染性病毒颗粒的多少。ID_{50} 或 $TCID_{50}$ 是测定病毒感染后能引起 50% 组织培养细胞发生病变的最小病毒量，但不能测定病毒感染性病毒颗粒的多少。因此选 C。

6. 感染性病毒数量的单位常用

A. CFU

B. $TCID_{50}$

C. PFU

D. CPE

E. inclusion body

【试题分析及参考答案】　本题考点是感染病毒的计数单位。CFU 是菌落形成单位，$TCID_{50}$ 是 50% 组织细胞感染病毒量的测定方法，CPE 是病毒感染引起的细胞病变效应，Inclusion body 是指有些病毒在宿主细胞内增殖后，在细胞的一定部位（胞核、细胞质）出现嗜酸性或嗜碱性包涵体。PFU 是空斑形成单位，指病毒在细胞内增殖产生细胞病变，由于琼脂限制病毒的扩散作用，可形成肉眼可见的局限性病灶，即空斑。一个空斑形成单位通常由一个感染病毒增殖所致，计数空斑数可推算出样品中活病毒的数量。因此选 C。

7. 流感病毒分离培养中，最敏感而特异的方法是

 A. 原代细胞培养

 B. 鸡胚接种

 C. 二倍体细胞培养

 D. 动物接种

 E. 传代细胞系培养

【试题分析及参考答案】　本题考点是病毒的分离培养方法。由于病毒具有严格的细胞内寄生性，故应根据病毒的种类选用相应的组织细胞、鸡胚或敏感动物进行病毒的分离与鉴定，这是病毒病原学诊断的金标准。鸡胚对多种病毒敏感，对流感病毒最敏感，故目前主要用于流感病毒的分离。因此选 B。

8. 能抑制流感病毒脱壳的药物是

 A. 金刚烷胺

 B. 阿糖胞苷

 C. 阿糖腺苷

 D. 三氮唑核苷

 E. 双脱氧核苷

【试题分析及参考答案】　本题考点是病毒感染的治疗知识。阿糖胞苷、阿糖腺苷、三氮唑核苷和双脱氧核苷均为核苷类药物，可以模拟核苷成分掺入病毒基因组，从而可以抑制病毒基因复制和转录。金刚烷胺为三边对称的人工合成胺类，可能通过提高溶酶体的 pH 值，阻断病毒包膜与溶酶体的融合，从而抑制病毒脱壳，主要用于治疗甲型流感。因此选 A。

9. 下列哪种方法分离培养病毒最简便和常用

 A. 动物接种

 B. 鸡胚接种

 C. 组织块培养

 D. 细胞培养

 E. 器官培养

【试题分析及参考答案】　本题考点是最常用的病毒分离培养方法。病毒的分离培养包括细胞培养、鸡胚接种和动物接种。其中细胞培养法快速、简单、方便。易操作，是病毒分离鉴定中最常用的方法。因此选 D。

10. 病毒抗体的检测中，错误的叙述是

 A. 主要检测 IgG

 B. 要早期和恢复期双份血清

 C. 抗体效价增长 4 倍或 4 倍以上有意义

 D. 抗体效价降低 4 倍或 4 倍以上无意义

 E. 常用方法为 ELISA

【试题分析及参考答案】　本题考点是病毒抗体检测的方法与意义。应用血清学方法诊断病毒性疾病，其原理是用已知病毒抗原来检测患者血清中有无相应抗体，故须待患者感染后体内产生抗体时才能检出。将急性期和恢复期血清同时进行平行测定，恢复期与急性期双份血清抗体在 4 倍及以上，作为判定标准，因此选项 D 叙述是错误的。

11. 预防病毒感染最有效的方法是

 A. 化学药物

 B. 免疫血清

 C. 减毒活疫苗主动免疫

 D. 干扰素

 E. 中药

【试题分析及参考答案】 本题考点是病毒感染的特异性预防知识。病毒的特异性预防是应用获得性免疫的原理，给机体注射或服用病原微生物抗原或特异性抗体以达到预防和治疗感染性疾病的目的。此方法称为人工免疫。人工免疫又分为人工主动免疫和人工被动免疫。前者又称为预防接种或疫苗接种，后者如注射免疫血清则用于应急预防或治疗某些疾病。减毒活疫苗是通过毒力变异或人工选择法而获得的减毒或无毒株，可有效预防病毒感染。化学药物、干扰素和中药对病毒有一定的抑制作用，用于某些病毒感染的治疗。因此选 C。

12. 制备人用疫苗生产中筛选出的细胞株是

A. 原代细胞

B. 人胚肺二倍体细胞株

C. 器官培养

D. 传代细胞

E. 传代细胞系

【试题分析及参考答案】 本题考点是人用疫苗生产所用的细胞株。原代细胞对多种病毒敏感性高，但来源困难。二倍体细胞株又称半传代细胞株，是指原代细胞经多次传代仍可保持二倍体的特性（即 23 对染色体），可广泛用于病毒分离及疫苗的生产。这类细胞多数是成纤维细胞，人胚肺成纤维细胞传代株 WI-38 和 WI-26 就是二倍体细胞株。传代细胞系对病毒的敏感性稳定，但不能用来源于肿瘤的传代细胞生产疫苗。因此选 B。

13. 最直接和最能说明病毒在组织细胞中增殖的指标是

A. 细胞病变

B. 红细胞吸附

C. pH 值的改变

D. 空斑

E. 干扰现象

【试题分析及参考答案】 本题考点是病毒在培养细胞中增殖的指标。有些病毒在细胞内增殖时可引起特有的细胞病变，用低倍显镜即可观察到，常见的变化有细胞变圆、聚集、坏死、溶解或脱落等。红细胞吸附现象、培养液 pH 值的改变和病毒干扰现象也是病毒在培养细胞中增殖的指标，但不是最直接的指标。因此选 A。

14. 可用于检测病毒蛋白的方法是

A. dot-blot

B. Western blot

C. Southern blot

D. in-situ hybridization

E. Northern blot

【试题分析及参考答案】 本题考点是病毒检测的分子生物学方法。dot-blot、Southern blot、in-situ hybridization 和 Northern blot 均是检测核酸的方法，只有 Western blot 是用于检测蛋白的方法。因此选 B。

15. 不属于人工被动免疫的方式是

A. 注射人血清丙种球蛋白

B. 注射胎盘球蛋白

C. 注射干扰素

D. 注射胸腺肽

E. 注射疫苗

【试题分析及参考答案】 本题考点是人工被动免疫的各种方式。人工被动免疫是指给予抗某种病毒特异性免疫产物如抗体和细胞因子等，使机体被动获得抗某种病毒的特异性免疫。如注射人血清丙种球蛋白或胎盘丙种球蛋白对麻疹、甲型肝炎和乙型肝炎等的紧急预防；一些细胞免疫制剂如干扰素、白介素、肿瘤坏死因子、胸腺肽等可提高机体免疫力，可用于某些病毒性疾病和肿瘤的治疗。因此选 E。

16. 中和试验是病毒血清学特异性试验，以下描述中不正确的是

　　A. 是病毒在细胞培养中被特异性抗体中和而失去感染性的一种试验

　　B. 中和试验需用活细胞或鸡胚或动物来判断结果

　　C. 中和抗体在体内维持时间短

　　D. 中和试验是一种特异性较高的试验

　　E. 中和试验是用已知病毒抗原检测中和抗体

【试题分析及参考答案】　　本题考点是病毒中和试验的概念和知识。中和试验是病毒在细胞培养中被特异性抗体中和而失去感染性的一种试验。常用于检测患者血清中抗体的消长情况，也可用来鉴定未知病毒或对病毒进行半定量。中和抗体是作用于病毒表面抗原的抗体，同种不同病毒间一般无交叉，特异性高，而且抗体在体内维持时间长。中和抗体阳性不一定表示正在感染中，也可能是以前的隐匿性感染所致。因此，中和试验适用于人群流行状况的调查，较少用于临床诊断。因此选 C。

二、多选题

1. 病毒感染早期的快速诊断方法包括

　　A. 电镜检查标本中被毒颗粒

　　B. 光学显微镜观察包涵体

　　C. 病毒分离培养

　　D. 核酸杂交

　　E. 检测体内特异性 IgM 抗体

【试题分析及参考答案】　　本题考点是病毒感染的早期诊断。快速诊断主要是从含有病毒的标本及感染机体的血清中用电镜检测病毒颗粒、用光镜检测包涵体、用酶免疫分析测定蛋白抗原和 IgM 抗体、用分子生物学技术检测病毒核酸。病毒分离培养方法复杂、要求严格及需时较长，故不能用于快速诊断。因此选 ABDE。

2. 病毒的分离培养方法包括

　　A. 接种营养培养基

　　B. 细胞培养

　　C. 动物接种

　　D. 组织器官培养

　　E. 鸡胚培养

【试题分析及参考答案】　　本题考点是病毒的分离培养方法。病毒没有细胞结构、细胞器和完整的代谢酶系统，必须寄生在活的细胞内才能增殖，利用宿主细胞的细胞器和代谢酶类进行病毒的生物代谢。因此病毒分离培养的原则是采用活的机体或组织细胞进行分离培养。常用的方法有动物接种、鸡胚接种和组织细胞培养。因此选 BCDE。

3. 病毒在细胞中增殖的指标有

　　A. 细胞融合

　　B. CPE

　　C. 红细胞吸附

　　D. 培养液混浊

　　E. 培养液 pH 值变化

【试题分析及参考答案】　　本题考点是病毒的分离培养与鉴定。病毒感染后在细胞上的表现随病毒不同而有差异。主要表现为细胞病变效应即 CPE 而继发的细胞形态学改变如细胞融合；细胞代谢的改变如培养液 pH 值的改变也可作为判断病毒增殖的指标；而有些病毒感染细胞后不出现 CPE，但能吸

附红细胞，如流感病毒，故红细胞吸附试验也可作为病毒的增殖指标。因此选ABCE。

4．病毒感染的血清学诊断常用

A．中和试验

B．补体结合试验

C．血凝抑制试验

D．ELISA

E．凝集反应

【试题分析及参考答案】　本题考点是病毒感染的血清学诊断方法。血清学诊断是根据抗原抗体特异性结合的原理，用已知的病毒抗原检测患者血清中的特异性抗体。常用的方法有中和试验、补体结合试验、血凝抑制试验、酶联免疫吸附试验及免疫荧光试验。凝集反应常用于可溶性抗原的检测。因此选ABCD。

5．病毒在细胞内增殖，可引起细胞形态学的改变，包括

A．红细胞吸附

B．细胞坏死溶解

C．融合成多核巨细胞

D．葡萄样堆积

E．细胞圆缩

【试题分析及参考答案】　本题考点是病毒感染的细胞病变效应。有些病毒在细胞内增殖时可引起特有的细胞病变，用低倍显镜即可观察到，常见的变化有细胞变圆、聚集、坏死、溶解或脱落，形成包涵体等。不同病毒的CPE特征不同，如腺病毒可引起细胞圆缩、团聚或成葡萄串状；副黏病毒、呼吸道合胞病毒等可引起细胞融合，形成多核巨细胞或成融合细胞。因此选BCDE。

6．可以用电子显微镜诊断的病毒是

A．病毒具有包膜

B．标本中病毒含量很高

C．病毒具有形态学特征

D．病毒具有特殊酶

E．病毒具有刺突

【试题分析及参考答案】　本题考点是病毒的电镜检查。借助电子显微镜技术，可在感染细胞内观察到体积微小的病毒颗粒，根据颗粒大小及形态可做出初步判断。电镜诊断虽然快速，但要求样本中含有高浓度病毒颗粒（$\geqslant 10^7/ml$）。因此选BC。

7．鸡胚的哪些部位可用于病毒的接种

A．鸡胚任一部位

B．绒毛尿囊膜

C．尿囊腔

D．羊膜腔

E．卵黄囊

【试题分析及参考答案】　本题考点是病毒的鸡胚培养。鸡胚对多种病毒敏感，鸡胚接种是病毒分离培养的一种，一般选用孵化9～14天的鸡胚，根据病毒种类不同，接种不同部位，常用方法有：卵黄囊接种、羊膜腔接种、尿囊腔接种和绒毛尿囊膜接种。因此选BCDE。

8．流感病毒的分离培养方法有

A．细胞培养

B．动物接种

C．鸡胚羊膜腔接种

D．鸡胚卵黄囊接种

E．鸡胚尿囊腔接种

【试题分析及参考答案】　本题考点是考察流感病毒的分离培养方法。流感病毒的分离培养方法有鸡胚羊膜腔接种、鸡胚尿囊腔接种和细胞培养。取患者急性期咽嗽液或咽拭子经抗生素处理

后，接种 9 日龄鸡胚羊膜腔，35℃孵育 72 h，然后取羊水及尿囊液做血凝试验。细胞培养是采用原代人胚肾及猴肾细胞分离培养，狗肾传代细胞效果更好。因此选 ACE。

9. 采集和送检病毒标本时应注意

A. 标本冷藏立即送检

B. 采集急性期和恢复期双份血清

C. 60℃加热处理

D. 采集疾病急性期的标本

E. 在抗病毒治疗前采集。

【试题分析及参考答案】　本题考点是病毒感染标本的采集和送检原则。对于大多数患者，应注意在发病初期即急性期采集，这个时期标本中病毒含量高，分离病毒的阳性率高。在抗病毒治疗前采集，对易受污染的标本进行病毒分离培养时应使用抗生素以抑制标本中的细菌或真菌等生长繁殖。病毒对热敏感，在室温下易失活。故采集标本后应立即送往病毒实验室并低温保存；否则，宜将标本放在装有冰块的保温瓶中送检。因此选 ABDE。

10. 病毒感染的检查主要包括

A. 病毒的分离培养

B. 药敏试验

C. 病毒的鉴定

D. 血清学诊断

E. 核酸检测

【试题分析及参考答案】　本题考点是病毒的实验室诊断。目前常用的病毒学诊断方法包括病毒的分离培养、鉴定及病毒的血清学检查、病毒蛋白和核酸的检测。因此选 ACDE。

11. 下列哪些细胞可用于培养病毒

A. 人胚肾细胞

B. Hela 细胞

C. Hep-2

D. 鸡胚细胞

E. 人胚肺细胞

【试题分析及参考答案】　本题考点是病毒感染的细胞培养技术。原代细胞、二倍体细胞、传代细胞最为常用，包括人胚肾细胞、人胚肺细胞、Hela 细胞、Hep-2，此外鸡胚细胞也可用于培养病毒。因此选 ABCDE。

12. 有关灭活疫苗与减毒活疫苗，下列说法准确的是

A. 减毒活疫苗接种次数较少

B. 减毒活疫苗保存的要求较高

C. 灭活疫苗的免疫力不及减毒活疫苗

D. 减毒活疫苗有毒力恢复的可能性

E. 灭活疫苗是首选的预防疫苗

【试题分析及参考答案】　本题考点是灭活疫苗与减毒活疫苗的区别。见表 25-1。

表 25-1　灭活疫苗与减毒活疫苗的区别

性质	减毒活疫苗	灭活疫苗
给予途径	天然、注射	注射
疫苗成本	低	高
免疫次数	少	多
佐剂	不需要	需要
免疫力维持时间	长	较短
抗体反应类型	IgG、IgA	IgG
细胞免疫反应	强	弱
温度敏感性	敏感	不敏感
干扰作用	偶见	无
毒力恢复	偶见	无

因此选 ABCD。

13. 减毒活疫苗对人体有潜在危险

性的原因可能是

A. 毒力回复性变异

B. 激活机体潜伏病毒

C. 可引起持续感染

D. 不便于保存

E. 可能引发相应并发症

【试题分析及参考答案】 本题考点是病毒感染的防治。从理论上讲，减毒活疫苗有潜在的危险性，最大的缺点是减毒活疫苗可以发生毒力回复变异，重新获得致病性。对于有免疫缺陷的机体，接种疫苗可引起感染或并发症，可能活化人体内其他潜伏的病毒而引起持续感染。因此选 ABCE。

14. 获得主动免疫的途径有

A. 哺乳

B. 疫苗接种

C. 隐性感染

D. 显性感染

E. 注射干扰素

【试题分析及参考答案】 本题考点是病毒感染的特异性预防与治疗。特异性防治是应用获得性免疫的原理，给机体注射或服用病原微生物抗原或特异性抗体以达到预防和治疗感染性疾病的目的。这种方法称为人工免疫。人工免疫又分为人工主动免疫和被动免疫。前者是将疫苗或类毒素接种于人体，使机体主动产生获得性免疫力的一种防治措施，疫苗接种属于人工主动免疫。此外，隐性感染和显性感染可刺激机体产生免疫应答。哺乳属于天然被动免疫，注射干扰素属于人工被动免疫。因此选 BCD。

三、名词解释

1. 细胞病变效应（cytopathic effect, CPE）

2. 红细胞吸附试验（hemadsorption test）

3. 血凝抑制试验，（hemagglutination inhibition test，HI）

4. 叠氮脱氧胸苷（azidothymidine, AZT）

5. 核酸疫苗（nucleic acid vaccine）

6. 50% 组织感染量测定法（50% Tissue Culture Infectious Dose，$TCID_{50}$）

7. 空斑形成单位（plaque forming unit）

【参考答案】

1. 细胞病变效应（cytopathic effect, CPE） 指部分病毒在敏感细胞内增殖后，会引起特有的细胞病变。CPE 可表现为细胞圆缩、聚集、融合、坏死、溶解或脱落、形成包涵体等，可作为病毒在细胞内增殖的指标。

2. 红细胞吸附试验（hemadsorption test） 某些带有血凝素的病毒在细胞内生长不引起明显的细胞病变效应，但病毒在出芽释放时可将其血凝素插在宿主细胞膜上，使感染细胞能与脊椎动物（豚鼠、鸡、猴等）的红细胞结合，称为红细胞吸附现象。

3. 血凝抑制试验，（hemagglutination inhibition test，HI） 是一种特异性的抗体中和反应，其基本原理是病毒的血凝素在体外可凝集人或动物的红细胞，但若先用特异性抗体与病毒作用，再加入红细胞，则不出现红细胞凝集，称为血凝抑制作用。可用于鉴定含血凝素的病毒的型别，或是检测此类病毒感染者体内的特异性抗体。

4. 叠氮脱氧胸苷（Azidothymidine, AZT） 是一种胸腺嘧啶核苷类似物，通过阻断前病毒 DNA 的合成而抑制 HIV 的复制，AZT 对病毒逆转录酶的抑制比对细胞 DNA 多聚酶的抑制强 100

倍，是一种抗病毒制剂，主要用于抗HIV感染的治疗。

5. 核酸疫苗（nucleic acid vaccine）又称 DNA 疫苗或基因疫苗，其本质是能在哺乳动物细胞内表达重组蛋白抗原的质粒 DNA，该疫苗通过肌肉注射等途径接种动物或人体后，其携带的外源基因能在宿主细胞内表达目的蛋白并诱生免疫应答。

6. 50% 组织感染量测定法（50% Tissue Culture Infectious Dose，$TCID_{50}$）指测定病毒能使 50% 的组织培养细胞发生感染的最小量。

7. 空斑形成单位（plaque forming unit）指病毒在细胞内增殖产生细胞病变，由于琼脂限制病毒的扩散作用，可形成肉眼可见的局限性病灶，即空斑。一个空斑是由一个感染性病毒颗粒增殖后形成的，称为空斑形成单位。常以每毫升样本中空斑形成单位计算感染的病毒量。

四、简答题

1. 简述病毒标本采集和送检的原则。

【参考答案】 病毒标本采集和送检与细菌标本有相似之处，但也有其特点，病毒标本采集送检原则如下：

（1）疾病的急性期采集。

（2）选取适当部位，无菌操作。

（3）抗生素处理易污染标本。

（4）血清学诊断采双份血清。

（5）低温保存，尽快送检，不能立即检查的标本，应置于 -70℃保存。

2. 病毒感染早期的实验室快速诊断方法有哪些？

【参考答案】 病毒感染早期的实验室快速诊断方法根据感染病毒类型的不同可选择：

（1）形态学检查：①电镜和免疫电镜检查，含量 ≥ 10^7 /ml 的样品，可直接用电镜观察。对含量少的样品可用免疫电镜法检查。②光学显微镜检查，观察病毒感染细胞内的病理变化，如包涵体或多核巨细胞等。

（2）病毒成分检测：①病毒抗原的检测，用已知的病毒特异性抗体来检测可疑标本是否含有病毒的抗原。目前常用酶免疫测定和荧光免疫测定等。②病毒核酸的检测，包括核 PCR 技术、酸分子杂交技术、基因芯片技术和基因测序技术等。可以直接从病变标本中检出微量病毒核酸，具有特异、敏感、快速等优点，已成为快速诊断病毒性疾病的重要方法。

（3）特异性 IgM 抗体的检测：检测病毒特异性 IgM 抗体可诊断急性病毒感染，特别对证实孕妇感染风疹病毒尤为重要。

3. 使用减毒活疫苗应注意哪些事项？

【参考答案】 ①冷藏，活疫苗对温度很敏感，使用之前应一直保持冷藏以保证疫苗活性。②注意给药时间、浓度和途径，接种疫苗应选择适当时间，如不同的疫苗选择不同年龄分别进行计划免疫；两种活疫苗应避免同时接种而发生干扰；口服肠道病毒疫苗以冬季服用为好，可避免其他肠道病毒的干扰。疫苗的剂量一定要足。口服疫苗应注意不要用热水或母乳送服。③注意禁忌证，被免疫者应无急性发热性疾病、腹泻、免疫缺陷或其他慢性疾病，避免发生病毒之间的干扰或疫苗增殖引起不良反应。接种疫苗时应避免用免疫球蛋白。

4. 简述灭活疫苗和减毒活疫苗的优缺点。

【参考答案】 灭活疫苗的优点：

①安全、无毒力恢复现象；②易于运输、储藏。其缺点：①免疫原性弱；②接种次数相对多。

减毒活疫苗的优点：①模拟自然感染，免疫原性强，诱生较强的免疫应答反应；②接种次数少。其缺点：①不稳定，有毒力恢复现象；②生产成本较高；③不便于运输、储藏。

（丁淑琴 尹 文）

第 26 章　呼吸道病毒

考试要点

一、呼吸道病毒归纳

（一）分类

呼吸道病毒
- 正黏病毒科：甲型流感病毒
  乙型流感病毒
  丙型流感病毒
- 副黏病毒科：麻疹病毒
  腮腺炎病毒
  副流感病毒
  呼吸道合胞病毒
  尼派病毒
  人偏肺病毒
- 披膜病毒科：风疹病毒
- 小 RNA 病毒：鼻病毒
- 冠状病毒科：SARS 冠状病毒
  人其他型别冠状病毒
- 腺病毒科：腺病毒

（二）正黏病毒与副黏病毒的区别

区别包括：① 正黏病毒只有流感病毒一个属、副黏病毒包括多个病毒属；② 正黏病毒颗粒 80 ～ 120 nm，副黏病毒颗粒 150 ～ 300 nm；③ 正黏病毒核酸分节段，易变异，副黏病毒核酸不分节段，变异小；④ 正黏病毒包膜刺突血凝素和神经氨酸酶各自独立，而副黏病毒二者融合，或无神经氨酸酶；⑤ 正黏病毒在核内复制，副黏病毒在细胞质内复制。

（三）流行性感冒病毒

1. 形态与结构　一般为球形，直径 80 ～ 120 nm，初次分离时也可呈丝状或杆状。

（1）核衣壳：位于病毒核心，呈螺旋对称，由病毒分节段的单负链 RNA 与核蛋白组成。甲型和乙型流感病毒有 8 个 RNA 节段，丙型流感病毒有 7 个 RNA 节段，每个 RNA 节段，分别编码不同的蛋白质。

（2）包膜：由内层基质蛋白和外层脂蛋白组成，维持病毒外形与完整性。病毒体包膜上镶嵌有两种刺突，即 HA 和 NA，都有抗原性，不稳定，易变异。

2. HA 和 NA 的功能　HA 为糖蛋白三聚体，可凝集人和多种动物的红细胞，可吸附于易感细胞表面的受体而介导流感病毒的感染，HA 具有抗原性，可刺激机体产生中和抗体。NA 为糖蛋白四聚体，可水解细胞表面的受体，促使流感病毒的芽生释放和扩散，NA 具有抗原性，但其抗体无中和病毒的作用。

3. 人流感病毒分型　①甲型流感病毒：致病力最强，易变异。②乙型流感病毒：致病力较弱，很少变异。③丙型流感病毒：一般不致病，极少变异。

4. 致病性与免疫性　传染源主要是患者。经呼吸道传播，在上皮细胞内增殖引起局部炎症；病毒不入血，但释放毒素样物质入血，引起全身中毒症状。继发感染多发生于年老、体弱、抵抗力较差患者，最常见为肺炎。病愈后免疫力包括黏膜局部分泌 sIgA、血清中抗 HA 特异性中和抗体、抗 NP 特异性抗体，但只对同一亚型病毒有效。

5. 检查防治　取咽嗽液或鼻咽拭子，接种于鸡胚羊膜腔或尿囊腔，可用于病毒的分离鉴定；用血清学方法检测抗体效价。用免疫荧光或 ELISA 进行快速诊断。目前使用的流感疫苗包括全病毒灭活疫苗、裂解疫苗和亚单位疫苗。

（四）副黏病毒

1. 麻疹病毒

（1）生物学性状：只有一个血清型；包膜上有两种刺突，即血凝素和 HL 蛋白，产生的抗体有保护作用。HL 蛋白具有溶血和促使细胞融合作用，在细胞内增殖后出现多核巨细胞，嗜酸性包涵体。

（2）致病特点：传染性强，易感者接触后几乎全部发病。传染源主要是患者，人类是麻疹病毒的唯一自然宿主。致病过程形成两次病毒血症，口腔黏膜出现 Koplik 斑有早期诊断意义。并发症包括呼吸道疾病和中枢神经系统感染。病后可获得终身免疫力，特异性预防方法是接种减毒活疫苗或 MMR，已接触麻疹患者的易感者可注射健康人或麻疹恢复期人血清、胎盘丙种球蛋白进行紧急预防。

2. 腮腺炎病毒 只有一个血清型，核酸为 RNA，包膜上有两种蛋白，即 HN 蛋白和 F 蛋白，能凝集禽红细胞，鸡胚羊膜腔内易生长，形成多核巨细胞和嗜酸性包涵体；是流行性腮腺炎的病原体；预防可接种减毒活疫苗。

3. 呼吸道合胞病毒 只有一个血清型；基因组为单股负链 RNA，不分节段，包膜上有 F 和 G 糖蛋白刺突；是婴幼儿毛细支气管炎和支气管肺炎的主要致病因子；刺突刺激机体产生的中和抗体有保护作用，原发感染产生的免疫力不强也不持久，第二次感染后免疫增强；无特异性预防方法。

4. 副流感病毒 包膜上有两种刺突，HN 蛋白和 F 蛋白，前者具有 HA 和 NA 作用，后者具有使细胞融合及溶解红细胞的作用，有 5 个血清型。通过接触或飞沫传播，是引起婴幼儿和儿童上呼吸道感染和严重下呼吸道感染的重要病原。病毒能在猴肾细胞中增殖，红细胞吸附阳性；获得的免疫力不持久。

（五）其他呼吸道病毒

1. SARS 冠状病毒 病毒颗粒呈多形性，核酸为单正链 RNA，不分节段，有包膜，包膜上有 E 蛋白、刺突 S 蛋白和跨膜 M 蛋白，呈冠状排布。潜伏期 3～7 天，主要症状为发热、咳嗽、头痛、肌肉痛以及呼吸道感染症状，病死率高。病后免疫力不强，甚至不能防御同型病毒的再感染。可在 Vero-E6 及 FRhK-4 等细胞内增殖，引起细胞病变。抵抗力不强。以近距离的飞沫传播为主，粪 - 口途径也可传播，有家庭和医院聚集传播的特点。

2. 风疹病毒 只有一种血清型，单正链 RNA 病毒，有包膜；能凝集禽类红细胞，能在多种细胞内增殖，引起细胞病变；最严重的危害是通过垂直传播引起胎儿先天性感染，还可以导致先天性风疹综合征；特异性预防可接种风疹减毒活疫苗。

3. 腺病毒 呈球形，核心为双链 DNA，衣壳为典型的二十面体对称结构，无包膜。人类腺病毒有 49 个血清型，分成 A～F 共 6 个组。腺病毒引起的肺炎是我国小儿发病率最高的一种病毒性肺炎，6 个月～2 岁小儿易患，临床特点是高热、咽炎与眼结膜炎。

4. 鼻病毒 属小 RNA 病毒科成员，呈球形，核酸为单股正链 RNA，无包膜，114 个血清型。是人普通感冒最常见的病原体，通过接触和飞沫传播。感染后可产生呼吸道局部 sIgA，对同型病毒有免疫力。

典型试题及分析

一、单选题

1. 属于黏病毒科的一组病毒是

A. 流感病毒、腮腺炎病毒、麻疹病毒

B. 流感病毒、单纯疱疹病毒、肝炎病毒

C. 腮腺炎病毒、麻疹病毒、脊髓灰质炎病毒

D. 流感病毒、水痘-带状疱疹病毒、ECHO病毒

E. 副流感病毒、麻疹病毒、EB病毒

【试题分析及参考答案】 本题考点是呼吸道病毒分类的知识。黏病毒科包括正黏病毒和副黏病毒，前者又包括甲、乙、丙型流感病毒，后者包括麻疹病毒、腮腺炎病毒、副流感病毒、呼吸道合胞病毒。因此选A。

2. 流行性感冒的病原体是

A. 流感嗜血杆菌

B. 流感病毒

C. 鼻病毒

D. 呼吸道合胞病毒

E. 脑膜炎奈瑟菌

【试题分析及参考答案】 本题考点是特定疾病的发生与病原体相关性的知识。流感病毒即流行性感冒病毒，是流行性感冒的病原体，而流感嗜血杆菌只是流感时继发感染的常见细菌，鼻病毒是引起成人普通感冒最多见的病原，呼吸道合胞病毒是婴幼儿毛细支气管炎和支气管肺炎的主要致病因子，脑膜炎奈瑟菌俗称脑膜炎球菌，是流行性脑脊髓膜炎（流脑）的病原菌。因此选B。

3. 划分流感病毒亚型的依据是

A. 核蛋白抗原

B. M蛋白抗原

C. HA和NA

D. 核酸类型

E. 培养特性

【试题分析及参考答案】 本题考点是流感病毒抗原分型的知识。甲型流感病毒根据其表面抗原HA和NA抗原性的不同，可分为若干亚型，迄今发现HA有16种（1～16），NA有9种（1～9）抗原。目前，在人之间流行的甲型流感病毒亚型主要有H1、H2、H3和N1、N2等抗原构成的亚型。乙型流感病毒间虽有变异大小之分，但未划分亚型。丙型流感病毒未发现抗原变异与新亚型。因此选C。

4. 与流感病毒吸附有关的成分是

A. 核蛋白

B. 血凝素

C. 神经氨酸酶

D. M蛋白

E. 脂质双层

【试题分析及参考答案】 本题考点是流感病毒吸附细胞的知识。流感病毒包膜上镶嵌有两种刺突，即血凝素和神经氨酸酶。流感病毒颗粒可借助于血凝素与细胞表面受体结合而吸附到宿主细胞上，构成病毒感染宿主细胞的第一步。因此选B。

5. 麻疹最有效的预防途径是

A. 大量注射抗生素

B. 接种麻疹减毒活疫苗

C. 注射患儿恢复期血清

D. 注射干扰素

E. 注射丙种球蛋白

【试题分析及参考答案】 本题考点是麻疹病毒的防治。预防麻疹的主要措施是进行人工主动免疫，提高儿童免疫力。目前我国主要是使用麻疹减毒活疫苗进行免疫接种，抗体阳性率可达90%以上，免疫力可持续10年。对于部分与麻疹患儿密切接触，但未注射过疫苗的儿童，可在接触后的5天内肌注健康成人全血、麻疹恢复期人血清或丙种球蛋白等进行被动免疫，有一定预防效果。因此选B。

6. 流感病毒的衣壳结构为

A. 20面体对称

B. 螺旋对称

C. 复合对称

D. 轮状对称

E. 以上都不是

【试题分析及参考答案】 本题考点是流感病毒的形态与结构知识。流感病毒为单股负链分节段的RNA病毒，核衣壳呈螺旋对称，有包膜。因此选B。

7. 型别最多的病毒是

A. 麻疹病毒

B. 腮腺炎病毒

C. 风疹病毒

D. 腺病毒

E. 鼻病毒

【试题分析及参考答案】 本题考点是呼吸道病毒的分型知识。麻疹病毒、腮腺炎病毒、风疹病毒仅有1个血清型，与人类感染有关的腺病毒有49个血清型，鼻病毒有114个血清型。因此选E。

8. 下列呼吸道病毒中能耐乙醚的病毒是

A. 流感病毒

B. 呼吸道合胞病毒

C. 鼻病毒

D. 冠状病毒

E. 麻疹病毒

【试题分析及参考答案】 本题考点是呼吸道病毒的抵抗力。一般而言，有包膜的病毒如流感病毒、麻疹病毒、呼吸道合胞病毒、冠状病毒等对乙醚等脂溶剂敏感，而鼻病毒无包膜，故能耐受乙醚。因此选C。

9. 与SSPE有关的病毒是

A. 流感病毒

B. 呼吸道合胞病毒

C. 麻疹病毒

D. 冠状病毒

E. 腮腺炎病毒

【试题分析及参考答案】 本题考点是SSPE为何种疾病的英文缩写。亚急性硬化性全脑炎（subacute sclerosing panencephalitis，SSPE），是麻疹病毒感染机体后极其罕见的一种并发症，发生在免疫缺陷患者。表现为渐进性大脑衰退，一般在1～2年内死亡。在患者血清及脑脊液中可以检测到高效价的IgG或IgM抗体，但是麻疹病毒的分离很困难，原因可能是脑细胞内存在的是一种缺陷麻疹病毒。因此选C。

10. 流感病毒的核酸特点是

A. 一条完整的单负股RNA

B. 分节段的单负股RNA

C. 完整的双股DNA

D. 分节段的双股RNA

E. 分节段的单股DNA

【试题分析及参考答案】 本题考点流感病毒的核酸分段特点。流感病毒核酸类型是分节段的单负链RNA，其核酸无感染性。甲型和乙型流感病毒有 8 个 RNA 节段，丙型流感病毒有 7 个 RNA 节段。每个 RNA 节段，分别编码不同的蛋白质。因此选 B。

11. 抗流感病毒抵抗再感染的主要免疫因素是

A. 血凝素抗体
B. 神经氨酸酶抗体
C. 细胞免疫
D. 干扰素
E. 核蛋白抗体

【试题分析及参考答案】 本题考点是流感病毒血凝素抗体的保护作用。血凝素是流感病毒的主要表面抗原，可刺激机体产生血凝素抗体，该抗体具有中和病毒感染性和抑制血凝的作用，为保护性抗体，可持续数月至数年，但不同型别的流感病毒感染不能诱导交叉性保护抗体的产生。流感病毒核蛋白是病毒的主要结构蛋白，构成病毒衣壳，抗原结构稳定，但其抗体没有中和病毒的能力。神经氨酸酶具有抗原性，其抗体可以抑制病毒的释放与扩散，但不能中和病毒的感染性。因此选 A。

12. 抗原漂移是指

A. 甲型流感病毒型特异性抗原的小变异
B. 甲型流感病毒型特异性抗原的大变异
C. 甲型流感病毒亚型抗原的大变异
D. 甲型流感病毒亚型抗原的小变异
E. 甲型流感病毒的基因组变异

【试题分析及参考答案】 本题考点是甲型流感病毒的变异。流感病毒的抗原性变异包括抗原性转变和抗原性漂移两种形式。抗原性漂移属于量变，即亚型内变异，变异幅度小或连续变异，

通常由病毒点突变和人群免疫力选择性降低引起，易发生小规模的流感流行。因此选 D。

13. 对流感病毒神经氨酸酶叙述错误的是

A. 结构为蘑菇状的糖肽四聚体
B. 具有膜融合活性，促使病毒释放
C. 可破坏细胞膜上特异性受体，促使病毒释放
D. 具有抗原性且易变异
E. 其相应抗体可阻止病毒释放

【试题分析及参考答案】 本题考点是对流感病毒包膜上表面抗原——神经氨酸酶（NA）特点及功能的综合考察。采用 X 射线晶体衍射技术证实，NA 是四聚体结构，即由 4 个单体结合而成，呈蘑菇状。NA 蛋白可水解细胞膜上各种多糖受体末端的 N- 乙酰神经氨酸，促使病毒释放。NA 蛋白可刺激机体产生抗体，可抑制病毒在体内的扩散。同时，NA 的抗原性不稳定，易发生变异，与 HA 共同划分甲型流感病毒亚型。因此选 B。

14. 不属于副黏病毒科的病毒是

A. 副流感病毒
B. 禽流感病毒
C. 呼吸道合胞病毒
D. 麻疹病毒
E. 腮腺炎病毒

【试题分析及参考答案】 本题考点是副黏病毒科分类。副黏病毒包括副流感病毒、麻疹病毒、腮腺炎病毒和呼吸道合胞病毒等。与正黏病毒相比，副黏病毒具有相似的病毒形态及血凝作用，但具有不同的基因结构、抗原性、免疫性及致病性等。因此选 B。

15. 下列关于流感病毒及其致病性

的描述，不正确的是

A. 甲型流感病毒易发生抗原性转变，使人群对新病毒株缺乏免疫力

B. 丙型流感病毒不发生变异，抗原性稳定

C. 流感病毒不能进行组织细胞培养，因此只能靠血清学试验进行病原学诊断

D. 流感病毒通过飞沫传播，主要引起呼吸道感染

E. 甲型流感较乙型及丙型流感病情严重，且易酿成流行或大流行

【试题分析及参考答案】 本题考点是流感病毒的抗原性、传播途径及病原学诊断等的综合知识。根据 NP 和 M 蛋白抗原性不同可将流感病毒分为甲、乙、丙型三型。其中，甲型流感病毒由于其抗原性易发生变异，曾多次引起世界性大流行。乙型流感病毒仅感染人且致病性较低。丙型流感病毒只引起人类不明显或轻微的上呼吸道感染，很少造成流行。流感病毒可在鸡胚及培养细胞中增殖。流感病毒主要传播途径是经飞沫、气溶胶通过呼吸道在人之间直接传播。因此选 C。

16. 关于流感病毒对外界环境的抵抗力，错误的是

A. 不耐热，56℃ 30 min 被灭活

B. 耐低温，-70℃可长期保存

C. 不耐干燥，低温真空干燥下易失活

D. 对紫外线敏感

E. 对甲醛、乙醚等化学药物敏感

【试题分析及参考答案】 本题考点是流感病毒抵抗力的知识。流感病毒抵抗力较弱，不耐热，56℃ 30 min 被灭活，-70℃ 以下可长期保存，对干燥、日光、紫外线及乙醚、甲醛等化学药物比较敏感。因此选 C。

17. 下列对麻疹的描述中，错误的是

A. 麻疹病毒包膜上有 HA 和 HL 刺突，但无 NA 刺突

B. 麻疹患者有两次病毒血症，第一次病毒血症时，体表不出现红色斑丘疹

C. 麻疹是急性传染病，但极少数患者于病愈 2 ~ 17 年后可出现慢发感染患亚急性硬化性全脑炎

D. 麻疹病毒有三个血清型，刺激机体产生的抗体可持续终身

E. 麻疹自然感染后患者可获得牢固免疫，持续终身

【试题分析及参考答案】 本题考点是麻疹病毒形态、致病性及免疫性等综合知识。麻疹病毒有包膜，包膜上有两种刺突，即 HA 和血溶素 HL，具有红细胞凝集素和溶血素等活性。传染性强，易感者接触后 90% 以上可发病。传染源主要是患者，致病过程形成两次病毒血症后可引起典型麻疹症状。此外，尚有百万分之一麻疹患者在其恢复多年（平均 7 年）后出现亚急性硬化性全脑炎。麻疹病毒抗原性较稳定，只有一种血清型，刺激机体产生的 IgG 抗体可持续终身，病后可获得持久免疫力。因此选 D。

18. 下列对腮腺炎的描述中错误的是

A. 腮腺炎病毒经被患者唾液污染的食物或玩具也能传播

B. 引起一侧或双侧腮腺肿大，一般 3 ~ 4 周自愈

C. 约 5% 的女性患者合并卵巢炎，可导致女性不孕症

D. 约 20% 的男性患者合并睾丸炎，

可导致男性不育症

E. 可并发脑膜炎和耳聋，是儿童后天获得性耳聋的常见病因

【试题分析及参考答案】 本题考点是腮腺炎病毒的致病性知识。腮腺炎病毒只感染人，通过飞沫传播，引起以腮腺肿胀、疼痛为主的流行性腮腺炎，5～14 岁儿童易感。病毒在局部增殖后可入血，向组织扩散。青春期感染者，20% 的男性易合并睾丸炎，女性易合并卵巢炎，也可累及中枢神经系统并发脑炎。腮腺炎病毒仅有一个血清型，抗原相对稳定，不易变异，病后可获得持久免疫。因此选 E。

19. 下列不引起病毒血症的病毒是

A. 脊髓灰质炎病毒

B. 腮腺炎病毒

C. 流感病毒

D. 风疹病毒

E. 水痘-带状疱疹病毒

【试题分析及参考答案】 本题考点是呼吸道病毒致病性的知识。五个选项中只有流感病毒进入人体后仅在局部增殖，不入血，无病毒血症。因此选 C。

20. 判断流感病毒是否在细胞培养中增殖常用

A. 观察细胞病变

B. 细胞计数

C. 培养液的 pH 值变化

D. 红细胞吸附试验

E. 中和试验

【试题分析及参考答案】 本题考点是流感病毒培养特性。流感病毒能在鸡胚羊膜腔和尿囊腔中增殖，增殖的病毒游离于羊水或尿囊液中，用红细胞凝集试验可检出病毒。在细胞培养中可以增殖，但不引起明显的 CPE，依据流感

病毒 HA 的凝集与吸附红细胞能力建立的红细胞吸附试验可以判定病毒感染与增殖情况。因此选 D。

21. 下列哪种病毒可导致垂直感染

A. 呼吸道合胞病毒

B. 流感病毒

C. 轮状病毒

D. 狂犬病毒

E. 风疹病毒

【试题分析及参考答案】 本题考点是风疹病毒的感染途径。风疹病毒除经呼吸道传播外，还可发生垂直感染，若孕妇早期感染风疹病毒，病毒可通过胎盘感染胎儿，引起流产或死胎。呼吸道合胞病毒、流感病毒主要为飞沫传播。轮状病毒属肠道病毒，为粪 - 口途径传播。狂犬病毒感染方式为患病动物直接咬伤，病毒侵犯中枢神经细胞。因此选 E。

22. 核酸类型为 DNA 的病毒是

A. 麻疹病毒

B. 呼吸道合胞病毒

C. 流感病毒

D. 腺病毒

E. 腮腺炎病毒

【试题分析及参考答案】 本题考点是呼吸道病毒核酸类型的知识。五个选项中只有腺病毒核酸是双链 DNA，其余病毒核酸均为单链 RNA。因此选 D。

23. 只有一个血清型的病毒

A. 流感病毒

B. 麻疹病毒

C. 副流感病毒

D. 腺病毒

E. 鼻病毒

【试题分析及参考答案】 本题考点是呼吸道病毒抗原分型的知识。五个

选项中流感病毒根据 HA 和 NA 抗原性可分为甲、乙、丙三型，副流感病毒可分为 5 个型，感染人类的腺病毒有 49 个型，现发现鼻病毒有 114 个血清型，而麻疹病毒抗原性比较稳定，只有一个血清型。因此选 B。

二、多选题

1. 流感病毒的生物学特性包括

A. 正黏病毒

B. 有包膜，单股负链 RNA，不分节段

C. 包膜刺突含有血凝素和融合蛋白

D. 抗原漂移和转变可引起流感流行

E. M 蛋白决定病毒的亚型

【试题分析及参考答案】 本题考点是流感病毒生物学特性的综合知识。流感病毒属正黏病毒科，核心为单股负链 RNA，分 7～8 个节段，有包膜，包膜刺突有 HA 和 NA 两种，抗原变异形式有两种，即抗原性转变和抗原性漂移，前者变异幅度大，可引起大流行，后者变异幅度小，引起小规模流行，根据表面 HA 和 NA 抗原性的不同，可分为若干亚型。因此选 AD。

2. 麻疹病毒的特性是

A. 有血凝素，能凝集红细胞

B. 感染率高，但发病率低

C. 能形成慢发病毒感染

D. 能形成病毒血症

E. 病后可获得终身免疫力

【试题分析及参考答案】 本题考点是麻疹病毒的特性。麻疹病毒包膜表面有两种刺突，HA 和 FL，前者具有凝集红细胞，吸附宿主细胞的作用。易感人群接触麻疹后，99% 患麻疹。可形成两次病毒血症，并发慢性感染，如

SSPE。由于仅有一个血清型，刺激机体产生的抗体可持续终身，机体免疫力牢固。因此选 ACDE。

3. 麻疹病毒的传播途径有

A. 飞沫传播

B. 血液传播

C. 消化道传播

D. 经用具、玩具传播

E. 垂直传播

【试题分析及参考答案】 本题考点是麻疹病毒的感染途径。麻疹病毒经飞沫传播，也可经用具、玩具或密切接触传播。因此选 AD。

4. SARS-Cov

A. 是双链 DNA 病毒

B. 主要通过近距离飞沫传播

C. 有家庭和医院聚集传播的特点

D. 主要导致急性肺损伤

E. 可引起严重急性呼吸道综合征

【试题分析及参考答案】 本题考点是 SARS-Cov 英文缩写及其生物学特性、感染途径及致病性的综合考察。SARS-Cov 是 SARS coronavirus 的英文缩写，SARS 冠状病毒核酸为单股正链 RNA，以近距离飞沫传播为主，还可以通过接触病人呼吸道分泌物经口、鼻、眼传播。冠状病毒可引起普通感冒和咽喉炎，某些毒株还可引起成人腹泻，SARS-Cov 可引起严重急性呼吸道综合征。该病毒在密闭环境中易于传播，故有明显的家庭和医院聚集现象。因此选 BCE。

5. 呼吸道病毒中不会引起胎儿感染的有

A. 腺病毒

B. 风疹病毒

C. 麻疹病毒

D. 冠状病毒

E. 流感病毒

【试题分析及参考答案】 本题考点是呼吸道病毒感染途径的知识。孕妇感染风疹病毒后，病毒能通过胎盘感染胎儿，导致器官缺损和畸形。尤其在妊娠前5个月内感染，易引起胎儿严重畸形或死胎或先天性风疹综合征，如黄疸性肝炎、肺炎、脑炎等。腺病毒、麻疹病毒、冠状病毒和流感病毒不会引起胎儿感染。因此选ACDE。

6. 风疹病毒的传播途径有

A. 皮肤接触

B. 呼吸道

C. 消化道

D. 垂直传播

E. 血液传播

【试题分析及参考答案】 本题考点是风疹病毒感染途径的知识。风疹病毒经呼吸道感染后在局部黏膜及淋巴结增殖入血产生病毒血症，再进入组织，到达皮肤引起皮疹。孕妇感染后，病毒能通过胎盘感染胎儿，导致器官缺损和畸形。因此选BD。

7. WHO公布的流感病毒命名原则中应包括

A. 宿主和分离地点

B. 型别

C. 病毒株序号

D. 分离方式

E. 分离年代

【试题分析及参考答案】 本题考点是流感病毒命名方法。一个新分离株完整的命名应包括：型别/宿主（人可省略）/分离地点/毒株序号/分离年代

（亚型），如：A/香港/156/97（H5N1）。因此选ABCE。

8. 关于流感病毒神经氨酸酶的描述，下列哪几项是正确的

A. 呈蘑菇状

B. 有抗原性

C. 具有酶活性

D. 与病毒的成熟释放有关

E. 具有膜融合性

【试题分析及参考答案】 本题考点是流感病毒包膜上神经氨酸酶（NA）的特点及功能。NA是四聚体结构，即由4个单体结合而成，呈蘑菇状。NA蛋白可水解细胞膜上各种多糖受体末端的N-乙酰神经氨酸，促使病毒释放。同时，NA具有抗原性，但其抗体不能中和病毒。因此选ABCD。

9. 流感病毒的分离培养方法有

A. 细胞培养

B. 动物接种

C. 鸡胚羊膜腔接种

D. 鸡胚卵黄囊接种

E. 鸡胚尿囊腔接种

【试题分析及参考答案】 本题考点是流感病毒的分离培养方法。流感病毒的分离培养方法有鸡胚羊膜腔接种、鸡胚尿囊腔接种、组织培养和细胞培养。取患者急性期咽嗽液或咽拭子经抗生素处理后，接种9日龄鸡胚羊膜腔，35℃孵育72 h，然后取羊水及尿囊液做血凝试验。组织培养法：原代入胚肾及猴肾细胞分离培养，狗肾传代细胞效果更好。因此选ACE。

10. 感染后可获得持久免疫力的病毒是

A. 鼻病毒

B. 麻疹病毒

C. 腮腺炎病毒

D. 风疹病毒

E. 呼吸道合胞病毒

【试题分析及参考答案】 本题考点是呼吸道病毒免疫力的知识。选项中麻疹病毒、腮腺炎病毒、风疹病毒抗原比较稳定，都是只有一个血清型，感染病毒后获得的免疫力持久。因此选BCD。

11. 腮腺炎病毒除引起腮腺炎外，还可引起

A. 脑炎

B. 胎儿畸形

C. 肠炎

D. 睾丸炎

E. 卵巢炎

【试题分析及参考答案】 本题考点是腮腺炎病毒的致病性。易感人群通过呼吸道感染腮腺炎病毒，在鼻或呼吸道上皮细胞中增殖，随后入血形成第一次病毒血症，并扩散感染其他组织和器官，包括腮腺、睾丸、卵巢、胰腺及中枢神经系统等。病毒在靶器官复制增殖后再次入血，形成第二次病毒血症。青春期感染者，20%的男性易合并睾丸炎，女性易合并卵巢炎。因此选ADE。

12. 人类反复感染呼吸道病毒的原因是

A. 呼吸道病毒种类多

B. 呼吸道病毒血清型多

C. 抗原变异

D. 抗原性弱，免疫力不强

E. 大多数疫苗免疫效果不好

【试题分析及参考答案】 本题考点是呼吸道病毒特点的知识。呼吸道病毒泛指以呼吸道为主要传播途径，病毒主要定位于呼吸道并引起呼吸系统疾病的病毒。呼吸道病毒种类繁多，包括正黏病毒科、副黏病毒科、小RNA病毒科、冠状病毒科等，具有"一病多因"和"多病同因"的致病特点，另一致病特点是人群中呼吸道病毒感染具有高流行率，一个人在短期内可反复感染，其原因是由于病毒的基因组和抗原性频繁变异，不能诱导产生交叉保护性抗体。因此选ABC。

13. 副黏病毒的特点有

A. 单股负链不分节段的RNA

B. 立体对称的核衣壳

C. 中等大小，球形，有包膜

D. F刺突与融合细胞有关

E. 都有血凝特性

【试题分析及参考答案】 本题考点是副黏病毒的特点。副黏病毒基因组为单股负链RNA，不分节段，病毒呈球形、中等大小，有包膜，包膜上的F刺突有细胞融合活性。因此选ACD。

14. 流感病毒的致病特点包括

A. 飞沫传播，传染性强，发病率接近100%

B. 血凝素和神经氨酸酶有利于病毒的吸附和释放

C. 病毒在入侵局部增殖引起咽痛、咳嗽

D. 病毒入血引起发热和全身疼痛

E. 并发细菌性肺炎是主要致死原因

【试题分析及参考答案】 本题考点是流感病毒的致病特点。流感病毒经飞沫传播，侵入易感者呼吸道黏膜的柱状纤毛上皮细胞，引起上皮细胞变性、坏死和脱落，黏膜充血水肿。流感病毒一般不入血，无病毒血症，但其代谢产物有类似毒素样物质，可引起全身肌肉

酸痛、疲倦无力、厌食等症状，少数发生病毒性肺炎。血凝素可以凝集多种动物和人的红细胞，吸附宿主细胞，神经氨酸酶可水解细胞膜上各种多糖受体末端的 N-乙酰神经氨酸，促使病毒释放，二者在流感病毒的致病性方面起重要作用。因此选 BCE。

15. 关于呼吸道合胞病毒的特点是

A. 是婴幼儿病毒性肺炎的最主要的病原体

B. 病毒分离阳性即可确诊

C. 病毒抵抗力较弱

D. 组织培养能形成多核巨细胞

E. 目前尚无特异性防治方法

【试题分析及参考答案】 本题考点是呼吸道合胞病毒的综合知识。呼吸道合胞病毒是婴幼儿支气管炎和毛细支气管炎的主要致病因子，能引起的多种动物实验室感染并能在人和动物的原代和传代细胞上增殖，产生明显的细胞病变，如在 HeLa 和 Hep-2 细胞上引起典型的细胞病变和形成融合体，目前尚无特异性防治方法。病毒抵抗力较弱，对热、酸及胆汁及冻融处理敏感。因此选 ABCDE。

三、名词解释

1. 正黏病毒（orthomyxoviridae）

2. 血凝素（hemagglutinin，HA）

3. koplik 斑（koplik's spots）

4. 先天性风疹综合征（congenital rubella syndrome，CRS）

5. 血凝抑制作用（hemagglutination inhibition）

6. 血凝作用（hemagglutination）

7. 抗原转变（antigenic shift）

8. 抗原性漂移（antigenic drift）

【参考答案】

1. 正黏病毒（orthomyxoviridae） 是指对人或某些动物细胞表面的黏蛋白有亲和性，有包膜，具有分节段 RNA 基因组的一类病毒，只有流行性感冒病毒一个种，包括人流感病毒和动物流感病毒。

2. 血凝素（hemagglutinin，HA）流感病毒包膜表面的柱状抗原，能与人、鸡、豚鼠等多种红细胞表面 N-乙酰神经氨酸（唾液酸）受体结合引起红细胞凝集。可通过与细胞表面特异性受体结合儿促进流感病毒与宿主细胞的吸附。HA 具有免疫原性，其诱导的相应抗体具有中和病毒感染性和抑制血凝的作用，为保护性抗体。

3. koplik 斑（koplik's spots） 即柯氏斑，麻疹病毒感染机体后，在全身出疹前 1～2 天，患者口腔两颊内侧黏膜表面可出现周围绕有红晕的灰白色斑点，称 Koplik 斑，是麻疹早期诊断的临床指征。

4. 先天性风疹综合征（congenital rubella syndrome，CRS） 孕妇在妊娠 20 周内感染风疹病毒后对胎儿危害最大，可经胎盘垂直传播造成胎儿的先天性风疹病毒感染，表现为新生儿先天性心脏病、先天性耳聋、白内障等畸形，称为先天性风疹综合征。

5. 血凝抑制作用（hemagglutination inhibition） 病毒的血凝素在体外可凝集人或动物的红细胞，这种凝集作用可以被特异性抗体中和，称为血凝抑制作用，可用于鉴定含血凝素的病毒的型别。

6. 血凝作用（hemagglutination） 病毒包膜刺突 HA 可凝集人或动物的红细胞。将具有血凝素的病毒接种于鸡胚羊膜腔或尿囊腔培养后，收集羊水或尿囊液加入红细胞可使其凝集，可作为病毒增殖的指标。

7. 抗原转变（antigenic shift） 抗原转变属于质变，是指在自然条件下，甲型流感病毒表面的血凝素和（或）神经氨酸酶的抗原性发生大幅度的变异，或者两种或两种以上的甲型流感病毒发生基因重组，形成了新的亚型，这些新亚型可导致流感的大流行。

8. 抗原性漂移（antigenic drift） 抗原性漂移属于量变，即亚型内变异，变异幅度小或连续变异，通常有病毒点突变和人群免疫力选择性降低引起，易发生小规模的流感流行。

四、简答题

1. 简述流感病毒的抗原构成。

【参考答案】 流感病毒的抗原构成有三种：

（1）核蛋白抗原与M蛋白抗原：核蛋白抗原是核衣壳的主要成分，是主要的结构蛋白，抗原性稳定，与M蛋白抗原一起决定病毒的型特异性，根据二者抗原性的不同，可将流感病毒分为甲、乙、丙三型。M蛋白抗原具有维持病毒外形与完整性的作用。

（2）HA抗原：为糖蛋白三聚体，是包膜表面糖蛋白刺突之一，HA可凝集人和多种动物的红细胞，HA可吸附于易感细胞表面的受体而介导流感病毒的感染，HA具有抗原性，可刺激机体产生中和抗体。

（3）NA抗原：为糖蛋白四聚体，是包膜表面另一种糖蛋白刺突，NA可水解细胞表面的受体，促使流感病毒的芽生释放和扩散，NA具有抗原性，但其抗体无中和病毒的作用。

2. 造成流感世界性暴发流行的原因是什么？

【参考答案】 流感病毒易发生抗原性变异，其抗原性变异的形式有两种，即抗原性漂移和抗原性转变。抗原性转变属于质变，是指在自然条件下，甲型流感病毒表面的血凝素和（或）神经氨酸酶的抗原性发生大幅度的变异，或者两种或两种以上的甲型流感病毒发生基因重组，形成了新亚型。一旦发生抗原转变可导致流感病毒新亚型出现，由于人群对新亚型没有免疫力，因此新亚型的出现可引起世界性流感暴发流行。另一方面，在甲、乙、丙三型流感病毒中，甲型流感病毒最容易发生变异。由于甲型流感病毒广泛存在于人、动物和禽类中，流感病毒核酸分节段，易导致人流感病毒与动物流感病毒发生基因重组，也可以是动物、禽类流感病毒之间基因重组，导致流感病毒新亚型的出现，最终引起流感世界性大流行。

3. 简述甲型流感病毒复制过程。

【参考答案】 甲型流感病毒的复制过程包括如下步骤：

（1）吸附、穿膜和脱壳：病毒借助于HA与宿主细胞膜表面的受体结合，病毒包膜与宿主细胞膜融合后核衣壳释放入细胞质。病毒脱壳释放出-ssRNA。

（2）病毒蛋白的表达：-ssRNA的8个节段在胞浆内分别编码RNA多聚酶、核蛋白（NP）、基质蛋白M1和M2、HA和NA以及非结构蛋白（NS1和NS2）。

（3）病毒RNA的复制：在病毒本身的多聚酶作用下，于细胞核内以-ssRNA为模板复制+ssRNA，再以+ssRNA为模板复制出一-ssRNA基因并进入细胞质，与结构蛋白及 NS 蛋白构建成病毒核心。

（4）病毒的组装、成熟与释放：编码的结构蛋白在细胞器内构建病毒衣壳及胞膜，在细胞质内组装成病毒体，并以出芽方式释放至细胞外。整个复制过程约需 8 h。

4. 列表比较正黏病毒科与副黏病毒科的主要生物学特性。

【参考答案】　见表 26-1。

表 26-1　正黏病毒科与副黏病毒科的主要生物学特性比较

特性	正黏病毒	副黏病毒
病毒形态	有包膜，球形，80～120 nm，有时呈丝形	有包膜，球形，150～300 nm
基因特征	分 8 个节段，单负链 RNA，对 RNA 酶敏感	不分节段，单负链 RNA，对 RNA 酶稳定
抗原变异	高频率	低频率
血凝特点	有	有
溶血特点	无	有
包膜蛋白	HA 蛋白和 NA 蛋白	HN 蛋白（副流感病毒、腮腺炎病毒）HA 蛋白（麻疹病毒）无 HA 蛋白和 NA 蛋白（呼吸道合胞病毒）
复制部位	细胞核内	细胞质内

5. 呼吸道病毒在致病性方面有哪些特点？

【参考答案】　呼吸道病毒在致病性方面的特点包括：①主要经飞沫传播，多引起呼吸道局部感染，也可引起全身感染；②呼吸道病毒感染常见一病多因或多病同因；③对型别较多的呼吸道病毒，病后免疫力一般不牢固，易反复感染同一病毒的不同型别，造成高发病率；对只有一个血清型的呼吸道病毒免疫力持久。

6. 人类对流感病毒和麻疹病毒的免疫力有何区别？为什么？

【参考答案】　人类对流感病毒和麻疹病毒的免疫力主要区别：人类感染流感病毒后，只对同型流感病毒产生免疫力，因而免疫力不牢固；而感染麻疹病毒后则可获得牢固的免疫力。原因如下：①流感病毒感染为局部感染，病毒不侵入血流，黏膜免疫产生的 sIgA 只能短暂存留几个月；而麻疹病毒为全身感染，形成两次病毒血症，病毒抗原与免疫系统接触充分，产生 IgG 抗体效价高、维持时间久。②流感病毒有 3 个型别，尤其是甲型流感病毒易发生变异，又可分为许多亚型，各型及亚型之间无交叉免疫；而麻疹病毒抗原性稳定，仅有一个血清型。

7. 简述腮腺炎病毒的致病性与免疫性。

【参考答案】　腮腺炎病毒只感染人，通过飞沫传播，引起以腮腺肿胀、疼痛为主的流行性腮腺炎，多见于儿童。病毒首先于鼻或呼吸道上皮细胞中增殖，随后入血引起病毒血症，并扩散至唾液腺及其他器官，还可引起部分患者的胰腺、睾丸或卵巢感染，严重者可并发脑炎。腮腺炎病毒仅有一个血清型，抗原相对稳定，不易变异，病后可获得持久免疫。感染早期产生 IgM 特异性抗体，持续数月，随后产生的 IgG 抗体维持时间持久。

（吕　欣　尹　文）

第27章 肠道病毒

考试要点

一、肠道病毒归纳

人类肠道病毒属小RNA病毒科，是一类生物学性状相似、形态最小的单正链RNA病毒。包括脊髓灰质炎病毒、柯萨奇病毒、埃可病毒和新型肠道病毒。共同特性包括①小球形，无包膜，衣壳呈二十面体立体对称，由60个壳粒组成；②基因组为单正链RNA，有感染性，起mRNA作用；③在易感细胞中增殖，迅速产生细胞病变；④对理化因素的抵抗力较强，耐乙醚、酸和去垢剂，在污水和粪便中可存活数月；⑤主要经粪-口传播。隐性感染多见。病毒在肠道增殖，却引起多种肠道外感染性疾病。

二、脊髓灰质炎病毒

是脊髓灰质炎的病原体，病毒侵犯脊髓前角运动神经细胞，导致弛缓性肢体麻痹，多见于儿童，俗称小儿麻痹。该病毒分3个血清型，型间很少有交叉免疫，发病以Ⅰ型多见。

（一）生物学性状

1. 形态与结构 病毒体呈球形，直径约27 nm，衣壳为二十面体立体对称，共有60个壳粒，无包膜。基因组为单正链RNA，可直接起mRNA作用，有感染性。

2. 编码蛋白 衣壳壳粒由VP1、VP2、VP3和VP4四种不同结构蛋白组成。VP1、VP2和VP3暴露在病毒体表面，带有中和抗原位点；VP4在核心内部与RNA结合。病毒在细胞浆中进行生物合成。

3. 两种抗原 D抗原和C抗原。D抗原是有感染性的完整病毒颗粒；C抗原是无核酸的的空心衣壳，无感染性。

4. 培养特性 可在猴肾、人胚肾及人羊膜细胞中培养增殖，引起典型的溶细胞型病变。敏感动物有猴和猩猩等灵长类动物。

5. 抵抗力 较强，在粪便及污水中可存活数周，能耐受胃酸、蛋白酶及胆汁的作用，因而易于通过胃、十二指肠。

（二）致病性与免疫性

1. 传播途径 传染源为患者或无症状带毒者，主要通过粪-口途径感染；人类是唯一的天然宿主，儿童为主要易感者。

2. 致病机制 病毒以上呼吸道、口咽和肠道为侵入门户，先在局部黏膜和咽、扁桃体等淋巴组织中增殖，释放入血形成第一次病毒血症；然后扩散并在淋巴结、肝、脾的单核-吞噬细胞再次增殖，形成第二次病毒血症。在少数感染者，病毒可以侵入中枢神经系统，损伤运动神经元而导致肌肉瘫痪。

3. 感染结局 轻型为病变轻微，只出现发热、头痛、乏力、咽痛和呕吐等非特异性症状；非麻痹型：无菌性脑膜炎，出现颈背僵直、肌肉痉挛等症状。麻痹型：0.1%～2.0%的感染者出现暂时性肢体麻痹或永久性弛缓性肢体麻痹，极少数发展为延髓麻痹，导致呼吸、心脏衰竭而死亡。

4. **免疫力**　病后可获得长期而牢固的型特异性免疫，主要以体液中和抗体为主。在肠道局部黏膜产生 sIgA，阻止病毒入血；血液中和抗体可清除血液中的游离病毒。血液中的 IgG 抗体可由母亲通过胎盘传给胎儿，故出生后 6 个月以内的婴儿较少发病。

（三）接种疫苗

1. **脊髓灰质炎减毒活疫苗**（oral polio vaccine，OPV）　又称 Sabin 疫苗。口服，糖丸型。优点是在肠道细胞中增殖，类似自然感染，既能诱导产生中和抗体，又可刺激肠道产生分泌型 IgA。缺点是热稳定性差，保存与运输条件高，具有毒力回复的危险。

2. **灭活脊髓灰质炎疫苗**（inactivated polio vaccine，IPV）　又称 Salk 疫苗。肌肉注射。优点是稳定、易于保存及运输，使用安全，不存在毒力回复的危险；缺点是不能在咽部及肠道产生局部免疫，接种量大，需多次接种。

三、柯萨奇病毒

1. **生物学性状**　与脊髓灰质炎病毒相似，但对乳鼠有致病性，根据致病性的不同分为 A、B 两组。传播途径及致病过程与脊髓灰质炎相似、隐性感染多见，临床表现多样化。

2. **致病性**　引起无菌性脑膜炎、疱疹性咽峡炎、手足口病、流行性胸痛、肌痛、心肌炎、心包炎、急性上感、肺炎、急性结膜炎等。

3. **免疫性**　有特异性中和抗体，对同型病毒感染有持久免疫力。

四、埃可病毒（人肠道致细胞病变孤儿病毒，ECHO）

1. **生物学性状**　与脊髓灰质炎病毒相似，可引起人、猴肾细胞的 CPE，但对猴及乳鼠均不致病。隐性感染多见。

2. **致病性**　引起无菌性脑膜炎、类脊髓灰质炎等中枢神经系统疾病、出疹性发热、呼吸道感染、婴幼儿腹泻等。

3. **免疫性**　有特异性中和抗体，对同型病毒感染有持久免疫力。

五、新肠道病毒

68 型与呼吸道感染有关，69 型致病性尚不明确，70 型是从患者眼结膜中分离到，生物学特征符合肠道病毒，但不具有肠道细胞亲嗜性，引起急性出血性结膜炎，71 型可致中枢神经系统疾病、手足口病和疱疹性咽峡炎。

典型试题及分析

一、单选题

1. 人类肠道病毒的核酸类型是

A. ssDNA

B. +ssRNA

C. -ssRNA

D. dsRNA

E. dsDNA

【试题分析及参考答案】　本题考点是肠道病毒的核酸类型特点。人类肠道病毒属小 RNA 病毒科，是一类生物学性状相似、形态最小的单正链 RNA 病毒。包括脊髓灰质炎病毒，柯萨奇病毒，埃可病毒和新型肠道病毒。因此选 B。

2. 肠道病毒基因组中编码结构蛋白的基因是

A. VPg

B. P1区

C. P2区

D. P3区

E. PolyA

【试题分析及参考答案】 本题考点是肠道病毒的基因组特点。肠道病毒基因组5′到3′端依次为5′ UTR、P1区、P2区、P3区、3′ UTR。P1区编码全部的结构蛋白，P2、P3区编码蛋白酶、VPg、RNA聚合酶等非结构蛋白。VPg是与病毒RNA 5′端共价结合的小分子蛋白，与RNA的合成及基因组装配有关。PolyA位于3′UTR下游与病毒RNA感染性有关。因此选B。

3. 下列理化因素中能灭活肠道病毒的是

A. 石炭酸

B. 乙醚

C. 去污剂

D. 75% 乙醇

E. 56℃ 30 min

【试题分析及参考答案】 本题考点是肠道病毒的抵抗力。肠道病毒对理化因素的抵抗力较强，耐乙醚、酸和去垢剂，在污水和粪便中可存活数月，但不耐热。因此选E。

4. 脊髓灰质炎病毒主要侵犯

A. 三叉神经节

B. 脑神经节

C. 迷走神经节

D. 脊髓前角运动神经细胞

E. 神经肌肉接头

【试题分析及参考答案】 本题考点是为脊髓灰质炎病毒的细胞嗜性。该病毒的受体是免疫球蛋白超家族的细胞黏附分子，体内能表达这类受体的细胞只有脊髓前角细胞、背根神经节细胞、运动神经细胞、骨骼肌细胞和淋巴细胞等。因此选D。

5. 脊髓灰质炎病毒最主要的感染类型是

A. 隐性感染

B. 急性感染

C. 慢性感染

D. 潜伏感染

E. 慢发病毒感染

【试题分析及参考答案】 本题考点是脊髓灰质炎病毒感染后的主要结局。脊髓灰质炎经口进入消化道，先在肠道局部淋巴结内增殖，入血形成第一次病毒血症，随血流扩散至具有特异性受体的靶组织，再次增殖入血形成第二次病毒血症。以不出现临床症状的隐性感染多见，少数病例发病出现急性感染，不造成持续性感染。因此选A。

6. 脊髓灰质炎的特异预防措施是

A. 注射MMR

B. 服用OPV

C. 注射丙种球蛋白

D. 注射OPV

E. 搞好饮食卫生

【试题分析及参考答案】 本题考点是脊髓灰质炎病毒的特异预防措施。口服OPV即脊髓灰质炎减毒活疫苗，是预防病毒感染的最有效途径。MMR是麻疹病毒、腮腺炎病毒、风疹病毒三联活疫苗的英文缩写。丙种球蛋白属于感染后人工被动免疫。消毒病人排泄物，搞好水和饮食卫生是预防肠道病毒及其他经粪-口途径传播病毒的非特异性措施。因此选B。

7. 关于脊髓灰质炎病毒，下述哪项是错误的

A. 衣壳为二十面体立体对称

B. 病毒仅在咽部短暂存在

C. 不形成病毒血症

D. 主要通过粪便排出体外

E. 减毒活疫苗可刺激机体产生血清中和抗体，且局部可产生 sIgA

【试题分析及参考答案】　本题考点是脊髓灰质炎病毒的综合知识。脊髓灰质炎病毒衣壳为二十面体立体对称，经粪 - 口途径传播，可在口咽部存在 1～2 周，肠道局部淋巴结内增殖入血形成第一次病毒血症，随血流扩散至具有特异性受体的靶组织，再次增殖入血形成第二次病毒血症。减毒活疫苗株免疫后既可产生血清中和抗体，又能在肠道局部产生 sIgA。因此选 C。

8. 脊髓灰质炎病毒侵入人体主要通过

A. 血液传播

B. 呼吸道传播

C. 皮肤传播

D. 消化道传播

E. 神经传播

【试题分析及参考答案】　本题考点是脊髓灰质炎病毒的传播途径。传染源为患者或无症状带毒者，主要通过粪 - 口途径感染，人类是唯一的天然宿主，儿童为主要易感者。因此选 D。

9. 关于脊髓灰质炎病毒的特点，下列哪项是正确的

A. 是有包膜的 RNA 病毒

B. 病后不能获得持久免疫力

C. 主要以粪 - 口途径传播

D. 临床类型以麻痹型多见

E. 只有 1 个血清型

【试题分析及参考答案】　本题考点是脊髓灰质炎的综合知识，包括病毒学特征、抗原性、致病性与免疫性等。

脊髓灰质炎病毒为无包膜单正链 RNA 病毒，分 3 个血清型，型间很少有交叉免疫，发病以 I 型多见。以粪 - 口途径传播，隐性感染居多，感染后可获得牢固免疫力。因此选 C。

10. Sabin 疫苗是指

A. 脊髓灰质炎减毒活疫苗

B. 脊髓灰质炎灭活疫苗

C. 卡介苗

D. 乙型肝炎疫苗

E. 麻疹减毒活疫苗

【试题分析及参考答案】　本题考点是 Sabin 疫苗为何种疫苗的英文缩写。脊髓灰质炎减毒活疫苗即是 Sabin 疫苗，又称 OPV，其灭活疫苗称为 Salk 疫苗，又称 IPV。因此选 A。

11. 能引起急性出血性结膜炎的病毒是

A. 肠道病毒 68 型

B. 肠道病毒 69 型

C. 肠道病毒 70 型

D. 肠道病毒 71 型

E. ECHO 病毒

【试题分析及参考答案】　本题考点是特定肠道病毒感染后所致疾病的知识。68 型与呼吸道感染有关，69 型致病性尚不明确，70 型是从患者眼结膜中分离到，生物学特征符合肠道病毒，但不具有肠道细胞亲嗜性，引起急性出血性结膜炎，71 型可致中枢神经系统疾病、手足口病和疱疹性咽峡炎，ECHO 病毒引起无菌性脑膜炎、类脊髓灰质炎等中枢神经系统疾病、出疹性发热、呼吸道感染、婴幼儿腹泻等。因此选 C。

12. 有关脊髓灰质炎减毒活疫苗的描述不正确的是

A. 病毒有回复毒力的可能

B. 引起并发症

C. 可能活化其他潜伏病毒

D. 疫苗可置室温下长期保存

E. 免疫力低下者不宜服用

【试题分析及参考答案】 本题考点是脊髓灰质炎减毒活疫苗的优缺点。脊髓灰质炎减毒活疫苗的优点是在肠道细胞中增殖，类似自然感染，既能诱导产生中和抗体，又可刺激肠道产生分泌型 IgA，缺点是热稳定性差，保存与运输条件高，具有毒力回复的危险，免疫力低下者不能使用，但不存在活化其他潜伏病毒的危险。因此选 C。

13. 脊髓灰质炎减毒活疫苗常采用口服，其主要原因是

A. 易为儿童接受

B. 不易发生干扰现象

C. 既能产生局部免疫，又能使血清出现中和抗体

D. 免疫力牢固

E. 不良反应少

【试题分析及参考答案】 本题考点是脊髓灰质炎减毒活疫苗使用方式上的优点描述。预防脊髓灰质炎主要有两种疫苗，灭活疫苗与减毒活疫苗，两者都能产生牢固免疫力。但该病毒通过消化道传播，对减毒活疫苗采用口服，可以使病毒在肠道细胞中增殖，类似自然感染，既能诱导产生中和抗体，又可刺激肠道产生分泌型 IgA，这是与肌注使用的灭活疫苗相比最大的优势。此外，因为免疫人群主要为婴幼儿，因此制成糖丸型以便于幼儿使用。因此选 C。

14. 脊髓灰质炎病毒感染的最常见类型是

A. 隐性感染

B. 瘫痪型感染

C. 延髓麻痹型感染

D. 慢性感染

E. 迁延性感染

【试题分析及参考答案】 本题考点是脊髓灰质炎病毒感染结局的知识。该病毒感染机体后，多数不出现症状，表现为隐性感染。少数抵抗力弱的感染者会出现可恢复的顿挫性脊髓灰质炎、无菌性脑膜炎（即非麻痹型脊髓灰质炎），不发生麻痹，只有极少数发展为麻痹型脊髓灰质炎。因此选 A。

15. 脊髓灰质炎病毒的致病特点不包括

A. 粪 - 口途径传播

B. 两次病毒血症

C. 5 岁以下幼儿易感

D. 易侵入中枢神经系统引起肢体痉挛性瘫痪

E. 多为隐性感染

【试题分析及参考答案】 本题考点是脊髓灰质炎致病性特点。该病毒经粪 - 口途径传播，侵入机体后多数表现为隐性感染。少数情况下会发生两次病毒血症，引起临床症状。多数患者体内病毒不侵入中枢神经系统，表现为顿挫型感染，少数患者会因为病毒侵入神经系统发生无菌性脑膜炎，但不发生麻痹。只有极少数最终发展为麻痹型脊髓灰质炎。因此选 D。

16. 与心肌炎关系密切的病毒是

A. 脊髓灰质炎病毒

B. 柯萨奇 B 组病毒

C. ECHO 病毒

D. 鼻病毒

E. 甲型肝炎病毒

【试题分析及参考答案】 本题考

点是特定疾病的发生与病原体相关性的知识。脊髓灰质炎病毒引起脊髓灰质炎。柯萨奇病毒感染引起的临床表现多样化，会引起无菌性脑膜炎、脑炎、疱疹性咽峡炎、肌痛、心肌炎、心包炎、急性上感、肺炎、急性结膜炎等，病毒性心肌炎多为柯萨奇 B 组病毒感染所致。ECHO 病毒主要引起无菌性脑膜炎、类脊髓灰质炎等中枢神经系统疾病、出疹性发热等，鼻病毒与普通感冒关系密切。甲型肝炎病毒是造成甲型肝炎的病原体。因此选 B。

17. 培养柯萨奇病毒可选择
A. 小鼠皮内接种
B. 家兔角膜接种
C. 小鼠鼻内接种
D. 乳鼠腹腔接种
E. 小鼠皮下接种

【试题分析及参考答案】　本题考点是柯萨奇病毒的培养特性。柯萨奇病毒与脊髓灰质炎病毒培养特性的差别主要体现在对新生乳鼠的致病性上，并据此分为 A、B 两组。除了灵长类细胞外，主要利用乳鼠对该病毒进行培养与分离病原体。因此选 D。

18. 疑为肠道病毒感染，应采集的标本是
A. 鼻咽拭子
B. 粪便
C. 血液
D. 尿液
E. 脑脊液

【试题分析及参考答案】　本题考点是肠道病毒诊断的知识。肠道病毒经消化道传播，病毒可经隐性感染者与患者的粪便排出。鼻咽拭子一般为呼吸道病毒感染检测用标本，血液一般为经血传播并具有明确的可检测的抗体时使用，尿液为泌尿系感染中出现可检测物时使用，脑脊液一般为中枢神经系统出现感染时使用。因此选 B。

二、多选题

1. 属于肠道病毒属的病毒为
A. 脊髓灰质炎病毒
B. 甲型肝炎病毒
C. 柯萨奇病毒
D. ECHO 病毒
E. 风疹病毒

【试题分析及参考答案】　本题考点是肠道病毒属的病毒种类。肠道病毒属病毒包括脊髓灰质炎病毒、柯萨奇病毒、ECHO 和新型肠道病毒等。甲型肝炎病毒曾被归类于该属，现分类地位已属于小 RNA 病毒科肝病毒属。风疹病毒属于披膜病毒科。因此选 ACD。

2. 口服脊髓灰质炎减毒活疫苗产生哪些免疫效应
A. 产生血清中和抗体
B. 阻断病毒向中枢神经系统扩散
C. 产生 sIgA
D. 增强吞噬细胞的吞噬功能
E. 阻止病毒侵入血流

【试题分析及参考答案】　本题考点是脊髓灰质炎减毒活疫苗免疫效果的知识。脊髓灰质炎减毒活疫苗口服后，在肠道细胞中增殖，类似自然感染，既能诱导产生中和抗体，中止病毒血症，阻止病毒进入中枢神经系统，又可刺激肠道局部产生分泌型 IgA，阻止病毒进入血流。但此种免疫方式仅限于体液免疫，无细胞免疫活性。因此选 ABCE。

3. 关于脊髓灰质炎病毒的特性，下列哪项是正确的

A. 核酸为单正链 RNA

B. 对紫外线敏感，在污水或粪便中可存活数月

C. 感染机体后可形成两次病毒血症

D. 感染后免疫力不牢固，仍需服用脊髓灰质炎减毒活疫苗

E. 预防接种对象主要是青壮年

【试题分析及参考答案】　本题考点是脊髓灰质炎的综合知识。脊髓灰质炎病毒为单正链 RNA，对外界抵抗力强，紫外线可灭活病毒。感染后多为隐性感染，少数会因两次病毒血症出现临床症状。感染后免疫力牢固。灭活疫苗与减毒活疫苗免疫效果好，主要接种对象是婴幼儿。因此选 ABC。

4. 肠道病毒可引起的疾病有

A. 无菌性脑膜炎

B. 小儿麻痹症

C. 手足口病

D. 心肌炎

E. 乙型肝炎

【试题分析及参考答案】　本题考点是肠道病毒所致的相关疾病。肠道病毒在肠道增殖，却很少引起胃肠道疾病，对人类致病以隐性感染多见，能引起多种疾病，不同肠道病毒可引起相同症状，同一种病毒又可引起不同疾病。无菌性脑膜炎、小儿麻痹症、手足口病、心肌炎等的发生都与肠道病毒相关。乙型肝炎由乙型肝炎病毒感染引起。因此选 ABCD。

5. 可引起无菌性脑膜炎的病原体包括

A. 脊髓灰质炎病毒

B. ECHO 病毒

C. 柯萨奇病毒

D. 肠道病毒 71 型

E. 腺病毒

【试题分析及参考答案】　本题考点是特定疾病的病原体知识。肠道病毒致病性上的一个显著特征就是不同病毒可引起相同疾病，同种病毒感染后临床表现多样化。除了肠道病毒 68、69、70 型外所有的肠道病毒都能引起无菌性脑膜炎。腺病毒引起的疾病很多，但与无菌性脑膜炎的发生无相关性。因此本题选 ABCD。

6. 预防肠道病毒感染的措施有

A. 粪便消毒

B. 隔离患者

C. 接种疫苗

D. 饮用水用氯消毒

E. 口服抗生素

【试题分析及参考答案】　本题考点是预防肠道病毒感染的普遍措施。肠道病毒经粪-口传播，对污水、粪便要进行严格处理。饮用水可用氯消毒，灭活病毒。接种疫苗是最佳的预防手段。但目前只有脊髓灰质炎病毒有疫苗。抗生素对病毒感染无效。因此选 ABCD。

7. 下列那种疾病主要经粪-口途径传播

A. 脊髓灰质炎

B. 腮腺炎

C. 甲型肝炎

D. 风疹

E. 乙型肝炎

【试题分析及参考答案】　本题考点是不同种属病毒的传播途径。脊髓灰质炎有脊髓灰质炎病毒感染引起，为肠道病毒，粪-口途径传播。腮腺炎由腮腺炎病毒引起，属于呼吸道病毒，经呼吸道传播。甲型肝炎病毒是甲型肝炎的病原体，通过粪-口途径传播。风疹病

毒引起风疹，通过呼吸道传播。乙型肝炎病毒主要传播途径为血液传播，其次还有母婴传播与性传播，感染后导致乙型肝炎。因此选 AC。

三、名词解释

1. 肠道病毒（enterovirus）

2. 脊髓灰质炎病毒（poliovirus）

3. 人肠道致细胞病变孤儿病毒（enteric cytopathogenic human orphan virus，ECHO）

4. sabin 疫苗（sabin vaccine）

5. Salk 疫苗（salk vaccine）

6. 柯萨奇病毒（coxsackie virus）

7. 疫苗相关麻痹型脊髓灰质炎（vaccine associated paralytic poliomyelitis，VAPP）

8. 感染性核酸（infectious nucleic acid）

【参考答案】

1. 肠道病毒（enterovirus） 属小 RNA 病毒科，是一类生物学性状相似、形态最小的单正链 RNA 病毒。在肠道内增殖，却很少引起肠道疾病，入血侵犯其他器官。包括脊髓灰质炎病毒、柯萨奇病毒、埃可病毒和新型肠道病毒。

2. 脊髓灰质炎病毒（poliovirus） 属于小 RNA 病毒科肠道病毒属，是脊髓灰质炎的病原体，病毒侵犯脊髓前角运动神经细胞，导致弛缓性肢体麻痹，多见于儿童，俗称小儿麻痹。该病毒分 3 个血清型，型间很少有交叉免疫，发病以 I 型多见。

3. 人肠道致细胞病变孤儿病毒（enteric cytopathogenic human orphan virus，ECHO） 即埃可病毒，属于肠道病毒属小 RNA 病毒科，生物学性状与脊髓灰质炎病毒相似，可引起人、猴肾

细胞的 CPE，但对猴及乳鼠均不致病。引起多种疾病如无菌性脑膜炎、类脊髓灰质炎等中枢神经系统疾病、出疹性发热、呼吸道感染、婴幼儿腹泻等。

4. sabin 疫苗（sabin vaccine） 即口服脊髓灰质炎减毒活疫苗（live oral polio vaccine，OPV），由减毒变异株制备而成，口服，糖丸型。优点是在肠道细胞内增殖，类似自然感染，既能诱导产生中和抗体，又可刺激肠道产生分泌型 IgA。缺点是热稳定性差，保存与运输条件高，具有毒力回复的危险。

5. Salk 疫苗（salk vaccine） 即灭活脊髓灰质炎疫苗（inactivated polio vaccine，IPV），由脊髓灰质炎病毒株经甲醛灭活制成，采用肌肉注射进行免疫，在血清中诱导中和抗体，可有效降低脊髓灰质炎的发病率，具有易于保存和运输，无毒力回复隐患等优点。缺点是不能在咽部及肠道产生局部免疫，接种量大，需多次接种。

6. 柯萨奇病毒（coxsackie virus） 属于肠道病毒属小 RNA 病毒科，生物学性状与脊髓灰质炎病毒相似，但对乳鼠有致病性，根据对乳鼠的组织病理变化及致病性的不同分为 A、B 两组。传播途径及致病过程与脊髓灰质炎相似、隐性感染多见，临床表现多样化。引起无菌性脑膜炎、脑炎、疱疹性咽峡炎、手足口病、流行性胸痛、肌痛、心肌炎、心包炎、肺炎等。

7. 疫苗相关麻痹型脊髓灰质炎（vaccine associated paralytic poliomyelitis，VAPP） 指服用脊髓灰质炎减毒活疫苗后出现的麻痹型脊髓灰质炎疾病，其发生率为 1/400 万。

8. 感染性核酸（infectious nucleic acid）

用化学方法（如使用去垢剂十二烷基磺酸钠、酚等）处理病毒体，除去包裹在病毒核酸之外的衣壳蛋白，如果这种被裸露出来的病毒核酸仍可进入宿主细胞并复制出子代病毒，则称为感染性核酸。由于感染性核酸不受细胞受体限制，所以其感染范围比完整病毒更为广泛。但感染性核酸易被环境中的核酸酶破坏，故其感染性比病毒体低。

四、简答题

1. 简述肠道病毒的共同特性。

【参考答案】 ①病毒形态结构类似，呈小球形，无包膜，衣壳呈二十面体立体对称，由60个壳粒组成，每个壳粒由4种不同结构蛋白组成VP1、VP2、VP3、VP4。②核酸为单股正链RNA，有感染性，起mRNA作用。③对理化因素的抵抗力较强，耐乙醚、酸和去垢剂，在污水、粪便中可存活数月。④主要经粪-口传播。隐性感染多见。病毒在肠道增殖，以隐性感染多见，很少引起胃肠道疾病，可引起多种肠道外感染性疾病，不同肠道病毒可引起相同症状，同一种病毒又可引起不同疾病。

2. 人类肠道病毒有哪些？有何致病特点？

【参考答案】 人类肠道病毒属小RNA病毒科，是一类生物学性状相似、形态最小的单正链RNA病毒。包括脊髓灰质炎病毒、柯萨奇病毒、埃可病毒和新型肠道病毒。这些病毒主要通过粪-口途径传播，也可经呼吸道或眼部黏膜感染。其显著的致病特点是病毒在肠道中增殖却很少引起肠道疾病；不同的肠道病毒可引起相同的临床综合征，如散发性脊髓灰质炎样麻痹症、无菌性脑膜炎、脑炎、呼吸道感染等；同一种病毒也可引起几种不同的临床疾病，如柯萨奇病毒可引起无菌性脑膜炎、脑炎、疱疹性咽峡炎、手足口病、流行性胸痛、肌痛、心肌炎、心包炎、肺炎等。

3. 简述脊髓灰质炎病毒的基因组结构及各主要片段的功能。

【参考答案】 ①脊髓灰质炎病毒核酸为单正链RNA，长约7.4 kb，有感染性，起mRNA作用；3' 末端的polyA与感染性有关，5' 末端共价连接病毒基因组蛋白（Vpg），与病毒RNA的合成及基因组装配有关。②病毒基因组5' 到3' 端依次为5' 非编码区（UTR）、P1区、P2区、P3区、3' UTR。P1区编码全部的结构蛋白VP1、VP2、VP3、VP4，是构成壳粒的结构蛋白，肠道病毒衣壳呈二十面体立体对称，由60个壳粒组成。P2、P3区编码蛋白酶、VPg、RNA聚合酶等非结构蛋白，与病毒RNA复制、蛋白合成及病毒粒装配密切相关。③基因组为连续开放读码框，可编码一个约2200个氨基酸的大分子前体蛋白，经酶切后形成病毒结构蛋白VP1～VP4和各种功能性蛋白。

4. 简述脊髓灰质炎病毒的致病性特点。

【参考答案】 ①传染源为患者或无症状带毒者，主要通过粪-口途径感染；人类是唯一的天然宿主，儿童为主要易感者。②病毒以上呼吸道、口咽和肠道为侵入门户，先在局部黏膜和咽、扁桃体等淋巴组织中增殖，释放入血形成第一次病毒血症；然后扩散并在淋巴结、肝、脾的单核-吞噬细胞再次增殖，形成第二次病毒血症。在少数感染者，病毒可以侵入中枢神经系统，损伤运动神经元而导致肌肉瘫痪。③机体免疫力的强弱显著影响感染结局。轻型：至少有90%的感染者表现微隐性感染，5%的感染者发生顿挫型感染，只出现发热、头痛、乏力、咽痛和呕吐等非特异性症状，并迅速恢复。非麻痹型：1%～2%的感染者病毒侵入中枢神经系统和脑膜，产生非麻痹型脊髓灰质炎或无菌性脑膜炎出现颈背强直、肌肉痉挛等症状。麻痹型：只有0.1%～0.2%的感染者产生最严重的结局，出现暂时性肢体麻痹或永久性弛缓性肢体麻痹，极少数发展为延髓麻痹，导致呼吸、心脏衰竭而死亡。

5. 脊髓灰质炎病毒的传播途径是什么？如何预防脊髓灰质炎？

【参考答案】　①传染源为患者或无症状带毒者，主要通过粪-口途径感染；人类是唯一的天然宿主，儿童为主要易感者。隐性感染者与患者粪便中有大量病毒存在，一般手段是对污水、粪便进行严格处理。饮用水用氯消毒，灭活病毒，注意饮食卫生。②接种疫苗是最佳的预防手段，疫苗有两种，IPV和OPV都是三价混合疫苗，免疫后都可获得针对三个血清型脊髓灰质炎病毒的保护性抗体。IPV为灭活脊髓灰质炎疫苗，又称Salk疫苗，肌肉注射。优点是稳定、易于保存及运输，使用安全，不存在毒力回复的危险；缺点是不能在咽部及肠道产生局部免疫，接种量大，需多次接种。OPV为脊髓灰质炎减毒活疫苗，又称Sabin疫苗，口服，糖丸型。优点是在肠道细胞中增殖，类似自然感染，既能诱导产生中和抗体，预防麻痹型脊髓灰质炎的发生，又可刺激肠道局部产生sIgA，阻止野毒株在肠道的增殖和人群中流行。缺点是热稳定性差，保存与运输条件高，具有毒力回复的危险。我国是自2月龄开始连续服三次OPV，每次间隔一个月，4岁时加强一次，可获得持久免疫力。

（丁淑琴　尹　文）

第 28 章　急性胃肠炎病毒

考试要点

一、急性胃肠炎病毒的种类

急性胃肠炎病毒主要包括轮状病毒、杯状病毒、肠道腺病毒和星状病毒。它们所致的胃肠炎主要表现为腹泻与呕吐，流行方式分为两种：一种是引起 5 岁以下小儿的腹泻；另一种是引起与年龄无关的暴发流行。

二、轮状病毒

（一）生物学性状

1. 形态　球形，直径 60 ～ 80 nm，无包膜，二十面体立体对称，双层衣壳，壳粒排列呈车轮状。

2. 基因组　为双链 RNA，由 11 个基因片段组成。每个片段含有一个 ORF，分别编码 6 个结构蛋白（VP1 ～ VP4、VP6、VP7）和 5 个非结构蛋白（NSP1 ～ NSP5）。

3. 抗原结构　VP4 和 VP7 位于外衣壳，分别是糖蛋白和血凝素，为中和抗原，决定病毒的血清型，A 组轮状病毒根据 VP4 和 VP7 可分为 19 个 P 血清型和 14 个 G 血清型。VP6 位于内衣壳，根据其抗原性，把轮状病毒分为 7 个组（A ～ G）。VP1 ～ VP3 位于核心，分别为病毒 RNA 多聚酶、转录酶成分和帽形成有关的蛋白。

4. 抵抗力　对理化因素抵抗力较强，耐酸、耐碱、耐乙醚、氯仿和反复冻融。能在 pH 值 3.5 ～ 10 的环境中存活，55℃ 30 min 可被灭活。在粪便中可存活数天到数周。

（二）致病性和免疫性

1. 传播途径　传染源为患者和无症状带毒者，主要是粪 - 口途径传播，也可经呼吸道传播，在我国常为秋季腹泻。

2. 致病机制　病毒侵入人体后，在小肠黏膜绒毛细胞内增殖，10 ～ 12 h 内可产生大量子代病毒并释放到肠腔内感染其他细胞。感染造成微绒毛萎缩、变短、脱落和细胞溶解死亡，使肠道吸收功能受损；病毒非结构蛋白 NSP4 有肠毒素样作用，刺激细胞内钙离子升高引发肠液过度分泌，水和电解质分泌增加，重吸收减少，出现严重腹泻。

3. 所致疾病　A ～ C 组能引起人类和动物腹泻，D ～ G 组只引起动物腹泻。A 组轮状病毒最常见，是引起 6 个月～ 2 岁婴幼儿严重胃肠炎的主要病原体，占病毒性胃肠炎的 80% 以上，是导致婴幼儿死亡的主要原因之一。B 组轮状病毒引起成人腹泻，可产生暴发流行。

4. 免疫性　感染后机体可产生型特异性抗体 IgM、IgG 和 sIgA，对同型病毒有保护作用，其中肠道局部出现的 sIgA 最为重要。抗体对异型病毒只有部分保护作用，所以病愈后还可重复感染。

（三）微生物学检查

1. 检测病毒或病毒抗原　直接电镜检查，诊断率达 90% ～ 95%，但不作为常规诊断。常用直接或间接 ELISA 法检测粪便上清液中的病毒抗原，具有较高的敏感性和特异性，既可定量也能进行分型。

2. **病毒核酸检测**　检测核酸可用分子生物学技术，从粪便中提取轮状病毒RNA，对其11个核酸片断作RNA电泳图分析。利用RT-PCR不仅检测灵敏度高，还可以进行分型。

（四）防治原则

1. **讲究卫生**　控制水源污染和接触感染，严格消毒可能污染的物品。

2. **疫苗预防**　口服减毒活疫苗。

三、肠道腺病毒

肠道腺病毒属于人类腺病毒F组，基因组为双链DNA，无包膜，二十面体立体对称。肠道腺病毒40、41、42三型是引起婴儿病毒性腹泻的第二位病原体。主要经粪-口途径传播，也可经呼吸道传播，四季均可发病，夏季多见。主要感染5岁以下儿童，引起水样腹泻。

四、杯状病毒

球形，无包膜的单正链RNA病毒，二十面体立体对称。人杯状病毒主要包括两个属：诺如病毒和沙波病毒。诺如病毒的原型病毒为诺瓦克病毒，其基因和抗原性呈高度多样性。是世界上引起急性病毒性胃肠炎暴发流行最主要的病原体之一。患者、隐性感染者及健康带毒者均可为传染源，粪-口途径传播。主要引起5岁以下儿童腹泻。

五、星状病毒

球形，无包膜的单正链RNA病毒，电镜下表面结构呈星型，有5～6个角。人星状病毒至少有7个血清型。在有胰酶存在下，该病毒可在大肠癌细胞中生长并产生CPE。病毒侵犯十二指肠黏膜细胞，并在其中大量繁殖，造成细胞死亡，释放病毒于肠腔。粪-口途径传播，易感者为5岁以下儿童，冬季为流行季节。感染后机体可产生保护性抗体，免疫力较牢固。

典型试题及分析

一、单选题

1. 急性胃肠炎病毒不包括
A. 轮状病毒
B. 新型肠道病毒
C. 肠道腺病毒
D. 星状病毒
E. 杯状病毒（SRSV）

【试题分析及参考答案】　本题考点是急性胃肠炎病毒的分类。急性胃肠炎病毒是一群能引起急性胃肠炎的病毒，急性胃肠炎病毒主要包括轮状病毒、杯状病毒、肠道腺病毒和星状病毒，分别属于呼肠病毒科、杯状病毒科、腺病毒科及星状病毒科。因此选B。

2. 轮状病毒的命名是因其
A. 光学显微镜下可见其轮状包涵体
B. 是首先发现该病毒者的人名
C. 具有双层衣壳，形似车轮辐条状
D. 反复周期性引起婴幼儿急性胃肠炎
E. 病毒体呈现扁平形

【试题分析及参考答案】　本题考点是轮状病毒的命名。完整的轮状病毒颗粒为球形，二十面体立体对称，双层衣壳，无包膜。负染后在电镜下病毒壳粒从内向外呈放射状排列，形似车轮条辐，故名。因此选C。

3. 轮状病毒的核酸类型是

A. 单链 DNA

B. 双链 DNA

C. 双链 RNA，分节段

D. 单正链 RNA

E. 单负链 RNA

【试题分析及参考答案】 本题考点是轮状病毒的核酸类型。轮状病毒核心含有病毒核酸和 RNA 合成酶，其核心为双链 RNA，约 18 550 bp，由 11 个基因片段组成，每个片段含有一个 ORF，分别编码 6 个结构蛋白（VP1 ～ VP4、VP6、VP7）和 5 个非结构蛋白（NSP1 ～ NSP5）。因此选 C。

4. 下列属于轮状病毒特点的是

A. 属于小 RNA 病毒科

B. 核酸类型为单正链 RNA

C. 有 100 余种血清型

D. 具有双层衣壳

E. 除引起腹泻外还可引起呼吸道感染

【试题分析及参考答案】 本题考点是轮状病毒的综合知识。轮状病毒归属于呼肠病毒科，核酸类型为双链 RNA，病毒呈二十面体对称双层衣壳结构，根据内衣壳 VP6 的抗原性可分为 7 个组（A ～ G），是人类、哺乳动物及鸟类腹泻的重要病原体。因此选 D。

5. 下列哪种病毒可用电镜直接观察其特征

A. 轮状病毒

B. 脊髓灰质炎病毒

C. 柯萨奇病毒

D. ECHO 病毒

E. 甲型肝炎病毒

【试题分析及参考答案】 本题考点是轮状病毒的形态学检查。因轮状病毒有其特殊形态结构，病毒壳粒从内向外呈放射状排列，形似车轮条辐，腹泻高峰时患者粪便中存在大量病毒颗粒，收集标本后用磷钨酸染色在电镜下直接观察，数分钟内便可得到结果，诊断率达 90% ～ 95%。因此选 A。

6. 下列哪一项不符合轮状病毒的特性

A. 一般不引起病毒血症

B. 能在常规组织培养中引起明显细胞病变

C. 发病有明显的季节性，秋冬季多见

D. 可感染人和多种动物

E. 免疫电镜技术可从腹泻者粪便中检出病毒

【试题分析及参考答案】 本题考点是轮状病毒的综合特性。人轮状病毒在细胞中培养条件较为苛刻，必须在细胞维持液中加入少量胰酶。病毒侵入人体后，在小肠黏膜绒毛细胞内增殖，10 ～ 12 h 可产生大量子代病毒并释放到肠腔内感染其他细胞，感染造成微绒毛萎缩、变短、脱落和细胞溶解死亡，使肠道吸收功能受损，一般不引起病毒血症。感染多发生于深秋、初冬季节。因轮状病毒有其特殊的车轮状结构，可用电镜直接观察其形状。因此选 B。

7. 轮状病毒的致泻机制是

A. 产生外毒素

B. 产生内毒素

C. 产生侵袭性酶

D. 病毒作用于小肠黏膜细胞使 cAMP 水平升高，导致小肠细胞分泌过度

E. 直接损伤小肠黏膜细胞，分泌增多

【试题分析及参考答案】 本题考点是轮状病毒的致病机制。病毒侵入人

体后，在小肠黏膜绒毛细胞内增殖，10～12 h 内可产生大量子代病毒并释放到肠腔内感染其他细胞。感染造成微绒毛萎缩、变短、脱落和细胞溶解死亡，使肠道吸收功能受损；病毒非结构蛋白 NSP4 有肠毒素样作用，刺激细胞内钙离子升高引发肠液过度分泌，水和电解质分泌增加，重吸收减少，出现严重腹泻。因此选 E。

8. 引起婴幼儿急性非细菌性胃肠炎的主要病原体是

　　A. 脊髓灰质炎病毒

　　B. ECHO 病毒

　　C. 轮状病毒

　　D. 新型肠道病毒

　　E. 柯萨奇病毒

　　【试题分析及参考答案】　　本题考点是轮状病毒的致病特点。轮状病毒是 1973 年澳大利亚学者 Bishop 等在急性非细菌性胃肠炎儿童十二指肠黏膜超薄切片中首次发现，是人类、哺乳动物及鸟类腹泻的重要病原体，特别是 A 组轮状病毒是世界范围内婴幼儿重症腹泻最重要的病原体，占病毒性胃肠炎的 80% 以上。因此选 C。

9. 引起 6 个月～2 岁婴幼儿秋季腹泻的病原体是

　　A. 大肠埃希菌

　　B. 霍乱弧菌

　　C. 轮状病毒 A 组

　　D. 空肠弯曲菌

　　E. 星状病毒

　　【试题分析及参考答案】　　本题考点是轮状病毒的致病特点。轮状病毒分为 A～G 7 个组，其中 A 组最为常见，是引起 6 个月～2 岁婴幼儿秋季腹泻的主要病原体，占病毒性胃肠炎的 80% 以上，

是导致婴幼儿死亡的主要原因之一。年长儿童和成人常呈无症状感染。因此选 C。

10 引起年长儿童和成人急性胃肠炎的病毒是

　　A. 轮状病毒 A 组

　　B. 轮状病毒 B 组

　　C. 轮状病毒 C 组

　　D. 轮状病毒 D 组

　　E. 轮状病毒 E 组

　　【试题分析及参考答案】　　本题考点是轮状病毒分组的致病特点。轮状病毒分为 A～G 7 个组，其中 A 组最为常见，是引起 6 个月～2 岁婴幼儿秋季腹泻的主要病原体，轮状病毒 B 组可在年长儿童和成人中产生暴发流行，但至今仅在我国有过报道。1982—1983 年，该组病毒在我国东北，西北矿区青壮年工人中引发了大规模霍乱样腹泻流行，患者达数十万人。因此选 B。

11. 下列成员中不属于肠道病毒属的是

　　A. 轮状病毒

　　B. 脊髓灰质炎病毒

　　C. 柯萨奇病毒

　　D. 新型肠道病毒 68 型

　　E. 埃可病毒

　　【试题分析及参考答案】　　本题考点是轮状病毒的归类。轮状病毒归属于呼肠病毒科，脊髓灰质炎病毒、柯萨奇病毒、肠道病毒 68 型和埃可病毒均属于肠道病毒属。因此选 A。

12. 核酸类型为双链 RNA 的病毒为

　　A. 杯状病毒

　　B. 星状病毒

　　C. 肠道腺病毒

　　D. 轮状病毒

　　E. 脊髓灰质炎病毒

【试题分析及参考答案】 本题考点是轮状病毒和肠道病毒的核酸类型。各选项中杯状病毒、星状病毒、肠道腺病毒、脊髓灰质炎病毒均为单正链RNA，而轮状病毒核酸为双链RNA，分节段。因此选D。

二、多选题

1. 人类轮状病毒具有以下哪些特征
A. 呈球形，双层二十面体，无包膜，壳粒排列如车轮状
B. 病毒核酸为双链RNA，由11个基因片段组成
C. 耐酸、耐碱、耐乙醚，对热抵抗力差
D. A组轮状病毒最为常见，是引起婴幼儿严重胃肠炎的主要病原体
E. B组轮状病毒可在年长儿童和成人中产生爆发流行

【试题分析及参考答案】 本题考点是轮状病毒的生物学性状和致病性。轮状病毒呈球形，双层衣壳，二十面立体对称，无包膜，壳微粒排列如车轮状；病毒核酸为双链RNA，由11个基因片段组成，每个片段含有一个ORF；病毒对理化因素有较强的抵抗力，耐酸、耐碱、耐乙醚，对热抵抗力差。轮状病毒分为A～G 7个组，其中A组最为常见，是引起6个月～2岁婴幼儿秋季腹泻的主要病原体。轮状病毒B组可在年长儿童和成人中产生爆发流行，1982—1983年，该组病毒在我国东北，西北矿区青壮年工人中引发了大规模霍乱样腹泻流行，患者达数十万人。因此选ABCDE。

2. 下列病毒中核酸分节段的是
A. 甲型肝炎病毒
B. 流感病毒
C. 轮状病毒
D. 埃可病毒
E. 柯萨奇病毒

【试题分析及参考答案】 本题考点是病毒核酸的分节段特点。甲型肝炎病毒、埃可病毒、柯萨奇病毒均为单正链RNA，不分节段；而流感病毒为单负链RNA，分7～8个节段，轮状病毒为双链RNA，分11个节段。因此选BC。

3. 引起人类急性胃肠炎的病毒是
A. 杯状病毒
B. 星状病毒
C. Norwalk病毒
D. 轮状病毒
E. 肠道腺病毒40、41型

【试题分析及参考答案】 本题考点为是引起人类急性肠胃炎的病毒种类。急性胃肠炎病毒是一群能引起急性胃肠炎的病毒，分属于四个不同的病毒科：呼肠病毒科的轮状病毒、杯状病毒科的诺如病毒和沙波病毒、腺病毒科的肠道腺病毒40、41、42型以及星状病毒科的星状病毒。诺如病毒的原型病毒为诺瓦克病毒，其基因和抗原性呈高度多样性，是世界上引起急性病毒性胃肠炎暴发流行最主要的病原体之一。因此选ABCDE。

三、名词解释

1. 急性胃肠炎病毒（acute gastroenteritis virus）
2. 轮状病毒（rotavirus）
3. 诺如病毒（norovirus）
4. 星状病毒（astrovirus）

【参考答案】

1. 急 性 胃 肠 炎 病 毒（acute

gastroenteritis virus）　急性胃肠炎病毒主要包括轮状病毒、杯状病毒、肠道腺病毒和星状病毒。它们所致的胃肠炎临床表现相似，主要表现为腹泻与呕吐，流行方式分为两种：一种是引起 5 岁以下小儿的腹泻；另一种是引起与年龄无关的暴发流行。

2. 轮状病毒（rotavirus）　归属于呼肠病毒科轮状病毒属，直径 60 ~ 80 nm，双层衣壳，无包膜，经负染色后电镜观察，病毒外形呈车轮状，故名轮状病毒。病毒核酸为双链 RNA，由 11 个基因节段组成。是引起婴幼儿腹泻的主要病毒。

3. 诺如病毒（norovirus）　其原型病毒为诺瓦克病毒，属于杯状病毒科，是 1972 年在美国 Norwalk 地区流行的进行胃肠炎患者粪便中首次发现的病原体。该病毒基因和抗原性呈高度多样性，是世界上引起急性病毒性胃肠炎暴发流行最主要的病原体之一。

4. 星状病毒（astrovirus）　归属于星状病毒属，为球形无包膜的单正链 RNA 病毒。电镜下表面结构呈星型，有 5 ~ 6 个角。该病毒经粪 - 口途径传播，易感者为 5 岁以下婴儿，冬季为流行季节。病毒侵犯十二指肠黏膜细胞，并在其中大量增殖，造成细胞死亡，释放病毒于肠腔，引起发热、头痛、恶心、腹泻等症状。

四、简答题

1. 简述轮状病毒与肠道病毒的不同点。

【参考答案】　①归属不同：轮状病毒属于呼肠病毒科，而肠道病毒属于小 RNA 病毒科。②生物学性状不同：轮状病毒核酸为双链 RNA，分 11 个节段，有双层衣壳，病毒体直径为 60 ~ 80 nm；肠道病毒核酸为单正链 RNA，不分节段，

病毒体直径为 20 ~ 30 nm。③致病性不同：轮状病毒感染多局限于肠道，一般不侵入血流，腹泻为主要症状，病后对同型病毒感染有保护作用，但免疫力不强；肠道病毒虽在肠道增殖，但可通过病毒血症引起全身感染，疾病种类多样化，病后可获得对同型病毒牢固的免疫力。

2. 简述轮状病毒的主要生物学性状。

【参考答案】　轮状病毒归属于呼肠病毒科，呈球形，直径 60 ~ 80 nm，无包膜，二十面体立体对称，双层衣壳，壳粒排列呈车轮状。病毒基因组为双链 RNA，由 11 个基因片段组成。每个片段含有一个 ORF，分别编码 6 个结构蛋白。根据内衣壳 VP6 蛋白的抗原性，将轮状病毒分为 A ~ G 7 个组。A 组轮状病毒最常见，是引起 6 个月 ~ 2 岁婴幼儿腹泻的主要病因。轮状病毒对理化因素抵抗力较强，耐酸、耐碱、耐乙醚、氯仿和反复冻融，能在 pH 值 3.5 ~ 10 的环境中存活，55℃ 30 min 可被灭活。在粪便中可存活数天到数周。

3. 简述轮状病毒的致病性。

【参考答案】　①传染源为患者和无症状带毒者，主要是粪 - 口途径传播，也可经呼吸道传播，在我国常为秋季腹泻。②致病机制：病毒侵入人体后，在小肠黏膜绒毛细胞内增殖，10 ~ 12 h 内可产生大量子代病毒并释放到肠腔内感染其他细胞。感染造成微绒毛萎缩、变短、脱落和细胞溶解死亡，使肠道吸收功能受损；病毒非结构蛋白 NSP4 有肠毒素样作用，刺激细胞内钙离子升高引发肠液过度分泌，水和电解质分泌增加，重吸收减少，出现严重腹泻。③A ~ C 组能引起人类和动物腹泻，

D～G组只引起动物腹泻。A组轮状病毒最常见，是引起6个月～2岁婴幼儿严重胃肠炎的主要病原体，占病毒性胃肠炎的80%以上，是导致婴幼儿死亡的主要原因之一。B组轮状病毒引起成人腹泻，可产生暴发流行。

4.简述轮状病毒的微生物学检查方法。

【参考答案】 ①检测病毒或病毒抗原：直接电镜检查，诊断率达90%～95%，但不作为常规诊断。常用直接或间接ELISA法检测粪便上清液中的病毒抗原，具有较高的敏感性和特异性，既可定量也能进行分型。②病毒核酸检测：检测核酸可用分子生物学技术，从粪便中提取轮状病毒RNA，对其11个核酸片断作RNA电泳图分析。利用RT-PCR不仅检测灵敏度高，还可以进行分型。

(丁淑琴 尹 文)

第 29 章　肝炎病毒

考试要点

一、五型肝炎病毒及引起肝炎的比较

肝炎病毒是指一大类能引起病毒性肝炎的病原体，目前公认的人类肝炎病毒至少有 5 种类型，包括甲型肝炎病毒（HAV）、乙型肝炎病毒 (HBV)、丙型肝炎病毒 (HCV)、丁型肝炎病毒 (HDV) 及戊型肝炎病毒 (HEV)。

在病毒学分类上，五型肝炎病毒分属不同类别，基本特性也各不相同（表 29-1），其导致的五型病毒性肝炎也各有特点（表 29-2）。

二、肝炎病毒的致病机制

（一）HAV 致病机制

在感染早期，主要是 NK 细胞杀伤起作用，引起肝细胞溶解；机体产生的高水平 γ 干扰素可促进肝细胞表达 HLA，从而增强了 HLA 介导的 CTL 对肝细胞的细胞毒作用。

（二）HBV 致病机制

免疫病理反应以及病毒与宿主细胞间的相互作用是肝细胞损伤的主要原因。①细胞免疫及其介导的免疫病理反应：特异性 CTL 介导的细胞免疫效应在清除

表 29-1　五型肝炎病毒的比较

项目	HAV	HBV	HCV	HDV	HEV
分类	小 RNA 病毒科	嗜肝 DNA 病毒科	黄病毒科	未确定	肝炎病毒科
直径	27 nm	42 nm	50 nm	36 nm	32 nm
基因组长度	7.5 kb	3.2 kb	9.5 kb	1.7 kb	7.6 kb
核酸	单正链 RNA	双链环状 DNA	单正链 RNA	单负链环状 RNA	单正链 RNA
复制酶	病毒 RDRP	病毒 DDDP 病毒 RDDP 病毒 RNA 酶 H	病毒 RDRP	宿主肝细胞核酸复制酶	病毒 RDRP
ORF 数	1	4 或 6	1	多个	3
包膜	无	有	有	有 [*]	无
抗原	HAAg	HBsAg HBcAg HBeAg	HCAg	HDAg	HEAg
抗体	抗 -HAV	抗 -HBs 抗 -HBc 抗 -HBe	抗-HCV	抗-HDV	抗-HEV

注：* 是 HBV 提供的 HBsAg；DDDP：DNA 依赖性的 DNA 多聚酶；RDDP：RNA 依赖性的 RNA 聚合酶；RDRP：RNA 依赖性的 RNA 多聚酶

表 29-2　五型病毒性肝炎的特点

特点	甲型肝炎	乙型肝炎	丙型肝炎	丁型肝炎	戊型肝炎
主要传播途径	粪 - 口	血液、母婴性接触	血液、母婴性接触	血液、母婴性接触	粪 - 口
高发年龄	儿童	成人、儿童	成人	成人	青壮年
流行性	散发或流行	散发	散发	散发	散发或流行
潜伏期	15 ～ 45 d	28 ～ 160 d	30 ～ 83 d	30 ～ 140 d	15 ～ 75 d
发病	急性较多	多缓慢	多缓慢	多缓慢	多缓慢
黄疸	有黄疸者较多	多无黄疸	多无黄疸	多无黄疸	黄疸常较重
慢性病毒携带者	无	有	有	有	无
慢性化	无	有（2% ～ 7%）	有（50% ～ 70%）	有	无
癌变危险	无	有	有	有	无
预防重点	水粪管理、饮食卫生、个人卫生、疫苗、丙种球蛋白	乙肝疫苗为主、控制医源性及母婴传播，乙型肝炎免疫球蛋白（HBIG）	控制医源性（血液）传播，无疫苗	控制医源性（血液）传播，无疫苗	水粪管理、饮食卫生、个人卫生，无疫苗

病毒的同时又可导致肝细胞损伤，过度的细胞免疫反应引起大面积的肝细胞损伤，导致重症肝炎；细胞免疫功能低下，则不能有效清除病毒，可导致慢性感染。②体液免疫及其介导的免疫病理反应：免疫复合物沉积于肾小球基底膜、关节滑液囊等处，激活补体，导致Ⅲ型超敏反应；免疫复合物沉积于肝内，可使肝毛细管栓塞，导致急性肝坏死，表现为重症肝炎。③自身免疫反应引起的病理损害：HBV 感染使肝特异性脂蛋白抗原（LSP）暴露，LSP 作为自身抗原诱导机体产生自身抗体，通过直接或间接作用，导致肝细胞损伤。④免疫耐受与慢性肝炎：机体对 HBV 的免疫耐受常常是导致

HBV 持续性感染的重要原因。

（三）HCV 致病机制

与病毒的直接致病作用和免疫病理损伤有关。病毒在肝细胞内复制，可以直接损伤肝细胞；特异性 CTL 可通过两种途径杀伤肝细胞：一是通过释放穿孔素等直接杀伤靶细胞，二是 HCV 可诱导肝细胞表达 Fas 抗原，诱导肝细胞凋亡。

（四）HEV 致病机制

HEV 通过对肝细胞的直接损伤和免疫病理作用引起肝细胞的炎症或坏死。

三、肝炎病毒的微生物学检测

五型肝炎病毒不同的微生物学检测方法见表 29-3。

表 29-3　　五型肝炎病毒的微生物学检测

项目	HAV	HBV	HCV	HDV	HEV
抗原抗体检测（ELISA）	抗-HAV IgM：早期诊断指标 抗-HAV IgG：既往感染史、疫苗效果评价或流行病学调查	HBsAg 抗-HBs H B e A g 、抗-HBe 抗-HBc	抗-HCV：用于丙型肝炎的诊断、献血员筛选和流行病学调查	抗-HDV：用于HDV 感染的诊断 HDAg：HDV 感染活动的指标	抗-HEV IgM：早期诊断指标 抗-HEV IgG：既往感染史或流行病学调查
核酸检测	RT-PCR 法检测HAV RNA，主要用于检测粪便版本	荧光定量 PCR法 检 测 HBV DNA 主要用于临床诊断和治疗效果监测	荧光定量 PCR技术检测 HCV RNA 主要用于临床诊断和治疗效果监测	斑点杂交或 RT-PCR 技术检测HDV RNA 也是诊断 HDV 感染的可靠方法	RT-PCR 技术检测 HEV RNA也是诊断 HEV感染的可靠方法

四、HBV 的抗原抗体系统与意义

1. **HBsAg**　四个不同亚型（adr，adw，ayr，ayw），在血液中大量存在，诱导产生保护性抗体，不同亚型间有交叉免疫保护作用。

PreS1 和 PreS2 Ag 抗原性强，与肝细胞表面受体结合，也可诱导保护性抗体的产生。

2. **HBcAg**　存在于病毒的核心及被感染的肝细胞表面，一般不游离于血循环中，具有很强的抗原性，抗-HBc 没有免疫保护作用；可刺激产生细胞免疫反应。

3. **HBeAg**　游离存在于血中，与病毒的复制成正比，抗 HBe 对清除 HBV有一定作用。

4. **抗-HBs**　中和抗体，见于恢复期、既往感染、疫苗接种后，阳性提示机体对乙肝有免疫力。

抗-PreS1 和抗-PreS2 在恢复期的早期出现，阳性提示病毒正在或已经被清除，是预后良好的指标。

5. **抗-HBc**　抗-HBc IgM 阳性提示HBV 处于复制状态，具有强的传染性；抗-HBc IgG：低效价提示既往感染，高效价高提示急性感染。

6. **抗-HBe**　机体获得免疫力，病毒复制减弱，传染性降低。

五、HBV 抗原、抗体检测结果的临床分析

HBV 抗原、抗体检测结果的临床意义见表 29-4。

表 29-4　HBV 抗原和抗体检测结果的临床意义

HBsAg	抗-HBs	HBeAg	抗-HBe	抗-HBc IgM	抗-HBc IgG	结果分析
+	−	−	−	−	−	HBV 感染者或无症状携带者
+	−	+	−	+	−	急性或慢性乙型肝炎（大三阳）
+	−	−	+	−	+	急性感染趋向恢复（小三阳）
+	−	+	−	+	+	急性或慢性乙型肝炎，或无症状携带者
−	+	−	+	−	+	乙型肝炎恢复期
−	−	−	−	−	+	既往感染
−	+	−	−	−	−	既往感染或接种过疫苗

典型试题及分析

一、单选题

1. HAV 和 HEV 的主要传播途径是

A. 消化道传播

B. 血液传播

C. 呼吸道传播

D. 垂直传播

E. 性传播

【试题分析及参考答案】　本题考点是 HAV 和 HEV 的传播途径。HAV 和 HEV 具有共同的传播途径，主要经粪-口传播，可通过污染的水源、食物、海产品、食具等造成散发或暴发流行。因此选 A。

2. HAV 与肠道病毒的不同点是

A. 无包膜的小球形病毒

B. 粪-口途径传播

C. 隐性感染多见

D. 细胞培养时一般不引起细胞裂解

E. 耐酸、乙醚和去垢剂

【试题分析及参考答案】　本题考点是肠道病毒的共同特征和 HAV 的培养特性。肠道病毒的共同特征包括：为无包膜的小球形病毒，基因组为单正链 RNA，是感染性核酸；在易感细胞中增殖，迅速产生细胞病变；对理化因素抵抗力较强，耐酸、乙醚和去垢剂；主要经粪-口途径传播。而 HAV 在细胞中培养时增值缓慢，一般不引起细胞裂解。因此选 D。

3. 甲型肝炎患者传染性最强的阶段是

A. 潜伏期早期

B. 潜伏期末期至急性期初期

C. 急性期

D. 黄疸期

E. 恢复期

【试题分析及参考答案】　本题考点是甲型肝炎患者强传染性特点。甲型肝炎的潜伏期为 15～50 天，平均 30 天，在潜伏期末期病毒随粪便大量排出，传染性最强。发病 2 周以后，随着肠道中抗-HAV IgA 及血清中抗-HAV IgA/IgG 的产生，粪便中不再排出病毒。因此选 B。

4. HAV 新近感染的指标是

A. 抗-HAV IgA

B. 抗 -HAV IgG

C. 抗 -HAV IgD

D. 抗 -HAV IgM

E. 抗 -HAV IgE

【试题分析及参考答案】 本题考点是 HAV 感染后产生的不同类型抗体的意义。HAV 的显性感染或隐性感染均可诱导机体产生持久的免疫力。抗-HAV IgM 在感染早期出现，发病后一周达到高峰，维持 2 个月左右逐渐下降；抗-HAV IgG 在急性期后期或恢复期早期出现，并可维持多年，对 HAV 的再感染有免疫保护作用。因此选 D。

5. HAV 的血清型有

A. 1 个

B. 2 个

C. 3 个

D. 4 个

E. 5 个

【试题分析及参考答案】 本题考点是 HAV 的抗原性。HAV 抗原性稳定，仅有 1 个血清型。因此选 B。

6. HAV 的病毒颗粒直径为

A. 22 nm

B. 30 nm

C. 36 nm

D. 42 nm

E. 56 nm

【试题分析及参考答案】 本题考点是 HAV 的基本生物学性状。HAV 呈球形，直径 $27 \sim 32$ nm，核衣壳为二十面体立体对称，无包膜。因此选 B。

7. 甲型肝炎最常用的诊断方法是

A. 取粪便标本做病毒分离培养

B. ELISA 检测 HAV-IgM

C. RT-PCR 法检测 HAV RNA

D. ELISA 法检测 HAV 抗原

E. 免疫电镜法检测病毒颗粒

【试题分析及参考答案】 本题考点是 HAV 最常用的诊断方法。HAV 的微生物学诊断以血清学检查和病原学检查为主，一般不作病原体的分离培养。血清学检查包括用 ELISA 法检测病人血清中的抗-HAV IgM 和 IgG。抗-HAV IgM 出现早，消失快，是甲型肝炎早期诊断最可靠的血清学指标，ELISA 检测 HAV-IgM 是最常用的诊断方法。抗-HAV IgM 检测主要用于了解既往感染史或进行流行病学调查。病原学检查主要用于检测粪便标本，包括用 RT-PCR 法检测 HAV RNA，用 ELISA 法检测 HAV 抗原，用免疫电镜法检测病毒颗粒等。因此选 B。

8. 具有感染性的是

A. Dane 颗粒

B. 管型颗粒

C. 小球形颗粒

D. HBsAg

E. HBeAg

【试题分析及参考答案】 本题考点是 HBV 的形态与结构。电镜下 HBV 呈三种不同形态的颗粒：Dane 颗粒直径 42 nm，是完整的病毒颗粒，具传染性；小球形颗粒直径 22 nm，是中空的病毒颗粒，成分为 HBsAg，是由 HBV 在肝细胞内产生的过剩的 HBsAg 装配而成，不含核酸和多聚酶，无感染性；管型颗粒由小球形颗粒聚集而成，长 $100 \sim 500$ nm，成分与小球形颗粒相同。因此选 A。

9. HBV 基因组中的 4 个 ORF，哪些基因的变异较为重要

A. X 基因

B. P 基因

C. S 基因

D. C 基因

E. S 基因、Pre S 基因、Pre C 基因及 C 基因

【试题分析及参考答案】 本题考点是 HBV 变异与免疫逃避的关系。HBV DNA 的 4 个 ORF 均可发生变异，其中 S 基因、Pre S 基因、Pre C 基因及 C 基因的变异较为重要，这些变异可导致病毒的免疫学性状和机体特异性免疫应答改变，导致病毒逃避机体对病毒的免疫清除作用。因此选 E。

10. 关于抗-HBs 的错误叙述是

A. 是中和抗体

B. 见于恢复期、既往感染、疫苗接种后

C. 阳性提示机体对乙肝有免疫力

D. 由 HBsAg 刺激机体产生

E. 产生较早的抗体

【试题分析及参考答案】 本题考点是抗-HBs 在 HBV 感染中的作用。抗-HBs 为中和抗体，由 HBsAg 刺激机体产生，见于恢复期、既往感染、疫苗接种后，阳性提示机体对乙肝有免疫力。PreS1 和 PreS2 Ab 在恢复期的早期出现，阳性提示病毒正在或已经被清除，是预后良好的指标。因此选 E。

11. 关于抗-HBc-IgM 的正确叙述是

A. 是中和抗体

B. 疫苗接种后

C. 阳性提示机体对乙肝有免疫力

D. 在体内维持时间较长

E. 阳性提示 HBV 处于复制状态，具有强的传染性

【试题分析及参考答案】 本题考点是抗-HBc 在感染中的意义。HBcAg 抗原性强，刺激机体产生抗-HBc，但这种抗体为非保护性抗体。抗-HBc-IgM 是 HBV 近期感染或慢性感染者病毒活动的指标，阳性提示 HBV 处于复制状态，具有强的传染性；凡有过 HBV 感染者抗 HBc-IgG 均可阳性。因此选 E。

12. 关于 HBV 致病机制的错误叙述是

A. 细胞免疫介导的免疫病理反应

B. 免疫复合物介导的免疫病理反应

C. 自身免疫反应引起的病理损害

D. 病毒不直接损伤肝细胞

E. 免疫耐受是导致慢性乙型肝炎的主要原因

【试题分析及参考答案】 本题考点是 HBV 的致病与免疫机制。免疫病理反应以及病毒与宿主细胞间的相互作用是肝细胞损伤的主要原因，主要包括以下几个方面：①细胞免疫及其介导的免疫病理反应：特异性 CTL 介导的细胞免疫效应在清除病毒的同时又可导致肝细胞损伤。②体液免疫及其介导的免疫病理反应：免疫复合物激活补体，导致Ⅲ型超敏反应。③自身免疫反应引起的病理损害：HBV 感染后暴露的 LSP 作为自身抗原诱导自身抗体，导致肝细胞损伤。④免疫耐受与慢性肝炎：机体对 HBV 的免疫耐受常常是导致 HBV 持续性感染的重要原因。因此选 D。

13. 在血液中检测不出的是

A. Dane 颗粒

B. HBeAg

C. HBcAg

D. 小球形颗粒

E. 管型颗粒

【试题分析及参考答案】 本题考点是 HBcAg 的性质。HBcAg 为衣壳蛋白，存在于 Dane 颗粒的核衣壳表面，其外被包膜所覆盖，也存在于感染的肝细胞核内、细胞质内或胞膜上，一般不游离于血液中，所以以血清学方法一般检测不到 HBcAg。因此选 C。

14. 对 HBeAg 的叙述，错误的是
  A. 是可溶性蛋白
  B. HBeAg 是病毒复制和传染性的标志
  C. 血清中持续阳性是 HBV 感染慢性化的指标
  D. 为中和抗体
  E. 其抗体阳性标志病毒复制减弱，传染性降低

【试题分析及参考答案】 本题考点是 HBeAg 的性质和意义。HBeAg 是前 C 蛋白经切割加工后形成的可溶性蛋白，可分泌到血循环中。HBeAg 消长与病毒颗粒及病毒 DNA 的消长基本一致，故可作为病毒复制和传染性的标志之一，其抗体阳性标志病毒复制减弱，传染性降低，但不是中和抗体。因此选 D。

15. 对 HBV 和 HCV 最敏感的动物是
  A. 豚鼠
  B. 鸭子
  C. 黑猩猩
  D. 树鼩
  E. 猴

【试题分析及参考答案】 本题考点是 HBV 和 HCV 的感染动物模型。黑猩猩是对 HBV 和 HBV 最敏感的动物，常用来进行 HBV 和 HCV 的致病机制和疫苗效果及安全性评价。因此选 C。

16. 与原发性肝癌相关的病毒是
  A. HAV
  B. HBV
  C. HIV
  D. HEV
  E. EBV

【试题分析及参考答案】 本题考点是 HBV 感染所致的原发性肝癌。目前已有大量证据表明，HBV 感染与原发性肝细胞癌有密切关系。HBV 的 X 蛋白有反式激活作用，可反式激活细胞内原癌基因或生长因子基因等，从而影响细胞周期，促进细胞转化，最后发展成原发性肝细胞癌。因此选 B。

17. HAV 的最常用的微生物学检测诊断方法是
  A. RT-PCR 法检测 HAV RNA
  B. ELISA 法检测血清中 HAV 抗原
  C. 免疫电镜法检测病毒颗粒
  D. 取粪便标本作病毒分离培养
  E. ELISA 法检测血清中抗-HAV IgM

【试题分析及参考答案】 本题考点是 HAV 的微生物学检测方法。HAV 的微生物学诊断以血清学和病原学为主，一般不作病原体的分离培养。抗-HAV IgM 出现早、消失快，是甲型肝炎早期诊断最可靠的血清学指标，抗-HAV IgG 主要用于了解既往史或流行病学调查。病原学诊断包括检测核酸、抗原和病毒颗粒。因此选 E。

18. 关于 HBV 对外界环境的抵抗力，错误的是
  A. 对低温、干燥、紫外线均有耐受性
  B. 可被 70% 乙醇灭活
  C. 100℃加热 10 min 可灭活
  D. 对 0.5% 过氧乙酸、5% 次氯酸钠和环氧乙烷敏感
  E. 高压蒸汽灭菌法可灭活病毒

【试题分析及参考答案】 本题考点是 HBV 抵抗力的知识。HBV 对外界环境的抵抗力较强，对低温、干燥、紫外线均有耐受性。不被 70% 乙醇灭活，因此乙醇消毒并不能用于 HBV 的消毒。高压蒸汽灭菌法、100℃加热 10 min 可灭活 HBV，0.5% 过氧乙酸、5% 次氯酸钠和环氧乙烷等常用于 HBV 的消毒。因此选 B。

19. HBV 的传播途径不包括

A. 血液和血制品传播

B. 母婴垂直传播

C. 性传播及密切接触传播

D. 粪 - 口传播

E. 哺乳

【试题分析及参考答案】 本题考点是 HBV 的传播途径。HBV 的传播途径主要有经血液和血制品传播、垂直传播和性传播三种。微量的污染血经微小伤口进入人体即可导致感染。所以血液及血制品、注射、外科、牙科手术、针刺、共用剃刀或牙刷、皮肤黏膜微小损伤等均可造成传播。垂直传播多发生于胎儿期和围生期，也可通过哺乳传播。在低流行区，HBV 感染主要发生在性乱者和静脉药瘾者中，所以西方国家将乙型肝炎列为性传播疾病。因此选 D。

20. 属于缺陷病毒的是

A. HAV

B. HBV

C. HCV

D. HDV

E. HEV

【试题分析及参考答案】 本题考点是 HDV 的主要特点。HDV 是一种缺陷病毒，必须在 HBV 或其他嗜肝 DNA 病毒辅助下才能复制，HDV 的包膜为

HBV 编码的 HBsAg。因此选 D。

21. 我国 HCV 毒株感染的主要型别是

A. Ⅰ型和Ⅱ型

B. Ⅰ型和Ⅲ型

C. Ⅳ型

D. Ⅴ型

E. Ⅵ型

【试题分析及参考答案】 本题考点是 HCV 的分型和我国流行株。根据 HCV NS5 区基因序列的同源性，可将 HCV 分为 6 个基因型，11 个亚型。其中欧洲、美洲和亚洲流行株多为Ⅰ型和Ⅱ型，中东是Ⅳ型，南非和我国香港为Ⅴ型和Ⅵ型，我国以Ⅰ型和Ⅱ型为主。因此选 A。

22. HCV 属于

A. 有包膜结构的单正链 RNA 病毒

B. 有包膜结构的单负链 RNA 病毒

C. 无包膜结构的单正链 RNA 病毒

D. 无包膜结构的单负链 RNA 病毒

E. 有包膜结构的 DNA 病毒

【试题分析及参考答案】 本题考点是 HCV 的基本生物学性状。HCV 呈球形，有包膜，为单正链 RNA 病毒，主要在肝细胞内复制。因此选 A。

23. 我国防治 HCV 传播的主要措施是

A. 接种疫苗

B. 检测抗-HCV，筛选献血员

C. 注射干扰素

D. 注射抗血清

E. 注射丙种球蛋白

【试题分析及参考答案】 本题考点是 HCV 的传播途径知识。HCV 主要经血或血制品传播，因此我国规定，必须对献血员和血液制品进行抗-HCV 筛查和检测，以减少 HCV 的感染和传播。

HCV 毒株易于变异，因此疫苗的研究较为困难,目前还没有可用疫苗。因此选 B。

24. 下列叙述错误的是

A. 多数 HCV 感染者为不显性感染

B. HCV 感染后极易慢性化

C. HCV 感染后可导致肝癌

D. HCV 感染后可诱导有效的免疫保护反应

E. HCV 感染后可诱导细胞免疫反应，可能参与了肝细胞损伤

【试题分析及参考答案】　本题考点是HCV致病性与免疫性的相关知识。HCV 感染的重要特征是感染易于慢性化，急性期后易于发展为慢性肝炎，部分患者可进一步发展为肝硬化或肝癌。多数慢性肝炎患者的临床表现不明显，发病时已呈慢性过程。由于 HCV 基因组变异较大，感染后产生的抗体无保护作用，其细胞免疫反应可能参与了肝细胞损伤。因此选 D。

25. 孕妇感染后病情较重，常发生流产或死胎的病毒是

A. HAV

B. HBV

C. HCV

D. HDV

E. HEV

【试题分析及参考答案】　本题考点是HEV 感染后致病性特点。HEV 感染后多数患者于发病后 6 周左右即好转并痊愈，不发展为慢性肝炎。孕妇感染后病情常较严重，尤以 6～9 个月为最严重，常发生流产或死胎，病死率达 10%～20%。因此选 E。

26. HAV 与 HEV 区别是

A. 感染后不发展为慢性肝炎

B. 孕妇感染 HEV 后病情较重

C. 由粪 - 口途径传播

D. 单正链 RNA 病毒

E. 无包膜

【试题分析及参考答案】　本题考点是 HAV 与 HEV 共同点。其共同点均为无包膜单正链 RNA 病毒，传播途径均为由粪 - 口途径传播、临床多表现为急性肝炎、感染后不发展为慢性肝炎。因此选 B。

二、多选题

1. 经血液或血制品传播的肝炎病毒包括

A. HAV

B. HBV

C. HCV

D. HDV

E. HEV

【试题分析及参考答案】　本题考点是五型肝炎病毒的传播途径。HBV、HCV 和 HDV 主要经血液或血制品传播，HAV 和 HEV 是由粪 - 口途径传播。因此选 BCD。

2. 目前有疫苗可预防的肝炎病毒是

A. HAV

B. HBV

C. HCV

D. HDV

E. HEV

【试题分析及参考答案】　本题考点是五型肝炎病毒的疫苗预防知识。HAV 已有减毒活疫苗和灭火疫苗用于甲型肝炎的特异性预防。目前所用的乙肝疫苗为基因工程疫苗，是将 HBsAg 在酵母菌或哺乳动物细胞中高效表达，纯化后制成疫苗。由于 HDV 是缺陷病毒，

必须依赖HBV辅助才能完成病毒繁殖，因此乙肝疫苗对 HDV 感染也有预防作用。我国已研制和上市HEV亚单位疫苗。HCV 尚未研制出疫苗。因此选 ABDE。

3. HAV 的特点有

A. 为单正链 RNA 病毒

B. 感染后易形成慢性肝炎

C. 感染后可诱导机体产生持久免疫力

D. 能用细胞进行体外培养

E. 通过污染食物和水源，可引起暴发流行

【试题分析及参考答案】　本题考点是 HAV 的生物学特性、致病性及免疫性的综合考查。HAV 基因组为单正链 RNA 病毒，长约 7500 个核苷酸。主要经粪-口传播，可通过污染的水源、食物、海产品、食具等造成散发或暴发流行。HAV 有细胞培养模型，在细胞中培养时增殖缓慢，一般不引起细胞裂解。HAV 只有 1 个血清型，显性感染或隐性感染均可诱导机体产生持久的免疫力。甲型肝炎一般为自限性疾病，预后良好，不发展成慢性肝炎和慢性携带者。因此选 ACDE。

4. HBV 的特点有

A. 含有两条完整环状 DNA

B. 含双层衣壳，内衣壳由核心抗原组成

C. HBsAg 单体分子间通过二硫键相连

D. 复制时存在逆转录过程

E. HBV DNA 链存在粘性末端

【试题分析及参考答案】　本题考点是 HBV 的基因结构与特点。电镜下 HBV 呈双层结构的球形颗粒，外层相当于病毒的包膜，有脂质双层和病毒编码的包膜蛋白组成，包膜蛋白包括 HBsAg、Pre S1 和 Pre S1 抗原。内层为病毒核心，相当于病毒的核衣壳，衣壳蛋白为核心抗原。HBV DNA 全长约 3.2 kb，为双股环状，双链长度不对称，长的链为负链，与病毒的 mRNA 互补；较短的链为正链，其长度为负链的 50% ～ 85%。两条链的 5′ 端各有约 250 个核苷酸可相互配对，构成黏性末端。HBsAg 单体分子间通过二硫键相连，大约 100 个单体分子聚集可形成 22 nm 的球形颗粒。HBV 的多聚酶具有逆转录酶活性，能以前基因组 RNA 为模板，逆转录出全长的 HBV DNA 负链。因此选 BCDE。

5. HCV 的特点有

A. 对脂溶剂不敏感

B. 感染后极易形成慢性肝炎

C. 是输血后肝炎的主要病原之一

D. 是缺陷病毒，依赖 HBV 辅助其复制

E. 诊断可检测血中的 HCV 抗体

【试题分析及参考答案】　本题考点是 HCV 的生物学特性、感染特点及病原学诊断的综合考查。HCV 有包膜，对乙醚、氯仿等脂溶剂敏感，煮沸、紫外线、甲醛等可使之灭活。HCV 主要经血或血制品传播，是输血后肝炎的主要病原之一。HCV 感染的重要特征是感染易于慢性化，急性期后易于发展为慢性肝炎，部分患者可进一步发展为肝硬化或肝癌。多数慢性肝炎患者的临床表现不明显，发病时已呈慢性过程。HCV 血中含量很低，检测困难，HCV 感染后机体可以产生针对其结构和非结构蛋白的抗体，可用于丙型肝炎的诊断、献血员筛选和流行病学调查。因此选 BCE。

6. HBsAg 在机体血清中的存在形式有

A. Dane 颗粒

B. 小球形颗粒

C. 管型颗粒

D. 砖形颗粒

E. 弹形颗粒

【试题分析及参考答案】 本题考点是 HBsAg 的存在形式。电镜下 HBV 呈三种不同形态颗粒：大球形颗粒（即 Dane 颗粒）的直径 42 nm，含双层衣壳，是完整的病毒颗粒，具有感染性；小球形颗粒的直径 22 nm，是中空的病毒颗粒，主要含 HBsAg，在血清中含量最多。管形颗粒由小球形颗粒聚集而成，大小为 22 nm×（100 ～ 500）nm。小球形颗粒和管型颗粒均为病毒合成的过剩的病毒外壳，仅含 HBsAg，无感染性。因此选 ABC。

7. 下述判断 HBV 感染者有强传染性的指标是

A. HBsAg 阳性

B. HBeAg 阳性

C. 抗 -HBe 阳性

D. 抗 -HBc IgM 阳性

E. HBV DNA 阳性

【试题分析及参考答案】 本题考点是考查 HBV 抗原抗体系统的意义。慢性肝炎或慢性 HBV 携带者 HBsAg 可持续阳性。HBeAg 消长与病毒颗粒及病毒 DNA 的消长基本一致，故可作为病毒复制和传染性的标志之一，其抗体阳性标志病毒复制减弱，传染性降低。抗 HBc-IgM：HBV 近期感染或慢性感染者病毒活动的指标。HBV DNA 阳性是病毒感染的直接证据，可判断体内是否有病毒复制。因此选 BDE。

8. 可在血中检测到并作为肝炎病毒感染的诊断指标有

A. 抗 -HAV IgM

B. HBeAg

C. HBcAg

D. 抗 -HCV

E. HEAg

【试题分析及参考答案】 本题考点是肝炎病毒的血清学诊断指标。肝炎病毒的的血清学诊断包括抗原和抗体检测。抗 -HAV IgM 是 HAV 感染的早期诊断指标，抗 -HAV IgG 是既往感染、疫苗效果评价或流行病学调查的指标。HBeAg 是 HBV 复制和传染性的标志之一。一般血清学方法检测不到 HBcAg，而只能检测到抗 -HBc。HCV 血中含量很低，检测困难，HCV 感染后机体可以产生针对其结构和非结构蛋白抗体，可用于丙型肝炎的诊断、献血员筛选和流行病学调查。抗 -HEV IgM 是 HEV 感染的早期诊断指标，抗 -HEV IgG: 既往感染史或流行病学调查。因此选 ABD。

9. 从感染者粪便中检测到的肝炎病毒有

A. HAV

B. HBV

C. HCV

D. HDV

E. HEV

【试题分析及参考答案】 本题考点是考查五型肝炎病毒的传播途径与致病特点。HAV 和 HEV 具有共同的传播途径，主要经粪-口传播，可通过污染的水源、食物、海产品、食具等造成散发或暴发流行，因此从感染者粪便中可检测到 HAV 和 HEV。HBV、HCV 和 HDV 主要经血或血制品传播。因此选 AE。

10. 有关 HBcAg 叙述正确的是

A. 位于 Dane 颗粒表面

B. 位于 Dane 颗粒核衣壳表面

C. 血清中不易检出

D. 抗原性强

E. 刺激机体产生的抗体有中和作用

【试题分析及参考答案】 本题考点是 HBcAg 的相关综合知识。HBcAg 为衣壳蛋白,存在于 Dane 颗粒的核衣壳表面,也存在于感染的肝细胞核内、胞浆内或胞膜上。存在于 Dane 颗粒的核衣壳,表面被 HBsAg 覆盖,一般不游离于血液中,所以一般血清学方法检测不到 HBcAg。HBcAg 抗原性强,刺激机体产生抗-HBc,但这种抗体为非保护性抗体。抗-HBc-IgM 是 HBV 近期感染或慢性感染者病毒活动的指标,阳性提示 HBV 处于复制状态,具有强的传染性;凡有过 HBV 感染者抗 HBc-IgG 均可阳性。因此选 BCD。

11. 下述关于 HCV 的描述,正确的是

A. 有包膜结构

B. 病毒不易体外培养

C. 对脂溶剂敏感

D. 核心蛋白抗原性强

E. 易发生变异

【试题分析及参考答案】 本题考点是 HCV 的生物学特性知识。HCV 呈球形,有包膜,对乙醚、氯仿等脂溶剂敏感,煮沸、紫外线、甲醛等可使之灭活。人类是 HCV 的天然宿主,黑猩猩为敏感动物,体外培养至今困难。核心蛋白组成病毒的核衣壳,抗原性强,含有多个 CTL 识别位点,可诱导细胞免疫反应。包膜蛋白基因具有高度变异性,导致包膜蛋白的抗原性快速变异,是引起免疫逃避的主要原因。因此选 ABCDE。

12. 有关 HEV 的描述,正确的是

A. 基因组为单正链 RNA

B. 有包膜的球形病毒

C. 对脂溶剂敏感

D. 多数患者不发展为慢性肝炎

E. 有 2 个基因型

【试题分析及参考答案】 本题考点是 HEV 的生物学特性知识。HEV 呈球形,无包膜,对高盐、氯化铯、氯仿等敏感。目前认为 HEV 至少存在 8 个基因型,我国流行的基因型为 I 型和 IV 型。因此选 AD。

三、名词解释

1. Dane 颗粒（dane particle）

2. 小球形颗粒（small spherical particle）

3. 管型颗粒（tubular particle）

4. 重叠感染（superinfection）

5. 联合感染（coinfection）

6. 无症状 HBsAg 携带者（asymptomatic HBsAg carrier）

7. δ 因子（hepatitis delta virus，HDV）

8. HBV 前基因组（hepatitis B Virus pregenome）

【参考答案】

1. Dane 颗粒（dane particle） 又称大球形颗粒,直径 42 nm,是有感染性的完整 HBV 颗粒,因 1970 年 Dane 用电镜在乙型肝炎患者血清中发现 HBV 颗粒而得名。

2. 小球形颗粒（small spherical particle） 小球形颗粒的直径 22 nm,是中空的病毒颗粒,成分为 HBsAg,是由 HBV 在肝细胞内复制时产生过量的 HBsAg 装配而成,不含 DNA 及多聚酶,因此无感染性,这种小球形颗粒大量存在于血液中。

3. 管型颗粒（tubular particle） 由

小球形颗粒聚合而成，成分为 HBsAg，与小球形颗粒相同。颗粒长 $100 \sim 500$ nm，直径 22 nm，亦存在于血液中。

4. 重叠感染（superinfection） 指已受 HBV 感染的乙型肝炎患者或无症状的 HBsAg 携带者再发生 HDV 感染，重叠感染常可导致原有的乙型肝炎病情加重与恶化。

5. 联合感染（coinfection） 指从未感染过 HBV 的正常人同时有 HBV 和 HDV 的感染。

6. 无症状 HBsAg 携带者（asymptomatic HBsAg carrier） 特指血液中携带 HBsAg 半年以上，无肝炎症状和体征，肝功能亦正常的慢性携带 HBsAg 的人，这部分人群占我国人口的 $10\% \sim 15\%$。

7. δ因子（hepatitis delta virus，HDV） 是一种缺陷病毒，必须在 HBV 或其它嗜肝 DNA 病毒辅助下才能复制，通常与 HBV 联合感染或重叠感染，而导致乙型肝炎病情加重与恶化。

8. HBV 前基因组（hepatitis B Virus pregenome） 是指由 HBV 的 DNA 转录而来的 RNA，既可作为子代 HBV DNA 复制的模板，又可编码 P 蛋白、HBcAg 和 HBeAg 前体蛋白。

四、简答题

1. 目前公认的人类肝炎病毒有哪些？根据其传播途径可分为几类？

【参考答案】 目前公认的人类肝炎病毒至少有 5 种类型，包括甲型肝炎病毒、乙型肝炎病毒、丙型肝炎病毒、丁型肝炎病毒和戊型肝炎病毒。在病毒分类上，这些病毒分别归属于不同的病毒科和属。根据其传播途径可分为两类：以粪-口途径传播的甲型和戊型肝炎病毒；以血及血制品、垂直传播和性传播为主要途径的有乙型、丙型和丁型肝炎病毒。

2. 简述 HAV 的形态、结构与功能。

【参考答案】 HAV 颗粒成球形，直径 $27 \sim 32$ nm，核衣壳为二十面体立体对称，无包膜，其核心为单股正链 RNA，长约 7500 个核苷酸。电镜下 HAV 呈现为实心和空心两种类型的颗粒，前者为成熟的完整病毒体，具有感染性，后者为缺乏病毒核酸的空心衣壳。HAV 只有 1 个 ORF，分为 P1、P2、P3 功能区，P1 区编码 VP1、VP2、VP3 及 VP4 四种多肽，其中 VP1、VP2、VP3 为病毒衣壳蛋白的主要成分，包围并保护核酸，具有抗原性，可诱导机体产生抗体，VP4 功能不清楚。P2 和 P3 区编码病毒的 RNA 多聚酶、蛋白酶等非结构蛋白，在病毒 RNA 复制和蛋白的加工中起作用。

3. 简述甲型肝炎的传染源和传播途径。

【参考答案】 HAV 的传染源为患者和隐性感染者。甲型肝炎的潜伏期为 $15 \sim 50$ 天，平均 30 天，在潜伏期末期病毒随粪便大量排出，传染性最强。发病 2 周以后，随着肠道中抗-HAV IgA 及血清中抗-HAV IgA/IgG 的产生，粪便中不再排出病毒。

HAV 主要经粪-口途径传播，可通过污染的水源、食物、海产品、食具等造成散发或暴发流行。

4. 简述 HAV 的致病性和免疫性特点。

【参考答案】 HAV 经粪-口途径侵入人体后，先在口咽部或唾液腺中初步增殖，然后到达肠黏膜和局部淋巴结中大量增殖，继而进入血流形成病毒血症，最终侵入靶器官肝脏，在肝细胞内增殖后通过胆汁排入肠道并随粪便排出。在感染早期，主要是 NK 细胞杀伤起作用，引起肝细胞溶解；机体产生的高水平 γ 干扰素可促进肝细胞表达 HLA，从而增强了 HLA 介导的 CTL 对肝细胞的细胞毒作用。

HAV 的显性感染或隐性感染均可诱导机体产生持久的免疫力。抗-HAV lgM 在感染早期即出现，发病后 1 周达高峰，维持 2 个月左右逐渐下降；抗-HAV lgG 在急性期后期和恢复期早期出现，并可维持多年，对 HAV 的再感染有免疫保护作用。

5. 简述 HBV 的形态与结构特点。

【参考答案】 电镜下 HBV 呈三种不同形态的颗粒：大球形颗粒（即 Dane 颗粒）的直径 42 nm，含双层衣壳，是完整的病毒颗粒，具有感染性；小球形颗粒的直径 22 nm，是中空的病毒颗粒，主要含 HBsAg，在血清中含量最多。管形颗粒由小球形颗粒聚集而成，大小为 22 nm×（100 ～ 500）nm。小球形颗粒和管型颗粒均为病毒合成的过剩的病毒外壳，仅含 HBsAg，无感染性。

电镜下 HBV 呈双层结构的球形颗粒，外层相当于病毒的包膜，有脂质双层和病毒编码的包膜蛋白组成，包膜蛋白包括 HBsAg、Pre S1 和 Pre S1 抗原。内层为病毒核心，相当于病毒的核衣壳，呈 20 面立体对称，直径约 27 nm，核心表面的衣壳蛋白为 HBV 核心抗原。病毒核心内部含病毒的双链 DNA 和 DNA 多聚酶。

6. 简述 HBV 的基因组结构与编码蛋白功能。

【参考答案】 HBV DNA 结构特殊，为不完全双链环状 DNA，双链长度

不对称，长的链为负链，有固定长度，约含 3200 个核苷酸，与病毒的 mRNA 互补；较短的链为正链，长度为负链的 50% ～ 100%。两条链的 5′ 端各有约 250 个核苷酸可相互配对，构成粘性末端，使 DNA 分子形成环状结构。

HBV 负链 DNA 至少含有 4 个 ORF，分别为 S、C、P 和 X 区，各 ORF 互相重叠。S 区由 S 基因、前 S1 和前 S2 基因组成，分别编码 HBsAg、PreS1 和 PreS2 蛋白，它们共同构成 HBV 的外衣壳。C 区由前 C 和 C 基因组成，C 基因编码核心蛋白 HBcAg，HBcAg 是病毒核衣壳的主要成分，Pre-C 与 C 基因共同编码 Pre-C 蛋白，Pre-C 蛋白经切割加工后形成 HBeAg。P 区编码 DNA 多聚酶，为病毒的复制酶，该酶具有多聚酶功能，亦具有反转录酶和 RNA 酶 H 的活性。X 区编码的蛋白称为 HBxAg，可反式激活细胞内的原癌基因，与肝癌发生有关。

7. 简述 HBV 的抗原抗体系统与意义。

【参考答案】 ① HBsAg 有四个不同亚型（adr，adw，ayr，ayw），在血液中大量存在，诱导产生保护性抗体，不同亚型间有交叉免疫保护作用。PreS1 和 PreS2 Ag 抗原性强，与肝细胞表面受体结合，也可诱导保护性抗体。② 抗-HBs：中和抗体，见于恢复期、既往感染、疫苗接种后，阳性提示机体对乙肝有免疫力。抗-PreS1 和抗-PreS2 在恢复期的早期出现，阳性提示病毒正在或已经被清除，预后良好的指标。③ HBcAg：存在于病毒的核心及被感染的肝细胞表面，一般不游离于血循环中，具有很强的抗原性，可刺激产生细胞免疫反应。抗-HBc IgM 阳性提示 HBV 处

于复制状态，具有强的传染性；抗-HBc IgG 低效价提示既往感染，高效价高提示急性感染。抗-HBc 没有免疫保护作用。④ HBeAg：游离存在于血中，与病毒的复制成正比，抗 HBe 对清除 HBV 有一定作用。⑤抗-HBe：机体获得免疫力，病毒复制减弱，传染性降低。

8. 列表说明 HBV 抗原、抗体的血清学标志与临床意义的关系。

【参考答案】 HBV 抗原、抗体的血清学标志与临床关系较为复杂，必须对几项指标同时分析，才能做出正确诊断，见表 29-4。

9. 简述 HBV 的致病机制。

【参考答案】 HBV 的致病机制迄今尚未完全清楚，目前认为免疫病理反应以及病毒与宿主细胞间的相互作用是肝细胞损伤的主要原因。①细胞免疫及其介导的免疫病理反应：特异性 CTL 介导的细胞免疫效应在清除病毒的同时又可导致肝细胞损伤，过度的细胞免疫反应引起大面积的肝细胞损伤，导致重症肝炎；若细胞免疫功能低下，则不能有效清除病毒，可导致慢性感染。②体液免疫及其介导的免疫病理反应：免疫复合物沉积于肾小球基底膜、关节滑液囊等处，激活补体，导致Ⅲ型超敏反应；免疫复合物沉积于肝内，可使肝毛细管栓塞，导致急性肝坏死，表现为重症肝炎。③自身免疫反应引起的病理损害：HBV 感染使肝特异性脂蛋白抗原（LSP）暴露，LSP 作为自身抗原诱导机体产生自身抗体，通过直接或间接作用，导致

肝细胞损伤。④免疫耐受与慢性肝炎：机体对 HBV 的免疫耐受常常是导致 HBV 持续性感染的重要原因。

10. 简述 HCV 的基因组结构与编码蛋白。

【参考答案】 HCV 为单正链 RNA 病毒，基因组为线状，全长约 9.5 kb，仅有一个开放读码框（ORF）。基因组有 9 个基因区组成：自 5′ 起始，基因顺序为 5′UTR-C-E1-E2-P7- NS2-NS3-NS4A-NS4B-NS5A -NS5B-3′UTR，两侧为与复制和翻译相关的非编码区。ORF 编码一约 3010 ～ 3033 个氨基酸的多聚蛋白前体，该蛋白前体在宿主信号肽酶和病毒蛋白酶共同作用下剪切形成结构蛋白（核心蛋白 C、包膜糖蛋白 E1、E2 和 P7 蛋白）和非结构蛋白（NS2、NS3、NS4A、NS4B、NS5A 和 NS5B）。核心蛋白组成病毒的核衣壳，抗原性强，含有多个 CTL 识别位点，可诱导细胞免疫反应。包膜糖蛋白 E1 和 E2 具有高度变异性，其导致的免疫逃逸作用是病毒在体内持续存在、感染易于慢性化的主要原因。NS3 蛋白 N 端 180 个氨基酸与共作用因子 NS4A 形成异源二聚体，即 NS3/4A 丝氨酸蛋白酶，具有丝氨酸蛋白水解酶活性，它在 NS3/4A、NS4A/4B、NS4B/NS5A、NS5A/NS5B 连接区切割多聚蛋白前体。NS5 蛋白具有 RNA 依赖的 RNA 多聚酶活性，NS3 蛋白和 NS5 蛋白在病毒复制中起重要作用。

（尹　文）

第 30 章　虫媒病毒

考试要点

一、虫媒病毒归纳

虫媒病毒为一大类通过吸血的节肢动物（蚊、蜱等）叮咬人、家畜、野生动物而传播疾病的病毒，具有自然疫源性。主要包括黄病毒科（流行性乙型脑炎病毒、森林脑炎病毒、登革病毒、西尼罗病毒）、披膜病毒科，布尼亚病毒科。共同特征包括：①病毒呈球状，基因组为正链 RNA；②衣壳蛋白构成 20 面体对称，外层为病毒包膜，对脂溶剂、去氧胆酸钠敏感，在细胞质中增殖；③节肢动物（蚊、蜱、白蛉等）是病毒传播媒介和储存宿主；人、家畜、野生动物受叮咬而后感染；④大多数虫媒病毒引起的疾病是自然疫源性疾病，也是人畜共患疾病；⑤致病具有明显的季节性和地方性，主要引起发热、脑炎、出血热等。

二、流行性乙型脑炎（乙脑）病毒

（一）生物学性状

1. 形态与结构　乙脑病毒属于黄病毒科，核酸为单股正链 RNA。病毒颗粒呈球形，直径 30～40 nm，有包膜，核衣壳呈二十面体立体对称。基因组全长 10 976 bp，含一个开放读码框（ORF）。

2. 编码蛋白　结构蛋白包括衣壳蛋白（C）、膜蛋白（M）和包膜蛋白（E）。C 蛋白和 M 蛋白在病毒的包装和成熟过程中起重要作用；E 蛋白与病毒的吸附、穿入和致病作用密切相关，并具有血凝活性，能刺激机体产生中和抗体和血凝抑制抗体。非结构蛋白（NS）包括 NS1、NS2a、NS2b、NS3、NS4a、NS4b 和 NS5 等，NS1 能诱导产生细胞免疫和非中和抗体，NS3 具有蛋白酶、RNA 三磷酸酶、解旋酶活性，NS5 具有 RNA 聚合酶、甲基转移酶活性。

3. 培养特性　能在白纹伊蚊 C6/36 细胞、Vero 细胞、BHK21 细胞中增殖，引起明显的细胞病变。易感动物是乳鼠。

4. 抵抗力　弱，对脂溶剂敏感，不耐热，对化学消毒剂敏感，多种消毒剂可灭活。

（二）流行病学特征

1. 传染源　主要是带毒的猪、牛、马、驴、羊等家畜和鸟类。幼猪具有高的感染率和高效价的病毒血症，是最重要的传染源和中间宿主；患者的病毒血症短暂，且血中病毒效价不高，不是主要的传染源。蝙蝠亦可作为乙脑病毒的传染源和长期宿主。

2. 传播媒介　主要传播媒介是三带喙库蚊。感染的蚊子可带毒越冬并可经卵传代，因此蚊子不仅是传播媒介还是重要的储存宿主。

3. 流行特征　主要在亚洲的热带和亚热带国家和地区流行。我国是乙脑的主要流行区，流行季节与蚊子密度的高峰期一致，以夏秋季流行为主，易感人群主要是 10 岁以下的儿童。

（三）致病性与免疫性

1. 致病过程　病毒先在皮肤毛细血管内皮细胞和局部淋巴结增殖，然后进入血流，引起第一次病毒血症；病毒随血流播散到肝、脾等处的单核-巨噬细胞中大量增殖，再次入血，引起第二次病毒血症，绝大多数感染者表现为隐性感染；少数免疫力不强的患者，病毒突破血-脑脊液屏障侵犯中枢神经系统，在脑组织神经细胞内增殖，引起脑实质和脑膜炎症，表现为高热、剧烈头痛、频繁呕吐、颈项强直、昏迷、中枢性呼吸衰竭、脑疝等。

2. 致病机制 ①血-脑脊液屏障通透性增加：病毒诱导单核巨噬细胞分泌某些细胞因子，使血-脑脊液屏障通透性增加，易于侵入中枢神经系统。②细胞因子释放增加：病毒感染刺激免疫细胞释放 TNF-α、IL、IFN 等炎症细胞因子，引起炎症反应和细胞损伤。③免疫复合物介导的免疫损伤。

3. 免疫性 感染后免疫牢固而持久，隐性感染也可获得牢固的免疫力。机体免疫包括体液免疫、细胞免疫和完整的血-脑脊液屏障，其中体液免疫起主要作用。

（四）微生物学检查法

1. 病毒分离 分离病毒可以用 C6/36、BHK-21 等传代细胞。阳性结果的判定可用细胞病变、鹅血红细胞吸附试验或乙脑病毒单克隆抗体免疫荧光检测。

2. 病毒抗原检测 免疫荧光和 ELISA 均可用于发病初期患者血液及脑脊液中乙脑病毒抗原的检测，结果阳性有早期诊断意义。

3. 血清学检查

（1）特异性 IgM 抗体测定：采用 IgM 抗体捕获的 ELISA 法检测患者血清或脑脊液中的特异性 IgM 抗体，一般在感染后第 4 天出现，可用于早期快速诊断。

（2）血凝抑制试验：需采集患者双份血清，两次采血间隔 1～2 周，抗体效价增高 4 倍或以上可以确诊；单份血清效价 1∶320 有诊断意义。

（3）补体结合试验，单份血清 1∶2 为可疑，1∶4 为阳性，1∶16 以上有诊断价值；双份血清抗体效价 4 倍或以上升高可以确诊。可用于诊断近期感染。

（4）中和试验：本试验的特异度和敏感度均很高，一般用于血清流行病学调查和新分离病毒的鉴定。

三、登革病毒

（一）生物学性状

登革病毒属于黄病毒科，单正链 RNA，长约 11 kb。基因组结构、编码蛋白即其功能与乙脑病毒相似。登革病毒分为四个血清型（DEN1～DEN4），各型病毒间有交叉抗原性。乳鼠是登革病毒最敏感，最常用的实验动物。白纹伊蚊 C6/36 细胞是最常用的培养细胞，病毒在细胞内增殖并不引起明显的细胞病变。患者和隐性感染者是主要传染源，通过蚊虫叮咬而传播。

（二）流行病学特征

患者和隐性感染者是主要传染源，灵长类动物是从林登革病毒的主要传染源。人或灵长类动物是主要储存宿主，埃及伊蚊和白纹伊蚊为主要传播媒介，人群普遍易感，流行季节与蚊虫的消长一致。

（三）致病性与免疫性

登革病毒进入人体后，先在毛细血管内皮细胞和单核细胞系统中增殖，然后经血流播散，引起疾病。登革病毒感染可表现为两种不同的临床类型：登革热（DF）和登革出血热/登革休克综合征（DHF/DSS）。DF 典型的临床表现为发热、极度疲乏、头痛、全身关节及肌肉疼痛、皮疹和淋巴结肿大；DSS/DHF 的致病机制目前普遍认为与"抗体依赖的增强作用"（antibody-dependent enhancement，ADE）有关，临床表现具有普通登革热的症状，病情进展迅速，伴有明显的出血现象，可进一步发展为出血性休克，病死率高。

（四）微生物学检查法

1. 病毒的分离培养 早期患者血清接种白纹伊蚊 C6/36 细胞或乳鼠进行病毒的分离培养。

2. 血清学检查 应用抗体捕获 ELISA 法、斑点免疫测定法检测 IgM 抗体，是最常用的早期快速诊断技术。特异性 IgG 抗体检测需取急性期和恢复期双份血清，恢复期抗体水平 4 倍以上升高有诊断意义。

3. 病毒核酸检测 RT-PCR 技术用于病毒的快速诊断及病毒的分型。

四、森林脑炎病毒

单股正链 RNA 病毒。在国际上称为俄罗斯春夏脑炎病毒，分类上归属于黄病毒科，是一种蜱传脑炎病毒。该病毒引起的森林脑炎为自然疫源性疾病。动物感染范围广，小鼠最为敏感。不同来源的毒株毒力差异大，但抗原性一致。森林脑炎是一种中枢神经系统的急性传染病，多种野生动物可作为传染源，蜱是传播媒介也是储存宿主。人进入自然疫源地被蜱叮咬而受染，也可通过胃肠道传播。大多为隐性感染，感染后可获得牢固的免疫力。对森林脑炎的特异预防是对有关人员接种地鼠肾细胞培养的灭活疫苗。

典型试题及分析

一、单选题

1. 流行性乙型脑炎的病原体是

A. 森林脑炎病毒

B. 日本脑炎病毒

C. 西部马脑炎病毒

D. 委内瑞拉马脑炎病毒

E. 东方马脑炎病毒

【试题分析及参考答案】 本题考点是流行性乙型脑炎的病原体。流行性乙型脑炎病毒最先由日本学者从脑炎死亡者脑组织中分离到，国际上称为日本脑炎病毒。因此选 B。

2. 流行性乙型脑炎的传播媒介是

A. 白蛉

B. 蜱

C. 蚊

D. 幼猪

E. 鼠

【试题分析及参考答案】 本题考点是节肢动物虫媒病毒的传播媒介。流行性乙型脑炎的主要传播媒介是三带喙库蚊。感染的蚊子可带毒越冬并可经卵传代，因此蚊子不仅是传播媒介还是重要的储存宿主。因此选 C。

3. 在流行性乙型脑炎的流行环节中，幼猪是

A. 传染源

B. 中间宿主

C. 传染源和中间宿主

D. 储存宿主

E. 传染源和储存宿主

【试题分析及参考答案】 本题考点是流行性乙型脑炎病毒的中间宿主。流行性乙型脑炎的传染源主要是带毒的

猪、牛、马、驴、羊等家畜和鸟类，在我国，幼猪是最重要的传染源和中间宿主，因为猪的生活周期短，新生的幼猪缺乏免疫力，具有高的感染率和高效价的病毒血症。因此选 C。

4. 不需要节肢动物为传播媒介的病原微生物是

A. 鼠疫耶尔森菌

B. 日本脑炎病毒

C. 普氏立克次体

D. 森林脑炎病毒

E. 麻疹病毒

【试题分析及参考答案】　本题考点是几种病原微生物的传播媒介。鼠疫耶尔森菌、日本脑炎病毒、普氏立克次体、森林脑炎病毒的传播媒介分别是蚤、蚊、虱、蜱，麻疹病毒主要经飞沫传播，也可经用品或密切接触传播。因此选 E。

5. 流行性乙型脑炎病毒感染人体后突破血 - 脑脊液屏障引起的主要临床表现是

A. 隐性感染

B. 轻型感染

C. 隐性感染或轻型感染

D. 中枢神经系统症状

E. 潜伏感染

【试题分析及参考答案】　本题考点是流行性乙型脑炎病毒的致病性。该病毒致病过程形成两次病毒血症，病毒可进入脑组织，引起脑实质和脑膜炎症，出现严重的中枢神经系统症状，表现为高热、头痛、呕吐、惊厥、抽搐、脑膜刺激征等。因此选 D。

6. 流行性乙型脑炎病毒组成血凝素的结构蛋白是

A. M 蛋白

B. C 蛋白

C. E 蛋白

D. P 蛋白

E. L 蛋白

【试题分析及参考答案】　本题考点是流行性乙型脑炎病毒的编码蛋白。乙型脑炎病毒的结构蛋白包括衣壳蛋白（C）、膜蛋白（M）和包膜蛋白（E）。C 蛋白和 M 蛋白在病毒的包装和成熟过程中起重要作用；E 蛋白决定病毒的细胞嗜性和毒力，与病毒的吸附、穿入和致病作用密切相关，并具有血凝活性，能刺激机体产生中和抗体和血凝抑制抗体。因此选 C。

7. 登革病毒的传播媒介是

A. 库蚊

B. 按蚊

C. 伊蚊

D. 蜱

E. 以上都不是

【试题分析及参考答案】　本题考点是登革病毒的传播媒介。患者和隐性感染者是主要传染源，灵长类动物是丛林登革病毒的主要传染源。人或灵长类动物是主要储存宿主，埃及伊蚊和白纹伊蚊为主要传播媒介，人群普遍易感，流行季节与蚊虫的消长一致。因此选 C。

8. 登革病毒的靶细胞为

A. 肌细胞

B. 黏膜上皮细胞

C. 红细胞

D. 单核 - 巨噬细胞

E. 神经细胞

【试题分析及参考答案】　本题考点是登革病毒的致病性。登革病毒进入人体后，先在毛细血管内皮细胞和单核细胞系统中增殖，然后经血流播散，引起疾病。因此选 D。

9. 森林脑炎病毒的传播媒介是
A. 蚊
B. 蜱
C. 蚤
D. 白蛉
E. 虱

【试题分析及参考答案】 本题考点是森林脑炎病毒的传播媒介。该病毒在分类上归属于黄病毒科、黄病毒属，是一种蜱传脑炎病毒。因此选 B。

10. 森林脑炎的病原体是
A. 日本脑炎病毒
B. 登革病毒
C. 东方马脑炎病毒
D. 俄罗斯春夏脑炎病毒
E. 西方马脑炎病毒

【试题分析及参考答案】 本题考点是森林脑炎病毒的病原体。该病毒在国际上称为俄罗斯春夏脑炎病毒，分类上归属于黄病毒科，是一种蜱传脑炎病毒。该病毒引起的森林脑炎为自然疫源性疾病，是一种中枢神经系统的急性传染病，多种野生动物可作为传染源，蜱是传播媒介也是储存宿主。因此选 D。

11. 临床上常用于诊断流行性乙型脑炎的方法是
A. 脑脊液中分离病毒
B. 测定补体结合抗体
C. 测定中和抗体
D. 测定体内特异性 IgM 抗体
E. 测定病毒核酸

【试题分析及参考答案】 本题考点是流行性乙型脑炎病毒的微生物学检查法。采用 IgM 抗体捕获的 ELISA 法检测患者血清或脑脊液中的特异性 IgM

抗体，一般在感染后第 4 天出现，可用于早期快速诊断，是临床上诊断流行性乙型脑炎病毒最常见的方法。因此选 D。

12. 目前我国使用的乙脑疫苗是
A. 合成疫苗
B. 减毒活疫苗
C. 基因工程疫苗
D. 亚单位疫苗
E. 灭活疫苗

【试题分析及参考答案】 本题考点是流行性乙型脑炎病毒的特异防治方法。乙脑疫苗有灭活疫苗和减毒疫苗两大类。在我国，预防乙脑的主要措施是灭蚊和接种减毒活疫苗。因此选 B。

二、多选题

1. 虫媒病毒的共同特点为
A. 属于小 RNA 病毒科
B. 有包膜和血凝素
C. 衣壳呈二十面体立体对称
D. 蚊、蜱等为传播媒介和储存宿主
E. 所致疾病是自然疫源性疾病

【试题分析及参考答案】 本题考点是虫媒病毒的基本特点。虫媒病毒是指一大类通过吸血的节肢动物（蚊、蜱等）叮咬人、家畜、野生动物而传播疾病的病毒，具有自然疫源性。其共同特性为：①病毒呈球状，基因组为正链 RNA；②衣壳蛋白构成 20 面体对称。外层为病毒包膜，对脂溶剂、去氧胆酸钠敏感；③节肢动物（蚊、蜱、白蛉等）是病毒传播媒介和储存宿主，人、家畜、野生动物受叮咬而后感染；④大多数虫媒病毒引起的疾病是自然疫源性疾病，也是人畜共患疾病。因此选 BCDE。

2. 关于乙型脑炎病毒，错误的是
A. 核酸类型为 +ssRNA，核衣壳呈

20 面体立体对称，具有包膜，能凝集鹅的红细胞

B. 猪是主要的储存宿主

C. 人被蚊叮咬后绝大多数出现显性感染

D. 乙脑患者存在两次病毒血症

E. 目前我国使用的乙脑疫苗是减毒活疫苗

【试题分析及参考答案】 本题考点是乙脑病毒的综合知识。乙脑病毒属于黄病毒科，核酸为单股正链 RNA，病毒颗粒呈球形，有包膜，核衣壳呈 20 面体立体对称，E 蛋白具有血凝活性。流行性乙型脑炎的传染源主要是带毒的猪、牛、马、驴、羊等家畜和鸟类，在我国，幼猪是最重要的传染源和中间宿主。蚊子既是传播媒介又是重要的储存宿主。病毒先在皮肤毛细血管内皮细胞和局部淋巴结增殖，然后进入血流，引起第一次病毒血症，病毒随血流播散到肝、脾等处的单核 - 巨噬细胞中大量增殖，再次入血，引起第二次病毒血症，绝大多数感染者表现为隐性感染。在我国，预防乙脑的主要措施是灭蚊和接种减毒活疫苗。因此选 BC。

3. 通过病毒血症感染中枢神经系统的病毒有

A. 狂犬病病毒

B. 流行性乙型脑炎病毒

C. 登革病毒

D. 汉坦病毒

E. 脊髓灰质炎病毒

【试题分析及参考答案】 本题考点是可感染中枢神经系统的病毒种类。狂犬病病毒不引起病毒血症。流行性乙型脑炎病毒、脊髓灰质炎病毒均可以入血，感染中枢神经系统。登革病毒主要感染

单核 - 吞噬细胞系统引起发热、出血和休克。因此选 BE。

4. 关于流行性乙型脑炎的微生物学检查，下列哪些是正确的

A. 无病毒分离培养适用的细胞系

B. 血凝抑制试验检测抗体为 IgG，且特异度高

C. 抗体捕获的 ELISA，可测 IgM 用于早期诊断

D. 补体结合试验可测特异性 IgM

E. 中和试验用于病毒鉴定和血清流行病学调查

【试题分析及参考答案】 本题考点是流行性乙型脑炎病毒的微生物学检查法。采用细胞培养法或乳鼠脑内接种法从发病初期患者血液、脑脊液和尸检脑组织中可分离到乙脑病毒。采用 IgM 抗体捕获的 ELISA 法检测患者血清或脑脊液中的特异性 IgM 抗体，一般在感染后第 4 天出现，阳性率可达 90% 以上。血凝抑制抗体为 IgG 抗体且特异性高。特异性补体结合抗体发病 2 周后出现，是 IgG 抗体，用于回顾性诊断和流行病学调查。中和试验一般用于血清流行病学调查和新分离病毒的鉴定。因此选 BCE。

5. 关于虫媒病毒的叙述，下列哪些是正确的

A. 所致疾病为自然疫源性疾病

B. 对脂溶剂敏感

C. 其流行存在地区性和季节性

D. 病后免疫力持久

E. 隐性感染无免疫力

【试题分析及参考答案】 本题考点是虫媒病毒的基本知识。虫媒病毒为一大类通过吸血的节肢动物（蚊、蜱等）叮咬人、家畜、野生动物而传播疾病的病毒，具有自然疫源性。病毒有包膜，

对脂溶剂、去氧胆酸钠敏感，致病具有明显的季节性和地方性。感染后免疫力持久，隐性感染也可获得牢固免疫力。因此选 ABCD。

6. 流行性乙型脑炎病毒的致病性和免疫性特点有

　　A. 大多数为隐性感染

　　B. 病毒经感觉神经进入大脑

　　C. 全身症状明显

　　D. 病后免疫力持久

　　E. 隐性感染无免疫力

【试题分析及参考答案】　本题考点是流行性乙型脑炎病毒的致病性和免疫性。人感染乙脑病毒后多为隐性感染、少数感染者病毒在局部繁殖后，引起病毒血症侵入脑组织内增殖，引起脑炎。感染后免疫牢固而持久，隐性感染也可获得牢固的免疫力。机体免疫包括体液免疫、细胞免疫和完整的血-脑脊液屏障，其中体液免疫起主要作用。因此选 AD。

7. 关于流行性乙型脑炎病毒的叙述，下列哪些是正确的

　　A. 抗原性稳定，很少变异

　　B. 病毒在 pH 值 6.0 ～ 6.5 时能凝集雏鸡、鸽和鹅的红细胞

　　C. 隐性感染率高，病死率也高

　　D. 流行高峰与蚊密度高峰相一致

　　E. 动物感染后很少发病

【试题分析及参考答案】　本题考点是流行性乙型脑炎病毒的流行特征。该病毒抗原性稳定，能凝集多种动物的红细胞。致病过程形成两次病毒血症，人感染乙型脑炎病毒后多为隐性感染，极少数患者体内的病毒进入脑组织，引起脑实质和脑膜炎症，病死率也高。流行季节与蚊子密度的高峰期一致，以夏秋季流行为主，易感人群主要是 10 岁

以下的儿童。动物感染病毒后，不出现明显的症状及体征，但出现病毒血症。因此选 ABCDE。

8. 分离流行性乙型脑炎病毒可采用的标本是

　　A. 血液

　　B. 粪便

　　C. 尿液

　　D. 死者脑组织

　　E. 咽嗽液

【试题分析及参考答案】　本题考点是流行性乙型脑炎病毒的微生物学检查法。发病初期患者血液、脑脊液和尸检脑组织中均可分离到乙脑病毒。因此选 AD。

9. 关于登革热的叙述，正确的是

　　A. 主要流行于热带、亚热带地区

　　B. 形态结构与乙脑病毒相似，但体积小

　　C. 分为 4 个血清型

　　D. 人和猴为其储存宿主

　　E. 人病后免疫力牢固

【试题分析及参考答案】　本题考点是登革热的综合知识。登革病毒感染广泛存在于全球热带、亚热带 100 多个国家和地区。登革病毒属于黄病毒科、黄病毒属，形态结构与乙脑病毒相似，但体积略大。根据抗原性不同，可分为四个血清型（DEN1 ～ DEN4）。患者和隐性感染者主要传染源，灵长类动物是丛林登革病毒的主要传染源。人或灵长类动物是主要储存宿主，埃及伊蚊和白纹伊蚊为主要传播媒介。病后仅对同型病毒有免疫力。因此选 ACD。

10. 森林脑炎的主要传播途径有

　　A. 蚊虫叮咬

B. 蜱叮咬

C. 胃肠道

D. 性接触

E. 呼吸道

【试题分析及参考答案】　本题考点是森林脑炎病毒的传播途径。森林脑炎病毒在国际上称为俄罗斯春夏脑炎病毒，属于黄病毒科，是一种蜱传脑炎病毒。该病毒引起的森林脑炎为自然疫源性疾病。人进入自然疫源地被蜱叮咬而受染，也可通过胃肠道传播。大多为隐性感染，感染后可获得牢固的免疫力。因此选 BC。

11. 目前可特异性预防的疾病有

A. 流行性乙型脑炎

B. 乙型病毒性肝炎

C. 森林脑炎

D. 登革热

E. 丙型病毒性肝炎

【试题分析及参考答案】　本题考点是几种常见病毒的疫苗预防。目前已经研制出流行性乙型脑炎的减毒活疫苗、森林脑炎病毒的灭活疫苗和乙型肝炎病毒的灭活和基因工程疫苗，登革热和丙型病毒性肝炎还尚未研制出预防性疫苗。因此选 ABC。

三、名词解释

1. 虫媒病毒（arbovirus）

2. 黄病毒属（flavivirus）

3. 自然疫源性疾病（natural focal disease）

【参考答案】

1. 虫媒病毒（arbovirus）　是指一大类以节肢动物媒介在人、家畜及野生动物间传播疾病的病毒。

2. 黄病毒属（flavivirus）　是指一大群具有包膜的单股正链 RNA 病毒。因为它们通过吸血节肢动物（蚊、蜱、白蛉等）传播，故过去曾称为虫媒病毒。在我国主要的黄病毒成员有乙脑病毒、森林脑炎病毒和登革病毒。

3. 自然疫源性疾病（natural focal disease）　是指病原微生物除感染人外，尚存在于动物储存宿主、传播媒介体内及自然疫源地。易感者进入自然疫源地后可受到感染而患病。自然疫源性疾病具有地方性、季节性特点，其发病与动物宿主、传播媒介的存在与活动有关。

四、简答题

1. 虫媒病毒共同特征有哪些？

【参考答案】　共同特征包括：①病毒呈球状，基因组为正链 RNA；②衣壳蛋白构成 20 面体对称，外层为病毒包膜，对脂溶剂、去氧胆酸钠敏感，在细胞质增殖；③节肢动物（蚊、蜱、白蛉等）是病毒传播媒介和储存宿主；人、家畜、野生动物受叮咬而后感染；④大多数虫媒病毒引起的疾病是自然疫源性疾病，也是人畜共患疾病；⑤致病具有明显的季节性和地方性，主要引起发热、脑炎、出血热等。

2. 简述流行性乙型脑炎病毒的致病性和免疫性。

【参考答案】　流行性乙型脑炎病毒通过蚊子叮咬传播引起流行性乙型脑炎。该病毒是一种嗜神经病毒。在我国，三带喙库蚊不仅是乙型脑炎病毒的主要传播媒介，也是储存宿主。家畜、家禽，尤其是幼猪是流行性乙型脑炎病毒的主要传染源和中间宿主。病毒先在皮肤毛细血管内皮细胞和局部淋巴结增殖，然后进入血流，引起第一次病毒血症；病毒随血流播散到肝、脾等处的单核-巨噬细胞中大量增殖，再次入血，引起第二次病毒血症，绝大多数感染者表现为隐性感染；少数免疫力不强的患者，病毒突破血-脑脊液屏障侵犯中枢神经系统，在脑组织神经细胞内增殖，引起脑实质和脑膜炎症，表现为高热、剧烈头痛、频繁呕吐、颈项强直、昏迷、中枢性呼吸衰竭、脑疝等。

感染后免疫牢固而持久，隐性感染也可获得牢固的免疫力。机体免疫包括体液免疫、细胞免疫和完整的血-脑脊液屏障，其中体液免疫起主要作用，中和抗体约在病后 1 周出现，可维持数年甚至终生。

3. 乙脑病毒感染的检查方法有哪些？

【参考答案】

（1）病毒分离：从发病初期患者血液、脑脊液和尸检脑组织中均可分离到乙脑病毒。分离病毒可以用 C6/36、BHK21 等传代细胞或接种乳鼠鼠脑。阳性结果的判定可用细胞病变、鹅血红细胞吸附试验或乙脑病毒单克隆抗体免疫荧光检测。

（2）病毒抗原检测：免疫荧光和 ELISA 均可用于发病初期患者血液及脑脊液中乙脑病毒抗原的检测，结果阳性有早期诊断意义。

（3）血清学检查：①特异性 IgM 抗体测定，采用 IgM 抗体捕获的 ELISA 法检测患者血清或脑脊液中的特异性 IgM 抗体，一般在感染后第 4 天出现，第 2～3 周达高峰，阳性率可达 90% 以上。②血凝抑制试验，需采集患者双份血清，两次采血间隔 1～2 周，抗体效价增高 4 倍或以上可以确诊；单份血清效价 1：320 有诊断意义。③补体结合试验，单份血清 1：2 为可疑，1：4 为阳性，1：16 以上有诊断价值；双份血清抗体效价 4 倍或以上升高可以确诊。可用于诊断近期感染。④中和试验，本试验的特异度和敏感度均很高，一般用于血清流行病学调查和新分离病毒的鉴定。

4. 简述登革病毒的致病特点。

【参考答案】 登革病毒进入人体后，先在毛细血管内皮细胞和单核细胞系统中增殖，然后经血流播散，引起疾病。登革病毒感染可表现为两种不同的临床类型：登革热（DF）和登革出血热/登革休克综合征（DHF/DSS），前者为自限性疾病，病情较轻，表现为发热、头痛、全身肌肉和关节酸痛、淋巴结肿大及皮疹等典型登革热的症状和体征；后者病情较重，初期有典型登革热的症状，随后病情迅速发展，出现严重出血，表现为皮肤大片紫癜及淤斑、消化道出血等，并进一步发展为出血性休克，死亡率高。

（杨　敬）

第31章　出血热病毒

考试要点

一、出血热的概念

出血热不是一种疾病的名称，而是一类疾病的统称，这些疾病是以发热、皮肤和黏膜出现淤点或淤斑、不同脏器的损害和出血，以及可能伴有低血压和休克等为特征。引起出血热的病毒种类较多，我国已发现的主要有汉坦病毒、登革病毒及克里米亚‐刚果出血热病毒。

二、汉坦病毒

汉坦病毒属于布尼亚病毒科。主要引起以发热、出血、肾功能损害和免疫功能紊乱为突出表现的肾综合征出血热（HFRS），以及以肺浸润和肺间质水肿，迅速发展为呼吸窘迫、衰竭为特征的汉坦病毒肺综合征（HPS）。

（一）生物学性状

1. **形态结构**　多数呈圆形或卵圆形，有包膜，包膜上有突起。单负链RNA，分为L、M、S三个片段，分别编码病毒的RNA聚合酶（L）、包膜糖蛋白（G1和G2）和核衣壳蛋白（NP）。包膜糖蛋白有中和抗原位点和血凝抗原位点，能刺激机体产生中和抗体。核蛋白含量高，免疫原性强，能刺激机产生体液免疫和细胞免疫应答。

2. **培养特性**　多种传代、原代及二倍体细胞均对汉坦病毒敏感。病毒在细胞内增殖一般不引起可见的细胞病变。易感动物有多种，如黑线姬鼠、长爪沙鼠、小白鼠及大白鼠，但除了小白鼠乳鼠感染后可发病及致死外，其余均无明

显症状。

3. **抵抗力**　不强。对丙酮、氯仿、乙醚等脂溶剂敏感，一般消毒剂如新洁尔灭等也能灭活病毒。不耐热，56～60℃ 30 min可灭活病毒。

（二）HFRS的流行病学特征

1. **传染源和储存宿主**　HFRS是一种多宿主性的自然疫源性疾病，主要宿主动物和传染源均为啮齿动物，在我国主要是黑线姬鼠和褐家鼠。

2. **传播途径**　HFRS的传播途径尚未完全确定，目前认为可能的途径有3类5种，即动物源性传播（包括通过呼吸道、消化道和伤口途径）、垂直（胎盘）传播和虫媒（螨媒）传播，其中动物源性传播是主要的传播途径。

3. **HFRS的流行地区和季节**　HFRS的发生和流行具有明显的地区性和季节性，这种地区性和季节性与宿主动物（鼠类）的分布与活动密切相关。在我国，汉坦病毒的主要宿主动物和感染源是黑线姬鼠和褐家鼠，主要存在姬鼠型疫区、家鼠型疫区和混合型疫区。姬鼠型疫区的HFRS流行高峰主要在11～12月（6～7月还有一个小高峰），家鼠型疫区的流行高峰在3～5月，而混合型疫区在冬春季均可出现流行高峰。

（三）汉坦病毒所致HFRS的感染与免疫

1. **感染**　HFRS的潜伏期一般为2周左右，起病急，发展快。典型的病例具

有三大主症，即发热、出血和肾损害；临床经过分为发热期、低血压休克期、少尿期、多尿期和恢复期。HFRS 的发病机制及病理变化很复杂，有些环节尚未完全搞清。目前一般认为，病毒作为发病的始动因素，一方面可直接导致感染细胞和脏器的结构与功能损害，另一方面可激发机体的免疫应答，并进而导致免疫病理损伤。Ⅰ型和Ⅲ型变态反应均参与了发病。

2. **免疫性**　人类对汉坦病毒普遍易感，但多呈隐性感染，仅少数人发病。HFRS 病后可获稳定而持久的免疫力，二次发病者极为罕见。

（四）微生物学检查法

1. **病毒分离**　病毒分离只用于极少数情况下，例如某地首发病例的确定或新型别的确定。

2. **血清学检查**　早期检测特异性 IgM 抗体，以 ELISA IgM 捕捉法的敏感性和特异性为最好。检测特异性 IgG 抗体，需检测双份血清。

（五）防治原则

一般预防采取灭鼠、防鼠、灭虫、消毒和个人防护措施。特异性预防可接种 HFRS 灭活疫苗。治疗采用以"液体疗法"为主的综合对症治疗措施。

三、克里米亚-刚果出血热病毒

克里米亚-刚果出血热在我国又称为新疆出血热，即新疆出血热实际上是克里米亚-刚果出血热在新疆地区的流行。

（一）生物学和流行病学特征

该病毒属于布尼亚病毒科内罗病毒属的克里米亚-刚果出血热病毒组。该病毒的形态、结构、培养特性和抵抗力等与汉坦病毒相似，但抗原性、传播方式、致病性以及部分储存宿主却不相同。新疆出血热是一种自然疫源性疾病。除野生啮齿类动物外，牛、羊、马、骆驼等家畜及野兔、刺猬和狐狸等也是病毒的主要储存宿主。硬蜱是该病毒的传播媒介和储存宿主。新疆出血热的发生有明显的地区性和季节性。

（二）致病性与免疫性

人群普遍易感，临床表现为发热、全身疼痛、中毒症状和出血。病后免疫力持久。

四、埃博拉病毒

埃博拉病毒属于丝状病毒科。病毒基因组为单股负链 RNA。在猴群中传播，通过猴传给人，引起埃博拉出血热，并在人群间传播和流行，病死率高达 50%～90%。目前尚无安全有效的疫苗。

典型试题及分析

一、单选题

1. 汉坦病毒的核酸类型是
A. 单片段单负链 RNA
B. 多片段单负链 RNA
C. 单片段单正链 RNA
D. 多片段单正链 RNA
E. 双股 RNA

【试题分析及参考答案】　本题考点是汉坦病毒的核酸类型。汉坦病毒的核酸类型为单负链 RNA，分三个片段。因此选 B。

2. 汉坦病毒的 RNA 分为几个片段
A. 2 个
B. 3 个

C. 4个

D. 5个

E. 6个

【试题分析及参考答案】 本题考点是汉坦病毒的基因组特点。汉坦病毒的核酸为单负链RNA，分为L、M、S三个片段，分别编码病毒的RNA聚合酶（L）、包膜糖蛋白（G1和G2）和核衣壳蛋白（NP）。因此选B。

3. 肾综合征出血热的病原体是

A. 登革病毒

B. 新疆出血热病毒

C. 埃博拉病毒

D. 汉坦病毒

E. 克里米亚-刚果出血热病毒

【试题分析及参考答案】 本题考点是几种出血热的病原体。肾综合征出血热的病原体是汉坦病毒，登革病毒引起登革热，新疆出血热病毒引起新疆出血热，克里米亚-刚果出血热病毒引起克里米亚-刚果出血热，埃博拉病毒引起埃博拉出血热。因此选D。

4. 肾综合征出血热的主要宿主动物和传染源为

A. 鸟

B. 猫

C. 狗

D. 猪

E. 鼠

【试题分析及参考答案】 本题考点是肾综合征出血热流行病学的相关知识。HFRS是一种多宿主性的自然疫源性疾病，主要宿主动物和传染源均为啮齿动物，在我国主要是黑线姬鼠和褐家鼠。因此选E。

5. 关于肾综合征出血热的致病特点，下列哪项是错误的

A. 典型的病例具有三大主症，临床经过分五期

B. 病毒是发病的始动因素

C. 可导致免疫病理损伤

D. Ⅰ型和Ⅲ型变态反应参与发病

E. 起病急，发病快，一般无潜伏期

【试题分析及参考答案】 本题考点是汉坦病毒的致病性。汉坦病毒HFRS的潜伏期一般为2周左右，起病急，发展快。典型的病例具有三大主症，即发热、出血和肾脏损害。临床经过分为发热期、低血压休克期、少尿期、多尿期和恢复期。HFRS的发病机制目前一般认为，病毒作为发病的始动因素，一方面可直接导致感染细胞和脏器的结构与功能损害，另一方面可激发机体的免疫应答，并进而导致免疫病理损伤，其中Ⅰ型和Ⅲ型变态反应均参与发病。因此选E。

6. 关于汉坦病毒的描述，正确的是

A. 是无包膜的单负链RNA病毒

B. 主要通过虫媒传播

C. 抵抗力强

D. 在细胞内增殖一般不引起可见的细胞病变

E. 不凝集鹅红细胞

【试题分析及参考答案】 本题考点是汉坦病毒的相关知识。汉坦病毒是有包膜的单负链RNA病毒，该病毒主要通过动物源性传播，抵抗力不强，在细胞内增殖一般不引起可见的细胞病变，可以凝集鹅红细胞。因此选D。

7. 关于汉坦病毒的免疫性，下列选项正确的是

A. 人类对汉坦病毒普遍易感

B. 多呈显性感染

C. 病后免疫力不持久

D. 中和抗体主要由病毒核衣壳蛋白刺激产生

E. 机体主要依赖 sIgA 的保护

【试题分析及参考答案】　本题考点是汉坦病毒的免疫性。人类对汉坦病毒普遍易感，但多呈隐性感染。在不同的免疫成分中，对机体起免疫保护作用的主要是由病毒包膜糖蛋白刺激产生的中和抗体。HFRS 病后可获稳定而持久的免疫力。因此选 A。

8. 感染汉坦病毒后，可通过以下哪种检验进行早期诊断

A. 免疫组化法检测抗原

B. 中和试验检测中和抗体

C. 血凝试验检测血凝现象

D. ELISA 捕捉法检测特异性 IgM 抗体

E. 血凝抑制试验检测抗体

【试题分析及参考答案】　本题考点是汉坦病毒的血清学检查法在疾病早期诊断中的作用。特异性 IgM 抗体在发病后 1～2 d 即可检出，因此检测出特异性 IgM 抗体具有早期诊断价值。因此选 D。

9. 新疆出血热病毒的传播媒介是

A. 蚊

B. 蚤

C. 蜱

D. 螨

E. 虱

【试题分析及参考答案】　本题考点是新疆出血热的传播媒介。新疆出血热是一种自然疫源性疾病。除野生啮齿类动物外，牛、羊、马、骆驼等家畜及野兔、刺猬和狐狸等也是病毒的主要储存宿主。硬蜱是该病毒的传播媒介和储

存宿主。因此选 C。

二、多选题

1. 汉坦病毒的传播途径有

A. 伤口途径

B. 呼吸道

C. 粪 - 口途径

D. 胎盘传播

E. 虫媒传播

【试题分析及参考答案】　本题考点是肾综合征出血热的流行病学特征。HFRS 的传播途径尚未完全确定，目前认为可能的途径有 3 类 5 种，即动物源性传播（包括通过呼吸道、消化道和伤口途径）、垂直（胎盘）传播和虫媒（螨媒）传播，其中动物源性传播是主要的传播途径。因此选 ABCDE。

2. 汉坦病毒的特点有

A. 能凝集鹅红细胞

B. 核酸类型为单负链 RNA

C. 抵抗力强

D. 可引起可见的细胞病变

E. 啮齿动物为主要宿主动物

【试题分析及参考答案】　本题考点是汉坦病毒的相关知识。汉坦病毒可以凝集鹅红细胞，是单负链 RNA 病毒，该病毒抵抗力不强，在细胞内增殖一般不引起可见的细胞病变，啮齿动物为其主要的宿主动物。因此选 ABE。

3. 我国已发现的引起出血热的病毒有

A. 汉坦病毒

B. 克里米亚 - 刚果出血热病毒

C. 登革病毒

D. Rift 山谷热病毒

E. 埃博拉病毒

【试题分析及参考答案】　本题考点是我国流行的出血热病毒的相关知

识。目前在我国已发现的有汉坦病毒、克里米亚-刚果出血热病毒和登革病毒。因此选 ABC。

4. 汉坦病毒存在于感染鼠的

A. 血液

B. 尿液

C. 粪便

D. 唾液

E. 肺部

【试题分析及参考答案】 本题考点是汉坦病毒存在于感染鼠的组织部位。汉坦病毒可通过携带病毒动物的唾液、尿、粪等排出病毒污染环境。另外在感染动物的血液、脑、肺等组织均可检测到抗原。因此选 ABCDE。

5. 汉坦病毒与克里米亚-刚果出血热病毒的区别是

A. 储存宿主

B. 培养特性

C. 抗原性

D. 传播方式

E. 致病性

【试题分析及参考答案】 本题考点是汉坦病毒与克里米亚-刚果出血热病毒的区别。克里米亚-刚果出血热病毒的形态、结构、培养特性和抵抗力等与汉坦病毒相似，但抗原性、传播方式、致病性以及部分储存宿主却不相同。因此选 ACDE。

三、名词解释

1. 出血热（hemorrhagic fever）

2. 肾综合征出血热（hemorrhagic fever with renal syndrome，HFRS）

【参考答案】

1. 出血热（hemorrhagic fever） 出血热不是一种疾病的名称，而是一类疾病的统称，这些疾病是以发热、皮肤和黏膜出现淤点或淤斑、不同脏器的损害和出血，以及可能伴有低血压和休克等为特征。引起出血热的病毒种类较多，在我国已发现的有汉坦病毒、克里米亚-刚果出血热病毒（新疆出血热病毒）和登革病毒。

2. 肾综合征出血热（hemorrhagic fever with renal syndrome，HFRS） 以发热、出血、肾功能损害和免疫功能紊乱为突出表现，由汉坦病毒属的汉滩病毒、多布拉伐-贝尔格莱德病毒、汉城病毒、普马拉病毒等型别引起。宿主动物和传染源为啮齿动物，动物源性传播为主要传播方式，发生和流行具有明显的地区性和季节性。典型病例具有三大主症、五期临床经过。病后可获稳定而持久的免疫力。

四、简答题

1. 引起出血热的病毒有哪些？在我国流行的主要是哪些？

【参考答案】 出血热不是一种疾病的名称，而是一类疾病的统称，这些疾病是以发热、皮肤和黏膜出现淤点或淤斑、不同脏器的损害和出血，以及可能伴有低血压和休克等为特征。引起出血热的病毒种类较多，它们分属于不同的病毒科。目前在我国已发现的有汉坦病毒、克里米亚-刚果出血热病毒（新疆出血热病毒）和登革病毒。

2. 简述汉坦病毒的生物学性状。

【参考答案】 汉坦病毒多数呈圆形或卵圆形，单负链 RNA，分为 L、M、S 三个片段，分别编码病毒的 RNA 聚合酶（L）、包膜糖蛋白（G1 和 G2）和核衣壳蛋白（NP）。病毒颗粒表面有双层脂质包膜，包膜表面有由 G1 和 G2 糖蛋白组成的突起。汉坦病毒的 NP 具有很强的免疫原性，可刺激机体的体液免疫和细胞免疫应答；G1 和 G2 糖蛋白上均有中和抗原位点和血凝活性位点，可刺激产生中和抗体。病毒在 pH 值 5.6～6.4 时可凝集鹅红细胞。多种传代、原代及二倍体细胞均对汉坦病毒敏感。病毒在细胞内增殖一般不引起可见的细胞病变。汉坦病毒的抵抗力不强，对丙酮、氯仿、乙醚等脂溶剂敏感，一般消毒剂如新洁尔灭等也能灭活病毒；不耐热，56～60℃30 min 可灭活病毒。

3. 简述汉坦病毒的致病特点。

【参考答案】 汉坦病毒主要引起以发热、出血、肾功能损害和免疫功能紊乱为突出表现的肾综合征出血热（HFRS）和以肺浸润及肺间质水肿，迅速发展为呼吸窘迫、衰竭为特征的汉坦病毒肺综合征（HPS）。我国是世界上 HFRS 疫情最严重的国家，而尚未见 HPS 的病例报道。因此，以下的致病特点主要以 HFRS 为例：① HFRS 的典型的病例具有三大主症，即发热、出血和肾脏损害；临床经过分为发热期、低血压休克期、少尿期、多尿期和恢复期。② HFRS 的发病机制及病理变化很复杂，有些环节尚未完全搞清。目前一般认为，病毒作为发病的始动因素，一方面可直接导致感染细胞和脏器的结构与功能损害，另一方面可激发机体的免疫应答，并进而导致免疫病理损伤。在致病过程中Ⅰ型和Ⅲ型超敏反应均参与了 HFRS 的发病。

4. 简述 HFRS 的流行病学特点。

【参考答案】 HFRS 是一种多宿主性的自然疫源性疾病，其主要宿主动物和感染源均为啮齿动物，在啮齿动物中又主要是鼠科中的姬鼠属、家鼠属和仓鼠科中的林䶄属、白足鼠属等，在我国主要是黑线姬鼠和褐家鼠。

HFRS 的传播途径尚未完全确定，目前认为可能的途径有 3 类 5 种，即动物源性传播（包括通过呼吸道、消化道和伤口途径）、垂直（胎盘）传播和虫媒（螨媒）传播。其中动物源性传播是主要的传播途径，尚未见 HFRS 在人与人之间水平传播的报道。

HFRS 的发生和流行具有明显的地区性和季节性，这种地区性和季节性与宿主动物（鼠类）的分布与活动密切相关。在我国，汉坦病毒的主要宿主动物和感染源是黑线姬鼠和褐家鼠，主要存在姬鼠型疫区、家鼠型疫区和混合型疫区。姬鼠型疫区的 HFRS 流行高峰主要在 11～12 月（6～7 月还有一个小高峰），家鼠型疫区的流行高峰在 3～5 月，而混合型疫区在冬春季均可出现流行高峰。

（徐志凯）

第 32 章　疱疹病毒

考试要点

一、疱疹病毒概述

疱疹病毒是一类中等大小、结构相似、有包膜的 DNA 病毒，分 α、β、γ 三个亚科，与人类感染有关的疱疹病毒称为人类疱疹病毒（Human herpes virus，HHV），有 8 种（表 32-1）。共同特征包括：①中等大小，球形，核衣壳立体对称，内有线状双链 DNA（dsDNA），外有包膜；②能编码多种蛋白和酶，参与病毒的增殖，也是抗病毒药物作用的靶位；③病毒在细胞核内复制和装配，通过核膜出芽，由胞吐或细胞溶解方式释放病毒，能引起细胞融合，形成多核巨细胞；④可表现为溶细胞感染、潜伏感染和细胞永生化；⑤依靠细胞免疫控制 HHV 感染。

二、单纯疱疹病毒（herpes simplex virus，HSV）

（一）生物学性状

1. 分型　HSV 有两个血清型 HSV-1、HSV-2（即 HHV-1、HHV-2）。

2. 编码蛋白　HSV 基因组 150 kb，编码 70 多种蛋白。①病毒编码的核糖核苷还原酶、胸苷激酶能促进核苷合成，DNA 聚合酶催化 DNA 复制；② HSV 至少编码 8 种晚期糖，gB、gC、gD 和 gH 均是黏附性糖蛋白，gD 诱导中和抗体的能力最强，gC、gE 和 gI 具有免疫逃逸功能，gG 为型特异性糖蛋白。

3. 培养特性　HSV 具有较广的宿主范围（兔、豚鼠、小鼠等），能在多种细胞中增殖（人胚肺、人胚肾、地鼠肾等细胞）；CPE 发展迅速，表现为细胞肿胀、变圆和产生嗜酸性核内包涵体。

（二）致病性与免疫性

1. 传播途径　密切接触和性接触。

2. 感染类型　人群广泛存在潜伏感染，常见的临床表现是黏膜或皮肤局部的疱疹，水疱基底部有典型的多核巨细胞，神经细胞则表现为潜伏感染。

（1）原发感染：HSV-1 腰上部位感染为主，HSV-2 腰以下及生殖器感染为主，新生儿可经产道感染，孕妇可经胎盘感染胎儿。

表 32-1　人类疱疹病毒的分类与潜伏部位

分类地位	代表病毒	感染、潜伏细胞
α 疱疹病毒亚科	单纯疱疹病毒 1 型（HSV-1，HHV-1） 单纯疱疹病毒 2 型（HSV-2，HHV-2） 水痘 - 带状疱疹病毒（VZV，HHV-3）	感染上皮细胞，潜伏于神经细胞
β 疱疹病毒亚科	人巨细胞病毒（HCMV，HHV-5） 人疱疹病毒 6 型（HHV-6） 人疱疹病毒 7 型（HHV-7）	感染和潜伏于多种组织中
γ 疱疹病毒亚科	EB 病毒（EBV，HHV-4） 人疱疹病毒 8 型（HHV-8）	感染和潜伏于淋巴细胞

（2）潜伏感染：HSV-1潜伏于三叉神经节和颈上神经节，HSV-2潜伏于骶神经节。

（3）复发性感染：机体受各种非特异性刺激后，潜伏的病毒被激活重新增殖，借助于感觉神经轴突下行到末梢，感染邻近的黏膜或上皮细胞。

3. 所致疾病

（1）与HSV-1相关的主要疾病：龈口炎（儿童原发感染）、唇疱疹（复发性感染多见）、疱疹性角膜结膜炎、脑炎等。

（2）与HSV-2相关的主要疾病：生殖系统疱疹、新生儿疱疹、无菌性脑膜炎。

4. 免疫性 IFN和NK细胞能限制原发感染的发展。糖蛋白中和抗体能阻断病毒扩散及潜伏感染。控制和清除HSV感染主要依靠细胞免疫，但一般只能清除大部分病毒，少数病毒会潜伏于机体。

（三）微生物学检查法

1. 检测抗原 刮取疱疹基底部组织，用荧光素或酶标记抗体染色，检查细胞内疱疹病毒抗原。

2. 核酸检测 原位杂交或PCR方法检测病毒DNA，快速敏感，尤其是脑脊液PCR被认为是诊断疱疹性脑炎的最佳手段。

3. 分离培养 确诊HSV感染的"金"标准，采取水疱液、唾液、角膜拭子或刮取物等接种于兔肾、人胚肾等易感细胞进行培养，出现CPE，可作初步判定。

三、水痘-带状疱疹病毒（varicella-zoster virus，VZV）

（一）生物学性状

VZV即HHV-3，只有一个血清型，多数特性与HSV类似，包括：①潜伏于神经细胞，可引起复发感染；②细胞免疫能限制和防止重症水痘的发生；③皮肤损伤以水疱为特征；④编码胸腺激酶（TK）等，对抗病毒药物敏感；⑤受染的细胞出现嗜酸性包涵体和多核巨细胞。

（二）致病性与免疫性

1. 传染源 主要是患者，水痘患者与带状疱疹患者。

2. 感染类型 水痘为原发感染、带状疱疹为复发感染。①原发感染，传播途径为病毒由呼吸道传播，经病毒血症播散至皮肤，儿童为易感人群。②复发感染，原发感染后，病毒潜伏在脊髓后根神经节或脑神经的感觉神经节中，机体受免疫力下降等条件刺激，病毒增殖并在皮肤上沿着感觉神经的通路发生串联的疱疹，形似带状。

3. 免疫性 儿童患水痘后，机体产生持久的特异性细胞免疫和体液免疫，极少再患水痘；病毒中和抗体和细胞免疫不能有效地清除潜伏于神经节中的病毒，故不能阻止病毒被激活而发生复发性感染（带状疱疹）。

（三）微生物学检查法

临床表现较典型，一般无需做微生物学诊断；必要时检查标本中嗜酸性核内包涵体和多核巨细胞，或IFA查病毒抗原，原位杂交、PCR等方法检测核酸。

四、EB病毒（Epstein-Barrvirus，EBV）

（一）生物学性状

EBV即HHV-4，形态与其他疱疹病毒相似，包膜糖蛋白gp350/gp220为黏附性糖蛋白，gp85为融合性糖蛋白；EBV是一种嗜B细胞的疱疹病毒，仅能在CD21$^+$的B淋巴细胞中增殖。带有 EBV 基因组的 B 细胞，可获得在细胞培养中维持长期生长和增殖的能力，为永生化 B 细胞。

（二）EBV 的抗原系统

1. 增殖性感染表达的抗原

（1）早期抗原（EA）：非结构蛋白，具有 DNA 聚合酶活性，其表达表明病毒活跃增殖，EA 分为 EA-R 与 EA-D，前者局限于细胞质中，后者可弥散至细胞质与核中，EA 抗体出现于感染早期。

（2）衣壳抗原（VCA）：晚期合成的结构蛋白，存在于细胞质与细胞核中，VCA-IgM 出现早，消失快，VCA-IgG 出现晚，持续时间长。

（3）膜抗原（MA）：存在于细胞表面，属包膜糖蛋白，MA-IgM 可用作早期诊断。

2. 潜伏感染表达的抗原

（1）EBV 核抗原（EBNA）：在感染的 B 细胞核内，为 DNA 结合蛋白，其抗体出现在感染晚期。

（2）潜伏期膜蛋白（LMP）：表达于 B 细胞表面，LMP-1 能抑制细胞凋亡，引起 B 细胞转化，LMP-2 具有阻止潜伏病毒激活的功能。

（三）致病性

1. 致病机制

人群普遍感染，主要通过唾液传播。病毒在口咽部上皮细胞增殖后，病毒感染局部淋巴组织中的 B 细胞，入血导致全身性感染，受染的 B 细胞可产生异嗜性抗体，并能刺激 T 细胞增殖，形成非典型淋巴细胞，产生细胞毒作用。

2. 所致疾病

包括传染性单核细胞增多症、非洲儿童恶性淋巴瘤（Burkitt Lymphoma）、鼻咽癌和淋巴组织增生性疾病。

3. 免疫性

原发感染后，出现特异性中和抗体和细胞免疫，能阻止外源性病毒再感染，但不能清除体内已经潜伏的 EBV。

（四）微生物学检查法

1. 异嗜性抗体的检测

用于传染性单核细胞增多症辅助诊断。感染者血清中有一种 IgM 抗体，能非特异性凝集牛、绵羊红细胞，但不凝集豚鼠肾细胞，若抗体效价超过 1∶224 则有诊断意义。

2. EBV 抗体检测

用免疫荧光法或免疫酶法检测 EBV 抗体，对原发感染、鼻咽癌、非洲儿童恶性淋巴瘤的辅助诊断有意义。

3. DNA 检测

核酸杂交和 PCR 检测病变组织中 EBV DNA。

4. 病毒分离培养

标本接种新鲜的人 B 细胞或脐血淋巴细胞培养，IFA 法查病毒抗原。

五、人巨细胞病毒（human cytomegalovirus，HCMV）

（一）生物学性状

HCMV 即 HHV-5，形态结构与 HSV 相似，但感染的宿主范围较窄，不能感染其他动物，仅在成纤维细胞中增殖。复制周期长，增殖缓慢，CPE 特点是细胞变圆、肿胀、核变大、形成巨大细胞，核内出现周围绕有一轮晕的大型嗜酸性包涵体（猫头鹰眼状）。

（二）致病性和免疫性

1. 传染源

感染普遍，多为隐性感染，多数正常个体可长期带毒。患者及隐性感染者为主要传染源，通过密切接触、垂直传播及性接触、输血和器官移植等方式传播。病毒潜伏在唾液腺、乳腺、肾脏、白细胞及其他腺体，长期或间歇地从尿液、唾液、泪液、乳汁、精液、宫颈及阴道分泌物排出病毒。

2. 感染类型

（1）先天性和围生期感染：通过胎盘感染胎儿，可能引起巨细胞包涵体病，或通过产道、母乳喂养或接触护理人员排出的病毒发生新生儿感染。一般因胎盘获得母亲抗体的保护作用，多表现为隐性感染。

（2）儿童和成人原发感染：通常呈隐性感染，感染后多数长期带毒，表现为潜伏感染，长期或间歇地排出病毒，临床症状表现为巨细胞病毒单核细胞增多症。

（3）免疫功能低下者的感染：原发感染或体内原有的潜伏HCMV被激活。

3. 免疫性

体液免疫保护力不强，NK细胞和细胞免疫在限制病毒扩散和潜伏病毒活化、限制病毒感染的发生和发展起重要作用。

（三）微生物学检查法

1. 病毒的分离与鉴定　接种人胚成纤维细胞，培养4～6周，观察巨大细胞中有无包涵体。

2. 血清学诊断　ELISA检测病毒IgM，辅助诊断近期感染。

3. 快速诊断　PCR方法检查病毒DNA。

六、其他人疱疹病毒

人疱疹病毒6型（HHV-6）为嗜淋巴细胞病毒，人群感染普遍，可通过唾液传播，引起婴儿玫瑰疹，多表现为隐性感染。人疱疹病毒7型（HHV-7）在人群中普遍存在，唾液为主要传播途径，与疾病的关系尚待证实。人疱疹病毒8型（HHV-8）与卡波西（Kaposi）肉瘤发病高度相关，也称卡波西肉瘤相关疱疹病毒（KSHV）。

典型试题及分析

一、单选题

1. 引起潜伏感染的病毒是
A. 轮状病毒
B. 鼻病毒
C. 疱疹病毒
D. 埃可病毒
E. 汉坦病毒

【试题分析及参考答案】　本题考点是疱疹病毒的致病性。疱疹病毒感染后因机体不能完全清除病毒而潜伏于特定部位，受激活后造成复发感染，轮状病毒、鼻病毒、埃可病毒、汉坦病毒都无此特性。因此选C。

2. 单纯疱疹病毒属于
A. α疱疹病毒亚科
B. β疱疹病毒亚科
C. 慢病毒亚科
D. 泡沫病毒亚科
E. γ疱疹病毒亚科

【试题分析及参考答案】　本题考点是单纯疱疹病毒的分类。疱疹病毒分α、β、γ三个亚科，与人类有关的疱疹病毒称为人类疱疹病毒，有8种。单纯疱疹病毒属于α疱疹病毒亚科，而慢病毒亚科与泡沫病毒亚科归属于逆转录病毒科。因此选A。

3. 疱疹病毒不包括
A. HSV
B. VZV
C. HCMV

D. EBV

E. HPV

【试题分析及参考答案】　本题考点是常见病毒的缩写及其分类。疱疹病毒包括单纯疱疹病毒1型（HSV-1，HHV-1），单纯疱疹病毒2型（HSV-2，HHV-2），水痘—带状疱疹病毒（VZV，HHV-3），EB病毒（EBV，HHV-4），巨细胞病毒（HCMV，HHV-5），人疱疹病毒6型（HHV-6），人疱疹病毒7型（HHV-7），人疱疹病毒8型（HHV-8），HPV是人乳头瘤病毒的缩写，归属于乳头瘤病毒科。因此选E。

4. 生殖器疱疹常由下列那种病毒引起

A. HHV-1

B. HHV-2

C. HCMV

D. HHV-4

E. HHV-6

【试题分析及参考答案】　本题考点是病毒缩写及其所致疾病。生殖器疱疹病原体为单纯疱疹病毒2型，简写为HHV-2或HSV-2。因此选B。

5. 唇疱疹常由下列那种病毒引起

A. 人疱疹病毒1型

B. 人疱疹病毒2型

C. 人疱疹病毒3型

D. 人疱疹病毒4型

E. 人疱疹病毒8型

【试题分析及参考答案】　本题考点是特定疾病的病原体。与HSV-1相关的主要疾病有龈口炎（儿童原发感染）、唇疱疹（复发性感染多见）、角膜结膜炎、脑炎等。因此选A。

6. HSV潜伏的细胞是

A. 单核-吞噬细胞

B. 淋巴细胞

C. B细胞

D. 神经细胞

E. 上皮细胞

【试题分析及参考答案】　本题考点是HSV的潜伏特性。HSV-1潜伏于三叉神经节和颈上神经节，HSV-2潜伏于骶神经节，机体受各种非特异性刺激后，潜伏的病毒被激活重新增殖，借助于感觉神经轴突下行到末梢，感染邻近的黏膜或上皮细胞，即单纯疱疹病毒HSV的潜伏细胞是神经细胞，上皮细胞是其侵染部位。因此选D。

7. VZV侵犯的主要细胞是

A. 单核吞噬细胞

B. B细胞

C. T细胞

D. 神经细胞

E. 上皮细胞

【试题分析及参考答案】　本题考点是病毒缩写及其致病性。VZV是水痘-带状疱疹病毒的缩写，其侵犯上皮细胞，而潜伏于神经细胞，这也是α疱疹病毒亚科的特点。因此选E。

8. 与鼻咽癌发病相关的病毒是

A. 鼻病毒

B. 呼肠病毒

C. 呼吸道合胞病毒

D. 人疱疹病毒4型

E. 人疱疹病毒8型

【试题分析及参考答案】　本题考点是鼻咽癌发病相关的病毒。目前认为鼻咽癌的发病与EBV，即人疱疹病毒4型密切相关，鼻病毒、呼肠病毒、呼吸道合胞病毒都与呼吸道疾病相关，但与鼻咽癌无关，人疱疹病毒8型与卡波西

（Kaposi）肉瘤发病高度相关。因此选 D。

9. 从新生儿血清中检出 HCMV-IgM 阳性，说明
   A. 后天获得性免疫
   B. 从母体获得抗体
   C. 宫内感染 HCMV
   D. 出生后感染
   E. 先天性 HSV 感染

【试题分析及参考答案】　本题考点是 HCMV-IgM 血清学检测辅助诊断的意义。IgM 不能从母体经胎盘传给胎儿，因此若新生儿 HCMV-IgM 阳性，则说明是宫内感染。因此选 C。

10. 单纯疱疹病毒 2 型潜伏的部位为
    A. 颈上神经节
    B. 骶神经节
    C. 三叉神经节
    D. 海马回
    E. 脊髓后根神经节

【试题分析及参考答案】　本题考点是单纯疱疹病毒的潜伏部位。HSV-1 潜伏于三叉神经节和颈上神经节，主要感染腰上部位；HSV-2 潜伏于骶神经节，以造成腰以下及生殖器感染为主。因此选 B。

11. EBV 的主要传播方式
    A. 血液传播
    B. 垂直传播
    C. 性传播
    D. 唾液传播
    E. 器官移植传播

【试题分析及参考答案】　本题考点是 EB 病毒的传播途径。人群普遍感染，主要通过唾液传播，也有性传播方式，但不是主要途径。病毒在口咽部上皮细胞增殖后，病毒感染局部淋巴组织

中的 B 细胞，入血导致全身性感染，受染的 B 细胞可产生异嗜性抗体，并能刺激 T 细胞增殖，形成非典型淋巴细胞，产生细胞毒作用。因此选 D。

12. 关于单纯疱疹病毒的致病性描述，下列哪项是错误的
    A. 传染源是患者和隐性感染者
    B. 病毒可潜伏于机体内引起复发性感染
    C. 病毒侵犯上皮细胞
    D. 病毒主要经血传播
    E. 常见的临床表现是黏膜或皮肤局部的疱疹

【试题分析及参考答案】　本题考点是单纯疱疹病毒的致病性。单纯疱疹病毒人群感染率高，主要传播途径是密切接触和性接触，广泛存在潜伏感染，主要侵犯上皮细胞，常见的临床表现是黏膜或皮肤局部的疱疹，机体不能清除的病毒则潜伏于神经节中，受刺激后激活而引起复发性感染。因此选 D。

13. 因 EBV 感染而能永生化的细胞是
    A. T 细胞
    B. B 细胞
    C. 单核细胞
    D. 白细胞
    E. 巨噬细胞

【试题分析及参考答案】　本题考点是 EBV 的感染细胞的特性。EBV 是一种嗜 B 细胞的疱疹病毒，仅能在 $CD21^+$ 的 B 淋巴细胞中增殖，体外培养带有 EBV 基因组的 B 细胞，可获得在细胞培养中维持长期生长和增殖的能力，称为转化或永生化。因此选 B。

14. 引起传染性单核细胞增多症的疱疹病毒是

A. HHV-1

B. HSV-2

C. HHV-3

D. HHV-4

E. HHV-5

【试题分析及参考答案】 本题考点是特定疾病病原体的知识。能引起传染性单核细胞增多症的疱疹病毒为EBV，即HHV-4，应注意区别的是人巨细胞病毒（HCMV即HHV-5）所引起的输血后单核细胞增多症。因此选D。

15. 感染症状典型，一般可不依赖实验室诊断的疱疹病毒是

A. HSV-1

B. HSV-2

C. HCMV

D. EBV

E. VZV

【试题分析及参考答案】 本题考点是各型疱疹病毒的诊断及特点。HSV、EBV及CMV需要进行抗原检测、核酸检测或抗体检测方能确诊，只有VZV临床表现较典型，一般无需做微生物学诊断。因此选E。

16. 用于HSV分型的型特异性抗原为

A. gD

B. gE

C. gG

D. gI

E. gB

【试题分析及参考答案】 本题考点是各型疱疹病毒的抗原特点。HSV至少编码8种晚期糖，gB、gC、gD和gH均是黏附性糖蛋白，gD诱导中和抗体的能力最强，gC、gE和gI具有免疫逃逸功能，gG为型特异性糖蛋白，从而

将病毒分为HSV-1和HSV-2。因此选C。

17. 确诊HSV感染的金标准是

A. 检测到标本中的病毒DNA

B. 检测到标本中病毒抗原

C. 检测到血清中的病毒抗体

D. 病毒分离培养

E. 标本染色镜检观察到核内包涵体

【试题分析及参考答案】 本题考点是单纯疱疹病毒的微生物学检查。确诊HSV感染的金标准是病毒分离培养。采取水疱液、唾液、角膜拭子或刮取物等接种于兔肾、人胚肾等易感细胞进行培养，出现CPE，可作初步判定。其他的描述都是检查时的常用方法，但不是金标准。因此选D。

二、多选题

1. 有可能导致胎儿先天性畸形的病毒有

A. 风疹病毒

B. VZV

C. 单纯疱疹病毒

D. 人巨细胞病毒

E. EBV

【试题分析及参考答案】 本题考点是病毒宫内感染及其后果。风疹病毒、人巨细胞病毒、单纯疱疹病毒可经胎盘感染胎儿，诱发先天性畸形等，VZV是水痘-带状疱疹的病原体，EBV与传染性单核细胞增多症、非洲儿童恶性淋巴瘤、鼻咽癌等疾病相关，但不影响胎儿。因此选ACD。

2. 一妊娠11周孕妇经血清学检测到HCMV-IgM阳性，提示

A. 有HCMV近期感染

B. 胎儿有受到原发感染的风险

C. 对胎儿无影响

D. 既往感染

E. 胎儿出生后可能会出现巨细胞包涵体病

【试题分析及参考答案】 本题考点是病毒宫内感染并导致严重后果的知识。人巨细胞病毒 HCMV 感染后，若 HCMV-IgM 阳性说明是近期感染，孕妇受感染后果更为严重，孕期 3 个月内感染，病毒可通过胎盘感染胎儿，引起原发感染，出现死胎或先天性疾病，先天性感染中部分新生儿会出现临床症状，即巨细胞包涵体病。因此选 ABE。

3. 单纯疱疹病毒引起的疾病有

A. 龈口炎

B. 唇疱疹

C. 角膜结膜炎

D. 无菌性脑膜炎

E. 生殖系统疱疹

【试题分析及参考答案】 本题考点是单纯疱疹病毒所致疾病。单纯疱疹病毒分为 1 型与 2 型，1 型引起龈口炎、唇疱疹、角膜结膜炎、脑炎等，2 型引起生殖系统疱疹、新生儿疱疹、无菌性脑膜炎等。因此选 ABCDE。

4. 疱疹病毒的共同特点有

A. 球形有包膜病毒

B. 核酸为双链 DNA

C. 呼吸道是唯一入侵途径

D. 以细胞免疫为主控制感染

E. 都能造成细胞永生化

【试题分析及参考答案】 本题考点是疱疹病毒的共同特点。疱疹病毒是一类中等大小、结构相似、有包膜的 DNA 病毒，形状为球形，核衣壳立体对称，内有线状双链 DNA（dsDNA），外有包膜，通过多种途径感染机体，包括密切接触、垂直传播、性传播等，主要

依靠细胞免疫控制 HHV 感染，只有 EB 病毒可使 B 细胞永生化，因此选 ABD。

5. EBV 增殖性感染表达的抗原有

A. EA

B. VCA

C. EBNA

D. MA

E. LMP

【试题分析及参考答案】 本题考点是关于 EBV 增殖性感染表达的抗原与潜伏感染表达的抗原的缩写与区分。增殖性感染表达的抗原有：早期抗原（EA），非结构蛋白，具有 DNA 聚合酶活性，其表达表明病毒活跃增殖。衣壳抗原（VCA），晚期合成的结构蛋白，存在于细胞质与细胞核中。膜抗原（MA），存在于细胞表面，属包膜糖蛋白。而潜伏期抗原有 EBV 核抗原（EBNA），在感染的 B 细胞核内，为 DNA 结合蛋白。潜伏期膜蛋白（LMP），表达于 B 细胞表面。因此选 ABD。

6. 与 EBV 感染有关的疾病有

A. 输血后单核细胞增多症

B. 传染性单核细胞增多症

C. 鼻咽癌

D. 非洲儿童恶性淋巴瘤

E. 淋巴组织增生性疾病

【试题分析及参考答案】 本题考点是 EBV 的致病性。EBV 能引起传染性单核细胞增多症、非洲儿童恶性淋巴瘤、鼻咽癌和多见于免疫缺陷患者的淋巴组织增生性疾病，而输血后单核细胞增多症由人巨细胞病毒引起。本题选 BCDE。

7. 关于单纯疱疹病毒的特点，说法正确的是

A. 主要经密切接触及性接触进行传播

B. 主要潜伏于神经节中

C. 患者及隐性感染者为传染源

D. 通过体液免疫控制病毒感染

E. 只有一个血清型

【试题分析及参考答案】　本题考点是单纯疱疹病毒的综合知识。HSV有两个血清型（1型与2型），主要经密切接触及性接触进行传播，传染源是患者及隐性感染者，侵犯机体后，主要依靠细胞免疫清除病毒，未被清除的病毒会潜伏于神经节中，造成复发性感染。因此选ABC。

8. 人巨细胞病毒的潜伏部位有

A. 唾液腺

B. 乳腺

C. 肾脏

D. 白细胞

E. 泪腺

【试题分析及参考答案】　本题考点是人巨细胞病毒的潜伏部位。巨细胞可潜伏于唾液腺、乳腺、肾脏、白细胞及其他腺体，长期或间歇地从尿液、唾液、泪液、乳汁、精液、子宫颈及阴道分泌物排出病毒。因此选ABCDE。

三、名词解释

1. 疱疹病毒（herpes virus）

2. 单纯疱疹病毒（herpes simplex virus）

3. 水痘-带状疱疹病毒（varicella-zoster virus，VZV）

4. EBV早期抗原（early antigen，EA）

5. 传染性单核细胞增多症（infectious mononucleosis）

【参考答案】

1. herpes virus　即疱疹病毒，是一类中等大小、结构相似、有包膜的DNA病毒。分α、β、γ 3个亚科，与人类有关的疱疹病毒称为人类疱疹病毒（suman herpes virus，HHV），包括单纯疱疹病毒1型、单纯疱疹病毒2型、水痘-带状疱疹病毒、EB病毒、人巨细胞病毒、人疱疹病毒6型、7型和8型。

2. 单纯疱疹病毒（herpes simplex virus）疱疹病毒科的典型代表，包括两个血清型HSV-1、HSV-2，具有较广的宿主范围，能在多种细胞中增殖，CPE发展迅速，人群感染率高，广泛存在潜伏感染，常见的临床表现是黏膜或皮肤局部的疱疹，水疱基底部有典型的多核巨细胞，神经细胞则表现为潜伏感染。

3. 水痘-带状疱疹病毒（varicella-zoster virus，VZV）　只有一个血清型，儿童期初次感染引起水痘，水痘痊愈后，病毒潜伏在脊髓后根神经节或脑神经的感觉神经节中，成年后机体受免疫力下降等条件刺激，病毒增殖并在皮肤上沿着感觉神经的通路发生串联的水疱疹，形似带状，称为带状疱疹。VZV就是水痘与带状疱疹的病原体。

4. EBV早期抗原（early antigen，EA）EBV抗原结构与其他疱疹病毒不同，早期抗原是增殖性感染表达的抗原中的一种，是非结构蛋白，具有DNA聚合酶活性，其表达表明病毒活跃增殖，是细胞进入溶解周期的信号。EA分为EA-R与EA-D，前者局限于细胞质中，后者可弥散至细胞质与核中，EA抗体出现于感染早期。

5. 传染性单核细胞增多症（infectious mononucleosis）　是急性全身淋巴细胞增生性疾病，在青春期初次感染较大量的EBV时发病，临床症状表现为发热、咽炎、颈淋巴腺炎、脾大、肝功能紊乱和非典型淋巴细胞明显增多。

四、简答题

1. 人疱疹病毒的种类及所致疾病。

【参考答案】 与人有关的疱疹病毒称为人疱疹病毒，有 8 种：单纯疱疹病毒 1 型（HSV-1）引起龈口炎、唇疱疹、角膜结膜炎、脑炎等；单纯疱疹病毒 2 型（HSV-2）引起生殖系统疱疹、新生儿疱疹、无菌性脑膜炎；水痘 - 带状疱疹病毒（VZV），原发感染引起水痘，复发感染引起带状疱疹；EB 病毒（EBV）引起传染性单核细胞增多症、非洲儿童恶性淋巴瘤（Burkitt lymphoma）、鼻咽癌（NPC）和淋巴组织增生性疾病；人巨细胞病毒（HCMV）引起巨细胞包涵体病、输血后传染性单核细胞增多症、胎儿先天性畸形等；人疱疹病毒 6 型（HHV-6）引起婴儿玫瑰疹；人疱疹病毒 7 型（HHV-7）与疾病的关系尚待证实；人疱疹病毒 8 型（HHV-8）与卡波西（Kaposi）肉瘤发病高度相关。

2. 简述单纯疱疹病毒的致病性特点。

【参考答案】单纯疱疹病毒 (HSV) 在人群中的感染非常普遍，主要的传播途径是经密切接触和性接触传播，常见的临床表现是黏膜或皮肤局部的疱疹，水疱基底部有典型的多核巨细胞。感染类型分为：①原发感染，HSV-1 以腰以上部位感染为主，HSV-2 以腰以下及生殖器感染为主，新生儿可经产道感染，孕妇可经胎盘感染胎儿；②潜伏感染，未被机体清除的病毒会潜伏于神经细胞，HSV-1 潜伏于三叉神经节和颈上神经节，HSV-2 潜伏于骶神经节；③复发性感染，机体受各种非特异性刺激后，潜伏的病毒被激活重新增殖，借助于感觉神经轴突下行到末梢，感染邻近的黏膜或上皮细胞。与 HSV-1 感染有关的主要疾病：龈口炎（儿童原发感染）、唇疱疹（复发性感染多见）、角膜结膜炎、脑炎等；与 HSV-2 感染有关的主要疾病：生殖系统疱疹、新生儿疱疹、无菌性脑膜炎。

3. 简述 VZV、EBV、HCMV 的致病性特点。

【参考答案】VZV 即水痘 - 带状疱疹病毒，传染源主要是患者，包括水痘患者与带状疱疹患者，水痘为原发感染、带状疱疹为复发感染。原发感染中皮肤上皮细胞是 VZV 的主要靶细胞，其传播途径为病毒由呼吸道传播，经病毒血症播散至皮肤，引起水痘，儿童为易感人群。复发感染是在水痘痊愈后，病毒潜伏在脊髓后根神经节或脑神经的感觉神经节中，成年后机体受免疫力下降等条件刺激，病毒增殖并在皮肤上沿着感觉神经的通路发生串联的水疱疹，形似带状，引起带状疱疹。

EBV 是一种嗜 B 细胞的疱疹病毒，并能潜伏于 B 细胞，人群普遍感染，主要通过唾液传播，病毒在口咽部上皮细胞增殖后，病毒感染局部淋巴组织中的 B 细胞，入血导致全身性感染，受染的 B 细胞可产生异嗜性抗体，并能刺激 T 细胞增殖，形成非典型淋巴细胞，产生细胞毒作用。所致疾病有传染性单核细胞增多症、非洲儿童恶性淋巴瘤（Burkitt lymphoma）、鼻咽癌（NPC）和多见于免疫缺陷患者的淋巴组织增生性疾病。

CMV 人群感染普遍，多为隐性感染，多数正常个体可长期携带病毒，传染源是患者及隐性感染者，病毒潜伏部位有唾液腺、乳腺、肾脏、白细胞及其他腺体，可长期或间歇地从尿液、唾液、泪液、乳汁、精液、子宫颈及阴道分泌物排出病毒，传播方式有密切接触、垂直传播、性传播、输血、器官移植等，感染类型分为先天性感染和围生期感染：通过胎盘感染胎儿，可能引起巨细胞包涵体病，或通过产道、母乳喂养或接触护理人员排出的病毒发生新生儿感染。一般因胎盘获得母亲抗体的保护作用，多表现为隐性感染；儿童和成人原发感染通常呈隐性感染，感染后多数长期带毒，表现为潜伏感染，长期或间歇地排出病毒，临床症状表现为巨细胞病毒单核细胞增多症；免疫功能低下者的感染：原发感染或体内原有的潜伏 HCMV 被激活。

4. 试述确诊疱疹病毒感染的实验室检查法。

【参考答案】①分离培养：收集待检标本后接种敏感细胞，观察 CPE，对于 HSV 是金标准，而 EBV 分离困难，一般不进行此项检查；②镜检观察：脱落细胞或病毒感染后细胞染色观察嗜酸性核内包涵体，尤其是 CMV 感染后细胞核内出现周围绕有一轮晕的大型嗜酸性包涵体，较为典型，可用于辅助诊断；③检测病毒抗原：IFA 等方法检测标本中病毒抗原；④核酸检测：原位杂交或 PCR 法检测病毒特异性 DNA；⑤血清学检测：检测患者体内抗体，IgM 的检出尤其对 EBV、CMV 感染的早期诊断有意义。此外 VZV 感染因症状典型一般通过临床诊断即可确诊。

（吕　欣）

第33章 逆转录病毒

考试要点

一、逆转录病毒概述

逆转录病毒是一大组含有逆转录酶的 RNA 病毒，按其致病作用分为 2 个亚科，7 个病毒属。对人致病的逆转录病毒主要有人类免疫缺陷病毒和人类嗜 T 细胞病毒。其主要特征包括：①病毒呈球型，有包膜，表面有刺突，直径为 80～120 nm；②病毒基因组由两条相同的单正链 RNA 组成，病毒体含有逆转录酶和整合酶；③复制经过一个特殊的逆转录的过程，病毒的基因组 RNA 先逆转录为双链 DNA，然后整合到细胞染色体 DNA 中，构成前病毒；④具有 gag、pol 和 env 3 个结构基因和多个调节基因；⑤宿主细胞受体决定病毒的组织嗜性，成熟病毒以芽生方式释放。

二、人类免疫缺陷病毒（human immunodeficiency virus，HIV）

HIV 是获得性免疫缺陷综合征（AIDS）即艾滋病的病原体，属慢病毒属。HIV 有两型：HIV-1 和 HIV-2。病毒感染后损伤免疫系统，引起致死性机会致病菌感染或引发恶性肿瘤。

（一）生物学性状

1. 形态结构 HIV 呈球形、直径约为 100～120 nm。病毒体外层为脂蛋白包膜，镶嵌有 gp120 和 gp41 两种病毒糖蛋白构成的刺突。gp120 与病毒吸附有关，能刺激机体产生中和抗体，但易发生变异；gp41 为跨膜蛋白，介导病毒包膜与宿主细胞膜的融合。子弹头状的核衣壳核心内含两条相同的正链 RNA 基因组和包裹其外的核衣壳蛋白 (p7)、衣壳蛋白 (p24)，并携带有逆转录酶、整合酶和蛋白酶。包膜与核心之间有一层内膜蛋白 (p17)。

2. 基因组及编码蛋白 HIV 基因组为两条相同的单正链 RNA，以二聚体形式存在，有 3 个结构基因以及 6 个调节基因，两端有长末端重复序列（LTR）。见表 33-1。

3. 高度变异性 HIV 的逆转录酶无校正功能、错配性高是导致 HIV 基因频繁变易的重要因素。env 基因最易发生突变，导致其编码的包膜糖蛋白 gp120 抗原变异。gp120 表面抗原变异有利于病毒逃避免疫清除，也给 HIV 疫苗研制带来困难。

4. 培养特性 体外可感染 CD4$^+$T 细胞和巨噬细胞，恒河猴及黑猩猩可作为感染模型，但感染过程及症状与人类不同。

5. 抵抗力 对理化因素抵抗力较弱，100 ℃ 30 min 或高压灭菌 121 ℃ 20 min 可灭活病毒。用 0.5% 次氯酸钠、5% 甲醛、2% 戊二醛、70% 乙醇处理 10～30 min 均能灭活病毒。

（二）致病性

1. 传染源与传播途径 传染源为 HIV 感染者和 AIDS 患者。主要传播途径有三种：①性传播；②血液传播；③垂直传播。其中在我国主要是性传播。

2. 感染机制 ①病毒表面 gp120 与

表 33-1　HIV 基因及其编码蛋白

基因		编码蛋白	蛋白质的功能
结构基因	gag	p24 和 p7	衣壳蛋白和核衣壳蛋白
		p17	内膜蛋白
	pol	逆转录酶	有逆转录酶活性和 DNA 聚合酶活性
		RNA 酶 H	水解 RNA：DNA 中间体中的 RNA 链
		蛋白酶	切割前体蛋白
		整合酶	使病毒 DNA 与细胞 DNA 整合
	env	gp120	使病毒吸附于细胞表面
		gp41	介导病毒包膜与宿主细胞膜融合
调节基因	tat	Tat	反式激活蛋白，激活 HIV 基因的转录
	rev	Rev	调节 mRNA 的剪接和促进 mRNA 转运至细胞质
	nef	Nef	提高 HIV 的复制能力和感染性
	vif	Vif	病毒感染性因子，促进病毒装配和成熟
	vpr	Vpr	转运病毒 DNA 至细胞核，抑制细胞生长
	vpu	Vpu	下调 CD4 表达，促进病毒释放

靶细胞膜表面的 CD4 分子结合，在辅受体 CCR5 或 CXCR4 作用下改变构象，暴露出 gp41 介导其与细胞膜的融合，病毒核心进入细胞质。②反转录酶以病毒 RNA 为模板，反转录产生负链 DNA，形成 RNA：DNA 中间体。RNA 酶 H 降解亲代 RNA 后，再以 DNA 为模板产生正链 DNA。③在病毒整合酶作用下，病毒双链 DNA 整合入细胞染色体中成为前病毒。④当前病毒的启动子被激活，细胞即开始转录病毒基因组 RNA 和结构蛋白 mRNA。这些 mRNA 被翻译并组装成核心病毒颗粒，出芽释放，成为成熟的病毒颗粒并感染其他细胞。

3. 致病机制　HIV 主要感染 $CD4^+T$ 淋巴细胞和单核-巨噬细胞，引起机体免疫系统的进行性损伤，使血液中的 CD_4^+ 淋巴细胞计数不断下降。损伤的机制复杂，主要依靠：①导致 CD_4^+T 细胞融合，形成多核巨细胞，最后导致细胞溶解。②CTL 对 CD_4^+T 细胞的直接杀伤作用。③诱导 CD_4^+T 细胞凋亡。④ HIV 复制产生未整合的病毒 DNA，抑制细胞正常的生物合成。⑤ HIV 作为超抗原激活大量 CD_4^+T 细胞，造成细胞死亡和免疫缺损。

4. 临床表现　AIDS 的潜伏期较长，自然感染到发病有的达 10 年的时间。临床上 HIV 的感染过程可分为 4 个时期：①急性感染期，此期病毒大量复制，引起病毒血症。②无症状感染期，此期无明显临床症状。③ AIDS 相关综合征。④免疫缺陷期，此期血中能稳定检出高水平病毒载量，CD_4^+T 细胞明显下降。另有 10% ~ 17% 的感染者十几年病情没有很大发展，被称为长期病情不进展者（lon 革兰染色阴性 term non-progresser，LTNP）。

（三）免疫性

感染细胞病毒的清除主要依靠机体的细胞免疫反应，细胞免疫反应可限制病毒感染，但不能完全清除病毒，并随疾病进展而下降。大多数感染者可产生中和抗体，并诱导 ADCC 作用。

（四）微生物检查

1. 检测病毒抗体 常用 ELISA 筛查 HIV 抗体阳性的感染者，确认常采用特异性高的 Western blot 试验。

2. 检测病毒抗原 在急性感染期，可通过 ELISA 检测血浆中 HIV p24 抗原用于早期辅助诊断。

3. 检测病毒核酸 目前采用定量 RT-PCR 方法测定血浆中 HIV RNA 的拷贝数，用于监测疾病进展和评价抗病毒治疗效果。

4. 病毒分离 HIV 的分离标本多数采用外周血单核细胞，特征性细胞病变为融合细胞。

（五）防治原则

1. 药物治疗 目前治疗 HIV 感染的药物主要有 4 类：核苷类逆转录酶抑制剂（NRTIs）、非核苷类逆转录酶抑制剂（NNRTIs）、蛋白酶抑制剂（PIs）和融合抑制剂（FI）。

2. 预防措施 目前尚无有效疫苗上市。预防措施包括：①宣传教育；②建立监测网；③对献血、献器官、献精液者必须作 HIV 抗体检测；④禁止共用注射器、注射针、牙刷和剃须刀等；⑤提倡安全性生活；⑥ HIV 抗体阳性妇女，应避免怀孕或避免用母乳喂养婴儿等。

二、人类嗜 T 细胞病毒

人类嗜 T 细胞病毒（human T lymphotropicviruses，HTLV）是成人 T 淋巴细胞白血病（ATL）的病原体。HTLV 分为两型：HTLV- Ⅰ和 HTLV- Ⅱ。

（一）生物学性状

大多数 HTLV 为球形颗粒，直径约 100 nm，基因组结构与 HIV 相似。

（二）致病性与免疫性

HTLV- Ⅰ主要感染 $CD4^+T$ 细胞，可致人 T 细胞白血病、热带下肢痉挛性瘫痪和 B 细胞淋巴瘤。HTLV- Ⅰ主要通过输血、注射、性接触等方式传播，亦可经过胎盘、产道和哺乳等途径传播。人感染 HTLV 后可出现抗体和细胞免疫，但抗体的出现可下调病毒抗原的表达，影响细胞免疫清除感染的靶细胞。目前对 HTLV 感染尚无特异的预防和治疗措施。

典型试题及分析

一、单选题

1. 艾滋病的病原体是

A. 人嗜 T 细胞病毒

B. 人类免疫缺陷病毒

C. 人乳头瘤病毒

D. EB 病毒

E. 单纯疱疹病毒

【试题分析及参考答案】 本题考点是艾滋病的病原体。艾滋病的病原体为人类免疫缺陷病毒，人嗜 T 细胞病毒是成人 T 淋巴细胞白血病的病原体，人乳头瘤病毒主要引起人类皮肤黏膜的增生性病变，EB 病毒可引起传染性单核细胞增多症，单纯疱疹病毒可引起皮肤疱疹等。因此选 B。

2. 艾滋病主要通过血液、性接触和下列哪一种种途径传播

A. 唾液传播

B. 蚊虫叮咬

C. 母婴传播

D. 肠道传播

E. 飞沫传播

【试题分析及参考答案】 本题考点是艾滋病传播的三种主要途径。性接触、血液和母婴传播是艾滋病传播的三种主要途径，其中在我国主要通过性传播。因此选 C。

3. HIV 的 env 基因编码

A. HIV 逆转录酶

B. HIV 衣壳蛋白 p24

C. HIV 的 gp120 和 gp41 包膜糖蛋白

D. 能促进基因转录和 mRNA 翻译的 p14 蛋白

E. 编码整合酶

【试题分析及参考答案】 本题考点是 HIV 的三个主要结构基因及其编码的蛋白质。逆转录病毒普遍具有 gag、pol 和 env 3 个结构基因和多个调节基因。对于 HIV，env 基因编码 gp160，随后被裂解为 gp120 和 gp41 包膜糖蛋白，二者具有与易感细胞表面受体结合并介导病毒包膜与宿主细胞膜融合的作用。gag 基因编码前体蛋白 p55，经蛋白酶切割后形成核衣壳蛋白（p7）、衣壳蛋白（p24）和内膜蛋白（p17）。pol 基因则编码蛋白酶（p11）、整合酶（p32）、逆转录酶（p51）和 RNA 酶 H（p15）。因此选 C。

4. HIV 主要攻击宿主哪种细胞

A. $CD4^+T$ 细胞

B. $CD4^+T$ 淋巴细胞和单核 - 巨噬细胞

C. 红细胞

D. $CD8^+T$ 细胞

E. 白细胞

【试题分析及参考答案】 本题考点是 HIV 主要攻击的靶细胞。HIV 主要感染表达 CD4 分子的淋巴细胞，包括 $CD4^+T$ 细胞、单核 - 巨噬细胞及脑组织中的小胶质细胞等，并引起机体免疫系统的进行性损伤。此外，HIV 感染尚需 CCR5 或 CXCR4 辅受体的介导。因此选 B。

5. 目前治疗艾滋病最有效的方法是鸡尾酒疗法，主要包括逆转录酶抑制剂及

A. 穿入抑制剂

B. 蛋白酶抑制剂

C. 整合抑制剂

D. 拉米夫定

E. 抗生素

【试题分析及参考答案】 本题考点是 HIV 的治疗方法。目前治疗 HIV 感染使用多种抗病毒药物的联合方案，称为高效抗逆转录病毒治疗，又称为鸡尾酒疗法，该疗法一般是几种逆转录酶抑制剂和蛋白酶抑制剂联合使用的方法。药物疗法可以大大减少血液中的病毒载量，但目前尚不能治愈 AIDS。因此选 B。

6. HIV 的三个结构基因分别是

A. gag，pol，env

B. vif，vpr，tat

C. nef，vif，vpr

D. env，vif，vpr

E. gag，vif，vpr

【试题分析及参考答案】 本题考点是 HIV 的基因组构成。HIV 基因组为两条相同的单正链 RNA，以二聚体形式存在，基因组全长约 9200 bp，中间含有 gag、pol 和 env3 个结构基因以及 tat、rev 和 nef 等 6 个调节基因。因此选 A。

7. HIV 造成免疫系统的多种功能发生缺陷的主要原因是下列哪一点

A. 血管内皮细胞耗竭

B. T 淋巴细胞耗竭

C. 红细胞耗竭

D. 间质细胞耗竭

E. 上皮细胞

【试题分析及参考答案】　本题考点是 HIV 的致病机制。HIV 主要攻击宿主体内的 CD4⁺T 淋巴细胞，受感染的 CD4⁺T 细胞被溶解破坏，T 细胞数量的进行性减少和功能丧失，导致免疫功能缺陷。因此选 B。

8. 关于人类免疫缺陷病毒的特点，哪项是错误的

A. 引起人类艾滋病

B. 可通过性行为传播

C. 不能经母婴传播

D. 可通过输血传播

E. 感染者在潜伏期有传染性

【试题分析及参考答案】　本题考点是 HIV 的传播途径。HIV 主要通过性接触、血液和母婴传播 3 种途径传播，可导致人类获得性免疫缺陷综合征（AIDS）。因此选 C。

9. HIV 是一种

A. 呼吸道病毒

B. DNA 病毒

C. RNA 病毒

D. 肠道病毒

E. 朊粒

【试题分析及参考答案】　本题考点是 HIV 的生物学特性。HIV 基因组为两条相同的单正链 RNA，以二聚体形式存在。因此选 C。

10. 衣壳蛋白 P24 是由以下哪个基因编码

A. gag

B. nef

C. vif

D. vpr

E. env

【试题分析及参考答案】　本题考点是 HIV 3 个结构基因及其编码的蛋白质。gag 基因编码前体蛋白 p55，经蛋白酶切割后形成核衣壳蛋白（p7）、衣壳蛋白（p24）和内膜蛋白（p17）等结构蛋白。env 基因编码 gp160，随后被裂解为 gp120 和 gp41 包膜糖蛋白，二者具有与易感细胞表面受体结合并介导病毒包膜与宿主细胞膜融合的作用。pol 基因则编码蛋白酶（p11）、整合酶（p32）、逆转录酶（p51）和 RNA 酶 H（p15）。因此选 A。

11. 下列对逆转录病毒基因复制的描述中，正确的是

A. 在编码蛋白前，正链 RNA 基因组片断拼接成一条完整的 mRNA

B. 当病毒单股负链 RNA 进入细胞后，先复制为完整的正负股 RNA 复合体，再进行基因组的复制

C. 在基因复制中，基因组 RNA 先要逆转录成负链 DNA，再合成双链 DNA

D. RNA 基因组的启动区位于相反的位置

E. 正股 RNA 从链 3′ 端向 5′ 端方向转录 RNA 链

【试题分析及参考答案】　本题考点是逆转录病毒在宿主细胞内的复制过程。反转录酶以病毒 RNA 为模板，反转录产生互补的负链 DNA，形成 RNA:DNA 中间体。在 RNA 酶 H 降解

了亲代 RNA 后，再以负链 DNA 为模版产生正链 DNA。在病毒整合酶作用下，病毒双链 DNA 穿入核孔，整合入细胞染色体中成为前病毒，当前病毒的启动子被激活，细胞即开始转录病毒基因组 RNA 和结构蛋白 mRNA。因此选 C。

12. 艾滋病的传染源是

A. 性乱人群

B. AIDS 的患者与 HIV 携带者

C. 静脉毒瘾者

D. 同性恋者

E. 梅毒患者

【试题分析及参考答案】　本题考点是艾滋病的致病性。AIDS 患者与 HIV 携带者是艾滋病的传染源，病毒主要存在于血液、精液和阴道分泌物中。性乱人群、静脉毒瘾者和同性恋者属于高危人群。因此选 B。

13. 人类嗜 T 淋巴细胞病毒所致疾病

A. 人类免疫缺陷综合征

B. 成人 T 淋巴细胞白血病和人毛细胞白血病

C. 自身免疫性疾病

D. 血友病

E. 淋巴瘤

【试题分析及参考答案】　本题考点是人类嗜 T 淋巴细胞病毒（HTLV）的致病性。HTLV 是 T 细胞白血病、人毛细胞白血病、热带下肢痉挛性瘫痪和 B 细胞淋巴瘤的病原体。因此选 B。

14. 下列哪一项预防 HIV 感染的措施无作用

A. 杜绝吸毒和性滥交

B. 加强检验检疫

C. 防止血液和血制品传播

D. 定期注射丙种球蛋白

E. 使用一次性无菌注射器

【试题分析及参考答案】　本题考点是预防 HIV 感染的措施。HIV 感染的预防措施包括：普遍开展预防 AIDS 的宣传教育；建立全球和地区性的 HIV 监测网；对献血、献器官、献精液者必须作 HIV 抗体检测；禁止共用针具、牙刷和剃须刀等；提倡安全性生活；HIV 抗体阳性的妇女，应避免怀孕或避免母乳喂养。因此选 D。

15. 关于 HIV 的叙述，下列哪一项是错误的

A. 对理化因素的抵抗力弱

B. 56℃ 30 min 可灭活

C. 20 ～ 22℃ 的液体环境中可存活 15 天

D. 70% 乙醇处理 15 min 可灭活

E. 感染后机体细胞免疫和体液免疫功能均增强

【试题分析及参考答案】　本题考点是 HIV 的抵抗性和免疫性。HIV 对理化因素的抵抗力弱，加热、消毒剂常规处理都能灭活病毒，20 ～ 22℃ 的液体环境中可存活 15 天。细胞免疫反应可限制病毒感染，但不能完全清除病毒，并随着疾病进展而下降。大多数感染者可产生中和抗体，中和抗体与 HIV 结合后可诱导 ADCC 作用。然而，由于 $CD4^+T$ 细胞首先被感染，$CD4^+T$ 细胞功能的早期丧失可导致免疫系统进行性损伤。因此选 E。

二、多选题

1. 下列对人类免疫缺陷病毒形态结构的描述，正确的是

A. 病毒核心部分含有其进行复制的蛋白酶、整合酶和逆转录酶

B. 病毒外层包有脂蛋白包膜，并嵌有 gp120 和 gp41 糖蛋白

C. p24 蛋白构成病毒衣壳

D. 病毒衣壳内有两条正链 RNA

E. 病毒衣壳内有两条正链 DNA

【试题分析及参考答案】　本题考点是逆转录病毒共同的生物学性状及特征。病毒体外层为脂蛋白包膜，其中嵌有 gp120 和 gp41 两种病毒特异的糖蛋白，病毒体内部有一致密的子弹头状的病毒核心，核心外层由衣壳蛋白（p24）组成，核心内含有两条正链 RNA、反转录酶、整合酶和蛋白酶。因此选 ABCD。

2. HIV 的结构基因有

A. gag

B. pol

C. rev

D. env

E. vif

【试题分析及参考答案】　本题考点是 HIV 基因组的构成。HIV 基因组为两条相同的单正链 RNA，以二聚体形式存在，基因组全长约 9200 bp，中间含有 gag、pol 和 env 3 个结构基因以及 tat、rev 和 nef 等 6 个调节基因。因此选 ABD。

3. 逆转录病毒包括

A. 人类嗜 T 细胞病毒

B. 人类免疫缺陷病毒

C. 狂犬病毒

D. 水痘 - 带状疱疹病毒

E. 单纯疱疹病毒

【试题分析及参考答案】　本题考点是逆转录病毒科的主要成员。逆转录病毒包括人类嗜 T 细胞病毒和人类免疫

缺陷病毒等。狂犬病毒属于弹状病毒科狂犬病病毒属，水痘 - 带状疱疹病毒和单纯疱疹病毒均属于疱疹病毒科。因此选 AB。

4. HIV 的传播途径包括

A. 呼吸道传播

B. 消化道传播

C. 血液传播

D. 性接触传播

E. 母婴垂直传播

【试题分析及参考答案】　本题考点是 HIV 的传播途径。艾滋病主要通过性接触、血液和母婴传播 3 种途径传播。因此选 CDE。

5. HIV 侵犯的细胞有

A. CD_4^+T 细胞

B. 上皮细胞

C. 肌细胞

D. 红细胞

E. 单核-巨噬细胞

【试题分析及参考答案】　本题考点是 HIV 的致病性及机制。HIV 主要攻击宿主体内的 CD_4^+T 淋巴细胞及单核-巨噬细胞，受感染的 CD_4^+T 细胞被溶解破坏，T 细胞数量的进行性减少和功能丧失，导致免疫功能缺陷。因此选 AE。

6. HIV 感染特点有

A. 潜伏期长

B. 引起机体免疫功能下降

C. 易并发机会性感染

D. 可通过垂直传播导致胎儿感染

E. 易并发肿瘤

【试题分析及参考答案】　本题考点是 HIV 感染特点。HIV 感染潜伏期长，随着疾病的进展引起机体免疫功能下降，患者血液中的 CD_4^+T 细胞明显下

降，引起严重免疫缺陷，合并各种机会致病菌感染和恶性肿瘤，并且病毒可以经胎盘、产道或哺乳向胎儿传播。因此选 ABCDE。

7. HIV 感染后，机体

A. 可产生中和抗体，清除病毒

B. 可产生中和抗体，急性期可降低血清中病毒载量，但不能清除体内病毒

C. 可产生细胞免疫，清除病毒

D. 最后细胞免疫功能降低，并发各种感染

E. 无免疫应答

【试题分析及参考答案】 本题考点是 HIV 感染后的免疫性。HIV 感染后可诱导机体产生抗体和细胞免疫反应，细胞免疫反应可限制病毒感染，但不能完全清除病毒，并随着疾病进展而下降。大多数感染者可产生中和抗体，中和抗体与 HIV 结合后可诱导 ADCC 作用。然而，由于 CD_4^+ T 细胞首先被感染，可引起严重免疫缺陷，合并各种机会致病菌感染和恶性肿瘤。因此选 BD。

8. HIV 的致病机制包括

A. 直接杀伤 CD_4^+ 细胞

B. 形成包涵体损伤细胞

C. 引起细胞融合而损伤细胞

D. 促使 CD_4^+ T 细胞凋亡

E. 病毒基因整合引起持续感染

【试题分析及参考答案】 本题考点是 HIV 的致病机制。HIV 的致病机制复杂，主要包括：①导致 CD_4^+ T 细胞融合，形成多核巨细胞，最后导致细胞溶解。②CTL 对 CD_4^+ T 细胞的直接杀伤作用。③诱导 CD_4^+ T 细胞凋亡。④HIV 复制产生未整合的病毒 DNA，抑制细胞正常的生物合成。⑤HIV 作为超抗原

激活大量 CD_4^+ T 细胞造成细胞死亡和免疫缺损。因此选 ACDE。

10. AIDS 患者淋巴细胞可出现

A. CD_4^+ T 细胞增加

B. CD_4^+ T 细胞减少

C. CD_8^+ T 细胞相对增加

D. CD_8^+ T 细胞减少

E. CD_4/CD_8 比例倒置

【试题分析及参考答案】 本题考点是 AIDS 患者的临床表现。HIV 感染主要攻击机体的 CD_4^+ T 细胞和单核-巨噬细胞。细胞免疫反应可限制病毒感染，但不能完全清除病毒，并随着疾病进展而下降。大多数感染者可产生中和抗体，中和抗体与 HIV 结合后可诱导 ADCC 作用。然而，由于 CD_4^+ T 细胞首先被感染，数量减少，致 CD_4/CD_8 值变化。因此选 BCE。

三、名词解释

1. 逆转录病毒（retrovirus）

2. 逆转录酶（reverse transcriptase）

3. 艾滋病（acquired immune deficiency syndrome）

【参考答案】

1. 逆转录病毒（retrovirus） 逆转录病毒是一大组含有逆转录酶的 RNA 病毒，按其致病作用分为 2 个亚科，7 个病毒属。对人致病的逆转录病毒主要有人类免疫缺陷病毒和人类嗜 T 细胞病毒。其主要特征包括：①病毒呈球型，有包膜；②病毒基因组由两条相同的单正链 RNA 组成，病毒体含有逆转录酶和整合酶。③复制经过一个特殊的逆转录的过程；④具有 gag、pol 和 env 3 个结构基因和多个调节基因；⑤宿主细胞受体决定病毒的组织嗜性，成熟病毒以

芽生方式释放。

2. 逆转录酶（reverse transcriptase）是依赖 RNA 的 DNA 聚合酶，它可以 RNA 为模板合成 DNA 链。

3. 艾滋病（acquired immune deficiency syndrome） 全称为获得性免疫缺陷综合征，英文缩写为 AIDS，是由逆转录病毒科慢病毒属的人类免疫缺陷病毒（HIV）感染导致的免疫系统严重损伤，并继发各种类型的机会性感染和恶性肿瘤的致死性疾病。

四、简答题

1. 简述逆转录病毒的共同特征。

【参考答案】 ①病毒呈球形，具有包膜，表面有刺突，直径为 $80 \sim 120$ nm。②基因组由两条相同的单正链 RNA 组成。③病毒体中含有逆转录酶和整合酶。④复制经过一个独特的逆转录过程，病毒基因组 RNA 通过逆转录作用合成双链 DNA，然后整合到宿主细胞染色体 DNA 中，构成前病毒。⑤具有 gag、pol 和 env 3 个结构基因和多个调节基因。⑥宿主细胞受体决定病毒的组织亲嗜性，成熟病毒以出芽方式释放。

2. 简述 HIV 的结构和传播途径。

【参考答案】① HIV 的结构：HIV 呈球形、直径约为 $100 \sim 120$ nm。病毒体外层为脂蛋白包膜，镶嵌有 gp120 和 gp41 两种病毒糖蛋白构成的刺突。子弹头状的核衣壳核心内含两条相同的正链 RNA 基因组和包裹其外的核衣壳蛋白（p7）、衣壳蛋白（p24），并携带有逆转录酶、整合酶和蛋白酶。包膜与核心之间有一层内膜蛋白（p17）。② HIV 的传播途径：HIV 的传染源为无症状病毒携带者和 AIDS 患者。主要通过性、血液和母婴垂直传播。

3. 简述 HIV 的复制过程。

【参考答案】HIV 病毒体的包膜糖蛋白 gp120 刺突先与宿主细胞膜上的 CD4 受体结合，然后病毒包膜与细胞膜发生融合。核衣壳进入细胞质内脱壳，释放其核心 RNA 以进行复制。病毒逆转录酶以病毒 RNA 为模板，经逆向转录产生互补的负链 DNA，构成 RNA：DNA 中间体。中间体中的亲代 RNA 链由 RNA 酶 H 水解除去，再由负链 DNA 产生正链 DNA，组成双链 DNA。此时，基因组的两端形成 LTR 序列，并由细胞质移行到胞核内，在病毒整合酶的帮助下，病毒基因组整合入细胞染色体中，成为前病毒。当前病毒被激活时，LTR 有启动和增强病毒转录的作用。在宿主细胞的 RNA 多聚酶作用下，病毒 DNA 转录形成 RNA。有些 RNA 经拼接形成病毒的 mRNA；另一些 RNA 经加帽加尾形成病毒的子代 RNA。mRNA 在细胞核糖体上先翻译成多蛋白。在病毒蛋白酶的作用下，多蛋白被裂解成各种结构蛋白和调节蛋白。病毒子代 RNA 与一些结构蛋白装配成核衣壳，并由宿主细胞膜获得包膜组成完整的具有感染性的子代病毒，最后以出芽方式释放到细胞外。

4. 简述 AIDS 的临床特点。

【参考答案】AIDS 的临床特点包括 3 个方面：①潜伏期长，平均 $8 \sim 10$ 年左右。②引起严重的免疫系统损伤，由于 HIV 感染的细胞主要是 CD_4^+T 细胞及单核巨噬细胞等免疫细胞，使 CD_4^+T 细胞的数量下降，功能受损，导致免疫功能的不可逆的缺陷。③继发各种机会性感染和恶性肿瘤。由于机体免疫功能的严重损伤，AIDS 患者的抗感染能力显著下降，一些对正常机体无明显致病作用的病毒（如巨细胞病毒）、细菌（如鸟型分枝杆菌）、真菌（如白假丝酵母菌、卡氏肺孢子菌），常可造成 AIDS 患者致死性感染。部分患者还可并发 Kaposi 肉瘤和恶性淋巴瘤。

5. 怎样有效预防 AIDS。

【参考答案】目前尚无预防 AIDS 的有效疫苗。由于 HIV 的传播途径为性传播、血液传播和垂直传播，所以，预防 AIDS 应采取相应的措施：①加强宣传教育，普及有关预防知识，杜绝恶习，如吸毒、性乱等。②对献血员和器官捐献者等进行 HIV 抗体的检测，确保血制品的安全性。③建立全球和地区性 HIV 的监测系统，了解 HIV 的流行动态，及时掌握疫情。④加强国境检疫，严防传入。⑤HIV 抗体阳性的妇女应避免怀孕或避免用母乳喂养婴儿。⑥积极研制艾滋病疫苗。

（黎志东）

第34章 其他病毒

考试要点

一、狂犬病病毒

狂犬病病毒是一种嗜神经性病毒，可以引起家犬、猫和多种动物的自然感染，并可通过动物咬伤或密切接触等形式在动物间或动物与人类间传播而引起狂犬病。

（一）生物学性状

1. 形态结构 属弹状病毒科，外形呈弹状，核衣壳呈螺旋对称，表面具有包膜，内含有单负链RNA，包膜表面有糖蛋白刺突，能刺激机体产生中和抗体。

2. 编码蛋白 狂犬病病毒主要编码5种主要蛋白（N、M1、M2、G和L。M1、M2蛋白分别是病毒衣壳和包膜的基质成分，L蛋白为RNA聚合酶，G蛋白是构成病毒包膜糖蛋白刺突，N蛋白为具有保护病毒RNA功能的核蛋白。

3. 宿主范围 主要感染野生动物、家畜、宠物和人。在中枢神经细胞中增殖，可以在细胞质内形成一个或多个嗜酸性包涵体，称内基小体（Negri body），可辅助诊断狂犬病。

4. 毒力变异 野毒株（又称街毒株）是从自然感染动物体内分离到的病毒，易侵入脑组织和唾液腺内，毒力强。在家兔脑内传代后变异为固定毒株，潜伏期缩短，对人及犬的致病力减弱，可用于制备疫苗。

5. 抵抗力 弱，易被强酸、强碱、乙醇、乙醚等灭活。肥皂水、去垢剂等也有灭活病毒的作用。鉴于此，被病兽咬伤的伤口处理首先是用肥皂水洗刷伤口并用碘酒消毒。

（二）致病性和免疫性

1. 传染源和传播途径 传染源主要是病犬，其次是猫病抓伤后受感染者。病毒大量存在于病兽唾液中。人被病兽咬伤、抓伤或密切接触而感染，人被咬伤发病率为30%～60%，一旦发病，死亡率达100%。

2. 致病机制 病毒进入体内先在伤口部位周围横纹肌细胞中缓慢增殖并沿周围传入神经迅速上行到达背根神经结后大量增殖，侵入中枢神经系统，使神经细胞肿胀、变性，形成以神经症状为主的临床表现：神经兴奋性增高，容易发生呼吸肌、吞咽肌痉挛，出现恐水、呼吸和吞咽困难等症状，故也称恐水症。

3. 免疫性 感染后可产生细胞免疫和体液免疫。杀伤性T淋巴细胞可以特异地作用于G蛋白和N蛋白引起使细胞溶解；体液免疫产生的中和抗体、血凝抑制抗体和抗体依赖细胞毒作用可发挥抗病毒作用。

（三）微生物学检查

1. 临床诊断 一般根据动物咬伤史和典型的临床症状可以对狂犬病做出诊断。对于早期或可疑患者，及时进行微生物学检查进行确诊尤为重要。

2. 动物的观察 观察咬人动物7～10天，如观察期间动物发病，取动物脑部海马回查病毒抗原或内基小体。

3. 可疑患者的检查 用免疫荧光、酶联免疫等技术，对可疑患者的唾液、分泌物、尿沉渣、角膜印片等标本中的病毒抗原及血清中的相应抗体进行特异性检测。也可把标本接种易感动物进行病毒分离与内基小体检查。

（四）防治原则

1. 动物管理　预防家畜狂犬病是控制人狂犬病发生的关键。捕杀野犬、加强家犬管理、对犬和人接种狂犬病疫苗是有效的防治方法。

2. 伤口处理　咬伤后，应立即对伤口进行充分清洗处理（肥皂水、新洁尔灭、清水）。

对于严重的伤口，常用抗狂犬病免疫球蛋白或抗狂犬病马血清周围浸润注射。

3. 预防接种　尽早接种狂犬病疫苗进行预防性治疗。常用二倍体传代细胞培养后制备的灭活疫苗。伤口严重者应联合使用抗狂犬病病毒血清或免疫球蛋白，并加强注射疫苗 2～3 次。

二、人乳头瘤病毒（HPV）

该病毒属于乳头瘤病毒科。主要引起人类皮肤黏膜的增生性病变，其中高危性 HPV（16 型、18 型等）与子宫颈癌等恶性肿瘤的发生密切相关，低危性 HPV（6 型、11 型）引起生殖器尖锐湿疣，是常见的性传播疾病（STD）的病原体。

（一）主要生物学性状

HPV 呈球形，无包膜，衣壳呈二十面体立体对称。基因组是超螺旋双链环状 DNA，约 8000 bp，分为早期区（ER）、晚期区（LR）和非编码区（NCR）。LR 包括 2 个 ORF，分别编码病毒主要衣壳蛋白 L1 和次要衣壳蛋白 L2。ER 区含 7 个早期 ORF（E1～E7），与病毒的复制、扩散和细胞转化相关。现已发现 HPV 有 100 余型。

HPV 对皮肤和黏膜上皮细胞具有高亲嗜性，增殖的病毒只能在皮肤上层的细胞核中检查到。上皮的增殖形成乳头状瘤，也称为疣。病毒 DNA 的一段游离基因（episome）常能插入宿主染色体的任意位置，而导致细胞转化。迄今尚不能在常规组织细胞中培养。

（二）致病性与免疫性

通过直接接触感染者的病变部位或间接接触被病毒污染的物品。生殖道感染与性行为相关，故 HPV 引起的生殖道感染是性传播疾病之一。母婴间垂直传播见于生殖道感染的母亲在分娩过程中感染新生儿。

HPV 由于型别及感染部位不同，所致疾病包括皮肤疣（HPV1、2、3、4、7 和 10 型）、尖锐湿疣（HPV6 和 11 型）、宫颈癌（HPV16 和 18 型）和口腔癌（HPV12 和 32 型）等。

（三）微生物学检查法

HPV 感染有典型临床损害时可根据临床表现迅速做出诊断，但亚临床感染时则需进行组织细胞学、免疫学、免疫组化和分子生物学等实验室检测。

（四）防治原则

对寻常疣和尖锐湿疣可用局部药物治疗或冷冻、电灼、激光或手术等疗法去除。用病毒 L1 和 L2 蛋白等制备的 VLP 疫苗或病毒基因工程疫苗对子宫颈癌预防有一定效果。

三、人类细小病毒

（一）生物学性状

细小 DNA 病毒是一类具有单股 DNA 基因组，形态最小的 DNA 病毒。衣壳呈二十面体立体对称，球形、无包膜。对人类致病的细小 DNA 病毒只有 B19 病毒。

（二）致病性与免疫性

细小 DNA 病毒主要通过呼吸道和消化道黏膜，以及血液和胎盘感染与传播。B19 病毒对骨髓中的红系前体细胞具有高度亲嗜性，通过直接杀伤细胞作用和免疫病理损伤而致病，主要与传染性红斑、转化性再生障碍危象以及先天感染造成的自发流产等有关。

（三）微生物学检查

传染性红斑的诊断常基于该病的临床表现，用 ELISA 法检测 IgM 抗体，可作为新近感染的证据。

四、痘病毒

痘病毒可以引起人类和多种脊椎动物的自然感染。其中天花病毒和传染性软疣病毒仅感染人类，但猴痘病毒、牛痘病毒及其他痘病毒也可以感染人类。痘病毒体积最大、结构最复杂。主要通过呼吸道分泌物、直接接触等途径进行传播。人类的痘病毒感染主要包括天花、人类猴痘和传染性软疣。痘苗病毒是一种牛痘病毒的毒力变异株，与天花病毒具有交叉免疫原性，主要用于天花的计划免疫。目前痘苗病毒也可以作为研究基因表达调控的模型或表达外源蛋白质的载体。

典型试题及分析

一、单选题

1. 对狂犬病病毒的正确叙述是
A. 病犬发病前 10 天唾液开始排毒
B. 抵抗力强，不被碘、乙醇、肥皂水等灭活
C. 固定毒株接种动物发病所需潜伏期长
D. 可以用灭活疫苗预防
E. 可在感染细胞核内形成嗜碱性包涵体

【试题分析及参考答案】 本题考点是狂犬病的综合知识。患病动物于患病前 5 天唾液即有传染性。狂犬病病毒对强酸、强碱、碘、乙醇、肥皂水、离子型和非离子型去污剂等敏感。固定毒株接种动物发病所需潜伏期短。现用灭活疫苗进行预防。病毒在神经细胞质中形成嗜酸性包涵体。因此选 D。

2. 内基小体对何种疾病具有诊断意义

A. 流行性出血热
B. 流行性脑膜炎
C. 狂犬病
D. 登革热
E. 流行性乙型脑炎

【试题分析及参考答案】 本题考点是狂犬病病毒的检查。狂犬病病毒感染后在中枢神经细胞中增殖，可以在细胞质内形成一个或多个嗜酸性包涵体，称内基小体，可辅助诊断狂犬病。对死者脑组织或咬人动物脑组织作病理切片，用姬姆萨及直接荧光检有无内基小体具有诊断学意义。因此选 C。

3. 被狂犬咬伤后最正确的处理措施是
A. 注射狂犬病病毒免疫血清 + 抗病毒药物
B. 注射大剂量丙种球蛋白 + 抗病毒药物
C. 清创 + 抗生素

D. 清创＋接种疫苗＋注射狂犬病
　病毒免疫血清

E. 清创＋注射狂犬病病毒免疫血清

【试题分析及参考答案】　本题考点是被可疑动物咬伤后的伤口处理。人被咬伤后，立即用 20% 肥皂水或 0.1% 苯扎溴铵反复冲洗伤口，再用碘酒或 70% 乙醇涂擦。注射高价狂犬病病毒免疫血清于伤口周围和底部，再与疫苗合用效果最佳。因此选 D。

4. 感染人体后可引起"恐水症"的病毒是

A. 流行性乙型脑炎病毒

B. 狂犬病病毒

C. 肾综合征出血热病毒

D. 登革病毒

E. 黄热病毒

【试题分析及参考答案】　本题考点是狂犬病的发作症状。狂犬病亦为"恐水症"，患者发病时神经兴奋型增高，并伴有恐水、呼吸困难、吞咽困难等症状。因此选 B。

5. 狂犬病疫苗的接种对象不包括

A. 野生动物

B. 犬、猫等宠物

C. 被下落不明的犬咬伤者

D. 动物园工作人员

E. 学龄前儿童

【试题分析及参考答案】　本题考点是狂犬病的防治原则。狂犬病疫苗的接种最佳时间是被咬伤后 24 h 内，另外，一些有接触病毒危险人员，如兽医，动物管理员和一些动物等应该接种。学龄前儿童没有必要。因此选 E。

6. 对疑有狂犬病的咬人犬应将其捕获隔离观察

A. 1 ～ 2 天

B. 3 ～ 4 天

C. 5 ～ 7 天

D. 8 ～ 10 天

E. 10 天以上

【试题分析及参考答案】　本题考点是狂犬病的防治原则。对咬人犬至少捕获观察 7 天以上，一般 8 ～ 10 天，看其是否发病。因此选 D。

7. 被狂犬咬伤后立即接种狂犬疫苗，防止发病是基于

A. 体内可很快产生抗体

B. 体内可很快产生细胞免疫

C. 狂犬病潜伏期短

D. 狂犬病潜伏期长

E. 狂犬病病毒力弱

【试题分析及参考答案】　本题考点是狂犬病疫苗的接种。狂犬病的潜伏期一般较长，通常为 4 ～ 8 周、短者 10 天。人被咬伤后如果及时接种疫苗，可以预防发病。最佳接种时间是 24 h 内，不超过 72 h，原则是宜早不宜迟。因此选 D。

8. 我国目前所用的狂犬疫苗类型是

A. 减毒活疫苗

B. 灭活疫苗

C. 基因工程疫苗

D. 多肽疫苗

E. 多糖疫苗

【试题分析及参考答案】　本题考点是狂犬病病毒的疫苗。我国目前用原代地鼠肾细胞组织制备的灭活病毒疫苗，全程接种后可以在 7 ～ 10 天产生中和抗体，并保持免疫力 1 年左右，免疫效果好，不良反应少。因此选 B。

9. 狂犬病病毒包涵体最易在哪种组织中检出

A. 淋巴结

B. 血液

C. 海马回部位

D. 外周神经组织

E. 骨髓

【试题分析及参考答案】　本题考点是狂犬病病毒的微生物学检查方法。病毒主要在易感动物或人的中枢神经细胞（主要是大脑海马回的椎体细胞）中增殖，可以在细胞质内形成一个或多个嗜酸性包涵体，称内基小体。对死者脑组织或咬人动物脑组织作病理切片，用姬姆萨或直接荧光检测有无内基小体具有诊断意义。因此选 C。

10. 确诊狂犬病病毒感染最好的方法是

A. 观察被狂犬咬伤者是否发病

B. 观察咬人的狗是否为狂犬

C. 从伤口取分泌物直接涂片光镜下找狂犬病病毒

D. 将犬杀死，取其脑组织海马回切片找内基小体

E. 用血清学方法检测人体内狂犬病病毒抗体

【试题分析及参考答案】　本题考点是狂犬病的的检查方法。对咬人犬至少捕获观察 7 天以上，一般 8 ～ 10 天，看其是否发病，若发病则将咬人犬脑组织作病理切片，用姬姆萨及直接荧光检有无内基小体。因此选 D。

11. 在处理被狂犬咬伤的患者时，用高效价抗狂犬病病毒血清于伤口作浸润性注射，其目的是

A. 诱导机体产生干扰素

B. 中和伤口的狂犬病病毒

C. 刺激局部产生 sIgA

D. 刺激机体产生细胞免疫

E. 刺激机体产生抗体，以起到免疫保护作用

【试题分析及参考答案】　本题考点是狂犬病的伤口处理。注射高效价抗狂犬病病毒血清是为了中和病毒。因此选 B。

12. 目前尚不能进行组织细胞培养的病毒是

A. HPV

B. HIV

C. EBV

D. CMV

E. HSV

【试题分析及参考答案】　本题考点是 HPV 的生物学特性。只有 HPV 迄今尚不能在常规的组织细胞中培养。因此选 A。

13. 尖锐湿疣主要由

A. HPV-6、HPV-11 引起

B. HPV-4 型引起

C. HPV-3、HPV-10 型引起

D. HPV-16 型引起

E. HPV-7 型引起

【试题分析及参考答案】　本题考点是 HPV 的致病性。HPV 主要引起人类皮肤黏膜的增生性病变，其中高危性 HPV（16 型、18 型等）与子宫颈癌等恶性肿瘤的发生密切相关，低危性 HPV（6 型、11 型）引起生殖器尖锐湿疣，是常见的性传播疾病（STD）的病原体。因此选 A。

14. 下列哪种病毒对皮肤和黏膜上皮细胞有高度亲嗜性

A. HPV

B. HAV

C. HTLV

D. HSV

E. CMV

【试题分析及参考答案】 本题考点是 HPV 的致病性。HPV 对皮肤和黏膜上皮细胞具有高亲嗜性，增殖的病毒只能在皮肤上层的细胞核中检查到。上皮增殖形成乳头状瘤，也称为疣。因此选 A。

二、多选题

1. 可侵犯中枢神经系统的病毒包括

A. 麻疹病毒

B. 乙型脑炎病毒

C. 狂犬病病毒

D. 人类免疫缺陷病毒

E. 单纯疱疹病毒

【试题分析及参考答案】 本题考点是可以侵犯中枢神经系统的病毒种类。由选项分析，以上 5 种病毒均能侵入中枢神经系统。因此选 ABCDE。

2. 狂犬病病毒的特点包括

A. 形态呈杆状

B. 核酸为单股负链 RNA

C. 核衣壳呈螺旋对称

D. 包膜表面有糖蛋白刺突

E. 外衣壳为立体对称

【试题分析及参考答案】 本题考点是狂犬病病毒的生物学特点。该病毒属弹状病毒科，外形呈弹状，核衣壳呈螺旋对称，表面具有包膜，内含有单链 RNA，包膜表面有糖蛋白刺突，能刺激机体产生中和抗体。因此选 BCD。

3. 狂犬病病毒的生物学特点包括

A. 弹状有包膜病毒

B. 动物宿主范围广

C. 抵抗力弱，肥皂水亦可将其灭活

D. 可在感染细胞质内形成嗜酸性包涵体

E. 固定毒株感染后潜伏期长

【试题分析及参考答案】 本题考点是狂犬病毒的生物学特点。该病毒形似子弹，外裹包膜和血凝素刺突，固定毒株对人及犬的致病力减弱，可用于制备疫苗。病毒抵抗力弱，碘及肥皂水可灭活病毒。在中枢神经细胞质内增殖，形成嗜酸性包涵体，又称内基小体，具有诊断价值。因此选 ABCD。

4. 狂犬病病毒固定毒株的特点是

A. 毒力增强

B. 潜伏期缩短

C. 由野毒株反复传代而来

D. 脑外接种可侵犯脑组织

E. 在较低温度下不能生长

【试题分析及参考答案】 本题考点是狂犬病病毒的固定毒株的特点。野毒株（又称街毒株）易侵入脑组织和唾液腺内，毒力强。固定毒株对人及犬的致病力减弱，可用于制备疫苗。因此选 BC。

5. 狂犬病病毒的致病特点是

A. 只有带毒的犬是传染源

B. 经带病毒的犬咬伤后感染

C. 病毒在伤口局部肌纤维细胞内生长

D. 病毒沿伤口局部神经末梢向中枢神经扩散

E. 典型临床症状表现为神经麻痹

【试题分析及参考答案】 本题考点是狂犬病病毒的致病特点。狂犬病病毒能引起多种家畜和野生动物的自然感染，凡患病动物都能传播，犬是主要传染源。带病毒的犬咬伤后，病毒进入体内先在伤口局部肌纤维细胞中增殖并沿末梢神经上行，播散至中枢神经细胞内增殖并引起神经细胞病变。表现为神经兴奋性增高，轻微刺激即可引发极痛苦的痉挛，故又名"恐水病"。因此选 BCD。

6. 被狂犬等动物咬伤后的正确处理方法是

A. 捕获动物注射犬用疫苗

B. 用 20% 肥皂水反复洗刷伤口

C. 碘酒及 70% 乙醇涂抹

D. 尽早接种灭活疫苗

E. 伤口局部注射高效价免疫血清

【试题分析及参考答案】 本题考点是狂犬病的伤口处理。人被咬伤后，立即用 20% 肥皂水、0.1% 苯扎溴铵反复冲洗伤口，再用碘酒及 70% 乙醇涂擦。注射高价狂犬病病毒免疫血清于伤口周围和底部，再与疫苗合用效果最佳。因此选 BCDE。

7. 狂犬病病死率几乎达 100%，其死因可能是

A. 昏迷

B. 呼吸衰竭

C. 循环衰竭

D. 中毒性休克

E. 伤口化脓引起脓毒血症

【试题分析及参考答案】 本题考点是狂犬病病毒的致病性。患者发病时神经兴奋性增强，并且伴有恐水，呼吸困难、吞咽困难等症状，随后患者转入麻痹期，出现全身弛缓性瘫痪，并因呼吸、循环衰竭、昏迷而死亡。本病一旦发作，死亡率几乎 100%。因此选 ABC。

8. HPV 具有宿主和组织细胞特异性，它只能感染

A. 人皮肤上皮细胞

B. 人黏膜上皮细胞

C. 人神经细胞

D. 人血管内皮细胞

E. 人所有的组织细胞

【试题分析及参考答案】 本题考点是 HPV 的感染特性，HPV 具有宿主和组织特异性，它只能感染人的皮肤和黏膜上皮细胞。因此选 AB。

9. 目前，检测 HPV 感染的主要方法是

A. 血清学反应

B. 病毒分离培养

C. 免疫组化法检测病变组织中 HPV 的抗原

D. 用核酸杂交法和 PCR 法检测 HPV 的 DNA 序列

E. 病变组织切片找包涵体

【试题分析及参考答案】 本题考点是对 HPV 感染的诊断。一般用血清学方法检测患者血清中特异性抗体，用免疫组化方法检测病变组织中的 HPV 抗原，用核酸杂交法和 PCR 法检测 HPV 的 DNA 序列。因此选 ACD。

10. 人类细小病毒 B19 的传播途径有

A. 血液传播

B. 呼吸道传播

C. 垂直传播

D. 蚊虫叮咬传播

E. 消化道传播

【试题分析及参考答案】 本题考点是人类细小病毒 B19 的传播方式。细小 DNA 病毒 B19 经飞沫致呼吸道感染，病毒首先在上呼吸道增殖，然后发生病毒血症进一步播散至骨髓和其他部位，此外还可以通过垂直传播和消化道黏膜及血液传播。因此选 ABCE。

11. 人类细小病毒 B19 所致疾病有

A. 儿童传染性红斑

B. 再生障碍性贫血危象

C. 宫内感染

D. 成人多发性关节炎

E. 类风湿关节炎

【试题分析及参考答案】 本题考点是人类细小病毒 B19 所致疾病。人类细小病毒 B19 可以引起传染性红斑、一过性再生障碍性贫血危象、宫内感染、关节病。因此选 ABCD。

12. 尖锐湿疣的传播途径有

A. 性接触传播

B. 消化道传播

C. 垂直传播

D. 呼吸道传播

E. 间接接触传播

【试题分析及参考答案】 本题考点是 HPV 所致尖锐湿疣的传播途径。通过直接接触感染者的病变部位或间接接触被病毒污染的物品而传染，生殖道感染与性行为相关，HPV 引起的生殖道感染是性传播疾病之一。母婴间垂直传播见于生殖道感染的母亲在分娩过程中感染新生儿。因此选 ACE。

13. 尖锐湿疣的病原体是

A. HPV-6

B. HPV-11

C. HPV-1

D. HPV-2

E. HPV-7

【试题分析及参考答案】 本题考点是 HPV 的分型与所致疾病。HPV 由于型别及感染部位不同，所致疾病不尽相同。所致疾病包括皮肤疣（HPV1、2、3、4、7 和 10 型）、尖锐湿疣（HPV6 和 11 型）、宫颈癌（HPV16 和 18 型）和口腔癌（HPV12 和 32 型）等。因此选 AB。

14. 预防狂犬病的主要措施有

A. 捕杀野犬

B. 加强家犬管理

C. 用高效价抗狂犬病病毒血清作局部浸润性注射

D. 注射狂犬病疫苗

E. 冲洗后的伤口用乙醇及碘酒涂擦、消毒

【试题分析及参考答案】 本题考点是狂犬病的主要防治原则。预防家畜狂犬病是控制人狂犬病发生的关键。捕杀野犬、加强家犬管理、对伤口进行正确处理和接种狂犬病疫苗都是预防的主要措施。因此选 ABCDE。

三、名词解释

1. 内基小体（negri body）

2. 固定毒株（fixed strain）

3. 人类乳头瘤病毒（human papillomavirus，HPV）

【参考答案】

1. 内基小体（negri body） 狂犬病病毒感染野生动物、家畜、宠物和人后，在中枢神经细胞中增殖，可以在细胞质内形成一个或多个、圆形或椭圆形的嗜酸性包涵体，称内基小体，可辅助诊断狂犬病。

2. 固定毒株（fixed strain） 将狂犬病病毒野毒株在家兔脑内连续传 50 代后，家兔发病潜伏期可由最初的 4 周左右缩短为 4～6 天，继续传代时，潜伏期不再缩短。这种毒力变异的狂犬病病毒株被称为固定毒株。特点是对家兔的致病性增强，对人或犬的致病性明显减弱，并且从脑外途径对犬进行接种时，不引起动物发病，因此可用固定毒株制成疫苗，以预防狂犬病。

3. 人类乳头瘤病毒（human papillomavirus, HPV） 属于乳头瘤病毒科，主要引起人类皮肤黏膜的增生性病变，其中高危性 HPV（16 型、18 型等）与子宫颈癌等恶性肿瘤的发生密切相关，低危性 HPV（6 型、11 型）引起生殖器尖锐湿疣，是常见的性传播疾病（STD）的病原体。现已发现 HPV 有 100 余型，各型之间同源性小于 50%。

四、简答题

1. 简述狂犬病病毒的致病特点。

【参考答案】 传染源主要是病犬，其次是病猫抓伤后受感染者。病毒大量存在于病兽唾液中。人被患病动物咬伤或因破损皮肤黏膜接触含病毒材料而感染。进入体内的病毒在肌纤维细胞中增殖，由神经末梢沿神经轴索上行至中枢神经系统，在神经细胞内增殖并引起中枢神经系统损伤，然后又沿传出神经扩散至唾液腺和其他组织。人发病时的典型临床表现是神经兴奋性增高，吞咽或饮水时喉头肌肉发生痉挛。这种兴奋期典型症状经 3～5 天后，转入麻痹期，最后因昏迷、呼吸及循环衰竭而死亡。

2. 简述狂犬病的预防对策。

【参考答案】 预防狂犬病最主要的是捕杀野犬，加强家犬管理，接种狂犬病疫苗。人被狂犬咬伤后，应采取下列措施：①伤口处理，立即用 20% 肥皂水和清水冲洗伤口后，涂以 5% 碘伏或70% 乙醇，必要时局部用狂犬病病毒高效价免疫血清进行浸润注射。②疫苗接种，狂犬病潜伏期一般较长，人被咬伤后应尽早注射人用狂犬病疫苗，以防发病。③注射免疫血清，咬伤严重的，在使用疫苗前先注射抗狂犬病病毒血清。或先捕获犬观察 1 周发病后，将其杀死，取脑查包涵体或病毒抗原，阳性者按上述方法预防。

3. 简述人乳头瘤病毒所致疾病。

【参考答案】 临床上常见的有寻常疣、跖疣、扁平疣、尖锐湿疣和咽喉乳头瘤等。该病毒有 100 多个型别，不同型别的 HPV 侵犯的部位和所致的疾病不同。如尖锐湿疣主要由 HPV-6、11 型引起，手足寻常疣由 HPV-1、2 型所致，HPV-3、10 型引起扁平疣，HPV-16、18、31、33 等型与女性宫颈癌有关。

4. 简述细小病毒 B19 所致疾病。

【参考答案】 细小 DNA 病毒主要通过呼吸道和消化道黏膜，以及血液和胎盘感染与传播。B19 病毒除可引起部分儿童的轻度呼吸道症状外，还可引起儿童的传染性红斑。成人感染可致多发性关节炎。慢性溶血性贫血患者感染后，可促发严重的再生障碍性贫血危象。血清抗体阴性的孕妇感染后，病毒可通过胎盘侵袭胎儿，引起严重贫血和流产。

（杨　敬）

第 35 章　朊粒

考试要点

朊粒（prion）是一种由正常宿主细胞基因编码的、构象异常的朊蛋白（prion protein，PrP），至今尚未发现任何核酸成分，是人和动物传染性海绵状脑病（transmissible spongiform encephalopathy，TSE）的病原体。

一、生物学性状

1. 理化性质　朊粒是一种不含核酸和脂类的疏水糖蛋白，分子量 27～30 kDa，理化性质独特，是一种具有传染性和极强抵抗力的异常折叠的蛋白质，又称朊蛋白。

2. 结构与功能　由正常宿主细胞基因编码产生。正常情况下，PrP 基因编码产生细胞朊蛋白（PrP^c），PrP^c 的分子构型以 α-螺旋为主，对蛋白酶 K 敏感，在多种组织尤其是神经元中普遍表达，无致病性。变构的 PrP^c 即为具有致病性的朊粒，又称为羊瘙痒病朊蛋白（PrP^{Sc}）。PrP^{Sc} 的分子构型转变为以 β-折叠为主，仅存在于感染的人和动物组织中，有传染性。因此，PrP^{Sc} 是 PrP^c 的异构体，一级结构、氨基酸序列完全一致，根本差别在于空间构象的差异（表 35-1）。

3. 抵抗力　对理化因素有很强的抵抗力，能抵抗蛋白酶 K、尿素和其他蛋白质变性剂，对热有很强的抗性，需要高压蒸汽 134℃ 1 h 以上才能使其失去传染性，对辐射、紫外线及常用消毒剂也有很强的抵抗性。目前灭活方法是室温 20℃ 1 mol/L NaOH 或 5% 次氯酸钠溶液处理 1 h 后，再高压蒸汽灭菌

表 35-1　PrP^c 与 PrP^{Sc} 的主要区别

项目	PrP^c	PrP^{Sc}
分子构型	α-螺旋占 40%，β-折叠仅占 3%	β-折叠占 50%，α-螺旋占 20%
对蛋白酶 K 的抗性	敏感	抗性
在非变性去污剂中	可溶	不可溶
存在	正常及感染动物	感染动物
致病性	无	有致病性与传染性

134℃ 2 h 以上。

二、致病性与免疫性

1. 致病特点　对人主要是获得性感染，可通过消化道、血液、神经及医源性等多途径传播，感染后侵入中枢神经系统，表现为慢性退行性、致死性中枢神经系统疾病，即传染性海绵状脑病（TSE）。该病的特点：①潜伏期长，可达数年甚至数十年之久；②一旦发病即呈急性或亚急性发作。临床表现主要是痴呆、共济失调、震颤等中枢神经系统症状；③病理学特征是大脑皮层神经元空泡变性、死亡，星形胶质细胞增生，大脑皮质呈海绵状，并有淀粉样斑块形成，脑组织中无炎症反应；④免疫原性低，不产生特异性免疫应答。

2. 人和动物疾病

（1）羊瘙痒病：最先被发现的动物传染性海绵状脑病，发生于绵羊和山羊。潜伏期一般 1～3 年，病羊以消瘦、步

态不稳、麻痹等为临床特征，病羊因瘙痒常在围栏上摩擦身体而得此病名。

（2）牛海绵状脑病（BSE）：即疯牛病，是一种新发现的动物传染性海绵状脑病。该病潜伏期长，一般为4～5年，发病后期病牛出现明显的运动失调、震颤、恐惧、狂躁等神经系统症状，故俗称疯牛病。

（3）库鲁病：是一种人类的传染性海绵状脑病。该病潜伏期长，一般为数年，最长可达30年。临床表现早期以共济失调、震颤等为主，晚期表现为痴呆、四肢瘫痪，最后多继发感染死亡。

（4）克-雅病（CJD）：此病是人类最常见的海绵状脑病，好发年龄多在60岁以上。潜伏期约1.5～10年，也可长达40年以上。典型临床表现为进行性痴呆、肌痉挛、共济失调、并迅速发展为半瘫、癫痫甚至昏迷，最终死于感染或中枢神经系统功能衰竭。

（5）克-雅病新变种（v-CJD）：该病是一种新出现的人类传染性海绵状脑病。vCJD与典型CJD在易感年龄、临床症状与病程、脑电图与影像学以及病理学改变等方面有区别，故称CJD新变种。

三、微生物学检查法

1. 免疫组化法　标本先用蛋白酶K处理，破坏PrP^c，然后再用PrP单克隆抗体或多克隆抗体检测对蛋白酶K有抗性的PrP^{Sc}。

2. 蛋白印迹法　目前国际上诊断朊粒病最常用的有效方法。先用蛋白酶K处理组织标本，电泳后转印至硝酸纤维膜，再用PrP单克隆抗体或多克隆抗体检测PrP^{Sc}。

3. 基因分析法　常用于诊断家族型朊粒病。

四、防治原则

目前无疫苗可供预防，也缺乏有效药物治疗，主要是针对可能的传播途径采取预防措施。①医源性感染的预防主要是彻底消毒，销毁可疑的动物尸体、组织块等，严禁任何退行性中枢神经系统疾病患者捐献组织器官。②对BSE及CJD的预防主要是禁用骨肉粉作为饲料添加剂，对BSE国家进口的活牛或牛制品必须严格检疫，防止输入性感染。

典型试题及分析

一、单选题

1. 朊粒（朊蛋白）的化学本质是
A. 核酸和蛋白质
B. 核酸
C. 脂蛋白
D. 核酸、蛋白质和多糖
E. 变构的糖蛋白

【试题分析及参考答案】　本题考点是朊蛋白的化学本质。朊蛋白是哺乳动物细胞正常表达的糖蛋白，目前没有发现其含有核酸和其他成分，只是由于朊蛋白错误折叠、空间构象改变而致病。因此选E。

2. 关于朊粒的生物学特征错误的是
A. 仅引起疯牛病
B. 引起脑组织海绵状病变
C. 对理化因素抵抗性强
D. 有蛋白酶抗性
E. 不含核酸

【试题分析及参考答案】　本题考

点是朊蛋白的生物学性质。朊粒不但可引起疯牛病，还可以引起其他动物和人的神经退行性病变，病理性特征为海绵状病变。致病的朊粒无核酸，可抵抗蛋白酶作用，对其他理化因素也有很强的抵抗力。因此选 A。

3. 不属于朊粒所致的疾病是

A. CJD

B. SSPE

C. BSE

D. Scrapie of sheep and goat

E. Kuru disease

【试题分析及参考答案】　本题考点是朊粒所致的疾病及疾病名称缩写。CJD 是克 - 雅病的缩写；SSPE 是亚急性硬化性全脑炎的缩写，为麻疹病毒急性感染的迟发并发症；BSE 是牛海绵状脑病（即疯牛病）的缩写；Scrapie of sheep and goat 指羊瘙痒症；Kuru disease 指库鲁病。因此选 B。

4. 关于疯牛病的叙述错误的是

A. 所致疾病类型为 BSE

B. 可引起人 v-CJD

C. 致病因子为 PrP^{Sc}

D. 致病因子具有蛋白酶 K 抗性

E. 不会引起除牛以外的动物得病

【试题分析及参考答案】　本题考点是疯牛病的特点。疯牛病于 1986 年在英国首先报道，目前已蔓延到欧洲、美国、日本及加拿大等十几个国家。该病潜伏期长，发病后期病牛出现明显的运动失调、震颤、恐惧、狂躁等神经系统症状。疯牛病致病的朊粒来源于羊、牛内脏肉骨粉制作的饲料，进入牛的食物链而致感染发病并在牛群中流行。人可能通过食用感染的牛肉及其制品而感染，引起 v-CJD。感染性朊粒蛋白构象

发生变化，并对蛋白酶 K 产生抗性。因此选 E。

5. 朊粒可被哪一种试剂或方式灭活

A. 电离辐射

B. 甲醛

C. 煮沸

D. 蛋白酶

E. 以上都不是

【试题分析及参考答案】　本题考点是朊粒的抵抗力。朊蛋白异常变构后产生了对蛋白酶 K 的抗性，对电离辐射、紫外线及常用消毒剂也有很强的抵抗性。煮沸不能灭活朊粒，必须高压蒸汽灭菌 134℃ 2 h 以上。因此选 E。

二、多选题

1. 朊蛋白疾病的特点包括

A. 潜伏期长

B. 脑组织海绵样改变

C. 一旦发病即呈进行性进展

D. 60 岁以上老人多见

E. 无特异性免疫应答

【试题分析及参考答案】　本题考点是朊蛋白疾病的特征。潜伏期长，一旦发病即呈进行性进展，半年内 90% 以上的患者死亡；脑组织呈现海绵样改变，镜下可见淀粉样病变，机体没有特异性的免疫应答。CJD 一般多见于老年人，发病率约百万分之一，而 v-CJD 可见于中青年。因此选 ABCE。

2. 关于朊蛋白疾病的预防正确的是

A. 注意医源性传播

B. 接种疫苗

C. 避免与患者接触

D. 134℃高压蒸汽灭菌处理 1 h

E. 禁用可能有朊粒污染的食物

【试题分析及参考答案】　本题考

点是朊蛋白疾病的预防。目前没有疫苗可供接种，预防主要是针对可能的传播途径采取干预措施，如避免医源性传播、禁食或销毁可能的污染食物、器物等。与患者接触不会传染。常用消毒方法之一是用 1 mol/L NaOH 处理 1 h 后，134℃再高压蒸汽灭菌处理 2 h。因此选 AE。

三、名词解释

1. 朊粒或朊蛋白（prion）

2. Prion 引起的疾病（Prion diseases）

【参考答案】

1. 朊粒或朊蛋白（prion）　是一种由正常宿主细胞基因编码的、构象异常的蛋白，至今未发现任何核酸成分，是人和动物传染性海绵状脑病的病原体。其化学本质是一种不含核酸和脂类的细胞膜糖蛋白，有 253～254 个氨基酸残基，分子量 27～30 kDa，具有传染性，对蛋白酶有抗性。所致疾病具有典型的淀粉样变性，脑组织空泡化，呈海绵状。对一般理化因素也有很强的抵抗力。

2. Prion 引起的疾病（Prion diseases）由 Prion 引起的疾病称为 Prion disease，目前已知人和动物的朊蛋白疾病有 10 种。人类朊蛋白疾病包括库鲁病、克-雅病、GSS 综合征、致死性家族失眠征和克-雅病新变种，动物朊蛋白疾病包括羊瘙痒病、传染性貂脑病、鹿慢性消瘦症、牛海绵状脑病和猫海绵状脑病。其病理特征为神经元淀粉样变性，脑组织空泡化，呈典型的海绵状。目前无有效的疫苗和治疗药物。

（丁天兵）

第36章 真菌学总论

考试要点

一、真菌的概念

真菌（fungus）是一大类真核细胞型微生物。细胞核高度分化，有核膜和核仁，细胞质内有完整的细胞器。细胞壁由壳多糖或纤维素组成，无根、茎、叶的分化，不含叶绿素。少数真菌是为单细胞，大部分真菌为多细胞结构。

二、形态与结构

真菌形态多样，按形态结构分为单细胞真菌和多细胞真菌两大类。

1. **单细胞真菌** 呈圆形或椭圆形，分酵母型和类酵母型真菌两种。酵母型不产生菌丝，以出芽方式繁殖，菌落与细菌相似；类酵母型也以出芽方式繁殖，其延长的芽体可延伸至培养基内形成假菌丝，菌落称类酵母型菌落。

2. **多细胞真菌** 基本上都由菌丝和孢子两大基本结构组成。①菌丝由孢子生出的芽管延长成丝状而形成，有的菌丝在一定的间距形成隔膜，因而又将菌丝分为有隔菌丝和无隔菌丝。绝大部分的病原性真菌为有隔菌丝。菌丝及其分支交织成团状菌丝体，深入培养基中的为营养菌丝，露出于培养基表面的为气生菌丝，可产生孢子的称为生殖菌丝。②孢子是由生殖菌丝产生的生殖结构，分有性孢子和无性孢子。病原性真菌多产生无性孢子，包括叶状孢子（芽生孢子、关节孢子和厚膜孢子）、分生孢子（大分生孢子、小分生孢子）以及孢子囊孢子。

三、繁殖方式与培养特性

真菌以无性繁殖为主，包括芽生、裂殖、萌管和隔殖。真菌的营养要求不高，常用沙保弱培养基培养，主要含蛋白胨、葡萄糖和琼脂，酸碱度是 pH 值 4.0～6.0。浅部感染真菌培养的最适温度为 22～28℃，深部感染真菌则在 37℃生长最好。真菌生长缓慢。形成的菌落有酵母型（单细胞）、类酵母型（单细胞）和丝状型菌落（多细胞）。此外尚有一种二相型真菌，对环境温度敏感，在体内或 37℃培养基中呈酵母型菌落，在 25℃人工培养基中变为丝状菌落。

四、变异性与抵抗力

真菌易发生变异。不同成分的培养基和不同温度培养条件下的真菌，其性状也有所不同。真菌对热的抵抗力不强，孢子经 60℃ 1 h 即被杀灭。对干燥、阳光、紫外线及多种化学药物的耐受性较强。用甲醛液熏蒸可达到消毒的目的。

五、致病性与免疫性

1. **致病性** 不同真菌可通过不同形式致病，引起的疾病形式有致病性真菌感染、条件致病性真菌感染、真菌变态反应性疾病、真菌性中毒和真菌毒素致癌等。病原性真菌按其侵犯的部位和临床表现不同，可分为皮肤癣真菌、皮下组织感染真菌和深部感染真菌。引起皮肤浅部感染的真菌主要是一些皮肤癣菌，因其具有嗜角质蛋白的特性，侵犯部位仅限于角化的表皮、毛发和指（趾）

甲。引起深部感染的真菌包括致病性真菌和条件致病性真菌两类。致病性真菌（如组织胞浆菌和球孢子菌等），在正常人体内并不存在，侵入机体即可致病。条件致病性真菌（如白假丝酵母菌和新生隐球菌等），为人体的正常菌群成员，只有当机体抵抗力降低时才引起疾病。

2. 免疫力 人对真菌有较强的天然免疫力，主要通过皮肤黏膜屏障、正常菌群的拮抗作用和单核-巨噬细胞的吞噬作用发挥非特异性免疫力。特异性免疫以细胞免疫为主，主要由Th1细胞介导，同时可诱发迟发型超敏反应。体液免疫对部分深部真菌感染有一定的保护作用。

六、微生物学检查及防治方法

真菌的微生物学检查方法通常是依靠直接镜检和分离培养进行鉴定。少数真菌，如新生隐球菌等，尚可进行生化反应或血清学诊断。此外，核酸检测也可成为一种快速检查的方法。

真菌感染目前尚无特异性预防办法，主要是注意清洁卫生，避免直接或间接与患者接触。治疗采用酮康唑、伊曲康唑等抗真菌药物。预防真菌性食物中毒，应严禁销售和使用发霉的食品。

典型试题及分析

一、单选题

1. 关于真菌孢子，下述错误的是
A. 是真菌的繁殖器官
B. 病原性真菌大多产生无性孢子
C. 分生孢子是有性孢子
D. 孢子可发芽并发育成菌丝
E. 叶状孢子是无性孢子中的一种

【试题分析及参考答案】 本题考点是真菌孢子的概念。孢子是真菌的生殖结构，是由生殖菌丝产生的。孢子生出芽管，芽管逐渐延长呈丝状菌丝。病原性真菌大多产生无性孢子，大体分为叶状孢子、分生孢子和孢子囊孢子三类，其中分生孢子是一种常见的无性孢子。因此选C。

2. 关于真菌的抵抗力，下述错误的是
A. 对25 g/L碘酊较敏感
B. 对10～30 g/L石炭酸较敏感
C. 耐热，60℃ 1 h不能被杀死
D. 对一般消毒剂有较强的抵抗力
E. 对干燥、日光和紫外线的抵抗力较强

【试题分析及参考答案】 本题考点是真菌的抵抗力。真菌对热的抵抗力不强，一般60℃经1 h即被杀灭。对干燥、阳光、紫外线及多种化学药物的耐受性较强。对10～30 g/L石炭酸、25 g/L碘酊、1 g/L升汞及10%甲醛较敏感。因此选C。

3. 黄曲霉毒素主要损害的器官是
A. 心脏
B. 肝脏
C. 肾脏
D. 肺脏
E. 脾脏

【试题分析及参考答案】 本题考点是黄曲霉菌的致病性。黄曲霉是黄色球形或近球形致病菌，其产生的黄曲霉毒素有致癌作用，主要损害的器官是肝脏。因此选B。

4. 酵母菌和类酵母菌的繁殖方式是

A. 复制

B. 出芽

C. 增殖

D. 二分裂

E. 菌丝断裂

【试题分析及参考答案】　本题考点是单细胞真菌的增殖方式。酵母菌和类酵母菌同为单细胞真菌，单细胞真菌以出芽方式繁殖；多细胞真菌有菌丝和孢子，孢子是其繁殖器官。因此选 B。

二、多选题

1. 下列那一项不是真菌的结构成分

A. 叶绿素

B. 细胞壁

C. 内质网

D. 线粒体

E. 核糖体

【试题分析及参考答案】　本题考点是真菌的生物学性状。真菌是一大类真核细胞型微生物，细胞核高度分化，有核膜和核仁，细胞质内有完整的细胞器。细胞壁由壳多糖或纤维素组成，不含叶绿素，不分化根、茎、叶。因此选 BCDE。

2. 白假丝酵母菌可以引起的感染有

A. 皮肤感染

B. 黏膜感染

C. 内脏感染

D. 真菌中毒症

E. 中枢神经系统感染

【试题分析及参考答案】　本题考点是白假丝酵母菌的致病性。白假丝酵母菌是一种机会致病真菌，通常存在于人的皮肤及口腔、上呼吸道、阴道与肠道黏膜，当机体出现菌群失调或抵抗力下降时，可引起皮肤感染、黏膜感染、内脏感染和中枢神经系统感染。因此选 ABCE。

3. 关于皮肤癣菌的描述，下述正确的是

A. 为多细胞真菌

B. 有嗜角质蛋白的特性

C. 只引起皮肤浅部感染

D. 一种皮肤癣菌只引起一种癣病

E. 在局部增殖及代谢产物的刺激而引起病变

【试题分析及参考答案】　本题考点是皮肤癣菌的生物学特性和致病性。皮肤癣菌是寄生于皮肤角蛋白组织的浅部真菌，可引起皮肤癣，在局部增殖及代谢产物的刺激下而引起病变，一种皮肤癣菌在不同的部位可引起不同的癣病。因此选 ABCE。

4. 关于新生隐球菌的致病性，下列哪项是正确的

A. 致病因素主要是荚膜

B. 经呼吸道进入机体

C. 常先引起肺部感染

D. 易侵犯中枢神经系统引起脑膜炎

E. 免疫力低下者可引起内源性感染

【试题分析及参考答案】　本题考点是新生隐球菌的致病性。新生隐球菌的致病因素主要是荚膜，多数引起外源性感染，免疫力低下时可引起内源性感染。人由呼吸道吸入后引起感染，初感染病灶为肺部。扩散病灶可发生在各个脏器，最易侵犯的是中枢神经系统，引起慢性脑膜炎。因此选 ABCDE。

三、名词解释

1. 真菌（fungus）

2. 二相性真菌（dimorphic fungus）

3. 菌丝体（mycelium）

4. 孢子（spore）

5. 分生孢子（conidium）

6. 无性孢子（asexual spore）

7. 真菌中毒症（mycotoxicosis）

8. 类酵母型菌落（yeast-like type colony）

【参考答案】

1. 真菌（fungus）　是一大类真核细胞型微生物。细胞核高度分化，有核膜和核仁，细胞质内有完整的细胞器。细胞壁由壳多糖或纤维素组成，无根、茎、叶的分化，不含叶绿素。真菌可以分为单细胞和多细胞两大类。

2. 二相性真菌（dimorphic fungus）有些真菌可因环境条件（如营养、温度、氧气等）的改变，出现两种不同的形态（酵母菌型或丝状菌）称为二相性真菌。

3. 菌丝体（mycelium）　孢子长出芽管，逐渐延长形成菌丝。菌丝又可长出许多分支，交织成团，称为菌丝体；菌丝按功能不同可分为营养菌丝、气生菌丝及生殖菌丝。

4. 孢子（spore）　是真菌的繁殖器官，由生殖菌丝产生，一条菌丝上可长出多个孢子。在环境条件适宜时，孢子又可发芽形成菌丝，并发育成菌丝体。孢子分为有性孢子和无性孢子，是鉴定真菌的主要依据之一。

5. 分生孢子　是由生殖菌丝末端细胞分裂或收缩形成。分为大分生孢子和小分生孢子两种。前者由多细胞组成，后者一个孢子只有一个细胞。

6. 无性孢子（asexual spore）　是真菌菌丝上的细胞直接分化而形成，没有经过两性细胞融合过程，是较为低级的繁殖方式。病原性真菌的孢子大多为此类，大体可分为叶状孢子、分生孢子及孢子囊孢子。

7. 真菌中毒症（mycotoxicosis）有些真菌在粮食或饲料上生长，人、畜食用后可导致急性或慢性中毒，称为真菌中毒症。引起中毒的可以是本身有毒的真菌，也可以是真菌在代谢中产生的毒素。

8. 类酵母型菌落　培养基表面的菌落外观形状类似酵母型菌落，但有假菌丝由菌落向下生长，深入培养基，如白假丝酵母菌落。

四、简答题

1. 简述真菌的形态特征。

【参考答案】　真菌按形态可分为单细胞真菌和多细胞真菌两类。单细胞真菌呈圆形或卵圆形，如酵母菌。多细胞真菌大多长出菌丝和孢子，交织成团，称为丝状菌，又称为霉菌。有些真菌可因环境条件（如营养、温度、氧气等）的改变，出现两种不同的形态，称为二相性真菌，如能侵犯皮下组织和内脏的球孢子菌、组织胞质菌等。这些真菌在病理组织中及在含有动物蛋白的培养基上，37℃培养时呈酵母型，在普通培养基上，25℃培养时呈丝状菌。

2. 简述真菌的培养特性。

【参考答案】　真菌的营养要求不高，常用沙保弱培养基培养，主要含蛋白胨、葡萄糖和琼脂，酸碱度是 pH 值 4.0～6.0。浅部感染真菌培养的最适温度为 22～28℃，其生长缓慢，1～4 周才出现典型菌落。深部感染真菌则在 37℃生长最好，生长较快，3～4 天即可长出菌落。培养真菌需要较高的湿度和氧，真菌容易发生变异，在培养基上传代或培养时间过长，其形态、培养特性及毒力都可发生变异。

3. 简述新生隐球菌的致病性。

【参考答案】　新生隐形球菌是条件致病菌，其主要致病因素是荚膜多糖，有抑制吞噬、诱使动物免疫无反应性、降低机体抵抗力的作用。该菌大多经呼吸道吸入，在肺内引起轻度炎症或隐性感染，在机体抵抗力降低时，可向全身扩散。新生隐形球菌扩散后，最容易侵犯的部位是中枢神经系统，引起慢性脑膜炎，表现为剧烈头痛、发热、呕吐等脑膜刺激症状。病程进展缓慢，若不早期治疗，预后较差。此外，还可引起肺隐球菌病（支气管肺炎），以及其他感染，如侵害淋巴结、骨、皮肤等引起炎症、脓肿。

4. 简述皮肤癣菌的致病性及微生物学诊断。

【参考答案】　皮肤癣菌均有嗜角质蛋白的特性，故多侵犯角化的表皮、毛发和指（趾）甲，引起手足癣、发癣及甲癣，病理变化是有真菌的增殖及其代谢产物刺激引起的。皮肤癣病的微生物学诊断是取患者皮屑、指（趾）甲屑或病发，经 10% KOH 消化后镜检，如见有菌丝和孢子，即可诊断有皮肤癣感染。可再经沙保弱培养基或玻片小培养后，根据菌落特征、菌丝和孢子的特点进一步鉴定。

（黎志东）

第 37 章　主要病原性真菌

考试要点

一、浅部感染真菌

浅部感染真菌引起皮肤、黏膜和皮下组织的感染，多为慢性感染。

1. 皮肤癣菌　是寄生于皮肤角蛋白组织的浅部真菌，可引起皮肤癣，以手足癣最多见。分为 3 个菌属，即毛癣菌属、表皮菌属和小孢子菌属。3 种癣菌均可侵犯皮肤，引起手癣、足癣、股癣、体癣等。微生物学检查可取皮屑、指甲屑或病发，经 10% 的 KOH 消化后镜检。皮屑和甲屑中见到菌丝和孢子，可初步诊断为皮肤癣菌感染。经沙保培养基培养或玻片小培养，可根据菌落特征、菌丝和孢子的特征鉴定皮肤癣菌。

2. 角层癣菌　是指腐生于表皮角质或毛干表面，主要侵犯皮肤或毛干浅表的一些真菌，因不接触组织细胞，很少引起宿主细胞反应。角层癣菌有糠秕马拉色菌和白吉利毛孢子菌等。微生物学检查可取皮屑经 10% 的 KOH 消化后镜检。

二、皮下组织感染真菌

即皮下感染真菌，引起皮下组织感染的真菌主要是孢子丝菌和着色真菌两类。感染常发生于真菌侵入的创伤部位皮下，一般只局限于局部，但也可经淋巴管或血行缓慢扩散至周围组织。

1. 孢子丝菌　引起感染的是申克孢子丝菌。感染常因伤口接触孢子丝菌污染的土壤或植物引起，局部皮肤形成亚急性或慢性肉芽肿。该菌为双相型真菌，微生物学检查法为取患者标本制片，油镜下观察见梭形或圆形孢子，在沙保弱

培养基上 25℃ 培养 3 ～ 5 天可长出灰褐色皱膜状菌落，在含有胱氨酸的血平板培养基上 37℃ 培养则以出芽方式长成酵母型菌落。此外还可用该菌的抗原与患者血清做凝集试验，效价 ≥ 1：320 有诊断意义，或用孢子丝菌素做皮肤试验，若 24 ～ 48 h 内局部出现结节，可辅助临床诊断。

2. 着色真菌　能引起病损皮肤颜色改变的真菌的总称。广泛存在于土壤、腐木（草）以及一些植物和农作物中，多为腐生菌。一般经外伤侵入人体，感染多发生于皮肤暴露部位，以四肢多见。病变部位皮肤呈境界鲜明的暗红色或黑色区。亦可侵犯深部组织，呈慢性感染的过程。本菌在组织中为厚壁圆形细胞，培养基上生长缓慢，菌落呈暗棕色，镜检可见有隔菌丝，据其菌丝的形态不同可鉴别本菌的分类并辅助诊断。

三、地方性流行真菌

地方性流行真菌均属双相型真菌，对环境温度敏感。一般在体内或 37% 培养时呈酵母型，在 25% 人工培养变为丝状型。

1. 荚膜组织胞浆菌　可引起组织胞浆菌病，是一种肉芽肿病变。人类和动物吸入带菌尘埃可引起急性肺部感染，突发高热、气急、胸痛等症状。镜检可见单核细胞或中性粒细胞中有圆形或卵圆形的酵母型细胞。镜检还可见细长有隔菌丝，侧面或孢子柄上长有特殊的圆形大分生孢子，厚壁，四周有棘突，排

列如齿轮，有诊断价值。

2. 厌酷球孢子菌　该菌引起球孢子菌病，人和动物吸入后可引起急性呼吸器官原发性感染，以肺部感染最常见，症状轻、病程短、常可自愈。镜检可见有较大的厚壁球孢子，内含许多内生孢子，厚壁破裂后逸出。

3. 皮炎芽生菌和巴西副球孢子菌　二者在镜下可见细胞呈酵母型，均以出芽繁殖。二者的区别是皮炎芽生菌每个细胞仅出 1 个芽，而巴西副球孢子菌细胞上可有多个芽。皮炎芽生菌病是一种以肺、皮肤及骨骼为主的慢性化脓性肉芽肿病变。巴西副球孢子肉芽肿是一种侵犯黏膜、皮肤、肺及淋巴系统的慢性化脓性肉芽肿性疾病。

4. 马尔尼菲青霉　该菌引起的马尔尼菲青霉病呈广泛性、播散性感染，常累及肺、肝、皮肤、淋巴结等组织和器官。镜下可见菌丝分隔，分生孢子梗光滑，帚状枝分散，双轮生，稍不对称，瓶梗顶端变窄，分生孢子球形，呈链状排列。

四、条件致病性真菌

条件致病性真菌大多是宿主的正常菌群成员，宿主免疫力降低是其致病的主要条件。

1. 白假丝酵母菌　该菌存在于正常人的口腔、上呼吸道、肠道和阴道黏膜上，当机体免疫力下降或菌群失调时可致病，主要引起皮肤黏膜感染、内脏感染、中枢神经系统感染如脑膜炎和脑脓肿等。常由呼吸系统及消化系统病灶散播所致。白假丝酵母菌细胞呈卵圆形，在病灶材料中常见菌细胞出芽生成假菌丝。白假丝酵母菌在血琼脂或沙保氏琼脂上，37℃或室温孵育 2 ～ 3 天后，生成灰白乳酪样菌落，涂片镜检可看到表层为卵圆形芽生细胞，底层有较多假菌丝。若接种若接种在 1% 吐温 -80 玉米粉琼脂培养基上，室温孵育 3 ～ 5 天可见假菌丝、芽生孢子、厚膜孢子。

2. 新生隐球菌　广泛生存于土壤和鸟粪（尤其是鸽粪）中，也存在于人的体表、口腔和粪便中。当机体抵抗力降低时才易侵入人体而致病。荚膜多糖是主要致病物质。在国外，新生隐球菌感染已成为艾滋病患者常见的并发症之一，也是导致患者死亡的重要原因。一般为外源性感染，由呼吸道吸入后感染，初感病灶多为肺部，大多数感染症状不明显，且能自愈。也可以从肺部经血行播散至其他部位，最易侵犯中枢神经系统，主要引起脑膜的亚急性和慢性感染，病死率高。本菌为圆形的酵母样菌落，菌体周围有一层肥厚的胶质样荚膜，用墨汁负染后可镜检。以芽生方式繁殖，常呈单芽。

3. 曲霉　种类繁多。最常见的引起人类疾病的是烟曲霉，主要由呼吸道侵入，引起支气管哮喘和肺部感染，也可侵入血流散播至各器官引起全身性感染。有些曲霉能产生毒素，其中黄曲霉产生的黄曲霉毒素具有极强的毒性和致癌性，可引起真菌毒素中毒症和癌，主要诱发肝癌。

4. 毛霉　广泛存在于自然界，常引起食物霉变。在机体免疫力低下时可经多种途径侵入人体，首要途径是鼻腔和呼吸道。病变可累及脑、肺及胃肠道等多个器官。毛霉好侵犯血管，引起动脉内膜损伤，致血栓形成，进而使组织坏死。坏死组织又为其提供了合适的生长环境，形成恶性循环，因而病情发展较为迅速，病死率较高。在沙保弱培养基上生长迅速，形成丝状菌落，起初为白色，后逐渐转变为灰黑色或黑色。镜下可见无隔菌丝和孢子囊孢子。

5. 卡氏肺孢子菌 有两种形态结构，即滋养体和孢子囊。卡氏肺孢子菌广泛分布于自然界中，多为隐性感染。

但对于先天性或继发性免疫缺陷患者，可引起肺孢子菌肺炎。艾滋病流行以来，卡氏肺孢子菌肺炎是艾滋病患者常见及严重的机会感染性疾病，病死率高达70%～100%。目前尚无有效的预防方法。

典型试题及分析

一、单选题

1. 皮肤癣菌感染引起的各种癣症中，最常见的是

A. 头癣

B. 足癣

C. 股癣

D. 甲癣

E. 白癣

【试题分析及参考答案】 本题考点是皮肤癣菌的致病性。皮肤癣菌是寄生于皮肤角蛋白组织的浅部真菌，可引起皮肤癣，以手足癣最多见。因此选B。

2. 目前预防足癣的最好办法是

A. 预防性使用抗真菌药物

B. 提高机体免疫力

C. 保持鞋袜干燥

D. 保持鞋袜湿润

E. 接种疫苗

【试题分析及参考答案】 本题考点是皮肤癣菌的防治方法。皮肤癣菌感染的预防，目前尚无有效的方法，主要是注意清洁卫生。因此选C。

3. 下列哪一项不是着色真菌感染的特点

A. 病损皮肤变色

B. 以内脏器官感染多见

C. 多由外伤侵入人体

D. 病变表现为丘疹和结节融合

E. 可注射免疫球蛋白治疗

【试题分析及参考答案】 本题考点是着色真菌感染的特点。着色真菌多由外伤侵入人体，感染多发于颜面、下肢、臀部等暴露部位。病变部位皮肤呈境界鲜明的暗红色或黑色区，早期为丘疹，后增大为结节，结节融合成疣状或菜花状。亦可侵犯深部组织，呈慢性感染的过程。因此选B。

4. 对人致病的皮肤癣菌种类较多，但下列哪一种不属于皮肤癣菌

A. 红色毛癣菌

B. 断发毛癣菌

C. 石膏样小孢子菌

D. 絮状表皮癣菌

E. 糠秕马拉色癣菌

【试题分析及参考答案】 本题考点是皮肤癣菌的成员。皮肤癣菌包括有表皮癣菌属、毛癣菌属和小孢子菌属3个属。所以选E。

5. 主要发生在园艺师和森林警察的真菌病是

A. 花斑癣

B. 皮肤癣

C. 念珠菌病

D. 着色真菌病

E. 孢子丝菌病

【试题分析及参考答案】 本题考

点是各种致病性真菌自然状态下的生长
环境。孢子丝菌主要是通过有创伤的皮
肤接触植物引起，形成孢子丝菌性下疳。
花斑癣由角层癣菌的秕糠状鳞斑癣菌引
起，皮肤癣主要由表皮癣菌引起，念珠
菌病由白假丝酵母菌机会致病引起，着
色真菌则主要存在于土壤中。因此选 E。

6. 机会致病性真菌感染中最常见的
真菌是

    A. 白假丝酵母菌

    B. 皮肤癣菌

    C. 毛霉菌

    D. 石膏样小孢子菌

    E. 申克孢子丝菌

【试题分析及参考答案】　本题考
点是常见的机会致病性真菌。白假丝酵
母菌是最常见的机会性致病菌，通常存
在于人的皮肤及口腔、上呼吸道、阴道
与肠道黏膜，当机体出现菌群失调或抵
抗力下降时，可引起各种白假丝酵母病。
因此选 A。

7. 自然情况下，新生隐球菌的主要
传播方式是

    A. 患者—粪便—消化道

    B. 患者—粪便—呼吸道

    C. 鸽子—鸽粪—呼吸道

    D. 患者—痰液—呼吸道

    E. 跳蚤—粪便—皮肤

【试题分析及参考答案】　本题考
点是自然情况下新生隐球菌的主要传播
方式。新生隐球菌大量存在于鸽粪中，
因此主要的传播方式是鸽子粪便通过呼
吸道传播给人。因此选 C。

8. 对肺孢子菌肺炎（PCP）的治疗，
首选药物是

    A. 青霉素

    B. 两性霉素 B

    C. 5- 氟胞嘧啶

    D. 酮康唑

    E. 复方新诺明

【试题分析及参考答案】　本题考
点是肺孢子菌的防治方法。肺孢子菌对
多种抗真菌药物不敏感，用药首选复方
新诺明，喷他脒气雾吸入效果也较好，
还可联合应用克林霉素和伯氨喹。因此
选 E。

9. 白假丝酵母菌在玉米培养基上可
形成

    A. 厚膜孢子

    B. 关节孢子

    C. 分生孢子

    D. 有性孢子

    E. 孢子囊孢子

【试题分析及参考答案】　本题考
点是白假丝酵母菌的培养特性。白假丝
酵母菌细胞呈卵圆形，在病灶材料中常
见菌细胞出芽生成假菌丝。该菌在血
琼脂或沙保弱琼脂上，37℃或室温孵
育 2 ～ 3 天后，形成灰白乳酪样菌落；
涂片镜检，可看到表层为卵圆形芽生细
胞，底层有较多假菌丝。若接种在 1%
吐温 -80 玉米粉琼脂培养基上，室温孵
育 3 ～ 5 天可见假菌丝、芽生孢子、厚
膜孢子。因此选 A。

10. 关于新生隐球菌的生物学性状，
下述错误的是

    A. 为单细胞真菌

    B. 有肥厚的荚膜

    C. 培养可用沙保弱培养基

    D. 可产生芽生孢子

    E. 可形成假菌丝

【试题分析及参考答案】　本题考
点是新生隐球菌的生物学性状。新生隐

球菌菌体为圆形酵母样细胞，菌体外周有一层肥厚的角质样荚膜。该菌以芽生方式繁殖，常呈单芽，有时出现多芽，芽颈较细，但不生成假丝菌。在沙保弱或血琼脂培养基上培养形成酵母型菌落，初为乳白色细小菌落，增大后表面湿润、光滑。因此选 E。

11. 下列最容易侵犯脑组织的真菌是
A. 毛癣菌
B. 黄曲霉菌
C. 表皮癣菌
D. 新生隐球菌
E. 小孢子癣菌

【试题分析及参考答案】　本题考点是常见病原性真菌的致病性。新生隐球菌最易侵犯的是中枢神经系统，引起慢性脑膜炎。毛癣菌主要侵犯皮肤、毛发和指（趾）甲；黄曲霉菌能产生黄曲霉毒素，其作用器官是肝脏；表皮癣菌可侵犯人表皮、甲板，但不侵犯毛发；小孢子癣菌主要侵犯皮肤和毛发。因此选 D。

12. 新生隐球菌常用的染色方法是
A. 革兰染色
B. 抗酸染色
C. 镀银染色
D. 墨汁染色
E. 亚甲蓝染色

【试题分析及参考答案】　本题考点是新生隐球菌的特殊镜检方法。新生隐球菌标本加墨汁作负染后镜检，见到圆形或卵圆形的有折光性的菌体，外周有一圈透明的肥厚荚膜即可确诊。因此选 D。

二、多选题

1. 确定皮肤癣菌种类的微生物学特征包括
A. 菌落形态
B. 菌体抗原成分
C. 分生孢子
D. 菌丝特点
E. 色素

【试题分析及参考答案】　本题考点是皮肤癣菌的微生物学鉴别特征。皮肤癣菌根据菌落的形态、颜色、大小和产生的大、小分生孢子和菌丝特点对其作初步鉴定。因此选 ACDE。

2. 白假丝酵母菌的微生物学检查中的重要依据有
A. 芽生孢子和假丝菌
B. 核酸检测
C. 抗原检测
D. 芽管和厚膜孢子形成试验
E. 抗体检测

【试题分析及参考答案】　本题考点是白假丝酵母菌的微生物学检查方法。白假丝酵母菌的微生物学检查包括：①直接镜检，看到出芽的酵母和假菌丝，才能确认白假丝酵母感染；②分离培养，镜检可见假菌丝和成群的芽生孢子；③鉴定包括芽管形成试验、厚膜孢子形成试验和动物试验。因此选 AD。

3. 下列有关新生隐球菌的描述中，正确的内容有
A. 胶质样荚膜比较肥厚
B. 为酵母型真菌
C. 鸽粪是主要的传染源
D. 初发病灶在肢体皮肤
E. 标本常用墨汁负染色后镜检

【试题分析及参考答案】　本题考点是新生隐球菌的生物学形状及致病性。新生隐球菌菌体为圆型酵母样细胞，菌体外周围有一层肥厚的胶质样荚膜，

因此用墨汁负染可以直接镜检。新生隐球菌可在土壤、鸟粪，尤其是鸽粪中大量存在。因此选 ABCE。

4. 肺孢子菌属是典型的机会致病性真菌，下述正确的是

    A. 是 AIDS 患者常见的并发症

    B. 只引起间质性肺炎

    C. 诊断要点是滋养体和孢子囊

    D. 首选复方新诺明治疗

    E. 以隐性感染多见

【试题分析及参考答案】　本题考点是孢子菌的致病性以及诊断、防治方法。肺孢子菌经呼吸道吸入肺内，多为隐性感染，当机体抵抗力降低时引起肺孢子菌肺炎，近年来成为艾滋病患者的常见并发症；采集痰液或支气管灌洗液，经革兰染色或亚甲兰染色镜检，若发现滋养体或孢子囊可确诊；本菌对多种抗真菌药物不敏感，首选复方新诺明。因此选 ACDE。

5. 白假丝酵母菌所致的皮肤黏膜感染特点包括

    A. 皮肤感染多发生在潮湿、褶皱部位

    B. 黏膜感染以鹅口疮多见

    C. 发病原因是因为缺乏维生素

    D. 常用口服两性霉素治疗

    E. AIDS 患者易出现

【试题分析及参考答案】　本题考点是白假丝酵母菌的感染特点。白假丝酵母是机会致病菌，当机体出现菌群失调或抵抗力下降时（如 AIDS），可引起各种白假丝酵母病。皮肤白假丝酵母感染好发于皮肤潮湿、褶皱部位，黏膜感染可见鹅口疮。因此选 ABE。

6. 白假丝酵母菌可以引起的感染有

    A. 皮肤感染

    B. 黏膜感染

    C. 内脏感染

    D. 真菌中毒症

    E. 中枢神经系统感染

【试题分析及参考答案】　本题考点是白假丝酵母菌的致病性。白假丝酵母菌是一种机会致病真菌，通常存在于人的皮肤及口腔、上呼吸道、阴道与肠道黏膜，当机体出现菌群失调或抵抗力下降时，可引起皮肤感染、黏膜感染、内脏感染和中枢神经系统感染。因此选 ABCE。

7. 关于皮肤癣菌的描述，下述正确的是

    A. 为多细胞真菌

    B. 有嗜角质蛋白的特性

    C. 一般只引起皮肤浅部感染

    D. 一种皮肤癣菌只引起一种癣病

    E. 在局部增殖及代谢产物的刺激下引起病变

【试题分析及参考答案】　本题考点是皮肤癣菌的生物学特性和致病性。皮肤癣菌是寄生于皮肤角蛋白组织的浅部真菌，可引起皮肤癣，在局部增殖及代谢产物的刺激下引起病变，一种皮肤癣菌在不同的部位可引起不同的癣病。因此选 ABCE。

8. 关于新生隐球菌的致病性，下列哪项是正确的

    A. 致病因素主要是荚膜

    B. 经呼吸道进入机体

    C. 常先引起肺部感染

    D. 易侵犯中枢神经系统引起脑膜炎

    E. 免疫力低下者可引起内源性感染

【试题分析及参考答案】　本题考点是新生隐球菌的致病性。新生隐球菌

的致病因素主要是荚膜，多数引起外源性感染，免疫力低下时可引起内源性感染。人由呼吸道吸入后引起感染，初感染病灶为肺部。扩散病灶可发生在各个脏器，最易侵犯的是中枢神经系统，引起慢性脑膜炎。因此选 ABCDE。

三、名词解释

皮肤癣菌（dermatophytes）

【参考答案】

皮肤癣菌（dermatophytes） 是寄生于皮肤角蛋白组织的浅部真菌，是引起浅部真菌感染的最主要的病原菌。可引起皮肤癣，以手足癣最常见。

四、简答题

1. 皮肤癣菌为何能引起皮肤癣病？对皮肤癣病患者如何进行微生物学诊断？

【参考答案】 因皮肤癣菌具有嗜角质蛋白的特性，故多侵犯角化的表皮、毛发和指（趾）甲，引起手（足）癣、发癣及甲癣，病理变化是由真菌的增殖及其代谢产物的刺激引起。皮肤癣病的微生物学诊断是取患者皮屑、指（趾）甲屑或病发，经 10%KOH 消化后镜检。皮屑、甲屑中见有菌丝，病发内或外见有菌丝孢子，即可初步诊断有皮肤癣菌感染。再经沙保培养基或玻片小培养后，可根据菌落特征、菌丝和孢子的特点鉴定是何种皮肤癣菌。

2. 简述白假丝酵母菌感染的微生物检查方法及结果分析应注意的问题。

【参考答案】

（1）涂片镜检：对检查白假丝酵母菌的脓、痰标本可直接涂片革兰染色后镜检，皮肤、指（趾）甲标本先用 10%KOH 溶液消化后镜检。镜检时必须同时看到有出芽的酵母菌和假菌丝才有诊断意义，说明白假丝酵母菌在组织中定居。因为只有带假菌丝的酵母菌在黏膜上才有黏附力和侵入宿主细胞的能力，如果只看到酵母细胞而未见假菌丝，可能只是腐生性酵母菌的污染。

（2）分离培养：必要时可将待检材料接种于沙保培养基进行分离培养，观察芽生伸长形成的假菌孢子，并接种于玉米粉培基，观察厚膜孢子，厚膜孢子也具有鉴别意义。

3. 简述新生隐球菌的致病性。

【参考答案】 新生隐形球菌是条件致病菌，其主要致病因素是荚膜多糖，有抑制吞噬、诱使动物免疫无反应性、降低机体抵抗力的作用。该菌大多经呼吸道吸入，在肺内引起轻度炎症或隐性感染，在机体抵抗力降低时，可向全身扩散。新生隐形球菌扩散后，最容易侵犯的部位是中枢神经系统，引起慢性脑膜炎，表现为剧烈头痛、发热、呕吐等脑膜刺激症状。病程进展缓慢，若不早期治疗，预后较差。此外，还可引起肺隐球菌病（支气管肺炎），以及其他感染，如侵害淋巴结、骨、皮肤等引起炎症、脓肿。

（黎志东）

内容提要

本书根据医学微生物学课程标准，参考人民卫生出版社第8版《医学微生物学》、科学出版社第2版《医学微生物学》，以及国家执业医师考试大纲编写。章节安排与"十二五"普通高等教育本科国家级规划教材基本一致，共37章。各章内容包括内容要点、单选题、多选题和简述题。内容要点简明扼要地归纳了每个章节的主要内容，便于读者复习巩固；每一道单选题、多选题和简述题都给出了详细的试题分析和参考答案，不仅分析了正确选项，同时也分析了错误选项，力求达到举一反三，触类旁通的效果。适用于高等医药院校的本科生结业考试、医学研究生入学考试和执业医师考试的复习，也适合用作高校教师的参考用书。

ISBN 978-7-83005-010-8

9 787830 050108 >

策划编辑：李春风　何海青　吴　超
封面设计：时代世启

定　价：28.00元